Rudolf Schweitzer

Endokrinologie

Die Heilpraktiker-Akademie

Rudolf Schweitzer

Endokrinologie

mit Stoffwechsel

Die Heilpraktiker-Akademie

2. Auflage

ELSEVIER
URBAN & FISCHER

URBAN & FISCHER München

Zuschriften an:
Elsevier GmbH, Urban & Fischer Verlag, Hackerbrücke 6, 80335 München

Wichtiger Hinweis für den Benutzer
Die Erkenntnisse in der Medizin unterliegen laufendem Wandel durch Forschung und klinische Erfahrungen. Der Autor dieses Werkes hat große Sorgfalt darauf verwendet, dass die in diesem Werk gemachten therapeutischen Angaben (insbesondere hinsichtlich Indikation, Dosierung und unerwünschter Wirkungen) dem derzeitigen Wissensstand entsprechen. Das entbindet den Nutzer dieses Werkes aber nicht von der Verpflichtung, anhand weiterer schriftlicher Informationsquellen zu überprüfen, ob die dort gemachten Angaben von denen in diesem Werk abweichen und seine Verordnung in eigener Verantwortung zu treffen.
Für die Vollständigkeit und Auswahl der aufgeführten Medikamente übernimmt der Verlag keine Gewähr.
Geschützte Warennamen (Warenzeichen) werden in der Regel besonders kenntlich gemacht (®). Aus dem Fehlen eines solchen Hinweises kann jedoch nicht automatisch geschlossen werden, dass es sich um einen freien Warennamen handelt.

Bibliografische Information der Deutschen Nationalbibliothek
Die Deutsche Nationalbibliothek verzeichnet diese Publikation in der Deutschen Nationalbibliografie; detaillierte bibliografische Daten sind im Internet über http://www.d-nb.de/ abrufbar.

14 15 16 17 18 5 4 3 2 1

Um den Textfluss nicht zu stören, wurde bei Patienten und Berufsbezeichnungen die grammatikalisch maskuline Form gewählt. Selbstverständlich sind in diesen Fällen immer Frauen und Männer gemeint.

Planung: Ingrid Puchner, München
Projektmanagement: Dr. rer. nat. Andreas Dubitzky, München
Redaktion: Dr. Nikola Schmidt, Berlin
Herstellung: Gabriele Lange, München; Ute Landwehr-Heldt, Bremen
Satz: abavo GmbH, Buchloe; TnQ, Chennai/Indien
Druck und Bindung: Printer Trento, Trento/Italien
Fotos/Zeichnungen: siehe Abbildungsnachweis
Umschlaggestaltung: SpieszDesign, Büro für Gestaltung, Neu-Ulm
Titelbild: © fotolia

ISBN Print 978-3-437-58051-2
ISBN e-Book 978-3-437-29762-5

Aktuelle Informationen finden Sie im Internet unter **www.elsevier.de** und **www.elsevier.com**

Vorwort zur 1. Auflage

Das wichtigste Ziel der vorliegenden Lehrbuchreihe besteht darin, den Heilpraktiker-Studenten auf eine Weise zur Prüfung zu begleiten, dass der Weg dorthin trotz aller Anstrengungen Spaß macht. Die Heilpraktikerprüfung hat sich in den zurückliegenden Jahren verändert. Sie wurde um zahlreiche Krankheitsbilder erweitert und hinsichtlich abgefragten Detailwissens erheblich erschwert. Während zuvor vergleichsweise einfache medizinische Grundkenntnisse zum Bestehen der Prüfung ausreichten, geht es nun darum, Erkrankungen unterschiedlichster Fachbereiche nicht nur hinsichtlich ihrer Symptome zu kennen, sondern sie tatsächlich auch in all ihren Aspekten verstanden zu haben. Überprüft wird zunehmend medizinisches Verständnis. Dies muss man nicht bedauern. Der berufliche Alltag des Heilpraktikers kann nur gewinnen, wenn eher vage medizinische Vorstellungen durch Sachverstand ersetzt werden.

Die Heilpraktikerprüfung setzt sich aus einem schriftlichen und einem mündlichen Teil zusammen, wobei in beiden Teilen nahezu ausschließlich schulmedizinische Inhalte abgefragt werden. Es kann demzufolge in der üblichen zwei- bis dreijährigen Ausbildung nicht darum gehen, Teilbereiche der komplementären oder Ganzheitsmedizin zu erlernen. Vielmehr reicht diese Zeitspanne gerade dazu aus, sich die Prüfungsinhalte anzueignen – als Fundament für angestrebte Spezialisierungen im Anschluss an die Prüfung.

Die Lehrbuchreihe ist aus Skripten hervorgegangen, die unterrichtsbegleitend beständig und über viele Jahre an die sich verändernde Prüfungssituation und damit an die jeweils neu zu optimierende Ausbildung angepasst worden sind. Ihr Zweck besteht darin, dem angehenden Heilpraktiker medizinische Lehrbücher an die Hand zu geben, die es ihm ermöglichen, sich den vollständigen Prüfungsstoff aus einem einzigen Werk zu erarbeiten. Die Lehrbuchreihe erhebt den Anspruch, auf jede Frage, die jemals in den Prüfungen gestellt worden ist, eine vollkommen ausreichende Antwort zur Verfügung zu stellen. Sie geht zusätzlich immer dann über dieses Ziel hinaus, wenn ein vollständiges Verständnis medizinischer Inhalte andernfalls nicht hätte erreicht werden können. Von daher werden Sachverhalte so manches Mal eingehender als unbedingt notwendig erörtert, denn Medizin wird genau dann interessant bzw. geradezu spannend, wenn man die Zusammenhänge ganz versteht. Und sie wird mühsam und unbefriedigend, wenn verlangt wird, endlose Auflistungen von Fakten auswendig zu lernen – ganz abgesehen davon, dass auswendig Gelerntes, Unverstandenes sehr schnell in Vergessenheit gerät. Zusätzlich soll das angestrebte Verständnis Reserven für die Heilpraktikerprüfung wie für den nachfolgenden medizinischen Alltag schaffen.

Die Vollständigkeit der Lerninhalte ermöglicht es dem ausgebildeten Therapeuten gleichzeitig, das Lehrbuch in den Folgejahren zum schnellen Nachschlagen zu benutzen, um verloren gegangenes Wissen wieder aufzufrischen. Diesem Ziel dienen zusätzlich einzelne Kapitel, die sich mit wichtigen medizinischen Themen befassen, die (noch) nicht prüfungsrelevant, jedoch auf besondere Weise praxisorientiert sind. Um den Lernenden im Hinblick auf die Prüfung nicht zu überfordern, sind solche Themenbereiche gesondert gekennzeichnet.

Einzelne medizinische Fächer kann man als Puzzlesteinchen betrachten. Sie müssen, um ein Bild zu ergeben, zusammengesetzt werden. Dies beinhaltet auch, dass die Einzelteile zunächst noch kein vollständiges Verständnis erzeugen können, weil dieses Verständnis im Ganzen liegt und nicht in seinen Teilen. Fächer wie Herz/Kreislauf, Atmung, Endokrinologie oder Hämatologie müssen getrennt voneinander erarbeitet werden, doch greifen sie ineinander, sind abhängig voneinander, können im wachsenden Verständnis nicht isoliert bleiben. Von daher benötigt der Studierende zunächst nicht nur Fleiß, sondern auch sehr viel Geduld. Nicht alles wird auf Anhieb verstanden werden. Erst wenn das Bild beginnt, Gestalt anzunehmen, wenn in nachfolgenden Fächern bereits gelernte Inhalte aus neuer Perspektive betrachtet werden, beginnt der eigentliche medizinische Denk- und Lernprozess. Und so besteht ein weiteres Ziel dieser Lehrbuchreihe darin, den Lernenden bis zum Ende seiner Ausbildung dorthin zu führen, wo er begreift, dass Medizin nicht nur spannend ist, sondern letztendlich auch äußerst logisch und in weiten Teilen fast naiv in dem Sinne, dass alles aufeinander aufbaut, das eine aus dem anderen folgt und der Studierende die Symptome einer Krankheit selbst formulieren kann, sobald er ihr Wesen ganz verstanden hat.

Aus dem Erreichen dieses Ziels resultiert gleichzeitig die Befähigung zu medizinisch verantwortlichem Handeln. Ich wünsche den Studenten auf dem Weg dorthin Fleiß und Ausdauer, aber auch sehr viel Freude beim Betrachten des entstehenden Bildes.

Es ist mir ein Bedürfnis, an dieser Stelle denjenigen Dank zu sagen, die auf besondere Weise zum Gelingen der Lehrbuchreihe beigetragen haben. Treffender formuliert wäre sie ohne die Mitwirkung dieser Personen nicht zustande gekommen. Auf Seiten des Verlags ist dies Frau Ingrid Puchner, die das anspruchsvolle Werk von Anfang an in verantwortlicher Position begleitet und mit großem Sachverstand und menschlicher Kompetenz an allen Hindernissen vorbei zum Ziel geführt hat. In besonderer Dankbarkeit blicke ich auch auf die Redaktionsarbeit, für die in Gestalt der geschätzten Kollegin Dr. Gräfin v. Pfeil eine dem Anspruch der Reihe höchst angemessene, ungewöhnlich kompetente Redakteurin gefunden wurde. Die menschliche und fachliche Kompetenz beider Persönlichkeiten finden sich schließlich auch in meiner geliebten Frau Florentine wieder. Sie hat dieses Werk viele Jahre lang mitgetragen, fachliche und sprachliche Unsauberkeiten aufgedeckt, Unverständliches angeprangert und nicht zuletzt klaglos auf zahllose Stunden gemeinsamer Zeit verzichtet.

Bad Wurzach, im Oktober 2011
Rudolf Schweitzer

Vorwort zur 2. Auflage

Die Heilpraktiker-Akademie hat sich in erstaunlich kurzer Zeit zu einem neuen Standard in der Heilpraktiker-Ausbildung entwickelt. Das neuartige Konzept mit der Aufteilung in handliche Einheiten, den zahlreichen Info-Kästen und Zusammenfassungen wurde neben der hochwertigen Ausstattung besonders lobend herausgestellt. Eine geradezu begeisterte Resonanz erfuhr die Tatsache, dass neben der Vollständigkeit der Lerninhalte nun erstmals ein Lehrwerk zur Verfügung steht, welches das Verständnis der Medizin in den Vordergrund rückt, als Alternative zum eher mühsamen Auswendiglernen.

Der Erfolg der Lehrbuchreihe führte dazu, dass früher als geplant eine Neuauflage notwendig wurde. Diese Gelegenheit wurde dazu genutzt, weitere Verbesserungen vorzunehmen, ohne das Konzept des Werkes zu verändern. Besonderes Augenmerk wurde darauf gelegt, die Verständlichkeit der Erklärungsmodelle und medizinischen Zusammenhänge nochmals besser herauszuarbeiten. Die Berücksichtigung der neu hinzugekommenen Prüfungsfragen machte einzelne zusätzlich eingefügte Kapitel und Themenbereiche notwendig. Daneben wurden kleinere Fehler, die scheinbar unumgänglich zu einer 1. Auflage gehören, berichtigt. Zusätzliche Abbildungen dienen dem Verständnis, einzelne fehlerhafte bzw. schwer durchschaubare Abbildungen wurden ausgetauscht. Ergänzt wird die Lehrbuchreihe nun durch einen Gesamtindex, sodass sich die Themen schneller auffinden lassen.

Mein besonderer Dank gilt auf Seiten des Verlags Frau Ingrid Puchner, die auch die 2. Auflage begleitet hat und für die unverändert vertrauensvolle und fruchtbare Zusammenarbeit zwischen Verlag und Autor verantwortlich zeichnet. Für die redaktionelle Bearbeitung der 2. Auflage konnte Frau Dr. Nikola Schmidt gewonnen werden. Ihre fachliche Kompetenz und menschlich angenehme Art erwiesen sich als Bereicherung und Garant harmonischer Zusammenarbeit.

Bad Wurzach, im Oktober 2013
Rudolf Schweitzer

Optimale Nutzung des Buches

Fachbegriffe

Der Einstieg in die medizinische Terminologie ist für den Anfänger schwierig. Dennoch wird von ihm erwartet, dass er sich die Begriffe aneignet. In diesem Buch werden die fachspezifischen Begriffe erklärt und sowohl die deutsche als auch fremdsprachige Bezeichnung angegeben. Im Text wird dann zwischen den Begriffen gewechselt, wenn beide gebräuchlich sind.

Aus didaktischen Gründen werden in diesem Buch außerdem unterschiedliche Schreibweisen bzw. Abkürzungen verwendet (z. B. „s“ oder „Sek.“ oder „Sekunden“).

Im Unterkapitel Terminologie des ➤ Bandes Basiswissen sind die wichtigsten Bezeichnungen mit Erklärungen erläutert. In diesem Band finden sich

- auf der Innenseite des Rückumschlages: Übersichten zu den endokrinen Organen
- auf S. IX: alle wichtigen Bezeichnungen für die Endokrinologie.

Abbildungen und Tabellen

Die Abbildungen und Tabellen sind getrennt voneinander innerhalb jedes Kapitels fortlaufend nummeriert.

Die große Menge an Abbildungen zeichnet dieses Buch aus. Nutzen Sie diese zusätzlichen Informationsquellen – ein Bild sagt häufig mehr als viele Worte, ist einprägsam und macht schwierige Zusammenhänge anschaulicher.

Bei den Abbildungen zusätzlich enthaltene Informationen oder auch Diskrepanzen, die im seltenen Einzelfall gegenüber dem Text entstehen, sollten nicht beachtet werden. Von Bedeutung im Hinblick auf die Heilpraktiker-Prüfung wie auch im Sinn des angestrebten Verständnisses sind allein die Ausführungen des Textes.

Querverweise

Der menschliche Körper ist ein überaus fein abgestimmter Organismus, bei dem unzählige Rädchen ineinander greifen, damit er funktioniert. Verweise finden sich daher auch auf andere Bände dieser Reihe und sind z. B. mit ➤ Fach Dermatologie gekennzeichnet.

Abkürzungen

Die verwendeten Abkürzungen finden sich auf S. VIII.

Kurzlehrbuch

Das Studium der Kästen „Merke“ und „Zusammenfassung“ ermöglicht stichpunktartig ein rasches Wiederholen des Stoffes kurz vor der Prüfung. Damit können Sie überprüfen, ob Sie die wichtigsten Fakten parat haben.

Kästen

Ein System aus farbigen Kästen erleichtert das Lernen.

Einführung

Hinführung zum Thema

ACHTUNG

Hinweise auf unverzichtbare Notfall- oder Vorsichtsmaßnahmen

PATHOLOGIE

direkter Bezug zu Krankheitsbildern

HINWEIS PRÜFUNG

wichtige Anmerkungen zur Prüfung

MERKE

Informationen zum Einprägen, hilfreiche, interessante Tipps, Hinweise oder Merksätze

Zusammenfassung

fasst die einzelnen Abschnitte kurz zusammen und bildet mit den Merke-Kästen ein optimales stichpunktartiges „Kurzlehrbuch“ zur schnellen Wiederholung aller wichtigen Fakten

EXKURS

interessante Informationen, die über das Thema hinausgehen, um Zusammenhänge aufzuzeigen oder herzustellen

HINWEIS DES AUTORS

Erfahrungen des Autors, die über das allgemeine schulmedizinische und prüfungsrelevante Wissen hinausgehen

Abkürzungsverzeichnis

ACE	angiotensin converting enzyme
ACTH	adrenokortikotropes Hormon
ADH	antidiuretisches Hormon
AGS	adrenogenitales Syndrom
AIDS	aquired immuno deficiency syndrome
AMP	Adenosinmonophosphat
ANP	atriales natriuretisches Peptid
ASS	Acetylsalicylsäure
ATP	Adenosintriphosphat
AVK	arterielle Verschlusskrankheit
BMI	Body-Mass-Index
BNP	brain natriuretic peptide
CCK	Cholecystokinin
CO_2	Kohlendioxid
CRH	corticotropin releasing hormone
DGE	Deutsche Gesellschaft für Ernährung
DHEA	Dehydroepiandrosteron
DHT	Dihydrotestosteron
EBK	Eisenbindungskapazität
EPA	Eicosapentaensäure
FFS	freie Fettsäuren
FSH	follikelstimulierendes Hormon
GHRH	growth hormone releasing hormone
GIP	gastric inhibitory peptide
GLP	glucagon-like peptide
GTP	Guanosintriphosphat
HCG	humanes Choriongonadotropin
HDL	high density lipoproteins, Lipoproteine hoher Dichte
HHL	Hypophysenhinterlappen
HLA	human leucocyte antigen
HVL	Hypophysenvorderlappen
IDDM	insulin-dependent diabetes mellitus (Typ-1-Diabetes)
IDL	intermediate densitiy lipoproteins, Lipoproteine intermediärer Dichte
IE	internationale Einheit(en)
IGF	insulin-like growth factor
IL	Interleukin
INR	international normalized ratio
KG	Körpergewicht
KHK	koronare Herzkrankheit
LCAT	Lecithin-Cholesterin-Acyltransferase
LDH	Laktatdehydrogenase
LDL	low density lipoproteins, Lipoproteine niedriger Dichte
LH	luteinisierendes Hormon
MCH	mittleres korpuskuläres Hämoglobin
MCV	mittleres korpuskuläres Volumen
MODY	maturity onset diabetes in young people
MRT	Magnetresonanztomograph(ie), -tomogramm
MSH	melanozytenstimulierendes Hormon
NIDDM	nicht insulinabhängiger Diabetes mellitus
NNM	Nebennierenmark
NNR	Nebennierenrinde
PAF	Plättchen-aktivierender Faktor
PTH	Parathormon
RAAS	Renin-Angiotensin-Aldosteron-System
SSW	Schwangerschaftswoche(n)
STH	somatotropes Hormon (Somatotropin)
T_3	Triiodthyronin
T_4	Tetraiodthyronin (Thyroxin)
TBG	thyroxinbindendes Globulin
TNF	Tumornekrosefaktor
TPO	thyreoidale Peroxidase
TRH	Thyrotropin-Releasing-Hormon
TSH	thyreoideastimulierendes Hormon, Thyreotropin
VLDL	very low density lipoproteins, Lipoproteine sehr niedriger Dichte

Glossar zur Endokrinologie

Adipositas Fettleibigkeit (BMI > 30)
akut plötzlich einsetzend, kurz dauernd (Gegenteil: chronisch)
anabol aufbauende Wirkung im Körper
anti gegen, entgegen (Antiallergika = Medikamente gegen Allergien)
Arteria (A.) Arterie (Plural: Aa. = Arterien)
Azidose Verschiebung des Serum-pH-Wertes in Richtung sauer (< 7,36); wird auch in zusammengesetzten Wörtern verwendet: Laktatazidose ist die Übersäuerung des Blutes durch Milchsäure (= Laktat)
Body-Mass-Index Körpermassenindex, BMI, Maßzahl, mit der sich das Körpergewicht in Relation zur Körpergröße setzen lässt, wird berechnet aus dem Körpergewicht (in kg) geteilt durch die Größe (in Metern) im Quadrat
chronisch (von Chronos = Zeit); chronische Krankheiten sind über längere Zeit oder auf Dauer anhaltende Krankheiten (Gegenteil: akut), sie können primär chronisch beginnen oder sich aus der akuten Erkrankung heraus entwickeln
Coenzym (Koenzym) Molekül, das durch Bindung an das Enzym die Reaktion zwischen Enzym und Substrat ermöglicht und bei dieser Reaktion in der Regel selbst verändert wird
endokrin Sekretion nach innen (endo = innen, eigen; krinein = absondern, ausschütten)
Enzym Protein, das biochemische Vorgänge im Körper (erheblich) beschleunigt oder steuert
essenziell notwendig, lebenswichtig (u.a. sind Vitamine und zahlreiche Mineralien essenziell)
exokrin Sekretion nach außen
Fertilität Fruchtbarkeit
Glandula Drüse (Glandula parotidea = Ohrspeicheldrüse)
Grundumsatz die Energiemenge, die der Körper für den Erhalt seiner lebenswichtigen Funktionen braucht (in Ruhe, bei Standardtemperatur)
hereditär angeboren, vererbt (= kongenital)
hyper darüber (hinaus) (Hyperkeratose = übermäßige Verhornung)
hypo unterhalb, unter (Hypodermis = unter der Haut = Unterhaut = Subkutis)
idiopathisch eigengesetzlich, aus unklarer Ursache heraus (zahlreiche Krankheiten entstehen idiopathisch, d.h., ihre Ursache ist unbekannt)
IE internationale Einheit (engl. „international unit", IU); sie dient als Dosierungsangabe, bezieht sich dabei aber nicht auf die Stoffmenge, sondern auf seine Wirkung
katabol abbauende Wirkung im Körper
Ketoazidose Azidose des Serums aufgrund vermehrter Ketosäurenbildung
kongenital angeboren, vererbt (= hereditär)
Laktatazidose Azidose des Serums aufgrund vermehrter Milchsäurebildung
Morbus Krankheit, Erkrankung (Morbus Recklinghausen = Recklinghausen-Krankheit)
Mukosa Schleimhaut (Submukosa = Schicht unterhalb der Schleimhaut)
Palpation Untersuchung durch Betasten mit den Händen
peri außen herum gelegen
Prophylaxe Maßnahmen zur Vorbeugung von Krankheiten oder Folgekrankheiten
prä davor (prätibiale Ödeme = Wasseransammlung vor der Tibia)
Rezeptor Protein(komplex), der verschiedene Partikel (spezifisch) binden kann (z.B. Hormone) und durch diese Bindung Signalprozesse auslöst
Rezidiv Rückfall, Wiederkehr einer Krankheit, eines Leidens
Second Messenger „zweiter Bote", Moleküle, die einen hormonellen oder nervalen Impuls innerhalb der Zelle weiterleiten
Spurenelement chemisches Element, das nur einen sehr geringen Anteil der Gesamtkörpermasse ausmacht und unentbehrlich ist für den Stoffwechsel
sub unter, unterhalb (sublingual = unterhalb der Zunge)
ubiquitär überall, allgegenwärtig (entspricht in etwa „generalisiert")
Vena (V.) Vene (Plural: Vv. = Venen)
Vitamin organische Verbindung, die der Organismus für lebenswichtige Funktionen benötigt, die er jedoch nicht selbst (in ausreichendem Maß) herstellen kann und die daher mit der Nahrung aufgenommen werden muss

Inhaltsverzeichnis

KAPITEL

1 Einleitung

1.1 Im Dienst des Gesamtorganismus

Nervensystem

Der menschliche Körper besteht aus einer Vielzahl spezialisierter Zellen und Gewebe, die grundsätzlich dem gesamten Organismus, seinen Bedürfnissen und seiner Integrität dienen. Damit nun beispielsweise der einzelne Muskel weiß, wann er sich im Dienste des Gesamtorganismus wie lange und wie stark zu kontrahieren hat, braucht er klare Anweisungen übergeordneter Zentren. Diese räumlich vom Muskel getrennten Gewebeeinheiten benötigen **Verbindungswege zum Befehlsempfänger**, damit die Anweisungen vernommen und ausgeführt werden können. Die Befehlszentralen sitzen in Gehirn und Rückenmark. Die Übermittlung erfolgt durch Nerven, die vom Steuerungsorgan aus eine durchgehende Verbindung zum Muskel aufgebaut haben.

Damit die zerebralen Zentren jederzeit die Kontrolle und Übersicht behalten und feinste Abstufungen vornehmen können, bedürfen sie einer ununterbrochenen **Rückmeldung** dessen, was das Erfolgsorgan gerade vollbracht hat. Zusätzlich benötigen und erhalten sie **Informationen über die genaue Zusammensetzung der Umwelt**, damit sie auf jede mögliche Situation, die den Organismus gefährden könnte oder seinem Fortbestand im Wege stünde, angepasst und mit ausreichender Geschwindigkeit zu reagieren vermögen. Alle diese Informationen aus der Umwelt werden durch die Sinnesorgane und die sensiblen Rezeptoren u.a. in Haut, Muskulatur, Sehnen und Gelenken aufgenommen. Weitergeleitet werden sie ebenfalls über Nervenfasern, die sich in der Peripherie des Körpers mit den benachbarten motorischen Nervenfasern zu dicken Nervenfaserbündeln zusammenschließen, um dann tief im Gewebe und gut geschützt zur Wirbelsäule zu laufen. Hier gehen die einzelnen Nervenfasern wieder getrennte Wege.

Die **Übertragung** der Befehle von der zerebralen Zentrale über die langen Nervenfasern zur Körperperipherie und zurück erfolgt mit unglaublicher Geschwindigkeit (bis zu 120 m/s bzw. 1,2 m in 10 ms) scheinbar elektrisch in der Art eines fließenden elektrischen Stroms. Dieses Wunderwerk einschließlich der synaptischen Verbindungen wird im ➤ Fach Neurologie dargestellt.

Das animale (= motorische + sensible) Nervensystem vermittelt also die Umwelt samt der Antwort hierauf. Sofern diese Umwelt Höchstleistungen irgendeiner Art verlangt, wird diese Höchstleistung auch erbracht, wenn das einzelne Organ dazu in der Lage ist. Dies ist üblicherweise dann der Fall, wenn es optimal mit allem versorgt ist, was es für seine Arbeit benötigt – also in erster Linie mit Nährstoffen und Sauerstoff. Nährstoffe und Sauerstoff werden über das Blut zu jedem Organ transportiert. Wäre nun jedes einzelne Organ des Organismus ständig auf Höchstleistungen programmiert – auch unter weitgehenden Ruhebedingungen wie z.B. im Schlaf – so müssten Herz, Lunge und jene Organe des Körpers, die die Nährstoffe für den restlichen Organismus aufbereiten, ständig an ihre Leistungsgrenze gehen. Dies ergäbe allerdings nicht den geringsten Sinn. Die Folge bestünde im vorzeitigen Verschleiß dieser Organe, ihrer vorzeitigen Alterung und damit auch dem vorzeitigen Tod des Gesamtorganismus. Dementsprechend arbeiten die einzelnen Organe nur gerade so viel, wie dies dem Gesamtorganismus ausreicht, und sie legen genau in *dem* Moment an Arbeitstempo zu, in dem dies gefordert wird und sinnvoll ist. Die Informationen hierzu liefert primär nicht mehr das animale (somatische) Nervensystem, sondern weitere Systeme wie das **vegetative (= autonome) Nervensystem** und das **Hormonsystem**.

HINWEIS DES AUTORS

Die Steuerung der aktuellen Leistung der Organe im Sinne des Gesamtorganismus geschieht wohl auch über Körpermeridiane und weitere Informationsüberträger, die im Einzelnen noch wenig verstanden werden. So gibt es möglicherweise auch einen regen Informationsfluss zwischen den einzelnen Zellen eines Organs und sogar zwischen denen verschiedener Organe, der nicht auf spezialisierte Zellen wie die Nervenzellen oder auf Membranstrukturen angewiesen ist. Zu denken ist hierbei, neben Botenstoffen wie den Interleukinen, auch an die sog. Biophotonen des Fritz-Albert Popp.

Genau genommen lässt sich keines der Informations- oder Leitungssysteme von anderen hinsichtlich seiner Wirkungen wirklich trennen. Alle sind sie miteinander verbunden und **ergänzen sich gegenseitig:** Eine Verletzung an einer Körperstelle, die wir momentan nicht im Auge haben, bewirkt über die Meldung an Rückenmark und Gehirn ein sofortiges Zurückziehen des z.B. betroffenen Fingers. Diese Meldung erreicht praktisch gleichzeitig auch die Muskeln des Auges und weitere Sinnesorgane sowie das Vegetativum, dem die Gefahr übermittelt wird und welches nun umgehend seinen Teil zum Schutz des Organismus beiträgt. Es aktiviert Organe wie Herz oder Haut, aber auch z.B. das Nebennierenmark, sodass nun eine Kaskade weiterer Reaktionen in Gang gesetzt wird bis hin zur Aktivierung von Leber (Glukoseausschüttung) und Lunge (verstärkte Atmung). Es werden also zusätzliche Reserven an Sauerstoff und Nährstoffen ins Blut gebracht für den Fall, dass eine sofortige Flucht oder eine tatkräftige Abwehr nötig werden könnten. Große Anteile des Gehirns werden „hellwach“ und bereit, sofort weitere Schritte zu überdenken und anzuordnen. Somatisches und vegetatives Nervensystem arbeiten also niemals getrennt voneinander. Sie überdecken vielmehr ein unterschiedliches Spektrum und ergänzen sich, wobei einmal mehr das eine und bei nächster Gelegenheit mehr das andere im Einsatz ist.

Funktion der Hormone

Das endokrine System dient genauso wie die beiden Nervensysteme der **Informations- und Befehlsübermittlung**. Es übermittelt seine Informationen und Befehle aber nicht über schnelle Systeme wie die Nervenbahnen ans Erfolgsorgan, sondern durch chemische Stoffe, die Hormone, über den Blutweg, und ist daher erheblich langsamer. Die Nachrichtenübermittlung im Nervensystem ist eine Angelegenheit von wenigen Millisekunden. Die Übermittlung der hormonellen Nachrichten dauert Minuten bis Stunden. Das Erfolgsorgan eines motorischen Nervs antwortet auf den Reiz umgehend innerhalb weniger Millisekunden. Das vegetative Nervensystem benötigt Sekunden bis Minuten. Beim hormonellen System dauert es zumindest Minuten, manchmal aber auch Tage oder Wochen, bis das Erfolgsorgan sichtbare Effekte zeigt.

MERKE
Das endokrine System dient überwiegend der Steuerung langfristiger Prozesse wie Wachstum, Fortpflanzung und Homöostase des Wasser-, Elektrolyt- und Energiehaushalts.

Abgesehen hiervon arbeitet es jedoch genauso wenig autonom wie die Nervensysteme. Die oben angesprochene Verletzung aktiviert das autonome, das vegetative und gleichzeitig auch das hormonelle System. Die Nervensysteme beginnen umgehend mit Flucht oder Abwehr, das hormonelle stellt einige Minuten später deren Funktion durch seine Tätigkeit sicher – z.B. durch Erhöhung des Blutzuckerspiegels. Auch in das System der Fortpflanzung sind die Sexualhormone genauso eingebettet wie das Vegetativum oder die sensiblen und motorischen Nerven.

Die deutlichste **Überschneidung der Systeme** erkennt man am Nebennierenmark, welches als Hormon genau den Stoff ausschüttet (Noradrenalin), der wenige Sekunden bis Minuten zuvor auch als Überträgerstoff des sympathischen Nervensystems im Einsatz war.

MERKE
Auch wenn Nerven und endokrines System getrennt in ihren Wirkungen besprochen werden, so darf man die gegenseitige Beeinflussung und Abhängigkeit doch nie aus den Augen verlieren. Ähnliches gilt sogar für das Immunsystem, das weder von den Hormonen noch von den Nervensystemen wirklich getrennt ist und eben auch nur scheinbar selbstständig arbeitet.

1.2 Grundlagen des Hormonsystems

Definitionen

Endokrinologie ist die Lehre von der inneren Sekretion (endo = innen, eigen; krinein = absondern, ausschütten; Logos = Lehre). Die Hormone werden von den endokrinen Organen also selbst produziert und ins Blut sezerniert (abgegeben). Anders als bei den exokrinen Drüsen, die ihr Sekret über eigene Ausführungsgänge nach außen, auf die Oberfläche der Haut (z.B. Schweißdrüsen) oder in Körperhöhlen (z.B. Schleimdrüsen) sezernieren, gibt es bei den endokrinen, Hormone produzierenden Drüsen keine Ausführungs-

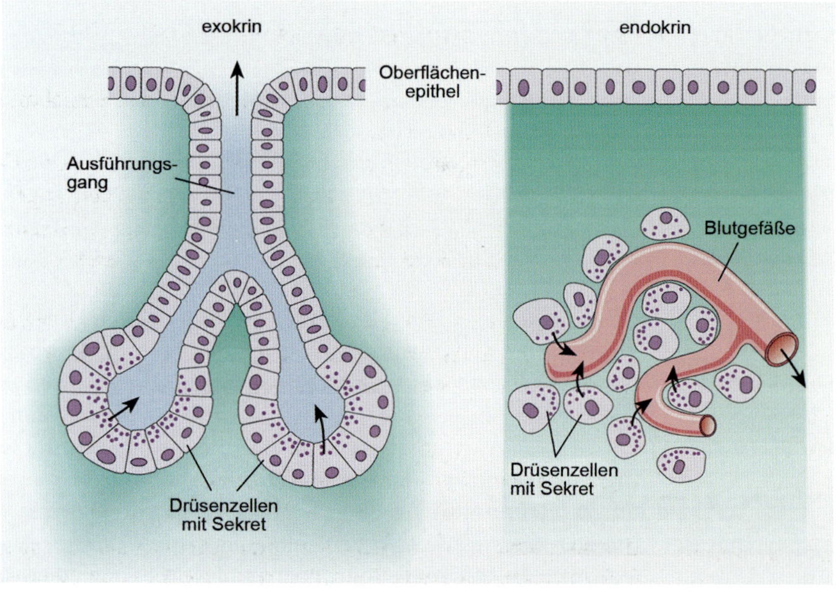

Abb. 1.1 Exokrine und endokrine Sekretion. [L106]

gänge (➤ Abb. 1.1). Die Drüsenepithelien der endokrinen Organe geben ihr Sekret vielmehr direkt ins vorbeiströmende Blut.

Der Vollständigkeit halber sei angefügt, dass es auch Hormone wie z.B. das ubiquitär anzutreffende Somatostatin gibt, die eine sog. **parakrine Wirkung** entfalten – also eine Wirkung direkt neben (para) den sezernierenden Zellen (➤ Abb. 1.2). Solche Hormone gelangen nicht in nennenswerten Mengen ins Blut. So hemmt z.B. das Somatostatin der Bauchspeicheldrüse direkt „nebenan" die Insulin und Glukagon produzierenden Zellen. Im Hypothalamus gehört Somatostatin zu den sog. Inhibiting-Hormonen, indem es „nebenan", in der Hypophyse, die Produktion weiterer Hormone vermindert.

Die wesentlichen **endokrinen Organe** (➤ Abb. 1.3, ➤ Tab. 1.1) sind
- Schilddrüse,
- Nebenschilddrüse,
- Nebennierenrinde,
- Nebennierenmark,
- Bauchspeicheldrüse,
- Eierstöcke,
- Hoden

sowie als übergeordnete, steuernde Organe
- Hypothalamus,
- Hypophyse und
- Zirbeldrüse (Epiphyse).

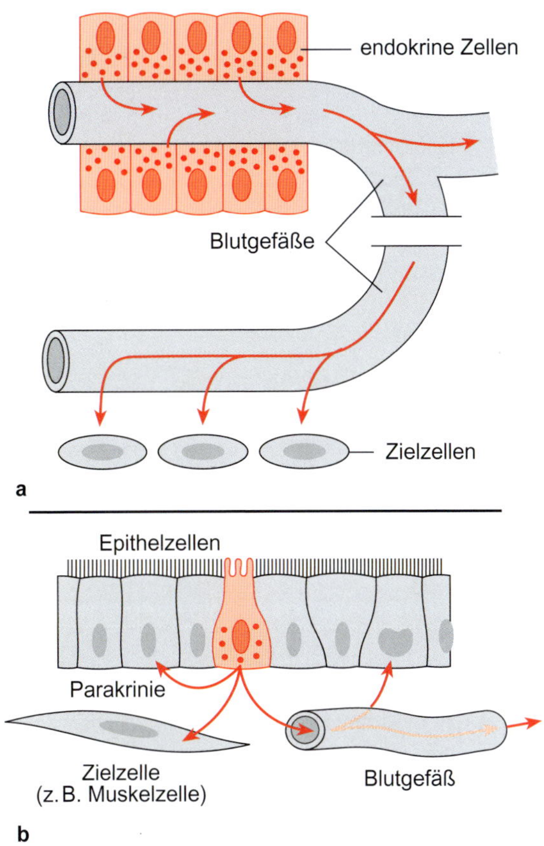

Abb. 1.2 Sekretion von Hormonen. **a** Übliche Hormonsekretion. **b** Parakrine Hormonwirkung. [L107]

Auch die Plazenta der schwangeren Frau gehört zu den endokrinen Drüsen. Darüber hinaus gibt es in nahezu allen Organen eine Unzahl einzelner Zellen, die ebenfalls Hormone produzieren. So gilt der Darm als größtes, hormonproduzierendes Organ überhaupt, das Hormone wie Gastrin, Sekretin, CCK oder Motilin ans Blut abgibt. Diese Hormone werden im ➤ Fach Verdauungssystem besprochen.

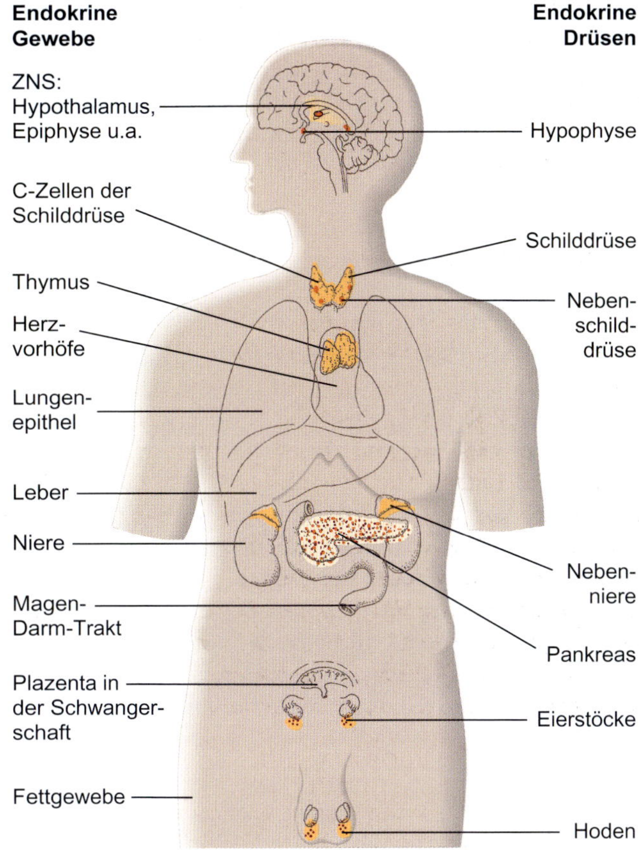

Abb. 1.3 Hormonproduzierende Organe und Gewebe. [L190]

Chemische Hormonstrukturen

Die biochemische Struktur der Hormone gehört fast ausnahmslos den folgenden 3 Klassen an:
- Bei **Peptidhormonen** sind wenige (= Oligopeptide) bis zahlreiche (= Polypeptide) Aminosäuren zu Peptiden zusammengeknüpft.
- **Steroidhormone** (steran*ähnliche* Hormone) leiten sich von der ringförmigen Struktur (sog. Sterangerüst) des Cholesterins ab (➤ Abb. 1.4).
- Nicht mehr von einem ganzen Peptid, sondern nur noch von der einzelnen Aminosäure **Tyrosin** entstammen schließlich die Hormone der Schilddrüse und des Nebennierenmarks.

Vermittlung der Hormonwirkungen

Hormone binden, wie die nervalen Überträgerstoffe auch, an spezifische **Rezeptoren**, die in den Zellmembranen ihrer Erfolgsorgane

Tab. 1.1 Endokrine Organe und die von ihnen produzierten Hormone.

Endokrines Organ	Produzierte Hormone	Abkürzung
Hypothalamus	Releasing-Hormone wie z.B. Inhibiting-Hormone (Somatostatin u.a.)	TRH, CRH
Hypophysenvorderlappen (= HVL, Adenohypophyse)	adrenokortikotropes Hormon (= Corticotropin)	ACTH
	thyreoideastimulierendes Hormon (= Thyreotropin)	TSH
	luteinisierendes Hormon	LH
	follikelstimulierendes Hormon	FSH
	somatotropes Hormon (= Somatotropin)	STH
	Prolaktin	
Hypophysenzwischenlappen	melanozytenstimulierendes Hormon (= Melanotropin)	MSH
Hypophysenhinterlappen (= HHL, Neurohypophyse)	antidiuretisches Hormon (= Vasopressin), Oxytocin	ADH
Epiphyse (Zirbeldrüse)	Melatonin	
Schilddrüse	Thyroxin (T_4), Triiodthyronin (T_3), Calcitonin	T_4, T_3
Nebenschilddrüse	Parathormon (Parathyrin), Calcitonin	PTH
Nebennierenrinde	Aldosteron, Glukokortikoide, Androgene (Dehydroepiandrosteron)	DHEA
Nebennierenmark	Adrenalin, Noradrenalin (= Katecholamine)	
Pankreas	Insulin, Glukagon, Somatostatin	
Ovar	Östradiol, Progesteron	
Hoden	Testosteron	
Plazenta	Östrogene, Progesteron, humanes Choriongonadotropin	HCG
Herz (Vorhöfe)	atriales natriuretisches Hormon (= Atriopeptin)	ANH
Herz (Kammern)	„brain natriuretic peptide"	BNP
Thymus	Thymosin, Thymopoetin	
Magen-Darm-Trakt	Gastrin, Cholecystokinin, Sekretin, Motilin, Somatostatin	CCK
Niere	D-Hormon, Erythropoetin	Epo

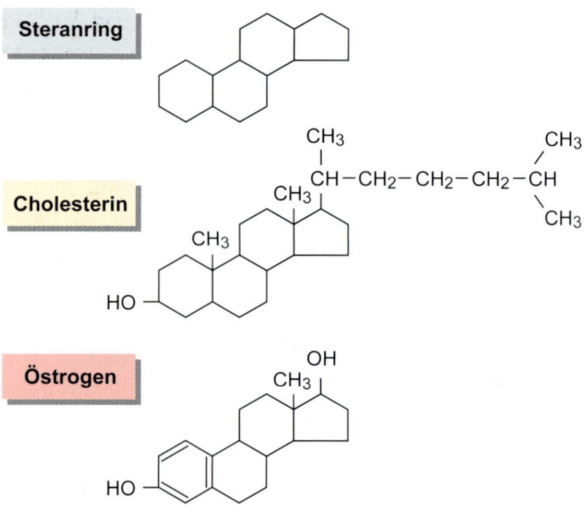

Abb. 1.4 Vergleich der chemischen Strukturen von Steran, Cholesterin und Östrogen. [L157]

sitzen. Sie lösen hier allerdings kein Aktionspotenzial aus. Vielmehr werden sie allein oder gemeinsam mit ihren Rezeptormolekülen in die Zelle geschleust und induzieren dort üblicherweise die Neubildung verschiedener Moleküle.

Teilweise lösen sie auch, ohne selbst in die Zelle zu gelangen, an den Rezeptoren der Zellmembranen eine Veränderung aus, woraufhin diese nun weitere Moleküle mit der Weiterleitung des hormonellen Befehls beauftragen. Derartige, von einem Hormon beauftragte Vermittlermoleküle nennt man **Second Messenger,** also „zweiten Boten" (➤ Abb. 1.5). Am häufigsten ist dies **cAMP** (Cyclo-AMP bzw. *C*yclo-*A*denosin*m*ono*p*hosphat).

HINWEIS PRÜFUNG

Die genaue Kenntnis dieser insgesamt recht komplexen Vorgänge ist für den angehenden Heilpraktiker nicht von Bedeutung.

Man könnte jedoch beachten, dass die Steroidhormone grundsätzlich selbst, also ohne Einschaltung eines „zweiten Boten", in den Zell*kern* weiterdiffundieren und dort die Herstellung von biochemisch wirksamen Substanzen veranlassen, während die Peptidhormone ihre Aufgaben über Rezeptoren der Zell*membran* unter Einschaltung eines „Second Messenger" wie cAMP erfüllen. Auch hinsichtlich einer weiteren Eigenschaft lassen sich die beiden **Hormongruppen** unterscheiden: Peptidhormone werden auf Vorrat produziert und in den endokrinen Zellen gespeichert. Sie liegen, verpackt in kleine Vesikel, nahe der Zellmembran und können dadurch bei Bedarf umgehend sezerniert werden. Dagegen werden Steroidhormone nicht gespeichert, müssen also jeweils auf Anforderung produziert und im direkten Anschluss sezerniert werden. Ihr Serumspiegel steigt dadurch langsamer an.

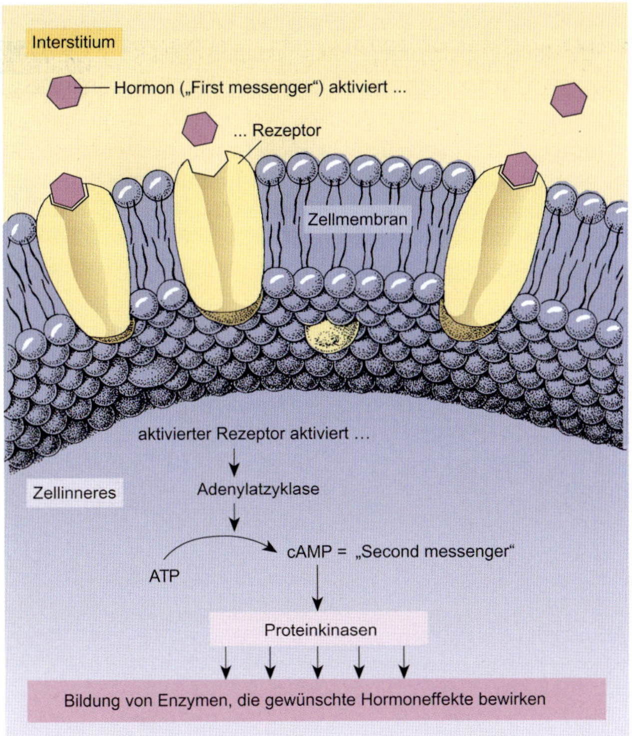

Abb. 1.5 Prinzip des Second Messenger. Das Hormon aktiviert den Rezeptor, der aktivierte Rezeptor seinerseits den Second Messenger. [L190]

MERKE

Dadurch, dass die Hormone nur über biochemische Molekülveränderungen bzw. primär über die Neubildung biochemischer Substanzen wirken, nachdem sie noch dazu auf dem „umständlichen" Blutweg erst einmal zum Erfolgsorgan gelangen müssen, wird verständlich, dass es sich bei den Hormonwirkungen um vergleichsweise langsame Prozesse handeln muss.

Selektivität von Hormonwirkungen

Hormone gelangen im Anschluss an ihre Sekretion auf dem Blutweg zu sämtlichen Organen und Geweben des Organismus. Demzufolge können sie prinzipiell an allen Zellen des Körpers Wirkungen entfalten. Dies gilt auch tatsächlich für Hormone wie z.B. das Pankreashormon Insulin oder das Schilddrüsenhormon Thyroxin. Andere Hormone wie ACTH oder TSH entfalten ihre Wirkungen dagegen ausschließlich in Organen wie der Nebennierenrinde (ACTH) oder der Schilddrüse (TSH). Der Grund dafür, dass sämtliche Hormone zwar überallhin gelangen, dann jedoch teilweise nur in einzelnen Organen Wirkungen entfalten, liegt an der **Rezeptorausstattung** der Körperzellen. Zellen, an denen einzelne Hormone keine sinnvolle Wirkung entfalten würden, besitzen für solche Hormone von vornherein keine Rezeptoren. So gibt es z.B. für das Hormon ACTH ausschließlich in Zellmembranen der Nebennierenrinde Andockstellen, während die entsprechenden für Insulin an nahezu jeder Körperzelle vorhanden sind.

EXKURS

Dieser Mechanismus gilt für sämtliche Systeme. Die Interleukine (Botenstoffe) des Immunsystems überbringen ihre Nachrichten nur an Zellen, an denen dies eine sinnvolle Reaktion bewirkt und die genau deswegen über spezifische Rezeptoren in der Zellmembran verfügen. Spurenelemente wie Zink oder Kupfer binden exakt an jene Enzyme, die ohne diese Bindung nicht wirksam wären. Nerven sind ausschließlich mit Strukturen verschaltet, die dies für ihre Funktion benötigen. Zellen bauen genau zu dem Zeitpunkt verstärkt Rezeptoren für z.B. Vitamine oder Transporteisen (Transferrin) in ihre Membranen ein, wenn dieser Bedarf entsteht.

Hormonstörungen

Die Über- oder Unterfunktion der endokrinen Organe mit entsprechendem Überangebot oder Mangel an Hormonen hat immer Auswirkungen auf den Organismus. Teilweise entstehen schwere Störungen wie Diabetes mellitus, Sterilität oder Zwergwuchs bis hin zu lebensbedrohenden Zuständen bei Ausfall oder massiver Überproduktion einer Hormondrüse.

Daneben ist die Mehrzahl der Hormondrüsen untereinander vernetzt und beeinflusst sich gegenseitig.

Steuerung endokriner Drüsen

Vor allem die zerebralen Zentren Hypothalamus und Hypophyse haben zusätzlich eine gewisse Oberhoheit und Befehlsgewalt über die peripheren Drüsen. Sie erhalten über einen Regelkreis auf dem Blutweg Rückmeldungen über die aktuelle Situation der weiteren endokrinen Organe sowie den Gesamtzustand des Organismus mit seinen aktuellen Bedürfnissen und steuern so sehr gezielt die periphere Hormonproduktion. Während sämtliche endokrinen Drüsen in ihrer Hormonproduktion zumindest mit einzelnen weiteren Hormonen oder sonstigen Faktoren rückgekoppelt sind und in ihrer Aktivität beeinflusst werden, gilt vor allem für den Hypothalamus, dass er *zusätzlich* Informationen verarbeitet, die aus einer Vielzahl körpereigener wie auch aus der Umwelt stammender Ereignisse herrührt. Selbst kleine Stimmungsschwankungen oder z.B. ein Kältegefühl werden registriert und in hormonelle Befehle übersetzt (➤ 6.1.2).

Zusammenfassung

- Bei den hormonproduzierenden Organen handelt es sich um **endokrine Drüsen**, die ihre chemischen Botenstoffe, die Hormone, ohne Drüsenausführungsgänge direkt ins Blut abgeben.
- Die Hormone gelangen über den **Blutweg** in den gesamten Organismus und damit auch zu „ihren" Organen, werden dort durch **spezifische Rezeptoren** in den Zellmembranen erkannt und steuern nun bestimmte Vorgänge in diesen Zellen und Geweben. Gewebe ohne Rezeptoren für das jeweilige Hormon werden von demselben nicht beeinflusst.
- **Hormone** bestehen entweder aus dem Abkömmling einer einzelnen Aminosäure (Tyrosin), aus einer Kette von Aminosäuren (Peptide) oder aus Abkömmlingen des Cholesterins (Steroidhormone).

- Die **Steuerung** erfolgt weit langsamer als bei den beiden Nervensystemen. Beeinflusst bzw. in Gang gesetzt werden vorwiegend langfristige Prozesse. Ungeachtet dessen besteht eine sehr enge Verzahnung zwischen sämtlichen Steuerungssystemen des Körpers einschließlich des Immunsystems.
- Endokrine Organe, endokrine Drüsen, endogene Drüsen, Hormondrüsen sowie hormonproduzierende Drüsen sind synonyme Begriffe, die wahllos benutzt werden können. Mit endokrinem System meint man die Gesamtheit der endogenen Drüsen und der hormonproduzierenden Einzelzellen – z.B. in Magen-Darm-Trakt, Thymus, Niere oder Vorhöfen des Herzens.

Hormone, die nicht in den eigentlichen endokrinen Organen wie z.B. Schilddrüse, Nebenniere oder Gonaden entstehen, sondern in Strukturen wie u.a. Darmtrakt, Herz oder Niere, die überwiegend andersgeartete Funktionen besitzen, werden nicht in diesem Band, sondern bei den entsprechenden Fächern wie ➢ Verdauungssystem, ➢ Herz-Kreislauf-System oder ➢ Immunologie besprochen, das Erythropoetin der Niere im ➢ Fach Hämatologie.

KAPITEL

2 Schilddrüse

2.1 Anatomie

Die Schilddrüse (Glandula thyroidea bzw. einfach Thyroidea) ist direkt unterhalb des Kehlkopfes der Luftröhre (Trachea) aufgelagert und umgreift dieselbe „schildförmig“ in einem Zweidrittelkreis. Ihr Gewicht liegt bei etwa 10–20 g. Sie besteht aus einem rechten und einem linken Lappen, die auf Höhe der 2.–4. Trachealspange durch eine Brücke aus Drüsengewebe, den sog. **Isthmus**, miteinander verbunden sind (➤ Abb. 2.1). Bei manchen Menschen ragt vom Isthmus aus ein schmaler Lappen Schilddrüsengewebe nach kranial bis in den Kehlkopfbereich **(Lobus pyramidalis)**; teilweise findet sich Gewebe im Bereich des Zungengrundes (sog. **Zungengrund-Struma**). Die **Blutversorgung** erfolgt überwiegend aus der A. carotis externa über die A. thyroidea.

PATHOLOGIE

Die beiden Lappen umgreifen die Luftröhre nach beiden Seiten und können diese bei einer **Schilddrüsenvergrößerung (Struma)** auch seitlich verschieben oder zusammendrücken und so eine Dyspnoe verursachen. Selbst die dahinter liegende Speiseröhre kann durch eine sehr große Struma eingeengt werden, was zur Dysphagie (Schluckstörung) führt.

N. laryngeus recurrens

Im direkten Kontakt zu den dorsalen Begrenzungen der beiden Lappen – also da, wo sie seitlich neben der Luftröhre enden und bereits der Speiseröhre nahe kommen, verläuft der N. laryngeus recurrens. Der Nerv versorgt die Stimmbänder des Kehlkopfs (Larynx). Er entspringt dem N. vagus des oberen Mediastinums und läuft zwischen Luft- und Speiseröhre zurück (recurrens) zum Kehlkopf (➤ Abb. 2.2).

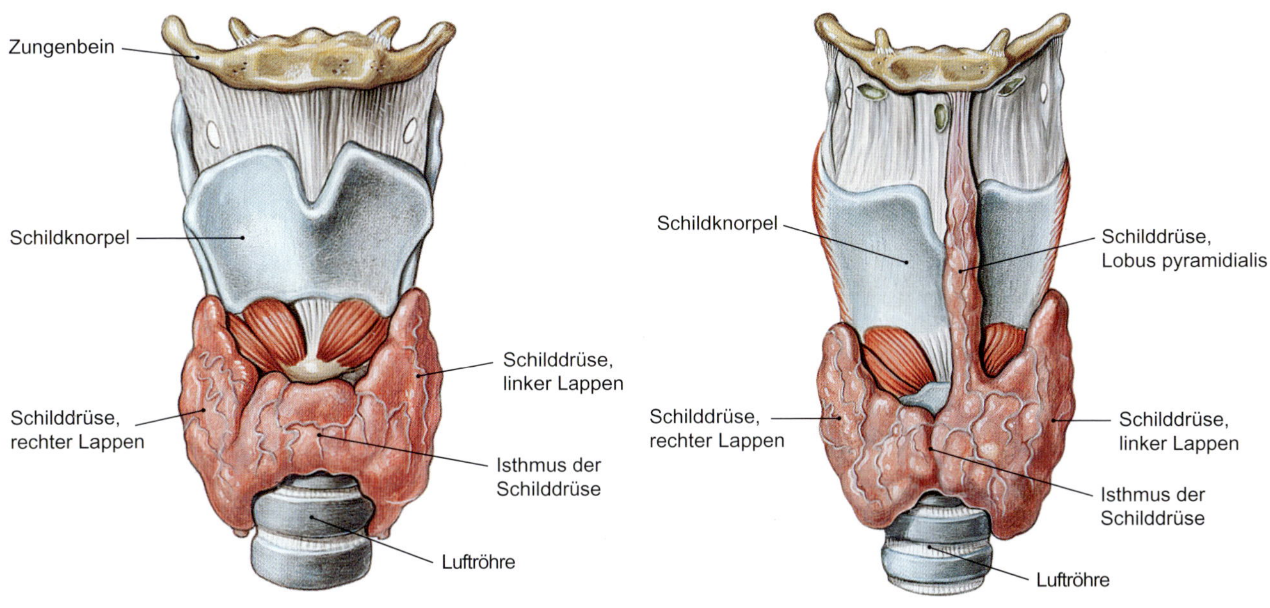

Abb. 2.1 Schilddrüse – rechts mit Lobus pyramidalis. [S007-22]

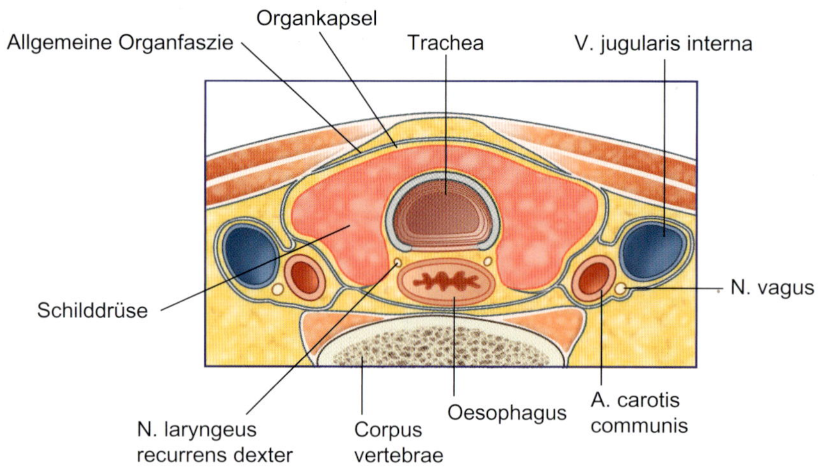

Abb. 2.2 Querschnitt durch die Schilddrüse mit Luftröhre, Speiseröhre und Nervus larygeus recurrens rechts und links. [E402]

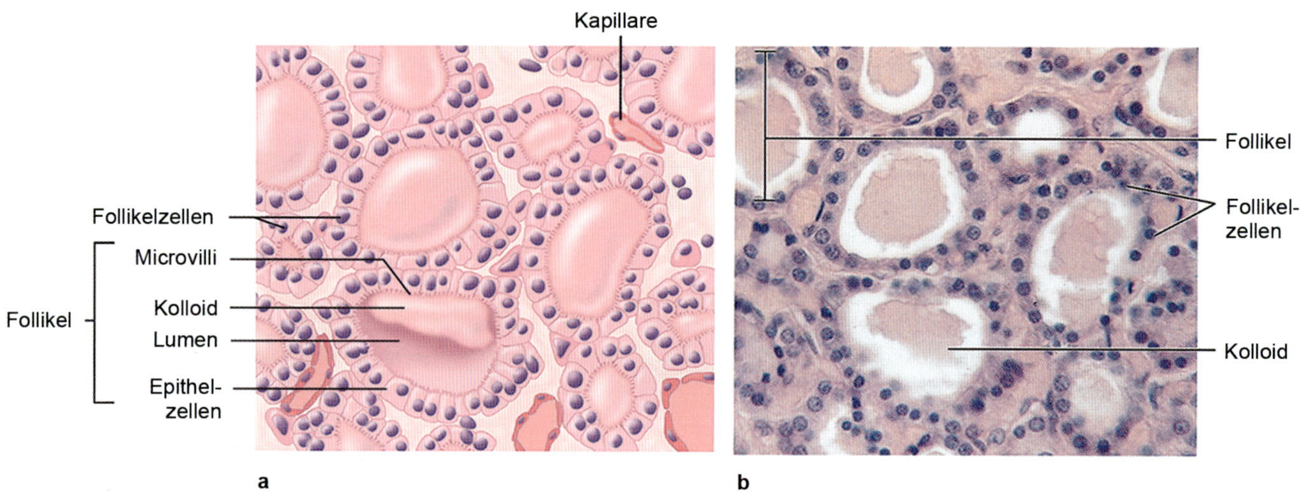

Abb. 2.3 Ausschnitt aus dem Kapselbereich der Schilddrüse. [E482]

PATHOLOGIE

Der **N. recurrens** kann bei Schilddrüsenoperationen leicht verletzt werden. Auch eine sehr große Struma oder ein Schilddrüsentumor können den Nerv durch mechanischen Druck oder Infiltration schädigen. Die möglichen Folgen sind chronische Heiserkeit (Dysphonie) oder sogar Stimmbandlähmung mit Aphonie (Stimmlosigkeit).

Mikroskopische Anatomie

Wie die meisten Organe ist die Schilddrüse von einer derben bindegewebigen **Kapsel** umgeben (➤ Abb. 2.3). Das Drüsengewebe besteht aus einer Vielzahl etwa 1 mm großer, kugeliger sog. **Follikel,** in denen eine einreihige Schicht von Epithelzellen (Thyreozyten) einen Hohlraum umschließen (➤ Abb. 2.3). In diesem Hohlraum wird das Schilddrüsenhormon, noch gebunden an ein großes Eiweißmolekül (Thyreoglobulin), nach seiner Bildung gespeichert.

Zwischen den einzelnen Follikeln befindet sich **Bindegewebe**, in dem die Blut- und Lymphgefäße laufen. Außerdem sind hier einzelne Zellen und Zellgruppen eingestreut, die sog. **parafollikulären** (para = neben) **C-Zellen**, die ein weiteres Hormon der Schilddrüse, das **Calcitonin** bilden. Calcitonin ist ein Peptidhormon und hat mit der Funktion der Follikelhormone überhaupt nichts zu tun. Man zählt es daher auch gar nicht zu den „eigentlichen" Schilddrüsenhormonen. Besprochen wird es im Rahmen der Calciumhomöostase (➤ 7.2.1).

2.2 Physiologie

Hormonproduktion

Das Schilddrüsenhormon wird in Epithelzellen und Follikelhohlraum aus der Aminosäure **Tyrosin** hergestellt. Hierbei werden 2 Tyrosinmoleküle aneinandergeknüpft (➤ Abb. 2.4). An jeden Benzolring dieses Moleküls werden 1–2 Iodatome gebunden. Iod wird von den Epithelzellen in der Form des Iodids I^- (nicht Iodat IO_3^-) aktiv (unter ATP-Verbrauch) aus dem vorbeiströmenden Blut entnommen und im Zytosol angereichert. Diese aktive Aufnahme

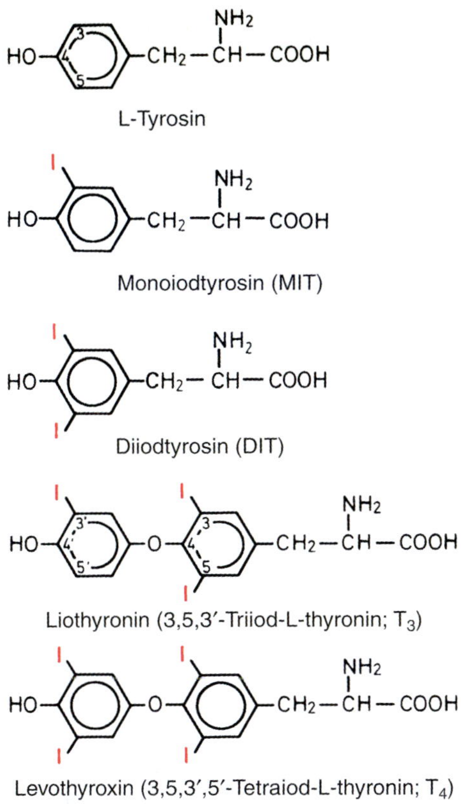

Abb. 2.4 Tyrosin und Schilddrüsenhormone. [L253]

in die Thyreozyten wird als **Iodination**, die anschließende Oxidation zu I_2 und Anbindung an das Tyrosin als **Iodisation** bezeichnet. Die benötigte und von der Weltgesundheitsorganisation (WHO) empfohlene Iodmenge liegt bei 100–300 µg (Mikrogramm, nicht Milligramm!) pro Tag; der eigentliche Tagesbedarf beträgt 100–200 µg, in Schwangerschaft und Stillzeit 200–300 µg. Enthalten ist Iodid in reichlichen Mengen lediglich in Seefisch bzw. Meeresfrüchten, in geringen Mengen auch in Leber, Milch, Ei und manchen Gemüsen.

MERKE

Tagesbedarf an Iodid (I^-) laut **DGE** (Deutsche Gesellschaft für Ernährung):
- Säuglinge etwa 50 µg
- Kinder (je nach Alter) 100–200 µg
- Erwachsene 200 µg
- Schwangerschaft 230 µg
- Stillzeit 260 µg

Diese Empfehlungen brauchen nicht minutiös umgesetzt zu werden, denn Tabletten mit 230 oder 260 µg befinden sich ohnehin nicht auf dem Markt. 200 µg würden als Minimum auch in der Schwangerschaft ausreichen, 300 µg stellen **keine Überdosierung** dar.

Iodid wird im Körper ausschließlich zur Herstellung des Schilddrüsenhormons benötigt, auch wenn vor allem in Speicheldrüsen, Plazenta und Brustdrüse ebenfalls eine gewisse Anreicherung stattfindet. Dabei dient die Iodidanreicherung von Plazenta und Brustdrüse, soweit die Schwangere bzw. Stillende ausreichend Iodid zuführt, dem heranwachsenden Kind. Die Anreicherung der Speicheldrüsen war evolutionär wohl zur Mitversorgung des Partners vorgesehen.

Die Hormonwirkung entsteht erst durch Anlagerung von 3 oder 4 Iodatomen an das „Doppeltyrosin“. **Ohne Iodid** gibt es **kein wirksames Hormon**.

PATHOLOGIE

Mit Extremdosen **Iodid** (ab 5 mg = **5.000** µg) kann man vorübergehend (für 1–2 Wochen) die Ausschüttung der Schilddrüsenhormone ins Blut hemmen, sodass sich eine Hypothyreose ausbilden könnte. Dies wurde früher therapeutisch zur kurzfristigen, z.B. präoperativen Therapie der Hyperthyreose genutzt. Über die Ernährung können derartige Dosen nicht erreicht werden. Selbst die Japaner mit der wohl weltweit höchsten Iodidaufnahme über ihren reichlichen Fischverzehr erreichen maximal 1–2 mg/Tag. Bei normaler Schilddrüsenfunktion entstehen hierbei keine Nebenwirkungen.

Hormonspeicherung und -sekretion

Das Hormon wird auf Vorrat produziert und, gebunden an ein großes Eiweißmolekül (Thyreoglobulin), im Zentrum des Follikels gespeichert. Hier bildet das Thyreoglobulin mit dem integrierten Hormon eine homogene Masse, das sog. **Kolloid**. Erst bei Bedarf wird das gebundene Hormon aus dem zentralen Kolloid heraus von den Epithelzellen aufgenommen (in der Form der Endozytose bzw. Pinozytose), vom Thyreoglobulin abgespalten und ins Blut abgegeben (➤ Abb. 2.5).

Thyreoglobulin und Schilddrüsenhormone können Wochen oder sogar Monate im Kolloid gelagert werden, bevor sie in die Zellen aufgenommen und ans Blut abgegeben werden. Es reicht demnach völlig aus, wenn dem Körper ab und zu, also z.B. 1 × / Woche, eine ausreichende Menge Iodid zugeführt wird, weil die Schilddrüse dieses Iodid komplett verwertet und Vorräte anlegt. Eine tägliche Zufuhr ist lediglich in der frühen Kindheit bzw. v.a. in Schwangerschaft und Stillzeit von Bedeutung, damit das heranwachsende Kind seinen in dieser Phase noch täglichen Bedarf stillen kann.

Hormonvarianten

Das gebildete Hormon kann in zwei unterschiedlichen Formen vorliegen:
- Hauptsächlich (zu über 95%) werden 4 Iodatome an die beiden Benzolringe des Hormonmoleküls gebunden. In dieser Form heißt es dann **Tetraiodthyronin** (tetras = 4) oder auch **L-Thyroxin** bzw. **Thyroxin**, abgekürzt T_4. Dies ist also die Hauptform des Schilddrüsenhormons.
- Daneben entstehen aber auch einige wenige Prozent an Hormon, bei dem nur 3 Iodatome an das Molekül gebunden sind. Diese Form heißt **Triiodthyronin** (tria = 3), abgekürzt T_3.

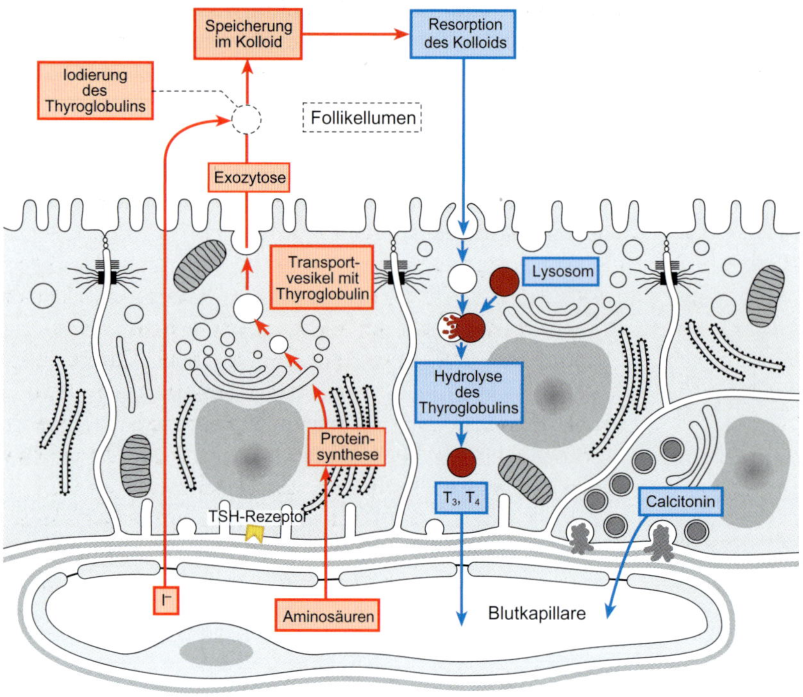

Abb. 2.5 Produktion, Speicherung und Freisetzung von T_4 und T_3. Die Follikelepithelzellen produzieren Thyreoglobulin, nehmen Iodid aus dem Blut auf und transportieren es ins Kolloid. Dort binden Iodatome an die Tyrosinreste des Thyreoglobulins. Bei Bedarf wird das Thyreoglobulin (mit integriertem Schilddrüsenhormon) in die Zelle aufgenommen, das Thyreoglobulin abgespalten und die Schilddrüsenhormone ins Blut abgegeben. [L107]

HINWEIS DES AUTORS

Das „L" in L-Thyroxin steht für **L**evothyroxin, weil das Hormon aus **L**-Tyrosin gebildet wird. Sämtliche physiologischen Aminosäuren der Natur sind **L-Aminosäuren**, weil die Aminogruppe grundsätzlich „levo", also **links** aus dem Molekül herausragt. Die **D-Formen** (Aminogruppe nach rechts) wären ohne physiologische Wirkung. Meist wird das Hormon als Thyroxin bezeichnet und das Thyroxin der auf dem Markt befindlichen Präparate als L-Thyroxin, um damit zu unterstreichen, dass der Inhalt der physiologischen L-Form entspricht.

Diese Genauigkeit wäre allerdings an anderer Stelle von ungleich größerer Bedeutung gewesen: Iodid I^- als einzige Form, die von den Thyreozyten dem Blut entnommen und verwertet werden kann, wird in aller Regel einfach als Iod (alte Schreibweise Jod) bezeichnet. Iod ist aber I_2 und in dieser Form toxisch und weder in der Natur noch in „Iodpräparaten" noch im „Iodsalz" vorhanden. Die eigentliche Tragik besteht darin, dass Iodsalz im allgemeinen Sprachgebrauch „Iod" enthält und deshalb für die Ernährung wertvoll scheint. Doch enthält das in Deutschland erhältliche Iodsalz natürlich nicht Iod I_2 und leider auch nicht Iodid, sondern Iodat IO_3^-, das für die Schilddrüse nicht nur **wertlos**, weil nicht verwertbar ist, sondern darüber hinaus sogar die Aufnahme des korrekten „Iods" (I^-) in die Thyreozyten kompetitiv hemmt.

Tetraiodthyronin wird nach seiner Abgabe ans Blut zu mehr als 99,9% an das Transporteiweiß TBG (thyroxinbindendes Globulin), in geringem Umfang auch an Albumin gebunden und zu den Zielorganen transportiert. Gebundener und freier Anteil (fT_4, weniger als 0,1%) stehen dabei miteinander im Gleichgewicht: So, wie der freie Teil von den Zielzellen aufgenommen wird, entsteht er aus dem gebundenen Teil nach, bis das Gleichgewicht von 99,9 : 0,1 wieder erreicht ist. Der Serumspiegel an fT_4 bleibt dadurch konstant.

In den Zellen des Zielorgans, überwiegend aber bereits im Blut, wird aus L-Thyroxin durch Abspaltung eines Iodatoms **Triiodthyronin** gebildet. Dieses ist die eigentlich wirksame Form der Schilddrüsenhormone – T_4 dient überwiegend nur als Transport- und Vorratsform. Für die gezielte Abspaltung des Iodatoms ist die selenhaltige Deiodase erforderlich. Ein Mangel an Selen führt dementsprechend zu einem Mangel an T_3. Das zu einem geringen Prozentsatz im Blut befindliche T_3 ist ebenfalls weit überwiegend an Plasmaproteine gebunden (TBG, Albumin). Es muss nach seiner Aufnahme in die Zielzellen nicht erst deiodiert werden. Außerdem ist sein freier, wirksamer Anteil im Serum etwas höher als derjenige von T_4. Weil daneben seine Bindung an die Plasmaproteine weniger fest und seine Affinität zum Hormonrezeptor der Zellmembranen 10-mal stärker ist als die von T_4, wirkt es **schneller und stärker** als T_4.

MERKE

- Tetraiodthyronin = Levothyroxin = L-Thyroxin = Thyroxin = T_4: Hauptform und gleichzeitig Vorrats- und Transportform des Schilddrüsenhormons, im Blut zu > 99,9% an TBG und Albumin gebunden
- Triiodthyronin = T_3: entsteht zum geringen Teil in der Schilddrüse, überwiegend aber in der Peripherie durch selenabhängige Abspaltung eines Iodatoms aus T_4, wirkt schneller und stärker als T_4, ist im Blut weniger vollständig als T_3 an Plasmaproteine gebunden

Serumspiegel

Die **Halbwertszeit** von T_4 im Plasma beträgt etwa eine Woche, ist also sehr lang: Würde die Schilddrüse abrupt an der Hormonausschüttung gehindert, so befände sich nach einer Woche immer noch die Hälfte des aktuellen Hormons im Blut. Aufgrund dieser langen Verweildauer gibt es bei den Schilddrüsenhormonen auch keine wesentlichen Tagesschwankungen wie etwa beim Cortisol der Nebennierenrinde. Der Körper deckt einen akuten Mehrbedarf einfach aus dem Plasmaspeicher durch Umwandlung von T_4 in das wirksamere T_3.

Nach Stimulation ihrer Zielzellen werden die Schilddrüsenhormone intrazellulär abgebaut. Das frei werdende Iodid wird teilweise wiederverwertet und teilweise über die Niere ausgeschieden. Der ausgeschiedene Anteil muss über die Nahrung ersetzt werden und entspricht damit dem Tagesbedarf von 0,1–0,2 mg.

EXKURS

Östrogene stimulieren die Leber u.a. zur Produktion von TBG. Deshalb ist TBG in der Schwangerschaft, in geringerem Umfang auch unter „Pilleneinnahme" im Serum erhöht. Gleichzeitig steigt aber auch der T_4-Wert ähnlich stark an, sodass der **freie, wirksame Anteil unverändert bleibt**. Misst man anlässlich einer Blutentnahme nur das Gesamt-T_4 und nicht gleichzeitig auch TBG bzw. freies T_4, könnte man hieraus den falschen Schluss eines erhöhten Spiegels an wirksamem Schilddrüsenhormon ziehen und eine Überfunktion der Schilddrüse (Hyperthyreose) ableiten. Im Organismus wirksam ist aber ausschließlich der freie Hormonanteil – und der bleibt im Wesentlichen unverändert.

Zahlreiche Stoffe und Medikamente wie z.B. Acetylsalicylsäure oder Glukokortikoide beeinflussen die Bindung der Hormone an ihre Transportproteine oder vermindern deren Konzentration im Serum; sie **erhöhen den freien, wirksamen Anteil**. Ein Eiweißmangel erhöht infolge des TBG-Mangels ebenfalls den freien Anteil. Die Folgen sind allerdings durch die Rückkoppelungen mit Hypophyse und Hypothalamus (s.u.) in aller Regel nur unwesentlich, verdienen also keine weitere Beachtung.

Wirkungen der Schilddrüsenhormone

Die Schilddrüsenhormone induzieren in ihren Zielzellen die Bildung zahlreicher Peptide und Proteine. Diese **aktivieren** dann nahezu **sämtliche Körperfunktionen:**

Grundumsatz und Körpertemperatur

T_3 und T_4 stimulieren die Atmungskette der Mitochondrien. Dies geht so weit, dass die Atmungskette bei einem Überangebot an Hormon entkoppelt wird: Nun wird hauptsächlich Wärme produziert und kaum noch ATP. Grundumsatz und Körpertemperatur werden also weit überwiegend von den Schilddrüsenhormonen bestimmt. Entsprechend erträgt man bei einer **Schilddrüsenüberfunktion (Hyperthyreose)**, bei der ständig auch ohne Infekte subfebrile Temperaturen bestehen, zusätzlich zugeführte Wärme schlecht. Es kommt zur **Wärmeintoleranz**. Umgekehrt ist der Grundumsatz bei einer **Schilddrüsenunterfunktion (Hypothyreose)** erniedrigt, der Körper eher unterkühlt. Es bildet sich eine **Kälteintoleranz**. Eine Erniedrigung des Grundumsatzes bedeutet aber auch, dass weniger Kalorien verbraucht werden. Es besteht, trotz eher vermindertem Appetit, die Gefahr einer Gewichtszunahme. Bei der Hyperthyreose wird in der Regel trotz gutem Appetit Körpergewicht verloren.

ACHTUNG

Die Entwicklung eines ausreichend hohen Fiebers, z.B. bei Infekten, ist bei einer Hypothyreose nicht möglich. Dies darf allerdings nicht mit der „Regulationsstarre" bei einer Immunschwäche oder dem Prostaglandinmangel der Atopie verwechselt werden.

Körperwachstum und -entwicklung

Körperwachstum und -entwicklung werden gemeinsam vom Wachstumshormon STH und den Schilddrüsenhormonen gesteuert. Neben einer Stimulation der Gewebe wird dies auch durch die **anabole** (Gewebe aufbauende) **Wirkung** der Hormone verursacht, die durch vermehrte Aufnahme von Aminosäuren in die Zellen zustande kommt. Ähnlich wie bei der Beeinflussung des Kohlenhydratstoffwechsels sind für diese Wirkung allerdings korrekte (euthyreote) Serumspiegel erforderlich. Bei erhöhten Spiegeln (Hyperthyreose) entsteht der gegenteilige Effekt; die Hormone wirken, auch durch die Entkopplung der Atmungskette **katabol**.

Die anabole Wirkung ist wesentlich für die Entwicklung von Knochen und Geweben und ganz besonders für das Nervengewebe, das ohne ausreichenden Spiegel an Schilddrüsenhormonen nicht ausreifen kann. Bei einem Mangel in der Schwangerschaft entsteht der kindliche Kretinismus (➤ 2.4.1). Auch im späteren Leben kommt es durch eine Hypothyreose zur allgemeinen Verlangsamung mit Einschränkung der körperlichen und mentalen Leistungen, durch eine Hyperthyreose zur Unruhe, Übererregbarkeit und Schlaflosigkeit.

Kohlenhydratstoffwechsel

Schilddrüsenhormone **stimulieren alle Schritte** des Kohlenhydratstoffwechsels – von der Resorption im Verdauungstrakt bis hin zur Glykogensynthese bzw., bei hohem Hormonspiegel, Glykogenabbau in der Leber, wodurch der Serumglukosespiegel bei der Hyperthyreose ansteigt bis hin zur diabetischen Stoffwechsellage.

Die Hormone regulieren auch die Kohlenhydrate der Grundsubstanz des Interstitiums: Bei einem Hormonmangel werden mehr Kohlenhydrate eingelagert. Über die Bindung zusätzlichen Wassers entsteht eine Verdickung der Gewebe (sog. **Myxödem**). Diese interstitielle Gewebe- und Wasservermehrung ist wesentlich an der Gewichtszunahme des hypothyreoten Patienten beteiligt.

Herz-Kreislauf-System

Die Wirkung des sympathischen Noradrenalins wird verstärkt, teilweise auch durch die vermehrte Ausbildung von β_1-Rezeptoren am Herzen (➤ Fach Herz-Kreislauf-System). Die Sympathikuswirkung wird potenziert. Bei einer **Hyperthyreose** entsteht so eine Tachykardie oder sogar Vorhofflimmern mit Tachyarrhythmie und zumeist auch eine systolische Hypertonie bei gleichzeitig großer Differenz zwischen systolischem und diastolischem Wert. Dagegen zeigt die **Hypothyreose** durch den Mangel an β_1-Rezeptoren eine Bradykardie mit niedrigem systolischem Blutdruck und engem Blutdruckintervall. Ein Blutdruck von z.B. RR 170/70 bei einem Puls von 100/min wären also typische Werte bei der Hyperthyreose, während eine Hypothyreose sich beispielsweise in einem Blutdruck von RR 100/80 und einem Puls von 48 ausdrücken würde.

Weitere Organsysteme

MERKE

Schilddrüsenhormone besitzen ganz pauschal eine stimulierende Wirkung auf einen Großteil der Körperfunktionen. Eine Überfunktion verstärkt all diese Wirkungen, eine Unterfunktion schwächt sie ab.

Dies kann auch am **Darm** beobachtet werden, an dem die Hypothyreose zur Obstipation, die Hyperthyreose zu Durchfällen führt. In der **Muskulatur** sind die Eigenreflexe bei der Hypothyreose abgeschwächt, bei der Hyperthyreose verstärkt. Hier sieht man teilweise auch einen muskulären Tremor. Die **Haut** wird bei der Hypothyreose trocken, blass, kalt, rau und verdickt (Myxödem), die Haare fallen aus – oder sind zumindest glanzlos und stumpf. Bei der Hyperthyreose ist die Haut rot, warm und feucht, weil die Mehrproduktion an Körperwärme, die oberhalb des vom Hypothalamus vorgegebenen Sollwertes liegt, über die Haut nach außen abgeführt werden muss. Die großen Mengen an Blut, die in die weit gestellten Hautgefäße abströmen, erklären den erniedrigten diastolischen Blutdruck.

Bei der **Hypothyreose** ist im Serum das **Cholesterin erhöht**, während die Hyperthyreose aufgrund der beschleunigten Stoffwechselvorgänge zu einer Erniedrigung des Cholesterin-Serumspiegels führt. Dies gilt auch in Bezug auf die **Triglyceride,** obwohl die Hyperthyreose am Fettgewebe sogar eine Lipolyse verursacht, doch werden die Fette aufgrund des erhöhten Bedarfs eben auch in verstärktem Umfang verbrannt.

Regulation der Schilddrüsenhormone

Die beiden wesentlichen Regulationsmechanismen sind die sog. Autoregulation durch das Plasma-Iodid und vor allem die Regulation durch die übergeordneten endokrinen Drüsen Hypophysenvorderlappen (HVL) und Hypothalamus.

Autoregulation

Wenn Mensch oder Tier unter Bedingungen leben, die ein ganzjähriges Überangebot an Nahrungsmitteln gewährleisten, legen sie sich üblicherweise keine Vorräte an. Ist das Angebot dagegen zeitweise knapp, werden Vorratskammern geschaffen. Ähnlich handhabt dies die Schilddrüse: Ist in der Nahrung ein Überangebot an Iodid enthalten, werden die Follikel nicht gefüllt. Sie arbeitet insgesamt nur gerade so viel, dass der Bedarf der Peripherie gedeckt wird. Ist das Iodid dagegen, wie allgemein in Mitteleuropa, knapp, stimuliert sie die Iodidaufnahme im Intestinaltrakt und in die Thyreozyten und schafft sich in ihren Follikeln Vorräte, soweit dies möglich ist. Die Iodidaufnahme in die Thyreozyten wird durch die Anzahl an jeweils synthetisierten und eingebauten Membranrezeptoren für I^- (Natrium-Iodid-Symporter) reguliert. Dabei verhält sich die Menge integrierter Rezeptoren umgekehrt proportional zum Iodid-Serumspiegel.

Hormonelle Steuerung

Eines der Hormone des **Hypophysenvorderlappens** (➤ 6.1.1) ist das thyroideastimulierende Hormon **TSH** (= Thyreotropin). Dieses Hormon wird umgekehrt proportional zur Höhe des T_3/T_4-Serumspiegels ins Blut sezerniert. Bei einem Mangel an Schilddrüsenhormon sind die Serumspiegel an TSH also hoch, bei ausreichendem oder erhöhtem Serumspiegel dagegen niedrig oder sehr niedrig bis kaum noch nachweisbar (Normbereich: 0,3–3,5 mU/l; mU steht für „Milliunits", also fiktive, laborspezifische Einheiten ohne weitere Bedeutung).

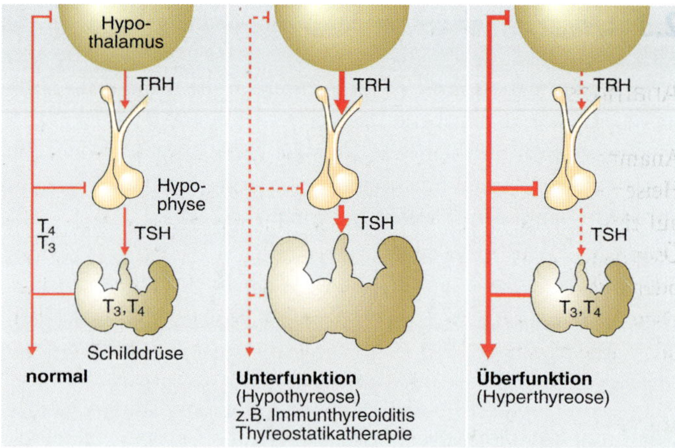

Abb. 2.6 Regelkreis der Schilddrüsenhormone. [L253]

TSH stimuliert die Schilddrüse zur Hormonproduktion und Hormonsekretion und verursacht darüber hinaus durch Stimulierung des Schilddrüsengewebes auch eine Vergrößerung des ganzen Organs (Struma, „Kropf"). Lang anhaltender, absoluter oder relativer Iodidmangel in der Nahrung verursacht also durch die andauernd erhöhten TSH-Spiegel gesetzmäßig eine Struma. In Iodmangelgebieten wie z.B. Mitteleuropa ist der relative **Iodmangel** der Nahrung die **häufigste Ursache einer Struma**.

In diesen sog. **negativen Rückkopplungsmechanismus** zwischen T_3/T_4-Serumspiegel und TSH ist auch der **Hypothalamus** mit einbezogen (➤ Abb. 2.6). Er reagiert in etwas geringerem Umfang ebenfalls auf die Höhe der T_3/T_4-Serumspiegel und beeinflusst über sog. Releasing-Faktoren (TRH) und Inhibiting-Faktoren (Somatostatin) die TSH-Bildung in der Hypophyse. Er stimuliert also bei abfallendem Hormonspiegel die Hypophyse zur zusätzlichen TSH-Sekretion. Ist allerdings aus irgendwelchen Gründen TRH (= Thyreotropin-Releasing-Hormon) bei gleichzeitig hohen Spiegeln an Schilddrüsenhormonen vorhanden, wird es an der Hypophyse von den Hormonen überstimmt; es verliert in Gegenwart eines überhöhten T_3/T_4-Spiegels einen Teil seiner stimulierenden Wirksamkeit.

Wäre der Hypothalamus lediglich, entsprechend der Hypophyse, in den Regelkreis der im Serum zirkulierenden Schilddrüsenhormone einbezogen, so ließe sich hieraus kein zusätzlicher Nutzen ableiten, denn die Achse Hypophyse/Schilddrüse reicht über die direkte Abhängigkeit zwischen TSH und T_3/T_4 für das Ziel konstanter Hormon-Serumspiegel völlig aus. Der Hypothalamus stellt allerdings eine **übergeordnete Zentrale** dar, in der vielfältigste Informationen aus Großhirn, limbischem System, weiteren Zentren sowie der Umwelt registriert und beantwortet werden. Hier befindet sich auch das sog. **Temperaturzentrum**, das für die Einstellung der Körpertemperatur verantwortlich ist. Benötigt der Organismus also z.B. im Rahmen einer Infektion eine Fieberreaktion, so stimuliert der Hypothalamus neben dem Sympathikus auch die Hypophyse, deren *zusätzlich* gebildetes TSH in der Folge für einen erhöhten Serumspiegel an T_3/T_4 und damit für eine **zusätzliche Wärmeerzeugung** in der Atmungskette sorgt (sog. zitterfreie Wärmebildung).

2.3 Untersuchung

Anamnese

Anamnestisch wird nach Symptomen wie Dyspnoe, Dysphagie, Heiserkeit, Stridor oder Druckgefühl (Globus) gefragt. Sie können auf eine vergrößerte Schilddrüse mit Einengung von Trachea oder Ösophagus, auf eine druckbedingte Schädigung nervaler Strukturen oder auf eine karzinomatöse Entartung der Schilddrüse hinweisen. Daneben fragt man nach den typischen Symptomen einer Über- oder Unterfunktion.

HINWEIS DES AUTORS

Alle diese Symptome können auch vollkommen andere Ursachen haben. So ist z.B. die mit weitem Abstand häufigste Ursache eines Globus eine Atlas-Blockade (➤ Fach Bewegungsapparat, ➤ Fach Leitsymptome).

Klinische Untersuchung

In einem ersten Schritt wird die Schilddrüse mittels **Inspektion** und **Palpation** auf eventuelle Veränderungen hin beurteilt. Zur Inspektion schaut man von vorne und von der Seite auf den Hals des Patienten, wobei das Aufsuchen des Ringknorpels die Orientierung erleichtert. Die Palpation erfolgt am besten von vorne mit beiden Daumen, alternativ auch von hinten mit Zeige- und Mittelfinger, wobei der Kopf des Patienten entspannt leicht nach vorne geneigt sein sollte. Neben der Größe (➤ 2.4.1) achtet man auf Schmerzhaftigkeit (selten), Verschieblichkeit (mit der Umgebung verbacken?), Konsistenz (weich, derb, hart), umschriebene Veränderungen wie Knoten oder Zysten und auf eine etwaige Überwärmung des Patienten. Typische Befunde wie Exophthalmus, generalisiertes oder prätibiales Myxödem (s.u.) werden registriert oder ausgeschlossen. Vergrößerte zervikale oder supraklavikuläre Lymphknoten könnten einen Hinweis auf ein Schilddrüsenkarzinom darstellen. Gestaute Halsvenen weisen möglicherweise auf eine große retrosternale Struma.

Weitere Diagnostik

Besteht eine Struma, bleiben für die Stoffwechsellage (hypothyreot, euthyreot, hyperthyreot) und für das lokale Geschehen (benigne oder maligne; diffus oder knotig) sämtliche Möglichkeiten offen. Dies bedeutet, dass man zumindest über Labordiagnostik und Ultraschall eine genauere Abklärung der Struma anstreben sollte. Die Sonographie dient nicht nur der exakten Größenbestimmung der Drüse, auch umschriebene oder ausgedehnte Veränderungen des Gewebes sind gut zu erkennen – mit den modernen Geräten bis in einen Größenbereich von 3 mm. Unverzichtbar ist die Methode auch zur Steuerung einer Feinnadelbiopsie verdächtiger Bereiche.

TSH

Der einzige Laborparameter, der zunächst von Bedeutung ist, ist das TSH:

- Liegt der Wert im **mittleren Normbereich**, können sowohl eine Hypo- als auch eine Hyperthyreose ausgeschlossen werden.
- Ist das TSH auf mehr als 3,5 mU/l **erhöht**, spricht das am ehesten für eine **Hypothyreose**, weil die Menge des im Serum befindlichen T_3/T_4 im Rahmen der negativen Rückkopplung offensichtlich nicht ausreicht, um die Ausschüttung von TSH aus der Hypophyse genügend zu unterdrücken. Es gibt allerdings auch die *seltene* Möglichkeit, dass ein TSH-produzierendes Adenom der Hypophyse diesen Anstieg verursacht hat und deswegen eine hyperthyreote Stoffwechsellage vorliegt. Dann müssten aber die Symptome der Hyperthyreose in der Anamnese aufgefallen sein.
- Ist das TSH **vermindert** oder **gar nicht nachweisbar**, so liegt mit einiger Sicherheit eine **Hyperthyreose** vor. In seltenen Fällen aber ist die Hypophyse zu einer (ausreichenden) Produktion nicht in der Lage, sodass es zur Hypothyreose kommen muss.

MERKE

- Referenzbereich für **TSH:** 0,3–3,5 mU/l
- Referenzbereich für **T_4:** 5–12 µg/dl
- Referenzbereich für **freies T_4:** 0,8–2,0 ng/dl (nicht prüfungsrelevant)

T_3, T_4, TRH-Test

Bei jeder Abweichung aus dem Normbereich des TSH und bei einer Diskrepanz zwischen gefundenem Wert und eventuellen klinischen Zeichen besteht der nächste Schritt in der Bestimmung der Serumwerte von gebundenem und freiem T_3 und T_4 sowie eventuell in der Durchführung des sog. TRH-Testes.

Beim **TRH-Test** wird am nüchternen Patienten Blut entnommen und anschließend eine definierte Menge TRH intravenös gespritzt (auch eine nasale oder orale Applikation sind möglich). 30 Minuten später wird eine 2. Blutprobe gewonnen, um hieraus den Anstieg des TSH gegenüber dem Nüchternwert zu bestimmen:

- Bei einer **Hypothyreose** erfolgt dieser Anstieg überschießend über den definierten Normbereich hinaus.
- Bei der **Hyperthyreose** ist dieser Anstieg **vermindert** oder er **fehlt ganz**, weil die vermehrt im Serum befindlichen Schilddrüsenhormone die Hypophyse supprimieren und hier die durch das TRH des Hypothalamus (bzw. der Spritze) angeregte Bildung und Ausschüttung von TSH teilweise oder vollständig unterbinden.

Die gefundenen Parameter – TSH basal und nach Stimulation, Schilddrüsenhormone – reichen nun vollkommen aus, um eine exakte Funktionsbeschreibung der Schilddrüse zu liefern. Angemerkt sei, dass die TRH-Präparate verschreibungspflichtig und deswegen dem Arzt vorbehalten sind.

Weiteres Vorgehen

Ist durch die Bestimmung von TSH und Schilddrüsenhormonen eine **Hypothyreose** nachgewiesen, folgen anschließend noch Ultraschall und eventuell das Szintigramm, um das Strumagewebe zu beurteilen. Verdächtige Bezirke, Knoten oder Zysten werden punktiert, um ein Karzinom auszuschließen oder zu bestätigen.

Haben die Laborwerte eine **Hyperthyreose** nachgewiesen, muss in jedem Fall ein Szintigramm angefertigt werden, um eine Differenzialdiagnose zwischen Adenom, Morbus Basedow oder einem hormonproduzierenden Tumor zu ermöglichen. Häufig sind in einem solchen Fall weitere Laborparameter wie z.B. Autoantikörper erforderlich.

Ist die Fehlfunktion der Schilddrüse in einer **Störung des Hypophysenvorderlappens** begründet, muss diese Region mittels CT sowie der Bestimmung weiterer Vorderlappenhormone untersucht werden.

Szintigramm

Im Schilddrüsenszintigramm wird erkannt, ob umschriebene Bereiche der Schilddrüse keine Aktivität mehr aufweisen (sog. kalte Knoten), ob die Aktivität umschrieben (heiße Knoten) oder generalisiert (z.B. Morbus Basedow) zugenommen hat und in welchem Ausmaß die Schilddrüse vergrößert ist, ob also beispielsweise eine retrosternale, äußerlich nicht erkennbare Struma vorliegt.

ACHTUNG

Karzinome werden üblicherweise nicht erkannt; bei diesbezüglichem Verdacht benötigt man Ultraschall, Feinnadelpunktion und Laborparameter.

Beim Schilddrüsenszintigramm wird vom Radiologen eine sehr geringe Menge an **radioaktivem Iodid** oder **Pertechnetat** intravenös gespritzt und in seiner Verteilung über die Schilddrüse gemessen. Man erhält mit dieser Messung exakte Hinweise auf die Aktivität der verschiedenen Drüsenanteile, weil sich die Substanzen nur an metabolisch aktive Zellen anlagern – im üblichen Umfang, vermindert oder verstärkt. In Bereichen hoher Aktivität, z.B. einem Adenom, findet man eine starke Anlagerung der Substanzen **(heißer Knoten)**, in fibrotisch umgebauten, narbigen Bezirken gar keine **(kalte Knoten)** (➤ Abb. 2.7).

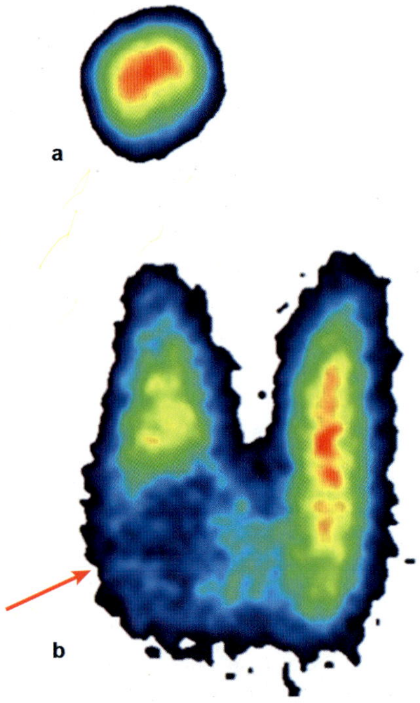

Abb. 2.7 Schilddrüsenszintigraphie: **a** heißer Knoten; **b** kalter Knoten. [M478]

2.4 Krankheitsbilder

2.4.1 Struma

Die Struma wird nach ihrer sicht- und tastbaren Größe definiert. Eine normale, nicht vergrößerte Schilddrüse ist am Hals nicht oder höchstens angedeutet tastbar, in keinem Fall aber sichtbar. Die Vergrößerung der Schilddrüse wird in drei Stadien eingeteilt:

- **Stadium I:** Damit meint man eine Schilddrüse, die beim Rückwärtsneigen des Kopfes (Reklination) gerade eben sichtbar wird und gleichzeitig mit den Fingern problemlos getastet werden kann.
- **Stadium II:** Die Vergrößerung kann nun bereits ohne Reklination des Kopfes am Hals gesehen werden (➤ Abb. 2.8).
- **Stadium III:** Die Struma ist groß geworden und bereits aus größerer Entfernung erkennbar.

Die Definition ist also keineswegs sehr exakt. Man behilft sich dann häufig mit Zwischen- angaben, bezeichnet also beispielsweise die Struma eines Patienten als Stadium II–III. Würde sich eine Schilddrüse nur nach dorsal bzw. retrosternal ausdehnen, ohne am Hals eine sicht- oder tastbare Vorwölbung zu verursachen, würde sie definitionsgemäß etwas widersinnig nicht als Struma bezeichnet. Allerdings ist eine isolierte Ausbreitung nach retro- bzw. substernal ohne gleichzeitige, zumindest während der Einatmung erkennbare Vorwölbung am Hals kaum möglich.

Ergänzend wird bei der Palpation auf die **Konsistenz** des Gewebes geachtet. Die Schilddrüse kann weich und gleichmäßig (diffus) vergrößert sein, sie kann umschrieben (knotig) oder generalisiert verhärtet sein. Einzelne Bereiche werden evtl. bereits palpatorisch als Zysten erkannt. Bei Entzündungen kann die Überwärmung deutlich werden. Bei einer massiven Mehrdurchblutung, entzündlich oder durch einen Morbus Basedow verursacht, ist manchmal ein Schwirren unter den palpierenden Fingern zu spüren. Vor allem bei einem Karzinom erscheint das Gewebe häufig wenig verschieblich, mit der Umgebung verbacken. Schmerzen entstehen üblicherweise nicht. Abschließend wird nach vergrößerten regionären **Lymphknoten** (zervikal und supraklavikulär) gesucht.

Blande Struma

Bei Iodidmangel der Nahrung bildet sich eine Struma. Dies stellt gleichzeitig ihre weltweit mit weitem Abstand **häufigste Ursache** dar. Sind mehr als 5–10% der Bevölkerung einer Region betroffen,

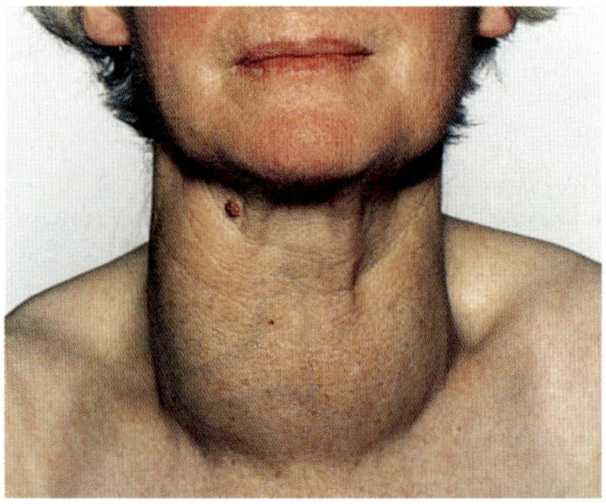

Abb. 2.8 Struma nodosa Stadium III. [E273]

spricht man auch von der **endemischen Struma**. Laut WHO leben weltweit etwa 2 Milliarden Menschen in Iodmangelgebieten.

In der Regel führen das Wachstum der Schilddrüse und die Stimulation der Iodidaufnahme in die Thyreozyten trotz des knappen Iodangebots dazu, dass noch ausreichend Hormone gebildet werden. Die Stoffwechsellage ist **euthyreot** (eu = gut, in Ordnung), die Serumspiegel befinden sich im Normbereich (5–12 µg/dl T_4). Eine gutartige (benigne) Struma mit euthyreoten Serumspiegeln nennt man **blande Struma** (blande = mild, reizlos). Es handelt sich also um eine Ausschlussdiagnose nach gründlicher Abklärung.

MERKE

Grundsätzlich kann jede vergrößerte Schilddrüse mit erniedrigten, normalen oder erhöhten Serumwerten einhergehen; sie kann gutartig oder bösartig sein (Struma maligna).

Die Diagnose Struma mit Differenzierung in **Struma diffusa** bzw. **Struma nodosa** ergibt sich aus Inspektion und Tastbefund, ergänzt durch apparative Untersuchungen wie die Sonographie oder das Schilddrüsenszintigramm. Zum Nachweis oder Ausschluss eines Karzinoms ist in Zweifelsfällen die Feinnadelpunktion unentbehrlich.

Therapiebedürftigkeit

Nur vergleichsweise wenige Struma-Patienten leiden an einer Hypothyreose. Wird bei einem Strumapatienten Blut abgenommen und hierbei keine Hypothyreose festgestellt, darf man daraus nicht den Schluss ziehen, dass der Kropf nicht behandlungsbedürftig sei:

- Eine weiterwachsende Struma führt irgendwann zur Einengung oder Verdrängung der Luft-, eventuell auch der Speiseröhre und muss spätestens dann operiert werden.
- Folgekrankheiten bis hin zum Schilddrüsenkarzinom gedeihen auf dem Boden einer Struma.

Behandlungsbedürftig sind also nicht die (scheinbar) normalen Serumspiegel, sondern die Struma!

HINWEIS DES AUTORS

Der wie üblich sehr weit gefasste **Referenzbereich** von TSH und Schilddrüsenhormonen, der mit seiner 95%-Perzentile angeblich nur die Gesunden einschließt, hat zur Folge, dass – ebenfalls wie üblich – keineswegs nur die Gesunden, sondern eben auch die zumindest grenzwertig Hypo- und Hyperthyreoten darin enthalten sind. Nur so wird verständlich, dass sich die Schilddrüse im Verlauf von Jahren trotz angeblich euthyreoter Stoffwechsellage bis zum Stadium III vergrößern kann, denn ein tatsächlich normales TSH würde dies ausschließen. Daneben begegnet man zahlreichen Menschen mit einem T_4 von beispielsweise 11 µg/dl und eindeutigen Zeichen der Hyperthyreose, anderen mit 6 µg/dl, die an Müdigkeit, Bradykardie und weiteren Zeichen der Hypothyreose leiden. Tatsächlich kennt der Autor keinen einzigen medizinisch definierten Referenzbereich, der allen Patienten gerecht würde. Es erscheint grundsätzlich empfehlenswert, Referenzbereiche kritisch zu betrachten und sie zumindest in ihren Randzonen in Bezug zum einzelnen Patienten, seinem Körpergewicht, seinen Symptomen sowie den beruflichen und häuslichen Anforderungen zu setzen, bevor man ihm unrecht tut und seine Beschwerden negiert bzw., was auch nicht besser ist, seiner Psyche zuordnet. Für die Differenzialdiagnose **Euthyreose, Hyperthyreose oder Hypothyreose** ist grundsätzlich eine **Übereinstimmung** zwischen Symptomen und Laborparametern zu fordern.

Therapie

Die blande Struma kann in Kindheit und jungem Erwachsenenalter mit 100 bzw. 200 µg **Iodid** täglich „behandelt" werden. Während eine Therapie mit L-Thyroxin grundsätzlich morgens nüchtern, mindestens 30 min vor dem Frühstück zu erfolgen hat, gilt dies für die Iodsubstitution nicht. Iodid ist kein Medikament, sondern ein normaler Nahrungsbestandteil. Daher spielt es auch keine Rolle, ob es nüchtern oder gemeinsam mit der Nahrung substituiert wird: Fisch wird nicht vor dem Essen gegessen, Fisch ist das Essen!

In aller Regel bildet sich die Schilddrüsenvergrößerung unter Iodidsubstitution innerhalb von 3–6 Monaten bis zur Normalgröße zurück, was beweisend dafür steht, dass es zuvor an Iodid gemangelt hatte. Was allerdings nach etwa einem Jahr nicht erreicht worden ist, wird danach auch nicht mehr eintreten.

Im fortgeschrittenen Erwachsenenalter – und dann ganz besonders, wenn das Strumagewebe bereits umgebaut ist und Knoten oder Zysten bestehen (= Struma nodosa), reicht diese Therapie nicht mehr aus. Man gibt dann, am besten gemeinsam mit Iodid, das Schilddrüsenhormon **L-Thyroxin** (= **Levothyroxin**) in einer Dosierung, die einerseits nicht über dem Bedarf des Patienten liegen darf, weil sonst die Nebenwirkungen der Hyperthyreose entstehen, und andererseits aber so hoch liegen muss, dass das Schilddrüsengewebe von seiner Eigenproduktion weitgehend entlastet wird. Durch diese ausreichenden, an der oberen Grenze des physiologischen Serumspiegels liegenden Hormonmengen wird die Ausschüttung von TSH aus der Hypophyse gebremst. Dadurch entfällt jeglicher Wachstumsstimulus auf das Schilddrüsengewebe. Es wird sich deshalb in der Folge so weit zurückbilden können, wie dies im Einzelfall noch möglich ist. Umgebaute Bezirke, Knoten und Zysten verkleinern sich unter dieser Therapie nicht mehr. Sie müssen kontrolliert, nötigenfalls operiert werden.

Sehr selten wird eine Hypothyreose mit begleitender Struma durch angeborene Gendefekte verursacht, die z.B. den Iodidtransport in die Thyreozyten, eines der für die Hormonbildung notwendigen Enzyme oder die Synthese des Thyreoglobulins betreffen können. In diesen Fällen muss in jedem Fall L-Thyroxin in angepasster Dosierung substituiert werden, während eine zusätzliche Iodtherapie überflüssig ist.

MERKE

Erkennbar wird die korrekte Dosierung der T_4-Medikation einerseits an TSH-Spiegeln im unteren Normbereich und andererseits am Fehlen von Zeichen der Hyperthyreose beim Patienten.

L-Thyroxin ist vollkommen nebenwirkungsfrei, sofern es nicht überdosiert wird! Entsprechend der zugeführten Menge wird die Eigenproduktion der Schilddrüse heruntergefahren. Die Therapie bewirkt also lediglich physiologische, dem Bedarf des Körpers angepasste Hormonspiegel, wofür etwa 75–200 µg Levothyroxin/Tag erforderlich sind. Die genaue Menge ist abhängig von Alter, Geschlecht, Körpergewicht und der individuellen Aktivität, kann also auch einmal bei mehr als 200 µg liegen. Allerdings ist bei derart hohen Dosen eher an eine Non-Compliance des Patienten zu denken. Die **Einnahme** erfolgt bevorzugt mindestens **30 Minuten vor dem Frühstück**, weil die Resorption durch begleitende Nahrung verschlechtert wird. Dies gilt auch für Kaffee, sodass die Tabletten idealerweise mit Wasser zu schlucken sind. L-Thyroxin ist wegen der möglichen Nebenwirkungen bei Überdosierung verschreibungspflichtig.

Auch nach einer Operation muss T_4 oder, wenn ausreichend Schilddrüsengewebe belassen wurde, zumindest Iodid zugeführt werden, weil sonst das Strumawachstum wieder von vorne beginnt.

Prophylaxe

Der Tagesbedarf an Iodid (0,2 mg beim Erwachsenen) wird in Iodmangelgebieten durch die Nahrungsaufnahme nicht gedeckt. Daher wird sowohl dem Speisesalz als auch vielen Fertigprodukten Iodsalz zugesetzt. Besonders in Schwangerschaft und Stillzeit wird eine zusätzliche Prophylaxe mit Iodidtabletten dringend empfohlen.

Würden bereits die Kinder ausreichend mit Iodid, dem „Vitamin der Schilddrüse" versorgt werden, gäbe es so gut wie keine Kröpfe: Die blande Struma ist „so unnötig wie ein Kropf"!

HINWEIS DES AUTORS

Vor der allgemein empfohlenen **Strumaprophylaxe mit iodiertem Speisesalz** ist (nach der Heilpraktikerprüfung) zu warnen! Iod ist hier in vernünftiger Konzentration enthalten, aber nicht als Iodid (z.B. Kaliumiodid KI), sondern als Iodat (zumeist als Kaliumiodat KIO_3). Die Schilddrüsenzelle benötigt eindeutig Iodid I^- und nicht Iodat IO_3^-. Dieses ist sogar ein sog. **kompetitiver Antagonist** des Iodids an der Schilddrüsenmembran, indem es an den Natrium-Iod-Symporter bindet und damit diese Bindungsstelle für Iodid blockiert, ohne selbst durch die Zellmembran transportiert zu werden. Iodat behindert also (reversibel) dessen Aufnahme ähnlich wie Fluorid, Rhodanid, Pertechnetat und weitere Ionen, die aus diesem Grund sogar zur Unterdrückung der Schilddrüsenfunktion, also bei einer Hyperthyreose, therapeutisch gegeben werden können. Es trifft auch nicht zu, wie man manchmal lesen kann, dass Iodat im Darmlumen zu Iodid reduziert wird: Für eine Reduktion bräuchte man sowohl spezifische Enzyme für diesen Prozess als auch ATP, die beide im Darmlumen nicht vorhanden sind. Auch in der Darmmukosa ist keine spezifische, enzymatisch gesteuerte Reaktion beschrieben.

Seit der Einführung der scheinbaren Iodprophylaxe kann man nach den statistischen Angaben eine **Zunahme der Strumahäufigkeit** beobachten, wobei ungeachtet dieser Zahlen das Gegenteil behauptet wird. Das ehemalige Nord-Süd-Gefälle (mit einem Strumaanteil deutlich unter 5% in Norddeutschland) existiert nicht mehr. Dies wird eher auf absurde Weise diskutiert: Man denkt ernsthaft an fehlerhafte Statistiken früherer Jahre sowie an eine zusätzliche Anreicherung von Brot und weiteren Nahrungsmitteln mit Iodat. Dabei sind bereits in den rund 10 g iodiertem Speisesalz, die der Deutsche durchschnittlich pro Tag zu sich nimmt, 200 µg Iod enthalten – also eigentlich mehr als ausreichend, wenn es denn wirken würde. Deutschland ist seit vielen Jahren „Struma-Weltmeister", weil in den umliegenden Ländern mit vergleichbarem Iodnahrungsmangel Iodid zur Speisesalziodierung verwendet wird.

Die einzig **sinnvolle Strumaprophylaxe** in den iodarmen Gebieten Mitteleuropas besteht – nach der Heilpraktikerprüfung – aus der Gabe von täglich 100 (beim Kind) bzw. –200 µg Iodid, z.B. als Kaliumiodid, das in den üblichen Tabletten aus der Apotheke auch ausnahmslos verwendet wird. In Drogeriemärkten sind allerdings bereits Tabletten anzutreffen, die Iodat enthalten, sodass man hier die Angaben sehr genau studieren sollte, denn deklariert sind sie „selbstverständlich" einfach nur als Iodtabletten! Die Vermeidung von Iodsalz in der Ernährung bietet den weiteren Vorteil, dass man damit gleichzeitig die Substitution von **Fluorid** vermeidet, mit dem die üblichen Speisesalze nach der Empfehlung der DGE angereichert sind. Fluorid F^- wurde von der Medizin zum essenziellen Spurenelement erklärt, weil es angeblich (beim Erwachsenen!) den Zahnschmelz härtet und damit der Kariesprophylaxe dient. Zahnschmelz wird als tote Substanz allerdings nicht durchblutet und aus dem Dentin auch nicht durch Diffusion ernährt, während das Fluorid der Zahnpasta durchaus einzudringen vermag, sofern der Kontakt beim Zähneputzen lange genug besteht. Da es für Fluorid auch keinerlei weitere definierte Funktion im menschlichen Organismus gibt, sollte auf eine orale Substitution verzichtet werden. Das Ion ist in menschlicher Nahrung als (glücklicherweise seltene) Verunreinigung anzusehen.

Iodid sollte vom ersten Lebenstag an gegeben werden – beim Säugling etwa 50 µg/Tag als zerdrückbare Tablette oder über die Milch der Mutter, die Iodid substituiert (die Brustdrüse vermag aktiv Iodid anzureichern) – so, wie ja auch die Rachitisprophylaxe mit Vitamin D längst selbstverständlich geworden ist. Wesentlich ist daneben beim Erwachsenen eine ausreichende Substitution mit Selen (50–100 µg/Tag), das als Cofaktor der Deiodase für deren enzymatische Wirkung ($T_4 \rightarrow T_3$) unabdingbar ist. Deutschland ist nicht nur eine Iodmangel-, sondern auch eine **Selenmangelregion**, wo mit durchschnittlich 35 µg Selen/Tag nur die Hälfte des erforderlichen Tagesbedarfs (1 µg/kg Körpergewicht) aufgenommen wird. Der Vollständigkeit halber sei angefügt, dass im deutschen Iodsalz Jodat und Fluorid enthalten sind, aber „selbstverständlich" kein Selen.

Schwangerschaft und Kretinismus

In der Schwangerschaft ist die **Substitution mit Iodid** (200–300 µg/Tag) besonders wichtig. Die fetale Schilddrüse beginnt um die 10. SSW herum zu arbeiten und benötigt dazu genauso ihr Iodid wie in späteren Jahren. Das mütterliche Schilddrüsenhormon ist für den Feten weitgehend wertlos, weil es die Plazenta nur bis zum Beginn der fetalen Hormonproduktion ab der 11. SSW ausreichend passieren kann. Der Fetus ist also dringend auf ausreichende Mengen Iodid im mütterlichen Blut angewiesen, wobei es in der Plazenta auch **aktive Transportmechanismen** für Iodid gibt. Ist das Nahrungsangebot zu knapp, schnappt ihm die Mutter den größten Teil hiervon vor der Nase weg.

Die Folge ist eine allgemeine **Wachstumsretardierung** mit schwerwiegenden Schäden am **Nervensystem**, das ohne ausreichende T_4-Serumspiegel nicht reifen kann. Es kommt zum kindlichen **Kretinismus**. Die Symptome des Kretinismus sind:

- Neugeborenen-Struma,
- dysproportionierter Minderwuchs (zu kurze Extremitäten) bei insgesamt verzögerter Knochenreifung,
- hypotone, schwach ausgebildete Muskulatur,
- Intelligenzdefekte (Oligophrenie),
- Taubheit oder zumindest Schwerhörigkeit,
- weitere Störungen wie Haarausfall bei insgesamt stumpfen, glanzlosen Haaren und trockener, blasser und kühler Haut,

verzögerte Zahnentwicklung, vergrößerte Zunge (Makroglossie) aufgrund zusätzlich eingelagerter Kohlenhydrate, Entstehung von Hernien bei insgesamt schwachem Gewebe. Angeborene kardiale Vitien werden häufiger.

Erste **Hinweise** sind häufig Trinkschwäche, Obstipation und vermehrtes Schlafbedürfnis. Der physiologische Neugeborenenikterus ist verstärkt und verlängert. In Deutschland werden Neugeborene routinemäßig durch Bestimmung des TSH auf Vorliegen bzw. Abwesenheit eines Kretinismus untersucht. Die Therapie erfolgt durch Gabe von L-Thyroxin, doch sind vor allem die neurologischen Symptome, je nach ihrem Umfang, nur teilweise reversibel.

Struma nodosa und kalte Knoten

Wachstum der Schilddrüse bedeutet Vermehrung ihrer Follikel. Diese **Follikelvermehrung** ist in einigen Anteilen der Drüse stärker ausgeprägt als in anderen. Insgesamt ergibt sich zunehmend ein Bild unterschiedlicher Dichte. Eine ständig TSH-stimulierte, Jahr für Jahr wachsende Struma unterliegt Umbauvorgängen ihres Gewebes, indem Gruppen regulärer Follikel mit eifriger Produktion neben knotigen Gebieten liegen, die nur wenig zur Hormonproduktion beitragen – auch deshalb, weil die Neubildung der Kapillaren teilweise mit der Follikelvermehrung nicht Schritt hält: Es kommt zum lokalen Sauerstoffmangel bis hin zu Nekrosen, aus denen dann bindegewebige Narben entstehen.

Aus der diffusen Struma **(Struma diffusa)** der ersten Jahre mit gleichmäßiger Zellaktivität und regulärem Gewebe entsteht im Verlauf weiteren Wachstums immer irgendwann eine Knotenstruma **(Struma nodosa)**, teilweise unter Ausbildung von Zysten. Diese Knoten nehmen nur abgeschwächt oder gar nicht mehr an der Hormonproduktion teil. Im Schilddrüsenszintigramm „färben" sie sich nicht mehr an. Man spricht daher von **„kalten" Knoten** und meint damit nicht deren Temperatur, sondern die fehlende Aktivität, welche nur im Szintigramm sichtbar wird.

MERKE

Kalte Knoten produzieren nur wenig oder gar kein Schilddrüsenhormon. Dieser Mangel an Aktivität ist ausschließlich im Szintigramm nachweisbar.

Heiße Knoten

Die Zellen der Follikelepithelien sind auch in der gesunden, nicht vergrößerten Schilddrüse nicht alle genau gleich aktiv. Einzelne gehorchen den Rückkoppelungsmechanismen weniger gut und sind auch dann aktiv, wenn gar kein Bedarf besteht. Entstehen im Zuge des Strumawachstums aus solchen Zellen Tochterfollikel, tragen sie dieselben Eigenschaften wie die Mutterzelle und produzieren in dem Maße ihre Hormone, wie sie Iodid vorgesetzt bekommen. Es entstehen die sog. **„heißen" Knoten**, weil sie im Szintigramm sehr aktiv erscheinen, während das weitere Schilddrüsengewebe, das ja entweder den hypophysären Steuerungen gehorcht oder, im Falle der kalten Knoten, gar nicht mehr produziert, sich wenig oder gar nicht „anfärbt". Die Wahrscheinlichkeit solch heißer Knoten nimmt im Lauf der Jahre mit der ständigen Drüsenvergrößerung und ihren Umbauvorgängen immer weiter zu und ist im Alter insgesamt recht hoch.

Während die Adenomentstehung in Strumen, die mehrere heiße Knoten entwickeln, überwiegend auf diesem Mechanismus beruhen dürfte, findet man bei solitären Adenomen als weiteren Mechanismus der Entstehung erworbene Mutationen, die den TSH-Rezeptor der Thyreozytenmembran betreffen. Konformationsänderungen dieser Rezeptoren führen z.B. dazu, dass sie auch ohne angelagertes TSH aktiv sind und die Hormonsynthese im Zellkern anstoßen.

MERKE

Ein **heißer Knoten** ist ein gutartiger, umschriebener, neu gebildeter Gewebebereich (= Adenom) in der Schilddrüse, der keiner Steuerung mehr gehorcht, sondern vollkommen autonom mit maximalem Tempo seine Hormone produziert. Er heißt demnach auch autonomes Schilddrüsenadenom bzw., der Einfachheit halber, meist nur **autonomes Adenom**.

Sind diese Adenome groß (> 2 cm), und besteht vorübergehend oder längerfristig eine gute Iodversorgung, erzeugen sie eine Hyperthyreose. Bei einem Iodmangel in der Nahrung kann auch ein noch so großes autonomes Adenom keine Hyperthyreose verursachen!

Zusammenfassend entsteht also im Zuge eines Wachstums der Schilddrüse zunächst eine Struma diffusa und irgendwann später eine Knotenstruma (Struma nodosa) mit kalten und eventuell auch heißen Knoten. Einen großen Knoten kann man tasten. Ob er „kalt" oder „heiß" ist, erkennt man aber erst im Szintigramm.

Zusammenfassung

Struma

Vergrößerung der Schilddrüse

Ursachen

- Iodmangel
- deutlich seltener: Morbus Basedow, Schilddrüsenentzündungen, Schilddrüsenkarzinom

Symptome

- vergrößerte Schilddrüse meist ohne Beschwerden
- evtl. Druckgefühl (Globus)
- später Schluckbeschwerden (Dysphagie)
- bei sehr großen Strumen durch Kompression des N. recurrens evtl. Heiserkeit, bei Verdrängung und Kompression mediastinaler Venen obere Einflussstauung mit verdickten Halsvenen

Therapie

- Iodid, L-Thyroxin
- Iodsalz (bis zur Prüfung)
- Strumektomie bei mechanischen Komplikationen

2.4.2 Hyperthyreose

Die Hyperthyreose entsteht überwiegend durch ein autonomes Adenom oder durch einen Morbus Basedow, sehr selten durch ein hormonproduzierendes Karzinom. Auch die Überdosierung von therapeutisch verabreichtem Schilddrüsenhormon verursacht die Symptome einer Hyperthyreose.

Autonomes Adenom

Krankheitsentstehung

Die Entstehung in einer Knotenstruma wurde oben beschrieben (➤ 2.4.1). Betroffen sind in der Regel ältere Menschen. Solange das Adenom klein ist, muss keine Hyperthyreose entstehen, weil seine Mehrproduktion durch die Suppression des restlichen Schilddrüsengewebes kompensiert wird. Erst bei stärkerem Adenomwachstum etwa ab **2 cm Durchmesser** und **ausreichender Iodzufuhr** kommt es zur Hyperthyreose (➤ Abb. 2.9). Die Abhängigkeit vom Iodid der Nahrung hat zur Folge, dass bei zahlreichen Patienten die hyperthyreoten Symptome nur sporadisch in Erscheinung treten.

Die Hyperthyreose kurbelt die Atmungskette an. Gleichzeitig wird jedoch die ATP-Produktion vermindert und von der Wärmeproduktion abgekoppelt. Während die **Wärmeerzeugung** physiologischerweise lediglich ein Neben- bzw. (notwendiges!) „Abfallprodukt" der ATP-Gewinnung darstellt, steht sie nun im Vordergrund. Es werden also „leere" Kalorien verbrannt, woraus sowohl die subfebrilen Temperaturen als auch der Gewichtsverlust verständlich werden. Der nun auch im Muskel entstehende ATP-Mangel bedingt die mangelnde muskuläre Leistungsfähigkeit **(thyreotoxische Myopathie)**.

Der Sollwert im hypothalamischen Temperaturzentrum ist bei der Hyperthyreose nicht verstellt, sodass man hier von der **Hyperthermie** (Überwärmung) und nicht von Fieber sprechen sollte. Der Organismus muss daher ständig die zusätzlich erzeugte Wärme nach außen abführen. Das macht er u.a. dadurch, dass die Haut stärker durchblutet wird, was sowohl das Gesamtvolumen als auch das Herzzeitvolumen erhöht. Im Verein mit der Tachykardie und der positiv inotropen Wirkung der Schilddrüsenhormone (zusätzlicher Einbau von β_1-Rezeptoren) wird das Herz stärker belastet. Der systolische Blutdruck ist durch die Hypervolämie und das vergrößerte Schlagvolumen erhöht, der diastolische durch die Gefäßerweiterung in der Peripherie eher erniedrigt. Sehr typisch für die Hyperthyreose ist also eine **große Blutdruckamplitude**. Die parallel vorhandene **Tachykardie** macht diese Form einer großen Blutdruckamplitude ziemlich einzigartig und ist deshalb auf Anhieb ihrer endokrinen Ursache zuzuordnen. Lediglich das **Phäochromozytom** (➤ 3.2.3) kommt differenzialdiagnostisch zunächst in Betracht, allerdings mit **abweichenden Begleitsymptomen**.

Der erhöhte Grundumsatz und die beschleunigte Darmpassage führen trotz Heißhunger zur **Gewichtsabnahme**. **Durchfälle** und **verstärktes Schwitzen** können bei unzureichendem Trinken eine **Hypovolämie** einschließlich aldosteronbedingter **Hypokaliämie** bedingen. Der gesteigerte Glykogenabbau in der Leber führt manchmal zu einer ausgeprägten **Hyperglykämie**. Eine **Osteoporose**, evtl. mit Hyperkalzämie und Hyperkalzurie kann aus dem gesteigerten Knochenumsatz abgeleitet werden. Bei Frauen entsteht manchmal eine Oligo- oder **Amenorrhö**, bei beiden Geschlechtern ein Libidoverlust.

Symptomatik

- Tachykardie oder sogar Vorhofflimmern mit Tachyarrhythmie
- rezidivierende Durchfälle
- subfebrile Temperaturen bis etwa 38 °C mit verstärkt durchbluteter, warmer und geröteter Haut, vermehrtem Schwitzen und Wärmeintoleranz
- nervale Symptome mit feinschlägigem Tremor, Übererregbarkeit und ständiger Unruhe, Schlaflosigkeit und gesteigerten Reflexen (besonders deutlich beim Achillessehnenreflex)

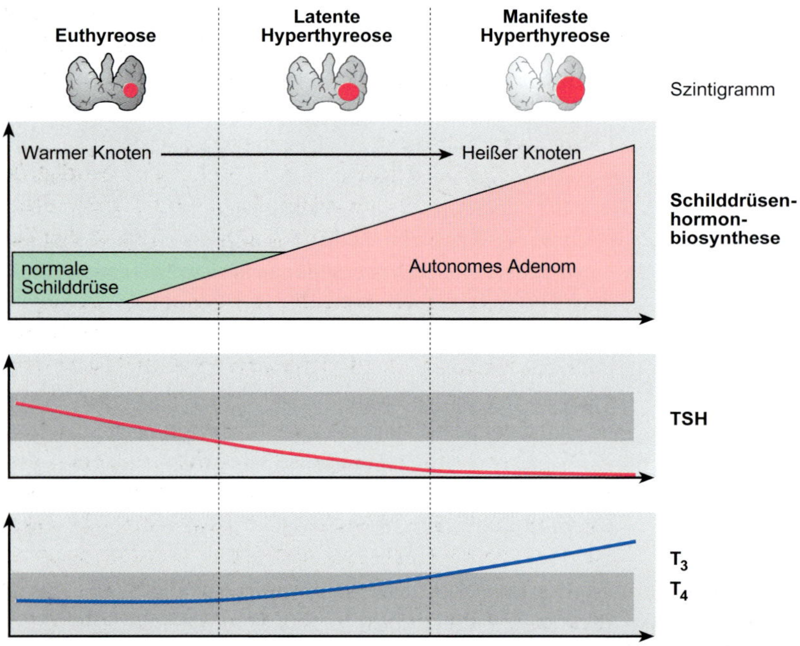

Abb. 2.9 Hyperthyreose bei autonomem Adenom. Zu beachten ist, dass ohne Iodidzufuhr selbst bei großen Adenomen keine Hyperthyreose entstehen kann. [L106]

- Haarausfall (⅓ der Fälle) wegen des ATP-Mangels auch im Bereich der Haarwurzel
- Gewichtsabnahme
- eventuell zerebrale Hochdrucksymptome (Kopfschmerzen, Schwindel, Tinnitus)
- muskuläre Schwäche (sog. thyreotoxische Myopathie)

ACHTUNG

Thyreotoxische Krise

Bei der sog. thyreotoxischen bzw. hyperthyreoten Krise kommt es über die beschriebenen Symptome hinaus, bedingt durch den starken Flüssigkeitsverlust (Schwitzen bei sehr hoher Körpertemperatur, Erbrechen und Durchfälle) zur Adynamie, eventuell auch zu Koma und nachfolgendem Tod. Wesentliche Ursache sind Iodgaben, auch in der Form von iodhaltigen Kontrastmitteln, bei vorbestehender, unbehandelter Hyperthyreose. Letztendlich reicht unter diesen Voraussetzungen auch eine reichliche Fischmahlzeit (Seefisch).

Therapie

Die therapeutischen Möglichkeiten bestehen einerseits in der **Operation** (Entfernung der aktiven Strumaanteile), andererseits in der **Radioiodtherapie**. Vorübergehend werden auch Thyreostatika wie Carbimazol, Thiamazol oder Propylthiouracil eingesetzt, welche die Hormonproduktion und -sekretion hemmen. Begleitend gibt man **Betablocker** zur Abschirmung des Herzens und zur Blutdrucksenkung.

Bei der **Radioiodtherapie** zerstört oral zugeführtes radioaktives Iodid vor allem die hormonproduzierenden Anteile der Schilddrüse. Diese Therapie wird in aller Regel gut vertragen. Während man sie vor vielen Jahren wegen der theoretisch möglichen Folge von strahleninduzierten Neoplasien nur bei älteren Patienten eingesetzt hat, weiß man inzwischen mit großer Sicherheit, dass diese Gefährdung tatsächlich nicht besteht. Die Radioiodtherapie lässt sich deswegen auch gut bei jungen Erwachsenen oder sogar Kindern anwenden – üblicherweise stationär, weil die therapierten Schilddrüsen vorübergehend „radioaktiv in die Umgebung strahlen".

Zusammenfassung

Autonomes Adenom

Schilddrüsengewebe, das TSH-unabhängig und damit nicht mehr bedarfsgerecht Hormone produziert

Symptome

- klinische Zeichen der Hyperthyreose (➤ Tab. 2.1)

Therapie

- Strumektomie oder Radioiodtherapie, begleitend Betablocker

Morbus Basedow

Die Basedow-Krankheit gilt in Deutschland nach dem autonomen Adenom als zweithäufigste Ursache einer Hyperthyreose, weltweit sogar als häufigste. Die Erkrankung kann in jedem Lebensalter auftreten, hat aber einen Altersgipfel zwischen 20 und 40 Jahren. Frauen sind deutlich **häufiger** betroffen als Männer (9:1).

Krankheitsentstehung

Der Morbus Basedow ist eine **Autoimmunerkrankung**, die nicht so selten begleitend zu weiteren Autoimmunerkrankungen auftreten kann. Eine Lymphozytenpopulation produziert Antikörper gegen körpereigenes Gewebe – in diesem Fall gegen die TSH-Rezeptoren an den Thyreozyten. Diese Autoantikörper besetzen praktisch alle Rezeptoren sämtlicher Follikelzellen und stimulieren sie dadurch in derselben Weise, wie dies sonst durch das TSH der Hypophyse geschieht. Da sie keiner Rückkopplung unterliegen, ist dies ein Dauerprozess, durch den die gesamte Schilddrüse auf Hochtouren läuft und so viel Hormone produziert, wie sie Iodid geliefert bekommt. Gleichzeitig wird die Schilddrüse hierdurch zum verstärkten Wachstum angeregt. Die Folge ist, im Gegensatz zum autonomen Adenom, eine eher **weiche**, zumindest aber **weniger derbe** und **gleichmäßig diffus vergrößerte** Schilddrüse, die auch im Szintigramm eine verstärkte, gleichmäßige „Anfärbung" ergibt, da ausnahmslos alle Follikel am vermehrten Hormonumsatz beteiligt sind. Unter der aufgelegten Hand kann wegen der Mehrdurchblutung ein **Schwirren** zu spüren sein, das eventuell sogar mit dem Stethoskop gehört werden kann.

Neben den Antikörpern gegen TSH-Rezeptoren finden sich bei den meisten Basedow-Patienten weitere Autoantikörper – u.a. gegen Enzyme der Hormonproduktion – vor allem TPO-Antikörper, die auch bei der Hypothyreose Hashimoto im Vordergrund stehen. Die entzündlichen Veränderungen in der Schilddrüse bewirken eine gesteigerte Produktion von Interleukinen wie IL-1 oder TNF-α, die auch in den systemischen Kreislauf gelangen.

Unabhängig von den Autoantikörpern gegen Schilddrüsengewebe entstehen auch häufig solche gegen retroorbitales Gewebe, Muskulatur (besonders an den Augenmuskeln) sowie gegen Subkutangewebe am Unterschenkel. Folge ist in vielen Fällen die sog. **endokrine Orbitopathie** und ein **prätibiales Myxödem** (➤ Abb. 2.10), also **entzündliche**, teilweise knotige **Schwellungen** an den Unterschenkeln. Das Myxödem der Unterschenkel findet sich allerdings nur in etwa **5%** der Fälle.

Ein weiterer Mechanismus, der zu Orbitopathie beiträgt, besteht in der Stimulation der Fibrozyten durch die zirkulierenden Interleukine. Die Fibrozyten im Retroorbitalgewebe und den äußeren Augenmuskeln scheinen besonders sensibel auf die Stimulation zu reagieren, sodass ihre vermehrte Produktion von Grundsubstanz einschließlich angepasster Flüssigkeitsmengen die Symptome der Orbitopathie verstärkt. Die **Augenmuskeln** sind daneben durch entzündliche Infiltration von T-Lymphozyten verdickt.

Als weiterer Risikofaktor für die Entstehung der Orbitopathie ist das Rauchen anzusehen, obwohl es zur Entstehung der Basedow-Krankheit selbst keinen Beitrag leistet. Der zugrunde liegende Mechanismus ist unklar. Dasselbe gilt für eine überhöhte Iodzufuhr, die nicht nur die Entstehung des Morbus Basedow, sondern auch der Orbitopathie begünstigt. Allerdings scheint es auch möglich, dass eine latent vorhandene Basedow-Krankheit nur und erst dann

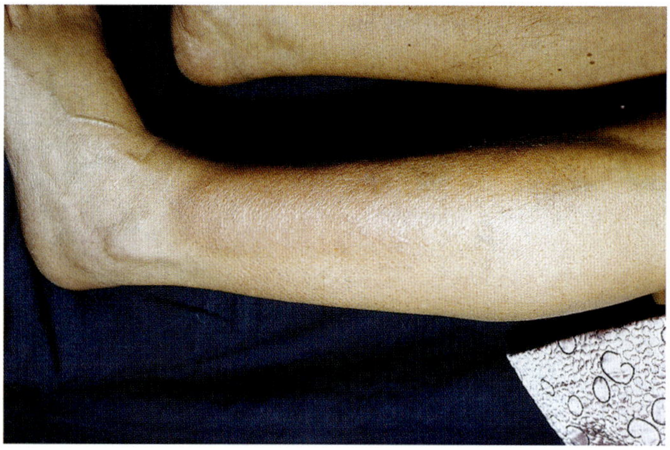

Abb. 2.10 Prätibiales Myxödem bei Hyperthyreose Basedow. [R168]

diagnostiziert wird, wenn sie aufgrund gesteigerter Iod-induzierter Hormonproduktion symptomatisch (hyperthyreot) geworden ist.

Die begleitende Thyreoiditis kann in einem Teil der Fälle (10%) nach jahrelangem Bestand dazu führen, dass durch zunehmende Fibrosierungen aus der Hyper- eine Hypothyreose hervorgeht.

Symptomatik

Die **Orbitopathie** (Ophthalmopathie) verursacht durch Gewebevermehrung und Ödembildung hinter den Augäpfeln (retroorbital) ein Hervortreten eines oder beider Augäpfel, die Protrusio bulbi (= **Exophthalmus**). Sie kann durch Beteiligung der äußeren Augenmuskeln Doppelbilder oder eine Konvergenzschwäche (= **Möbius-Zeichen**) erzeugen und durch Kompression des N. opticus bis zur **Erblindung** führen. Am äußeren Auge können in der Folge des gestörten retrobulbären Blutabflusses eine Konjunktivitis und Lidödeme beobachtet werden. Der Lidschlag ist seltener als bei Gesunden (= **Stellwag-Zeichen**). Das Oberlid bleibt beim Blick nach unten zurück, sodass die Skleren sichtbar bleiben **(Graefe-Zeichen)**. Die weite Lidspalte, erzwungen durch den Exophthalmus, bei gleichzeitig vermehrter Tränensekretion wird als **Glanzauge** bezeichnet (➤ Abb. 2.11).

Ergänzt werden soll, dass die ein- oder beidseitige endokrine Orbitopathie auch einmal ohne Zusammenhang mit der Hyperthyreose Basedow gesehen werden oder ihr vorausgehen kann. Andererseits gibt es zahlreiche Basedow-Patienten (bis zu 50%), bei denen keine oder nur sehr geringe Symptome einer Orbitopathie entstehen.

Weitere Symptome des Morbus Basedow sind alle bereits beschriebenen **Symptome der Hyperthyreose**, wobei die typische Konstellation aus Struma, Exophthalmus und Tachykardie als **Merseburger Trias** bezeichnet wird.

Diagnostik

Im Serum können die Antikörper gegen die TSH-Rezeptoren nachgewiesen werden, in den meisten Fällen (bis zu 80%) auch TPO-Antikörper (s.a. serologische Diagnostik bei der Thyreoiditis Hashimoto). Die Struma wird klinisch und sonographisch diagnostiziert, die Orbitopathie ist eine klinische Diagnose. Erhöhte Antikörper

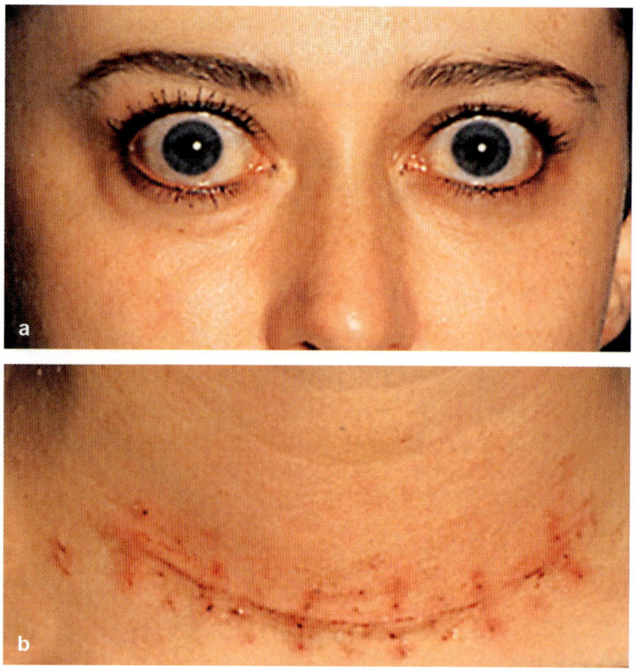

Abb. 2.11 Glanzauge (**a**) und typische Narbe nach Thyreoidektomie (**b**). [E273]

gegen TSH-Rezeptoren und eine diffuse Echoarmut in der Sonographie sind pathognomonisch für einen Morbus Basedow. Es ist zu beachten, dass die Symptome der Autoimmunkrankheit unabhängig von der Hormonproduktion sind: Bei einem Iodmangel der Nahrung wird eine Hyperthyreose unmöglich. Es ist also durchaus möglich, einen Patienten mit dem typischen Aspekt des Morbus Basedow und den aus dem Serum bestimmten Antikörpern, jedoch ohne Hyperthyreose anzutreffen.

Therapie

Therapeutisch stehen 3 Möglichkeiten zur Verfügung, die manchmal auch kombiniert werden müssen. Die Methode der Wahl besteht zunächst in der Gabe von **Thyreostatika** wie Carbimazol über 1 Jahr. Carbimazol hemmt ein Enzym, das für die Hormonsynthese erforderlich ist. Bis zum Ansprechen der Therapie gibt man Betablocker, um die Symptome der Hyperthyreose abzumildern. Nur bei einer sehr ausgeprägten Orbitopathie mit Beeinträchtigung des Sehvermögens werden zusätzlich **Glukokortikoide** verabreicht. Obwohl Thyreostatika lediglich eine Enzymhemmung bewirken, führt die Therapie nicht so selten zum Ausheilen der Erkrankung. Selbst die Orbitopathie wird günstig beeinflusst, doch bessert sie sich häufig auch unabhängig von der Grunderkrankung. Man kann den Zusammenhang allerdings auch anders definieren: Die Basedow-Krankheit besitzt eine gewisse **Selbstheilungsrate**, sodass es zunächst vor allem darum geht, die Symptome abzumildern.

Die Gabe von Thyreostatika wird zeitlich begrenzt, weil sie zumindest bei höherer Dosierung erhebliche **Nebenwirkungen** verursachen kann. Nicht so selten entstehen an der Haut Ekzeme oder eine Urtikaria (➤ Fach Dermatologie). Manchmal kommt es zu Fieber oder zu Arthralgien. Die folgenreichste Nebenwirkung (< 1%) besteht in der Entwicklung einer eventuell irreversiblen Agranulozytose.

Bei Rezidiven nach Beendigung der Therapie oder auch primär stehen als Alternativen die **Radioiodtherapie** und die **Strumektomie** bzw. **Thyreoidektomie** (operative Entfernung der gesamten Schilddrüse) zur Verfügung. Die strahleninduzierte oder operative Zerstörung bzw. Entfernung der Schilddrüse ist unproblematisch, weil ihr durch angemessene Substitution mit L-Thyroxin ohne Einschränkung der Lebensqualität begegnet werden kann.

Zusammenfassung

Morbus Basedow

Autoimmunerkrankung mit mäßigen Entzündungszeichen im Schilddrüsengewebe und hyperthyreoter Stoffwechsellage, bei Frauen häufiger als bei Männern

Ursache

- stimulierende Antikörper gegen die TSH-Rezeptoren – und ggf. immunologische Prozesse im Retrobulbärgewebe, an den Augenmuskeln und prätibial

Symptome

- eher weiche, gleichmäßig diffuse Struma
- klinische Zeichen der Hyperthyreose (➤ Tab. 2.1)
- endokrine Orbitopathie (ca. 50%) mit Exophthalmus, Lidödem, Glanzauge, Doppelbildern und Konvergenzschwäche
- prätibiales Myxödem (5%)

Diagnostik

- Nachweis der Antikörper gegen die TSH-Rezeptoren
- diffuse Echoarmut in der Sonographie

Therapie

- Thyreostatika für 1 Jahr, bei unzureichender Remission Thyreoidektomie oder Radioiodtherapie, anschließend L-Thyroxin

2.4.3 Hypothyreose

Allgemeines

Krankheitsentstehung

Ursachen der Schilddrüsenunterfunktion können in der Drüse selbst, aber auch in den übergeordneten Zentren Hypothalamus und Hypophyse liegen. Iodmangel führt genauso zur Hypothyreose wie Selenmangel (→ Mangel an T_3) oder manche Medikamente (Glukokortikoide, Lithium u.a.), die Radioiodtherapie oder die radikale Operation der Schilddrüse. In manchen Nahrungsmitteln – z.B. Rosenkohl, Wirsing oder Blumenkohl – sind Bestandteile wie Rhodanid (SCN^-) enthalten, die entsprechend Fluorid F^- oder Iodat JO_3^- als kompetitive Antagonisten des Iodids an der Thyreozytenmembran einen Hormonmangel erzeugen können. Auch eine Gewebe zerstörende Entzündung, vor allem die Thyreoiditis Hashimoto, kann in eine Hypothyreose münden. Ein Hypophysentumor verursacht eine Hypothyreose, wenn er das TSH-produzierende Gewebe zerstört, selbst aber kein TSH produziert. In diesen Fällen gibt es lediglich eine niedrige, basale Hormonproduktion des Schilddrüsengewebes – zum Leben zu wenig und zum Sterben zu viel.

Infolge des **verlangsamten Stoffwechsels** kommt es u.a. zu Resorptionsstörungen, z.B. hinsichtlich Eisen und/oder Vitamin B_{12}, sodass sich eine hypo- oder hyperchrome Anämie ausbilden kann – umso mehr, als auch die Zellneubildungen im Knochenmark langsamer ablaufen. Die Serumglukose ist erniedrigt. Trotz der Hypercholesterinämie entsteht wegen der niedrigen systolischen Drücke keine Arteriosklerose.

Das **Myxödem** ist beim Morbus Basedow (➤ 2.4.2) Folge immunologischer Prozesse meist an den Unterschenkeln (prätibial). Bei der chronischen Hypothyreose werden dagegen – als Folge eines gestörten Kohlenhydratstoffwechsels – großmolekulare Kohlenhydrate im Extrazellulärraum des gesamten Körpers abgelagert. Sie binden Wasser und haben die typische teigige Schwellung zur Folge, welche die Patienten einerseits aufgeschwemmt erscheinen lässt, andererseits aber auch Symptome wie Makroglossie, Karpaltunnelsyndrom (Kompression des N. medianus in seinem Verlauf durch den Karpaltunnel am Handgelenk) und Verdickung der Haut verursacht. Auch die Stimme verändert sich, weil die vermehrte Einlagerung von Kohlenhydraten und Wasser die Stimmlippen anschwellen lässt.

Die **Trockenheit der Haut** lässt sich auf die Ischämie bei erniedrigtem Blutdruck und eng gestellten Gefäßen, mangelnde Schweißproduktion und Kältegefühl auf die erniedrigte Körpertemperatur sowie schließlich auf den Mangel der Zellen selbst bei supprimierter Atmungskette und ATP-Produktion zurückführen. Ungeachtet der Mangelsituation und Trockenheit der Haut kommt es nicht zum Juckreiz.

Symptomatik

Die Symptome der Hypothyreose wurden bereits besprochen (➤ 2.2). Haarausfall ist genauso wie bei der Hyperthyreose immer möglich. Die Obstipation kann extreme Ausmaße annehmen. Ganz pauschal handelt es sich um aufgeschwemmt wirkende, verlangsamte und interesselose, teilweise auch psychotische Menschen mit heiserer, rauer und tiefer Stimme, trockener und verdickter Haut und glanzlosen Haaren, eventuell mit zusätzlichem Haarausfall (Alopecia diffusa). Die Zunge kann vergrößert sein (Makroglossie). Am Handgelenk kommt es zum Karpaltunnelsyndrom. Der Blutdruck ist niedrig, der Puls bradykard. Bei weiblichen Patienten entsteht eine Oligo- oder Amenorrhö, teilweise aber auch eine Menorrhagie (verstärkte Blutungen). Libido und Fertilität sind eingeschränkt.

EXKURS

Ödeme und Myxödem

Periphere **Ödeme**, beispielsweise infolge einer Rechtsherzinsuffizienz oder einer chronisch venösen Insuffizienz, bestehen aus seröser Flüssigkeit. Man kann in solche Ödeme mit dem Finger Dellen hineindrücken, die nur allmählich wieder verschwinden, indem die weggedrückte Flüssigkeit langsam wieder zurückströmt. Das Myxödem besteht nicht aus Flüssigkeitsansammlungen im Gewebe, sondern aus einem Gewebe, welches aufgrund vermehrter Grundsubstanzbildung (Zuckerstrukturen) verdickt ist und diesem Zustand angepasste und angemessene Mengen an Flüssigkeit eingelagert hat. Hier kann man mit den Fingern keine Flüssigkeit zur Seite pressen und keine Dellen erzeugen.

Therapie

Die Therapie besteht je nach der Ursache aus Iodid und/oder aus L-Thyroxin. Selen darf im Einzelfall nicht vergessen werden. Abgesehen vom angeborenen Kretinismus sind hierunter alle entstandenen Symptome vollständig reversibel.

Zusammenfassung

Hypothyreose

Mangel an Schilddrüsenhormonen an den Erfolgsorganen

Ursachen

- am häufigsten extremer Iodmangel
- Thyreoiditis Hashimoto
- nach Entfernung der Schilddrüse
- viele weitere Ursachen

Symptome

- > Tab. 2.1

Therapie

- Iodid oder L-Thyroxin

Thyreoiditis Hashimoto

Es existieren **akute,** bakteriell oder viral ausgelöste Formen einer Thyreoiditis, die mit Fieber und lokalen Schmerzen einhergehen, und einige seltene Sonderformen wie z.B. die **subakute**, viral verursachte Thyreoiditis de Quervain. Die größte Bedeutung im Alltag besitzt als **chronische** Form die Thyreoiditis Hashimoto. Mit einer jährlichen Inzidenz von 0,4% bei Frauen (w : m = 4 : 1) ist sie in Deutschland nach der durch Iodmangel verursachten Mangelsituation die **häufigste Form einer Hypothyreose**, weltweit wahrscheinlich die häufigste Form überhaupt. Bevorzugt betroffen ist das höhere Lebensalter, doch findet sich die Erkrankung auch bei jungen Frauen.

Tab. 2.1 Symptome von Hyper- und Hypothyreose.

	Hyperthyreose	Hypothyreose
Haut und Hautanhangsgebilde	• warme und gerötete Haut, vermehrtes Schwitzen • eventuell Haarausfall	• kühle, schuppende, trockene Haut • trockene, brüchige Haare und Nägel, eventuell Haarausfall
Körpertemperatur	• subfebrile Temperaturen mit Wärmeintoleranz	• Untertemperatur mit Kälteintoleranz
Körpergewicht	• Gewichtsabnahme	• Gewichtszunahme
Psyche und Nervensystem	• Übererregbarkeit und ständige Unruhe, Schlaflosigkeit • feinschlägiger Tremor	• Müdigkeit, verstärktes Schlafbedürfnis • psychische Verlangsamung, Antriebsarmut, Depression
Herz-Kreislauf-System	• Tachykardie oder sogar Vorhofflimmern mit Tachyarrhythmie	• Bradykardie
Magen-Darm-Trakt	• rezidivierende Durchfälle	• Obstipation
Sonstige	• muskuläre Schwäche (sog. thyreotoxische Myopathie) • Zyklusstörungen	• Aufschwemmung, generalisiertes Myxödem, Lidödeme, Makroglossie • langsame, heisere, raue, verwaschene Sprache • Zyklusstörungen, eingeschränkte Libido und Fertilität • Karpaltunnelsyndrom

Krankheitsentstehung

Die Hashimoto-Thyreoiditis (chronisch lymphozytäre Thyreoiditis) gehört wie der Morbus Basedow zu den **Autoimmunkrankheiten**. Beide Erkrankungen sind vom pathogenetischen Mechanismus her eng verwandt. Sie können sogar manchmal ineinander übergehen und sind häufig mit weiteren Autoimmunkrankheiten wie z.B. Diabetes mellitus Typ 1, Addison-Krankheit, Vitiligo, chronische Polyarthritis, systemischer Lupus erythematodes oder Gastritis Typ A vergesellschaftet. Ursache ist das häufige Vorkommen bei Menschen mit HLA-DR3 oder DR4, die der Mehrzahl der Autoimmunkrankheiten zugrunde liegen, wo also letztendlich auf der Basis dieser Konstellation nur noch der jeweils „passende Erreger" auftauchen muss. Der zur Kreuzreaktivität und damit zur Hashimoto-Erkrankung führende Erreger wurde bisher nicht gefunden, doch handelt es sich mit einiger Wahrscheinlichkeit um ein Virus. Offiziell steht allerdings die These einer ursächlichen Infektion, mit nachfolgender Kreuzreaktivität als Ursache von Autoimmunerkrankungen nicht mehr im Vordergrund der Überlegungen. Andererseits wurde auch noch kein plausibles Ersatzmodell entwickelt (> Fach Immunologie).

Entsprechend der Basedow-Erkrankung bilden sich auch bei der Hashimoto-Thyreoiditis Autoantikörper gegen Schilddrüsengewebe (TSH-Rezeptor-Antikörper = TR-AK) oder gegen einzelne Moleküle wie Thyreoglobulin (TG-AK) oder Schilddrüsenperoxidase (TPO-AK). Das Spektrum der Antikörper ist bei beiden Krankheiten etwas unterschiedlich, unterscheidet sich allerdings auch von Patient zu Patient.

Bei einem Teil der Hashimoto-Patienten bestimmen **Antikörper gegen TSH-Rezeptoren** (TR-AK) das Bild, die zwar an die Rezeptoren binden, sie aber nicht wie beim Basedow stimulieren, sondern **blockieren**. Je nach dem Ausmaß dieser Blockade kann noch lange eine Euthyreose bestehen; es kann aber auch in jedem Stadium zur Hypothyreose kommen.

Die **entzündliche Komponente** zeigt sich vor allem in lymphozytären Infiltraten mit teilweiser Zerstörung der Follikel und anschließender Fibrosierung des Organs. Es bildet sich eine diffuse oder knotige, eher derbe Struma aus.

Bei einem kleinen Teil der Patienten findet man in frühen Krankheitsstadien ein Gemisch aus Antikörpern gegen den TSH-Rezeptor, die neben einer Blockade auch eine Stimulation verursachen. Bei diesen Patienten bestehen wechselweise eu-, hypo- und hyperthyreote Zustände, wodurch die therapeutische Einstellung schwierig werden kann. Nach langjährigem Bestand resultiert schließlich immer eine Hypothyreose, falls die Erkrankung nicht unter der Substitution mit Schilddrüsenhormon (+ Selen) vorher ausheilt.

Klinik und Diagnostik

Die Thyreoiditis Hashimoto beginnt schleichend und i.d.R. ohne für den Patienten erkennbare Symptome, sodass sie zumeist erst diagnostiziert wird, wenn die entstehende Struma oder die beginnende Hypothyreose, evtl. im Wechsel mit hyperthyreoten Phasen, abgeklärt wird. Grundsätzlich bestehen die Symptome der Hashimoto-Thyreoiditis also aus der Struma sowie sämtlichen Symptomen der sich ausbildenden Hypothyreose.

Labormedizinisch steht der Nachweis der Autoantikörper (vor allem TPO-AK und TG-AK) im Vordergrund. Das TSH ist in der Regel als Folge der Hypothyreose erhöht. Apparativ genügt in aller Regel die Sonographie.

MERKE

Die wichtigsten **Unterscheidungsmerkmale** zwischen Morbus Basedow und Hashimoto-Thyreoiditis sind die Hyperthyreose und die gleichmäßig diffuse (oft weiche) Struma beim Morbus Basedow, während die Hashimoto-Thyreoiditis meist keine Hyperthyreose zeigt und auch selten ein so gleichmäßig diffuses Gewebemuster im Szintigramm aufweist.

Therapie

Zur Therapie gibt man L-Thyroxin, bei ausgeprägter entzündlicher Reaktion kann mit ASS oder Ibuprofen therapiert werden. Selen (100 µg/Tag) scheint günstige Wirkungen zu besitzen. Bei einer massiven Hypothyreose mit zerebralen Symptomen bis hin zum Myxödem-Koma werden Glukokortikoide eingesetzt.

Zusammenfassung

Hashimoto-Thyreoiditis

Autoimmunerkrankung mit chronischer Entzündung, die zur Zerstörung des Schilddrüsengewebes und damit zur Hypothyreose führt, bei Frauen deutlich häufiger als bei Männern

Ursache

- Antikörper gegen Schilddrüsengewebe
- entzündliche Zerstörung des Schilddrüsengewebes

Symptome

- derbe Struma
- klinische Zeichen der Hypothyreose (> Tab. 2.1)

Therapie

- Hormonsubstitution mit L-Thyroxin, versuchsweise Selen

2.4.4 Schilddrüsenkarzinom

In Deutschland entstehen etwa 6.000 Karzinome/Jahr (Stand 2010). Damit handelt es sich um das häufigste endokrine Malignom. Bevorzugt, aber nicht ausschließlich betroffen sind Menschen in der zweiten Lebenshälfte, Frauen deutlich häufiger als Männer.

Krankheitsentstehung und Einteilung

Im Allgemeinen entsteht das Schilddrüsenkarzinom auf dem Boden einer lange bestehenden **Struma nodosa**, teilweise auch in den Zystenwänden. Weitere Risikofaktoren sind **Bestrahlungen bzw. Reaktorunfälle** (Tschernobyl, Fukushima).

Man unterscheidet die hormonproduzierenden follikulären von den papillären Karzinomen. Daneben gibt es undifferenzierte (anaplastische) sowie medulläre Karzinome. Medulla heißt Mark. Damit meint man in der Schilddrüse das bindegewebige Stroma mit den eingestreuten C-Zellen. Das medulläre Karzinom ist also ein Karzinom der C-Zellen und produziert demgemäß auch zumeist Calcitonin.

HINWEIS PRÜFUNG

Die verschiedenen Unterformen der Schilddrüsenkarzinome haben für die Heilpraktikerprüfung keine Bedeutung.

Symptomatik

Das Karzinom wächst destruierend in die umgebenden Strukturen Luftröhre, Speiseröhre und N. laryngeus recurrens. Häufige Erstsymptome des Karzinoms sind deshalb **Heiserkeit**, **Dyspnoe** oder **Dysphagie**. Oft wird das Karzinom aber wegen der exponierten Lage der Schilddrüse frühzeitig erkannt, weshalb die Prognose insgesamt gut ist. Schilddrüsenkarzinome metastasieren hämatogen in Lunge und Wirbelsäule und lymphogen in die regionären Lymphknoten zervikal und supraklavikulär, sodass in diesen Geweben Symptome entstehen können. Allerdings werden die meisten Karzinome noch vor ihrer Metastasierung entdeckt und therapiert. Die 5-Jahres-Überlebensrate liegt bei beachtlichen 90% (Stand 2010).

Therapie

Methode der Wahl ist die Strumektomie, wobei man hier wegen der radikalen Entfernung der gesamten Schilddrüse eher von der **Thyreoidektomie** sprechen sollte. In Abhängigkeit vom Stadium wird die Operation palliativ ergänzt durch Bestrahlung oder Chemotherapie. Bei Karzinomen, die hormonell aktiv sind, wird zusätzlich mit **Radioiod** therapiert, wodurch auch operativ stehen gebliebenes Gewebe sowie eventuelle Metastasen erreichbar werden. Weil die meisten Karzinomzellen TSH-Rezeptoren tragen, in jedem Fall aber auch nach Entfernung der Schilddrüse, gibt man **L-Thyroxin**.

Zusammenfassung

Schilddrüsenkarzinom

Häufigstes endokrines Malignom, bei Frauen häufiger als bei Männern

Ursachen
- ionisierende Strahlen
- lange bestehende Struma nodosa

Symptome
- (meist knotige) Struma
- Heiserkeit, Dyspnoe, Dysphagie

Therapie
- Thyreoidektomie
- Radioiodtherapie
- insgesamt günstige Prognose

KAPITEL

3 Nebenniere

Die Nebenniere (Glandula suprarenalis) befindet sich anatomisch neben der Niere: Sie sitzt beidseits kappenartig dem oberen Nierenpol auf (➤ Abb. 3.1). Wie die Nieren liegen auch die Nebennieren **retroperitoneal** (hinter dem Peritoneum = Bauchfell). Die Größe beträgt jeweils etwa 4 × 2,5 × 1 cm; das Gewicht liegt bei 6–10 g. Es handelt sich also um recht kleine Organe, die man z.B. im Ultraschall nicht immer auf Anhieb erkennt, vor allem wenn sie von lufthaltigen Darmanteilen überlagert sind. Das Organ ist von einer bindegewebigen Kapsel umhüllt.

Die **Blutversorgung** über mehrere Aa. suprarenales erfolgt variabel entweder direkt aus der Aorta, aus der A. renalis oder aus der A. phrenica.

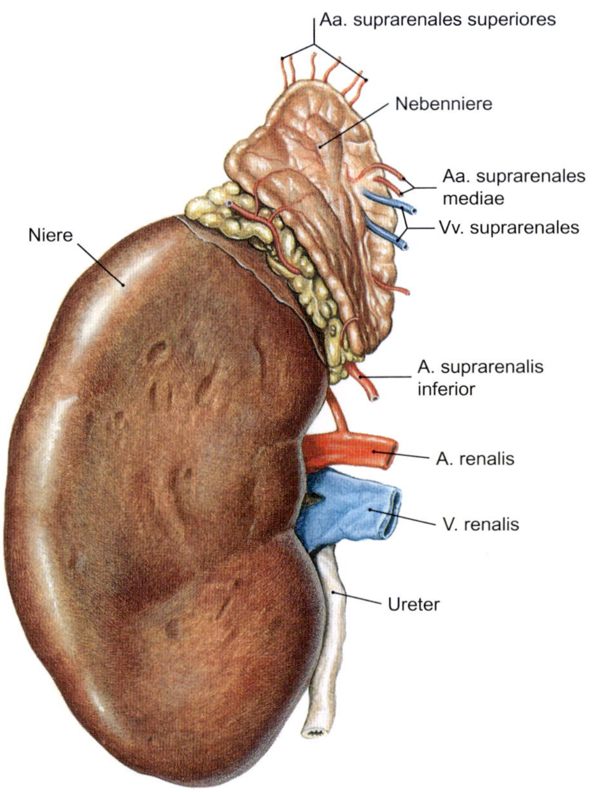

Abb. 3.1 Rechte Niere mit Nebenniere. [S007-22]

Im schmetterlingsförmigen Querschnitt der Nebenniere (➤ Abb. 3.2) lässt sich eine Rindenzone (Nebennierenrinde, **NNR**) von einer zentralen Markschicht (Nebennierenmark, **NNM**) unter-

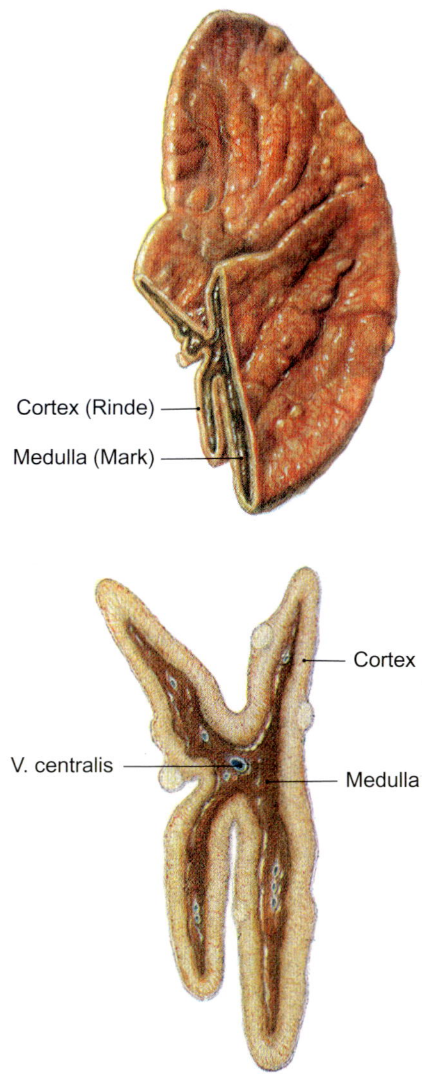

Abb. 3.2 Nebenniere (Querschnitt) mit Rinde und Mark. [S007-22]

scheiden. Die beiden Anteile sind in ihren physiologischen Aufgaben vollkommen voneinander getrennt und werden deshalb auch getrennt besprochen.

3.1 Nebennierenrinde

3.1.1 Anatomie

In der Nebennierenrinde (NNR) kann man histologisch 3 Schichten gegeneinander abgrenzen (➤ Abb. 3.3):

- **Zona glomerulosa:** Diese schmale Schicht liegt direkt unterhalb der Kapsel und bildet die sog. **Mineralokortikoide**.
- **Zona fasciculata:** Die mittlere Schicht ist sehr breit und bildet damit den Hauptanteil der NNR. Hier werden die **Glukokortikoide** hergestellt.
- **Zona reticularis:** Dies ist die innerste, an das Nebennierenmark (NNM) angrenzende Schicht. Sie ist ähnlich schmal wie die Zona glomerulosa. In ihr werden hauptsächlich **Androgene** produziert.

Die gelbliche Farbe der Nebennierenrinde wird überwiegend durch die breite Zona fasciculata verursacht, die besonders zahlreiche Lipide (Cholesterin-Abkömmlinge) enthält.

Cortex heißt Rinde. Corticoide sind Abkömmlinge der (Nebennieren-)Rinde. Glukokortikoide sind Hormone der NNR, die den Stoffwechsel der Glukose beeinflussen, Mineralokortikoide solche, die dem Stoffwechsel der Mineralien (vor allem Natrium und Kalium) zugeordnet werden können.

MERKE

- Zona glomerulosa → Mineralokortikoide
- Zona fasciculata → Glukokortikoide
- Zona reticularis → Androgene

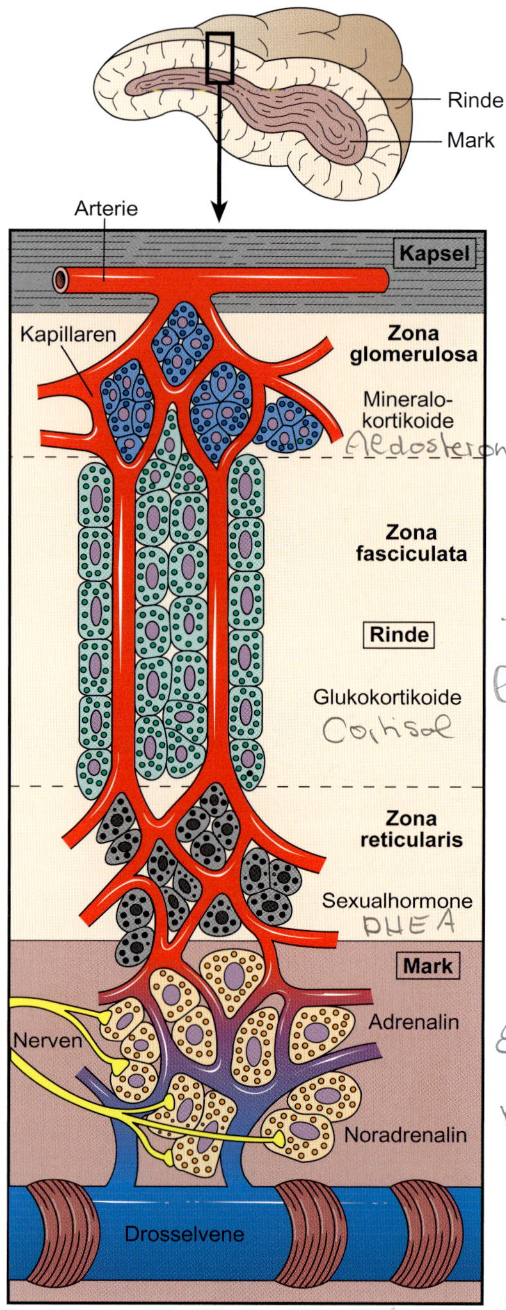

Abb. 3.3 Schema der Nebenniere. [L107]

3.1.2 Physiologie

Sämtliche in der NNR produzierten Hormone basieren auf dem Grundgerüst des Cholesterins bzw. Sterans, gehören also zu den **Steroidhormonen** („dem Steran ähnliche bzw. sich davon ableitende Hormone") und werden aus **Cholesterin** synthetisiert (➤ Abb. 3.4, s.a. ➤ Abb. 1.4). Das benötigte Cholesterin stammt aus der Nahrung, zum größeren Teil jedoch aus der körpereigenen Produktion der Leber. Es wird auf dem Blutweg zu den hormonbildenden Geweben transportiert.

Kleinste Unterschiede in Zahl und Anordnung der Liganden, also der am Sterangerüst befindlichen Seitenketten bzw. Moleküle, verursachen erhebliche Verschiebungen der Hormonwirkung. Ein einziges zusätzliches Sauerstoffatom oder eine Methylgruppe -CH3 entscheiden darüber, ob es sich um ein Hormon aus der Gruppe der Glukokortikoide, der Mineralokortikoide oder der Androgene handelt. Dies ist auch der Grund dafür, dass z.B. Mineralokortikoide gleichzeitig in geringem Umfang Cortisol-Wirkung besitzen und umgekehrt.

Im Blut werden die **Glukokortikoide** an **Transportproteine** gebunden. Nur 5–10% erscheinen in freier und damit wirksamer Form. Aldosteron als Hauptvertreter der Mineralokortikoide dagegen liegt überwiegend in freier Form vor.

In ihren Zielorganen werden die Steroidhormone ins Zytosol aufgenommen und, gebunden an spezifische Transportproteine, in den Kern eingeschleust. Hier verursachen sie dann die Synthese verschiedenster Moleküle, wodurch die Hormonwirkung zustande kommt.

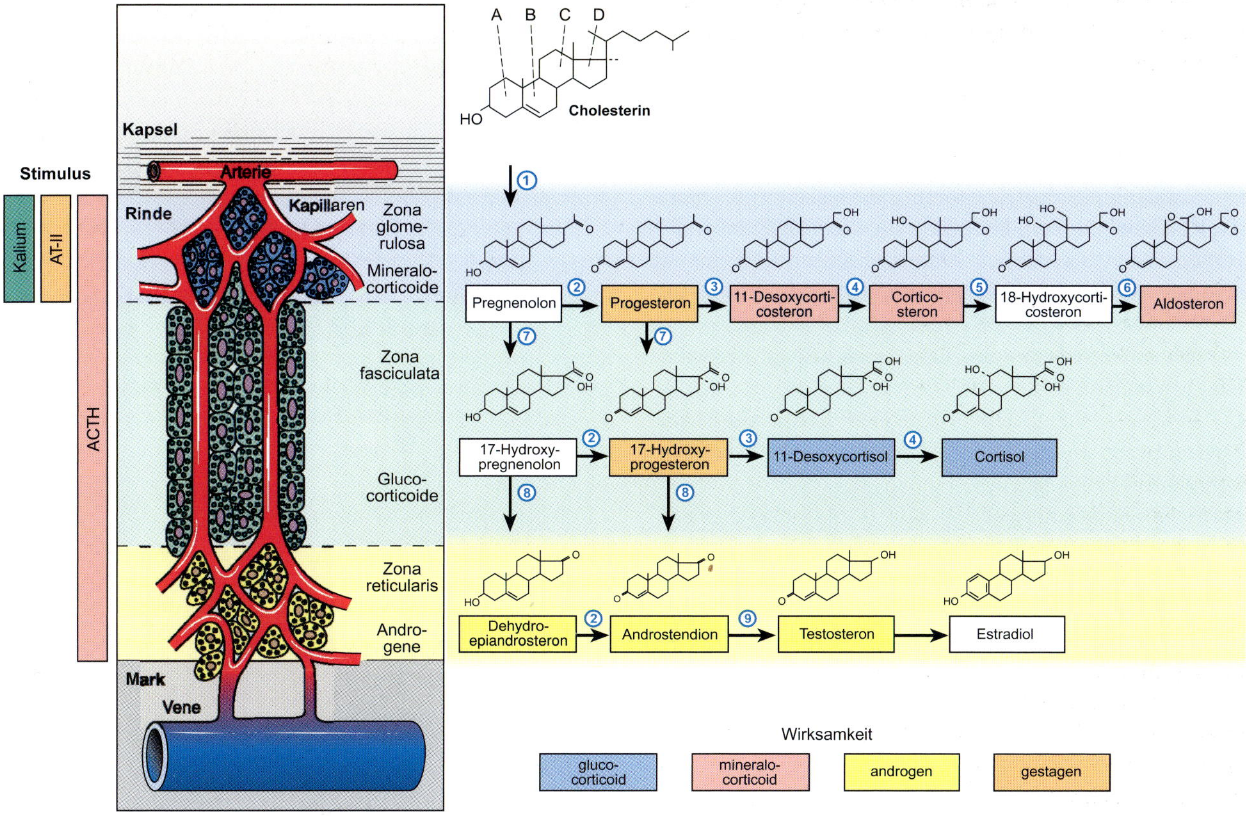

Abb. 3.4 Hormonproduktion in der Nebenniere. [L107]

Mineralokortikoide

Der wichtigste Vertreter der Mineralokortikoide ist das **Aldosteron** (➤ Abb. 3.5). Es wird in der Zona glomerulosa synthetisiert (➤ Abb. 3.4). Die Gesamtmenge des täglich gebildeten und ins Blut sezernierten Aldosterons beträgt lediglich 50–250 µg (Mikrogramm, nicht Milligramm). Im Gegensatz zu den Glukokortikoiden ist es kaum an Plasmaproteine gebunden, liegt also überwiegend in freier, wirksamer Form vor. Dadurch wird es außerordentlich schnell in der Leber abgebaut, und seine periphere Wirkung ist zeitlich stark limitiert: Bei einem einzigen Durchlauf durch die Leber werden über 75% des Aldosterons aus dem Serum entfernt. Ein weiterer Anteil wird in der Niere abfiltriert. Damit ermöglicht seine **Halbwertszeit** von **wenigen Minuten** eine genau an den aktuellen Bedarf des Körpers angepasste Sekretion aus der NNR.

Aldosteron ist Teil des komplexen Renin-Angiotensin-Aldosteron-Systems (RAAS), doch sollen seine Wirkungen zunächst isoliert betrachtet werden:

Hormonwirkungen

Aldosteron ist primär für die Homöostase (das Gleichgewicht) des extrazellulären Kaliums und Natriums, und damit auch der extrazellulären Flüssigkeitsmenge insgesamt zuständig. Seine wesentliche Wirkung besteht in einer **Stimulierung der Natrium-Kalium-**

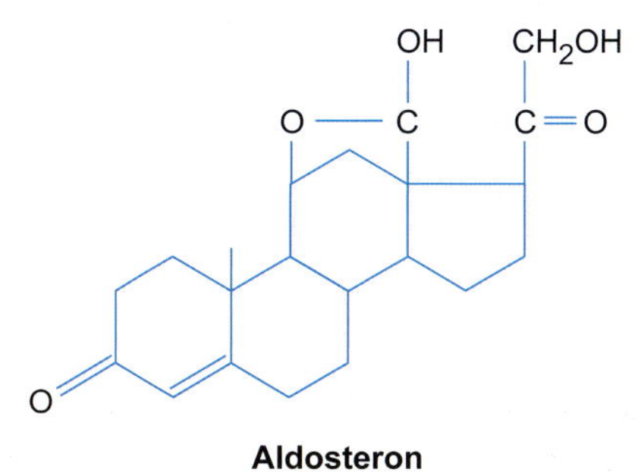

Abb. 3.5 Strukturformel des Aldosterons. [L106]

Pumpe (= Na^+-K^+-ATPase) an distalem Nierentubulus und vor allem Sammelrohren, den ekkrinen Schweißdrüsen sowie am Dickdarm, wodurch **Natrium** vermehrt **rückresorbiert** und **Kalium** vermehrt **ausgeschieden** wird.

Natrium (Na^+) ist das wesentliche Kation des **Extrazellulärraums** (etwa 140 mmol/l) und bestimmt damit auch dessen Volumen. Die gesteigerte Rückresorption in der Niere und weiteren Geweben erhöht dadurch das gesamte intravasale und extravasale (= interstitielle) Flüssigkeitsvolumen und damit sowohl den systolischen Blutdruck als auch den Turgor (Flüssigkeitsgehalt) der Gewebe.

Dieselbe Wirkung wie an der Niere hat Aldosteron auch an der **Darmwand** und an den **Schweißdrüsen**. Daneben stimuliert es die

Na^+-K^+-ATPase nicht nur an diesen Geweben, sondern in allerdings geringem Umfang an jeder einzelnen Körperzelle, wodurch dem Extrazellulärraum weiteres K^+ verloren geht. Eine übermäßige Ausschüttung aus der NNR führt durch diese Summation nicht nur zur Blutdruckerhöhung, sondern kann gleichzeitig auch eine ausgeprägte **Hypokaliämie** verursachen.

Die Hypokaliämie beinhaltet wiederum die Gefahr einer **metabolischen Alkalose** (➤ Fach Urologie), vor allem weil die H^+-K^+-Pumpe an den Nierentubuli und Sammelrohren in der Folge des Kaliummangels verstärkt Kalium rückresorbiert und im Gegenzug Protonen (H^+) ausscheidet. Wenn dem Extrazellulärraum jedoch Säure entzogen wird, bedeutet dies, dass die enthaltene Flüssigkeit nun alkalischer sein muss als zuvor.

An die Gefahr einer metabolischen Alkalose ist vor allem auch bei Flüssigkeitsverlusten durch starkes Schwitzen oder Durchfälle (mehrere Liter/Tag) zu denken, weil infolge der entstehenden **Hypovolämie** mehr Aldosteron gebildet wird (s.u.). Dem Körper gehen damit zusätzliche Mengen an Kalium verloren, weil die ausgeschiedenen Flüssigkeiten mit K^+ angereichert sind.

Neben Hypokaliämie und Alkalose können bei vermehrter Aldosteronsekretion durch die Erhöhung des gesamten extrazellulären Volumens auch **Ödeme** entstehen. Bei schweren Lebererkrankungen mit Einschränkung ihrer Funktion, vor allem bei der Leberzirrhose kommt es als Folge des verminderten Hormonabbaus zum **Hyperaldosteronismus**, woraus ein erhöhtes Volumen in Gefäßen (= systolische Hypertonie) und Interstitium (= Ödeme) resultiert. Auch eine Herzinsuffizienz erzeugt in der Folge des verminderten zirkulierenden Volumens einen Hyperaldosteronismus. Im Gegensatz zum *primären* Hyperaldosteronismus durch einen Hormon produzierenden Tumor der Zona glomerulosa nennt man diese Formen *sekundär*.

MERKE

Aldosteron

- wirkt vor allem über die Stimulierung der Natrium-Kalium-Pumpe
- steigert die Natriumrückresorption und die Kaliumausscheidung vor allem in der Niere
- erhöht das extrazelluläre (intravasale und interstitielle) Flüssigkeitsvolumen
- führt u.U. zur Hypokaliämie und darüber zur metabolischen Alkalose
- hemmt in der Niere die Reninproduktion (negative Rückkopplung)

Beeinflussung der Zona glomerulosa

Der **wichtigste Stimulus** für Bildung und Ausschüttung von Aldosteron ins Blut stellt das Renin-Angiotensin-Aldosteron-System **(RAAS)** dar (s.u.). Eine **Hyperkaliämie** bewirkt ebenfalls eine gesteigerte Sekretion, während die kardialen Peptidhormone **ANP** und **BNP** seine Ausschüttung aus der NNR bremsen. Das ACTH der Hypophyse besitzt lediglich eine sehr geringe stimulierende Wirkung und braucht deshalb im Zusammenhang nicht besprochen zu werden.

Beim Kaliumserumspiegel ist zu beachten, dass die physiologische Aldosteronproduktion einer Normokaliämie bedarf. Entsprechend steigert eine Hyperkaliämie die Sekretion des Hormons und erhöht damit auch den Blutdruck. Dagegen sind die Hormonspiegel bei der Hypokaliämie niedriger, sodass es zum Blutdruckabfall kommen kann. Bei der terminalen Niereninsuffizienz findet man aufgrund der mangelhaften Ausscheidungsfunktion der Niere erhöhte Kaliumserumspiegel, sofern die Zufuhr über die Nahrung nicht streng den Erfordernissen angepasst wird. Diese Hyperkaliämie ist an der arteriellen Hypertonie der Patienten mitbeteiligt.

HINWEIS PRÜFUNG

Ungeachtet dieser Zusammenhänge war bei einer Prüfungsfrage anzugeben, dass man mit einer Kaliumzufuhr den Blutdruck senken kann. Dies kann bei einer Hypokaliämie im Einzelfall auch zutreffen, weil sie mit einer Hypomagnesiämie assoziiert sein kann. Bei normalen Kaliumspiegeln ist die Aussage dagegen grundsätzlich unzutreffend.

MERKE

Stimulierung der Zona glomerulosa

- RAAS
- Hyperkaliämie
- ACTH (in sehr geringem Umfang)

Hemmung der Zona glomerulosa

- Peptidhormone des Herzens
  - ANP (atriales natriuretisches Peptid)
  - BNP (natriuretisches Peptid vom B-Typ)

Renin-Angiotensin-Aldosteron-System (RAAS)

Das RAAS ist der wichtigste Faktor bei der Regulierung des Wasser- und Elektrolythaushalts sowie des Blutdrucks (➤ Abb. 3.6):

- In der **Leber** wird das Eiweißmolekül **Angiotensinogen** gebildet und ins Blut ausgeschüttet. Es hat selbst keine biologische Wirkung, sondern wird lediglich auf Vorrat und als Substrat für die folgenden Reaktionen im Blut bereitgestellt.
  Seine Bildung wird durch Östrogene gesteigert; der Serumspiegel ist also bei Frauen, und hier besonders in der Schwangerschaft sowie unter „Pilleneinnahme" erhöht. Der evolutionäre Sinn ist darin zu sehen, dass in der Schwangerschaft ein sehr umfangreiches, zusätzliches extrazelluläres Flüssigkeitsvolumen benötigt wird.
- In **Gefäßwänden** kleiner Arterien und Arteriolen (also in den Wänden der sog. Widerstandsgefäße) wird das Enzym **Renin** gebildet. Der Name leitet sich davon ab, dass es in der **Niere** (= Ren), in der Wand der **afferenten Arteriolen**, besonders reichlich vorhanden ist bzw. bei Bedarf gebildet werden kann. Aus diesem Grund werden die Renin produzierenden Zellen zumeist pauschal der Niere zugeordnet.
  Das ins Blut sezernierte Renin spaltet aus dem ständig vorhandenen Angiotensinogen ein kleines Peptid aus 10 Aminosäuren (= Dekapeptid) ab, das **Angiotensin I**. Auch Angiotensin I besitzt noch keine biologische Wirksamkeit, sondern steht nun einfach im Plasma für die folgende Reaktion zur Verfügung.
- In den Endothelzellen nahezu sämtlicher Kapillaren des Körpers, besonders reichlich in den **Lungenkapillaren**, befindet sich das sog. **ACE** („angiotensin converting enzyme"). Seinem

Namen entsprechend handelt es sich beim ACE um ein Enzym, welches das Angiotensin I konvertiert (verändert): Es spaltet von Angiotensin I, sobald es im Plasma entstanden ist, zwei Aminosäuren ab. Das Restmolekül besteht demnach noch aus 8 Aminosäuren (= Oktapeptid). Es heißt **Angiotensin II** und besitzt zahlreiche biologische Funktionen.

EXKURS

Das *Enzym* Renin wird häufig fälschlicherweise als *Hormon* bezeichnet, doch weist dies lediglich auf elementare Verständnisprobleme hinsichtlich des Wesens von Enzymen hin (➤ Fach Biochemie):
Hormone sind Botenstoffe, die auf dem Blutweg zu ihren Zielzellen gelangen, an deren spezifische Membranrezeptoren binden und dadurch den Stoffwechsel dieser Zellen verändern. Dagegen handelt es sich bei Enzymen um Katalysatoren, die chemische Reaktionen anstoßen. Enzyme verknüpfen z.B. bestimmte Moleküle sehr spezifisch miteinander zu größeren Molekülen oder sie spalten Moleküle an vorgegebenen Stellen. Eine jede (bio)chemische Reaktion in beliebigen Zellen oder auch im Serum bedarf für ihr Zustandekommen eines spezifischen, auf genau diese Reaktion ausgerichteten Enzyms. Für mehr als 3.000 (bio)chemische Reaktionen im menschlichen Organismus werden mehr als 3.000 Enzyme benötigt. Das Enzym Renin, eine Protease, besitzt die ihm eigene spezifische Funktion, das Eiweiß Ar
rekt anschließ
lange Angiot
und damit un
Die Niere prod
Das Enzym Re

Angiotensin

- Angiotensi
noch größe
zeitig Blutv
es auch die
men den Bl
bei der eber
den.
- Es bewirkt eine Aldosteron-Ausschüttung aus der NNR.
- Es induziert im Hypothalamus ein Durstgefühl sowie Appetit auf Salziges.
- In geringerem Umfang wird der Sympathikus direkt stimuliert.
- Im Zuge einer negativen Rückkopplung hemmt es die Sekretion von Renin.

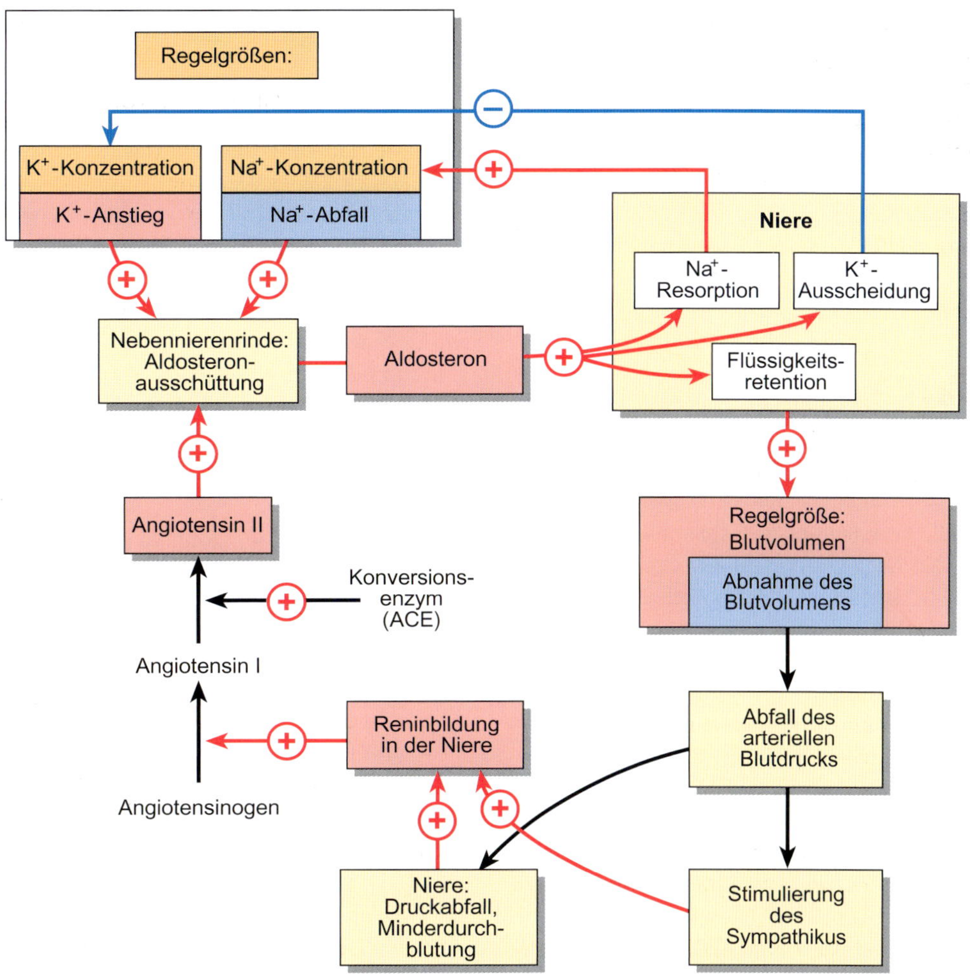

Abb. 3.6 RAAS (ADH ist hier nicht dargestellt). [L106]

… etisches **H**ormon = Adiuretin, ➤ 6.1.2) … üheren Jahren als weitere direkte Angioten- … wischen wird ADH nicht mehr dem RAAS zuge- … **schüttung** lediglich **indirekt** erfolgt:
… ronwirkung an der Niere besteht lediglich aus einer … umrückresorption (und Kaliumausscheidung), jedoch oh- … ebundene Wasseranteile, weil dafür die durch ADH induzier- … rkanäle erforderlich sind. Die Osmorezeptoren im Hypothalamus … en nun allerdings außerordentlich sensibel auf geringste Schwan- … gen des Serumnatrium. Dies bedeutet, dass die durch Aldosteron indu- … zierte Zunahme der Plasmaosmolarität umgehend mit der Sekretion von ADH aus den Speichern der Hypophyse beantwortet wird.
Zusätzlich ist der Sympathikus mit den ADH-produzierenden Kerngebieten des Hypothalamus verschaltet, wodurch jede RAAS-Aktivierung die ADH-Produktion im Hypothalamus und Sekretion des Hormons aus der Hypophyse aktiviert. Als Folge beider Effekte ist das antidiuretische Hormon indirekt mit dem RAAS verbunden.
Nur bei sehr hohen Serumspiegeln an Angiotensin II, wie sie überwiegend im Schock zu beobachten sind, geht man auch heute noch von einer direkten Stimulation der hypothalamischen Zentren aus.

Angiotensin II induziert also die Ausschüttung von Aldosteron und wirkt darüber hinaus an den Gefäßen gleichsinnig wie der Sympathikus. Diese sympathikusartige Wirkung wird durch direkte Stimulation des Sympathikus sowie die Volumen erhöhende Wirkung von Aldosteron und nachfolgendem ADH noch potenziert. Seine **Halbwertszeit** im Serum liegt bei lediglich **2 Minuten**; die Wirkung ist damit zeitlich eng limitiert und kann durch erneute Reninfreisetzung perfekt an den jeweiligen Bedarf angepasst werden.

Das Hypophysenhormon **ADH** wirkt, entsprechend Aldosteron, an den Sammelrohren der Niere. Hier führt es zur Rückresorption von Wasser – allerdings ohne die Natrium- und Kaliumausscheidung zu beeinflussen. ADH führt also zu einer Volumenzunahme intravasal und interstitiell. Es wird im Kap. ➤ 6.1 ausführlicher besprochen.

ACE hat neben seiner Bildung des hochwirksamen Angiotensin II noch eine weitere Enzymwirkung: Es spaltet z.B. bei Entzündungsreaktionen entstandenes Bradykinin und macht es dadurch unwirksam. **Bradykinin** gehört zum System der sog. Kinine, ist u.a. für Gefäßerweiterungen im präkapillären Bereich zuständig und spielt dadurch eine Rolle bei entzündlichen Ödembildungen. ACE sorgt damit nicht nur über Angiotensin II für eine Gefäßverengung, sondern es verhindert gleichzeitig auch entzündlich ausgelöste Gefäßerweiterungen.

Mechanismen der Reninsekretion

Der **entscheidende Stimulus** für die Produktion von Renin ist ein **Blutdruckabfall** in den Widerstandsgefäßen von Nieren und Peripherie: Rezeptoren zur Erfassung des arteriellen Drucks, sog. Pressorezeptoren, befinden sich in den großen herznahen Gefäßen (Aortenbogen, A. carotis). Auch im Niederdrucksystem (z.B. in V. cava, V. portae sowie beiden Vorhöfen) wird der Druck im Gefäßsystem registriert und bei einem Abfall bevorzugt über den Sympathikus gegengesteuert. In der Niere wird Renin vermehrt gebildet, wenn der arterielle Mitteldruck (Mitte zwischen systolischem und diastolischem Blutdruck) auf weniger als 85 mmHg (z.B. < RR 100/70) abfällt. Es genügt dann allein die verminderte Wandspannung in den afferenten Arteriolen, um Renin freizusetzen und ins Blut abzugeben.

Auch der **Sympathikus** bewirkt bei jeder Aktivierung über β_1-Rezeptoren an den reninproduzierenden Zellen eine Reninausschüttung und verstärkt damit seine eigene periphere Wirkung. RAAS und Sympathikus sind also, wie erwähnt, außerordentlich eng miteinander verflochten und lassen sich wegen ihrer gleichgerichteten Wirkungen ohnehin kaum voneinander trennen. Dabei findet allerdings eine fein ausbalancierte Abstimmung unter den beiden Systemen statt: Für übliche körperliche Aktivitäten reicht die Aktivierung des Sympathikus vollkommen aus. Seine positiv inotrope Wirkung auf den Herzmuskel führt im Verein mit der Engstellung der Arteriolen und der Rekrutierung von Zusatzvolumen aus der Reserve der venösen Kapazitätsgefäße zu einem umgehend zur Verfügung stehenden Anstieg von systolischem und diastolischem Blutdruck sowie, im Verein mit der kardialen Frequenzzunahme, zu einer Steigerung des Herzzeitvolumens auf zumindest das Doppelte des Ausgangswertes. Die parallel erfolgende Stimulierung der Atmung sorgt für eine angemessene Sauerstoffanreicherung und Kohlendioxidabgabe des zusätzlichen Herzzeitvolumens. Das RAAS optimiert die körperlichen Reserven zeitlich nachfolgend durch eine Verstärkung der sympathischen Gefäßwirkungen sowie vor allem durch eine Auffüllung des Kreislaufs, wodurch nun nicht einfach nur das Herzzeitvolumen, sondern auch die Gesamtmenge an Blut erhöht wird.

Einen weiteren Stimulus für eine Reninfreisetzung bildet der folgende **Mechanismus über die Macula densa** der Nierenkörperchen (➤ Fach Urologie): Den reninbildenden Zellen in der Wand der afferenten Arteriolen liegen auf der anderen Seite die Zellen der Macula densa, integriert in die Wand des distalen Tubulus, an. Diese Zellen registrieren die Konzentration der Na^+-Ionen im distalen Tubulus und versuchen, die renalen Natriumverluste gering zu halten. Übersteigt also deren Konzentration ein bestimmtes Maß, induzieren sie in ihren Nachbarzellen die Reninfreisetzung, wodurch infolge des nun erhöhten Aldosteronspiegels verstärkt Natrium rückresorbiert wird.

EXKURS

Bluthochdruck durch überhöhte Natriumzufuhr

Dieser Mechanismus scheint sich in der Evolution bewährt zu haben, sonst wäre er nicht beibehalten worden. Dem Verständnis zuliebe muss dabei aber berücksichtigt werden, dass Salz in der langen Menschheitsgeschichte ein äußerst seltenes und entsprechend kostbares Gut darstellte. Ein erheblicher Nachteil der freien Verfügbarkeit von Kochsalz in der Neuzeit besteht nun darin, dass die Niere auch bei einer überhöhten Natriumzufuhr mit der Nahrung – und entsprechend mehr Natrium im distalen Tubulus – versucht, die Natriumverluste gering zu halten. Das ohnehin bereits vermehrte Körpernatrium steigt daher noch weiter an. Wo aber mehr Natrium ist, da ist auch mehr Wasser – zumindest in der Kombination mit ADH. Es resultiert also eine Hypervolämie mit entsprechendem Blutdruckanstieg. Darüber hinaus erschöpft sich die Reninwirkung nicht in der Aldosteronstimulation, sondern es werden nun sämtliche Wirkungen des RAAS benutzt, um den systolischen und diastolischen Blutdruck anzuheben. Dieser Mechanismus scheint einem beachtlichen Anteil der Patienten mit essenzieller Hypertonie zugrunde zu liegen und es wird hieraus verständlich, warum der Hypertoniker zuallererst seinen Kochsalzverbrauch (und sein Körpergewicht) reduzieren sollte, bevor man zu Medikamenten greift. Werden aber Medikamente erforderlich, hat man mit den sog. ACE-Hemmern oder den verwandten AT1-Blockern hervorragend geeignete Präparate zur Verfügung, um das System zu hemmen und den Blutdruck zu senken (➤ Fach Urologie, ➤ Fach Pharmakologie).

Bluthochdruck bei Nierenarterienstenose

Bei einer Gefäßverengung der Nierenarterie sinkt der Mitteldruck distal der Stenose unter den Wert, der im übrigen Kreislauf herrscht. Aus dem Bereich der afferenten Nierenarteriolen wird nun so lange, und entsprechend dem Ausmaß der Minderdurchblutung, Renin ins Blut sezerniert, bis der Mitteldruck *distal* der Stenose über 85 mmHg geklettert ist. Liegt er aber nun distal der Stenose in normaler Höhe, so muss er im restlichen Kreislaufsystem auf Werte oberhalb des Normalen angestiegen sein. Jede ausgeprägte Stenosierung einer Nierenarterie, z.B. in der Folge einer Arteriosklerose, führt folgerichtig zu einem Hypertonus im gesamten Hochdrucksystem der Peripherie! Dieser Zusammenhang wird nach dem Physiologen Harry Goldblatt als **Goldblatt-Mechanismus** bezeichnet.

MERKE

Blutdruckerniedrigung, Hypovolämie, übermäßige Natriumaufnahme und -ausscheidung, Sympathikusaktivierung sowie eine Nierenarterienstenose bewirken die Bildung und Ausschüttung von Renin, welches dann die eigentliche Kaskade in Bewegung setzt.

Zusammenfassung

Renin-Angiotensin-Aldosteron-System

Angiotensinogen (im Blutplasma) und das Enzym ACE (im kapillären Endothel überwiegend der Lunge) stehen bereit und warten auf ihre Spaltung bzw. ihr Substrat. Veränderungen wie Blutdruckabfall, Flüssigkeitsverlust, ein aktivierter Sympathikus oder (scheinbare) Natriumverluste über den distalen Tubulus führen dazu, dass in den afferenten Arteriolen der Niere Renin gebildet und ins Blut sezerniert wird. Dort spaltet es das Angiotensinogen. Das entstehende Angiotensin I wird in den Kapillaren der Lunge und anderer Organe durch ACE zu Angiotensin II umgewandelt. Dieses bewirkt schließlich die Volumenvermehrung und die Blutdruckerhöhung, wobei die Stimulierung der Aldosteronsekretion aus der NNR nur einen Mechanismus von mehreren darstellt.

Das RAAS ist damit das wichtigste System, das den Kreislauf vor einer Hypovolämie oder einem zu niedrigen Blutdruck anderer Ursache schützt. Darüber hinaus arbeitet es stets Hand in Hand mit dem Sympathikus. Dies bedeutet, dass grundsätzlich und ausnahmslos bei jeglicher Sympathikusaktivität – pauschal bei physischem oder psychischem Stress – das RAAS zugeschaltet ist. Entsprechend nimmt das RAAS, sollte es zuerst aktiviert sein, den Sympathikus mit hinzu.

Hyperkaliämie

Die Hyperkaliämie bewirkt ebenfalls eine Aldosteronausschüttung aus der NNR, wobei die Wirkung diesmal nicht „auf Umwegen", sondern direkt in der Zona glomerulosa zustande kommt. Besteht die Hyperkaliämie bei normalem intravasalem Volumen, resultiert aus der Aldosteronsekretion zwar eine Normokaliämie, gleichzeitig aber auch eine Hypervolämie und damit ein Anstieg des systolischen Blutdrucks.

ANP und BNP

ANP

Das Hormon ANP (atriales natriuretisches Peptid) wird in der Muskulatur der Vorhöfe des Herzens (links > rechts) bei ihrer vermehrten Füllung (=verstärkte Wandspannung durch Volumenbelastung) gebildet. Es besitzt mehrere gleichgerichtete Wirkungen: Es unterdrückt

- in der NNR die Aldosteronbildung und -abgabe ans Blut,
- in den Arteriolen der Niere die Bildung bzw. Freisetzung von Renin,
- in den Sammelrohren der Niere die Rückresorption von Natrium und Wasser.

Dadurch wird Natrium verstärkt über Niere, Darm und Schweißdrüsen ausgeschieden, wodurch das intravasale Flüssigkeitsvolumen sinkt, und damit auch Vorhoffüllung und Blutdruck.

Die Vorhöfe bewirken bei einer verstärkten Volumenbelastung gleich welcher Ursache also über diese Mechanismen ihren eigenen und den Schutz der Ventrikel vor einer Volumenüberladung. Wie man aber z.B. bei einer Herzinsuffizienz oder Nierenarterienstenose erkennen kann, ist dieser Schutzmechanismus nicht immer stark genug, um das intravasale Volumen in ausreichendem Maße abzusenken.

BNP

Der Mechanismus entspricht weitgehend demjenigen des ANP, doch wird das Hormon aus den Ventrikelwänden freigesetzt. Wesentlicher Stimulus ist deren Überdehnung. Das BNP („brain natriuretic peptide"; frei übersetzt = kardiales natriuretisches Peptid) des Serums gilt als **wichtigster Laborparameter**, aus dessen Erhöhung eine **Herzinsuffizienz** abgeleitet werden kann (➤ Fach Herz-Kreislauf-System).

MERKE

ANP und BNP gelten als wichtigste Gegenspieler des RAAS.

Glukokortikoide

Die Glukokortikoide werden in der **Zona fasciculata** gebildet. Ihre drei Hauptvertreter heißen **Cortisol** (= Hydrocortison), **Cortison** und **Corticosteron**, wobei das Cortisol sowohl von seiner Wirksamkeit her als auch mengenmäßig weit überwiegt und deswegen stellvertretend für sämtliche Glukokortikoide stehen kann (➤ Abb. 3.7).

Die ins Blut sezernierte Menge liegt bei 15–30 mg/Tag und ist damit weit höher als diejenige des Aldosterons. Im Blut wird Cortisol zu 95% an **Transportproteine** gebunden (v.a. **Cortisol bindendes Globulin**, **CBG**, teilweise auch Albumin). Der geringe freie Anteil führt zu einer wesentlich längeren Verweildauer als dies beim Aldosteron der Fall ist: Die Serumspiegel steigen langsamer an und

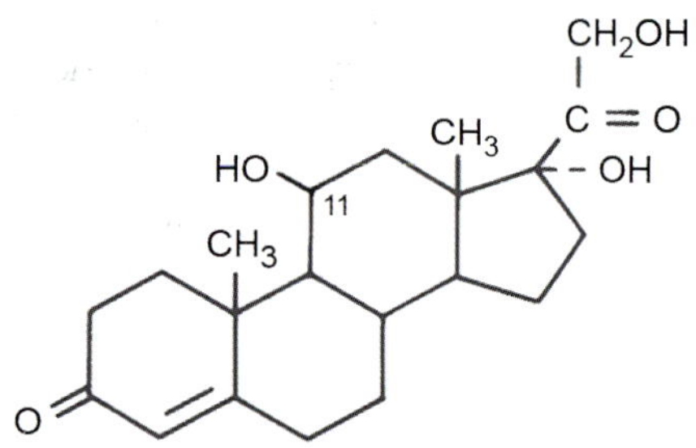

Cortisol

Abb. 3.7 Strukturformel des Cortisols. [L253]

fallen langsamer ab (Halbwertszeit 24 h). Entsprechend der Situation bei TBG wird auch die CBG-Produktion der Leber durch Östrogene (Schwangerschaft, Pille) stimuliert, doch bleibt der freie Cortisolanteil unverändert. Der evolutionäre Sinn liegt im wesentlich höheren Bedarf der Schwangeren an Glukokortikoiden, sodass der Cortisolvorrat im Plasma angepasst werden musste.

Cortisol unterliegt einem ausgeprägten **Tag-Nacht-Rhythmus** (➤ Abb. 3.8). Die höchsten Serumspiegel werden am frühen Morgen zwischen 6 und 8 Uhr erreicht (zum Zeitpunkt des morgendlichen Erwachens), die niedrigsten gegen Mitternacht bzw., genauer, zur Zeit des üblichen Zubettgehens.

EXKURS

Bei Schichtarbeitern verschiebt sich der Rhythmus innerhalb weniger Tage. Manche Krankheiten, aber auch Dauerstress oder Depressionen, können die zirkadiane Rhythmik abschwächen oder sogar vollständig aufheben.

Beeinflussung des Cortisolspiegels

Das **ACTH** (adrenokortikotropes Hormon = **Corticotropin**) des **Hypophysenvorderlappens** (HVL), ein Peptid aus 39 Aminosäuren, hat eine nahezu vollständige Kontrolle über Bildung und Sekretion des Cortisols (➤ Abb. 3.9). Entsprechend seinem Serumspiegel wird Cortisol gebildet. Niedrige Cortisol-Serumspiegel induzieren erhöhte ACTH-Spiegel, hohe Cortisolspiegel supprimieren die ACTH-Sekretion. Dies entspricht den Verhältnissen an der Schilddrüse (TSH, T_3/T_4, ➤ 2.2).

Neben dieser negativen Rückkopplung zwischen ACTH und Cortisol beeinflusst auch der **Hypothalamus** die Bildung von ACTH. In ihm laufen alle Informationen zusammen, die eine etwaige Änderung des Cortisolspiegels erfordern könnten, u.a. also auch Faktoren wie Stress (emotional oder körperlich, z.B. durch eine Operation), Depressionen oder Pyrogene (IL-1, IL-6, TNF-α). Über den Faktor **CRH** (Corticotropin releasing Hormon = Corticoliberin) stimuliert er im HVL die Bildung des ACTH.

Als dritter Faktor neben dem Cortisol-Serumspiegel und dem CRH des Hypothalamus führt eine periphere **Hypoglykämie** zur vermehrten Sekretion von ACTH.

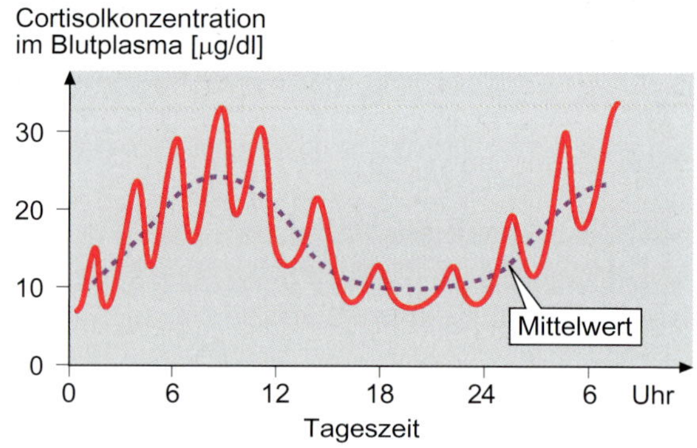

Abb. 3.8 Zirkadiane Rhythmik. [L106]

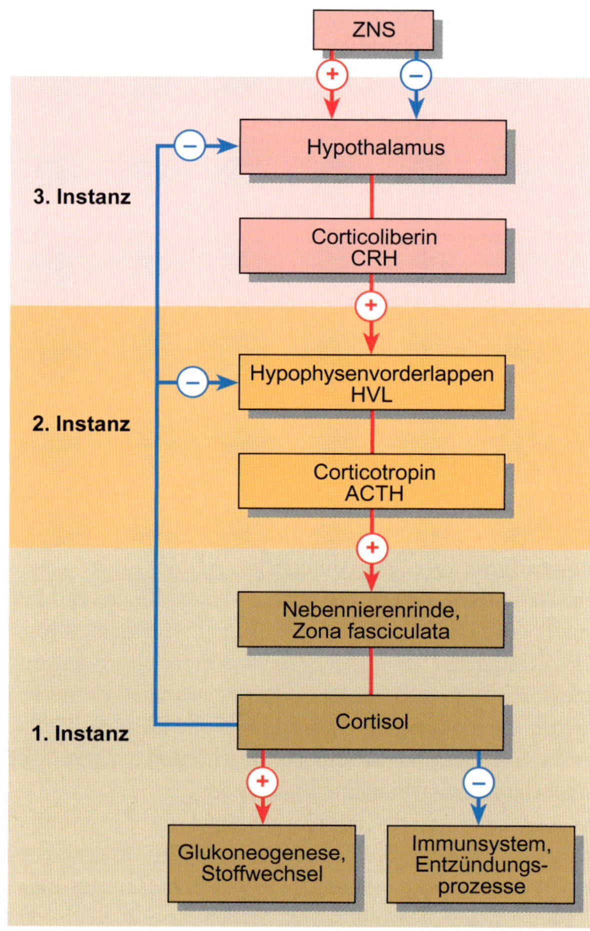

Abb. 3.9 Regelkreislauf der Glukokortikoide. [L106]

MERKE

Stimulanzien der ACTH-Sekretion

- niedriger Cortisol-Serumspiegel (negative Rückkopplung)
- CRH (Releasing-Hormon des Hypothalamus)
- Hypoglykämie

Die CRH-Produktion des Hypothalamus wird nahrungsabhängig, vor allem aber auch durch Stress erhöht – mit der Folge erhöhter

Cortisol-Serumspiegel bis hin zu einer aufgehobenen zirkadianen Rhythmik beim Disstress-Syndrom (s.o.). Gleichzeitig wird überwiegend durch hypothalamische Verschaltungen der Sympathikus aktiviert. Auch die Makrophagen-Interleukine IL-1, IL-6 und TNF-α stimulieren die CRH-Produktion und führen so zu erhöhten Cortisol-Serumspiegeln bei systemischen, vor allem bakteriellen Infektionen.

EXKURS

Längerfristige Cortisoltherapie

Die negative Rückkopplung zwischen ACTH und Cortisol muss bei längerfristiger Cortisoltherapie beachtet werden; die weitgehend fehlenden ACTH-Serumspiegel verhindern nicht nur eine Cortisolbildung in der NNR, sie bringen auch die ACTH-abhängige Zona fasciculata zur Atrophie, sodass bei einem abrupten **Absetzen der Cortisoltherapie** das lebensnotwendige Hormon so lange und trotz dann wiederum hoher ACTH-Spiegel nicht gebildet werden kann, bis sich die NNR nach Wochen bis wenigen Monaten wieder erholt hat. Eine längerfristige Therapie mit Glukokortikoiden muss also stets langsam (über Wochen bis Monate) **ausgeschlichen werden**!

Nach einer pharmakologischen **Gabe von ACTH** erscheint das zusätzliche Cortisol erst 5–10 Minuten später im Serum. Eine Speicherung auf Vorrat wie z.B. bei den Schilddrüsenhormonen findet in der NNR nicht statt.

Wirkungen der Glukokortikoide

Kohlenhydratstoffwechsel

Cortisol erhöht den Blutzuckerspiegel (*Gluko*kortikoide) durch vermehrte Neubildung **(Glukoneogenese)** aus Aminosäuren – überwiegend in der Leber. Demselben Ziel dient der Antagonismus gegenüber Insulin, dessen Sekretion aus dem Pankreas gehemmt wird. Es wirkt also diabetogen und kann bei ständiger Erhöhung des Serumspiegels (z.B. bei Disstress) die Entstehung eines **Diabetes mellitus** begünstigen. Bei einem Überangebot an Glukose aus der Glukoneogenese wird die Leber zur verstärkten Synthese von Glykogen angeregt.

Aminosäurestoffwechsel

Die für die Glukoneogenese benötigten Aminosäuren werden den besonders eiweißreichen Geweben, also der **Muskulatur**, der **Haut** und dem **Knochen** (vor allem der Spongiosa, weniger der Kompakta) entnommen. Der verstärkte Proteinabbau in der Peripherie führt zu einer Anhebung des Aminosäuren-Serumspiegels.

Glukokortikoide wirken also katabol (Eiweiß abbauend) und führen bei erhöhten Spiegeln zur Atrophie von Muskulatur und Haut sowie zur Osteoporose (zunächst der Wirbelkörper). Vermehrter Knochenabbau führt zu einem **Überangebot** von Ca^{2+} (und Mg^{2+}) mit der Gefahr einer Hyperkalzämie. Folgerichtig wird die Ca^{2+}- (und Mg^{2+}-)**Resorption** aus dem Darm durch Glukokortikoide **gehemmt**.

MERKE

Dies sollte bei einer pharmakologischen Substitution beachtet werden: Abendliche Gaben von Calcium und Magnesium werden wegen des niedrigen Cortisolspiegels besser resorbiert. Morgendliche Gaben werden überwiegend über den Darm ausgeschieden, sind also weitgehend sinnlos.

Die **Atrophie der Muskulatur** bedingt eine körperliche Schwäche und magere Extremitäten, diejenige der **Haut** eine Ausdünnung mit verminderter Widerstandskraft und über Einrisse rötlich-livide Streifenbildungen **(Striae distensae)** sowie eine Neigung zu **Hämatomen**. Von der Muskelschwäche besonders betroffen sind die großen, proximal an den Extremitäten liegenden Muskeln.

Fettstoffwechsel

Cortisol erhöht durch Abbau aus dem Fettgewebe **(Lipolyse)** den Blutfettspiegel, stellt dem Körper also neben Glukose auch Fettsäuren als Energieträger zur Verfügung. Bei ständig erhöhten Spiegeln findet dadurch allerdings auch eine **Umverteilung** statt: Das den Extremitäten entnommene und danach nicht verbrannte Fett wird vermehrt in Stamm, Gesicht und Nacken eingelagert. Beteiligt hieran ist auch eine unterschiedliche Rezeptorsensibilität für Cortisol in verschiedenen Körperregionen. Bei Krankheiten mit ständig erhöhten Cortisolspiegeln, bzw. bei therapeutischer Zufuhr über längere Zeit, kann diese Fettumverteilung sehr ausgeprägt sein; es entsteht das typische Bild des Morbus Cushing (s.u.).

Immunsystem

Cortisol tonisiert die **Blutgefäße**, macht sie also empfindlicher gegenüber der Wirkung von Sympathikus und RAAS (Angiotensin II), und stabilisiert und „dichtet" gleichzeitig die Membran der Kapillaren. Es macht damit den kapillären Bereich auch undurchlässiger für die **Zellen des Immunsystems**, die dadurch in ihrer Migration behindert werden. Zusätzlich wird die Wirkung von Faktoren wie Bradykinin, Histamin oder Serotonin auf die Kapillaren einschließlich ihrer entzündungsfördernden Komponente antagonisiert. Die Produktion verschiedener **Interleukine** wird unterdrückt. Die **Hemmung** der Sekretion von IL-1 und TNF-α aus Makrophagen führt zur **Fiebersenkung**. Indem auch die Produktion von Prostaglandinen und Leukotrienen unterdrückt sowie die Membranen der Lysosomen stabilisiert werden, wird insgesamt eine Ödembildung im Interstitium sowie alle weiteren **Entzündungsprozesse vermindert** oder unterbunden.

Cortisol hat weitere, sehr ausgeprägte Wirkungen auf das **Immunsystem:** Es erhöht die Zahl der neutrophilen Granulozyten durch Stimulierung des Knochenmarks, aktiviert und vermehrt daneben auch die regulatorischen T-Lymphozyten, ➤ Fach Immunologie), hemmt aber gleichzeitig die Bildung aller weiteren Immunzellen (Lymphozyten, Makrophagen) sowie sämtliche Immunorgane (z.B. Lymphknoten und Thymus). Die Unterdrückung der T-Zell-Funktion zeigt sich auch in einer Hemmung der zellvermittelten Abwehr, die z.B. bei Transplantationen oder Autoimmunkrankheiten therapeutisch genutzt werden kann. Im Blut finden sich also bei einem endogenen oder therapeutischen Hyperkortisolismus zusammengefasst eine **Leukozytose** (als Neutrozytose) und **Thrombozytose** (s. unten) sowie gleichzeitig eine **Lymphopenie** und **Eosinopenie**.

MERKE

Die Hemmung entzündlicher Vorgänge sowie Unterdrückung immunologischer Reaktionen bezeichnet den therapeutisch wichtigsten Einsatzzweck der Glukokortikoide.

Weitere Wirkungen

- Cortisol erhöht, durch Stimulation des Knochenmarks, die Zahl der **Thrombozyten** im Blut. Dies kann therapeutisch zur Behandlung einer Thrombopenie (Thrombozytenmangel) ausgenutzt werden. Bei einer Cortisoltherapie aus anderer Ursache besteht dann allerdings durch die ständig erhöhte Zahl an Gerinnungskörperchen eine gesteigerte Thrombosegefahr, z.B. in der Form einer tiefen Beinvenenthrombose.
- Bei ständig hohen Cortisolspiegeln fällt auch die eigentlich schwache **mineralokortikoide Wirkung** ins Gewicht, zusätzlich verstärkt durch die Tonisierung der Gefäßwände. Es kommt zum **erhöhten Blutdruck** und evtl. zur **Hypokaliämie**, seltener auch zu **Ödemen**.
- Sowohl ein Mangel als auch ein Überschuss an Cortisol kann zu **Wesensänderungen** bis hin zu schweren Depressionen oder gar Psychosen führen. Die Suizidalität ist gesteigert.
- Extrem hohe Cortisolspiegel supprimieren den Hypothalamus in einem Ausmaß, dass nicht nur die CRH-Produktion davon betroffen ist, sondern auch weitere Releasing-Hormone wie **TRH** oder die **Gonadotropine**. Typische Folgen sind eine **Hypothyreose** mit **Gewichtszunahme** und, bei der Frau, **Zyklusstörungen** bis hin zur Amenorrhö. Beim zentralen Morbus Cushing addieren sich die androgenen Wirkungen des **DHEA** zum Mangel an Gonadotropinen hinzu, weil ACTH in geringerem Umfang auch die Zona reticularis stimuliert. Zu den Zyklusstörungen gesellt sich damit auch noch z.B. ein **Hirsutismus** und die betroffenen Frauen werden rechthaberisch.
- Interessant ist die Erkenntnis, dass der niedrige Cortisolspiegel während der Tiefschlafphasen der ersten Hälfte der Nacht erforderlich ist, um das tagsüber Gelernte und im Hippocampus Zwischengespeicherte in diesen Stunden ins **Langzeitgedächtnis** des Großhirns zu übertragen. Bei nächtlich erhöhten Cortisol-Serumspiegeln wird Gelerntes umgehend wieder vergessen.

HINWEIS PRÜFUNG

Hieraus könnte u.a. abgeleitet werden, dass abendliches Lernen – z.B. auf die Heilpraktikerprüfung – nur dann sinnvoll sein kann, wenn es dem Lernenden keinen allzu großen Stress bereitet.

Sämtliche physiologischen Wirkungen der Glukokortikoide sind auf die erfolgreiche Bewältigung von Stress ausgerichtet – so wie der Begriff „Stress“ ursprünglich zu verstehen war (➤ Abb. 3.10). Hierauf wird im Zusammenhang mit dem zweiten „Stresshormon“, dem Adrenalin des NNM, genauer eingegangen (➤ 3.2.2).

Androgene

Androgene sind männliche Sexualhormone. Das wesentliche Androgen der NNR ist das **Dehydroepiandrosteron** (DHEA). In der **Zona reticularis** werden täglich bei beiden Geschlechtern bis zu 30 mg gebildet. Bei der Frau ist die NNR der eigentliche Produktionsort für diese Hormone; beim Mann spielt die Zona reticularis keine wesentliche Rolle, weil das Testosteron des Hodens eine weit

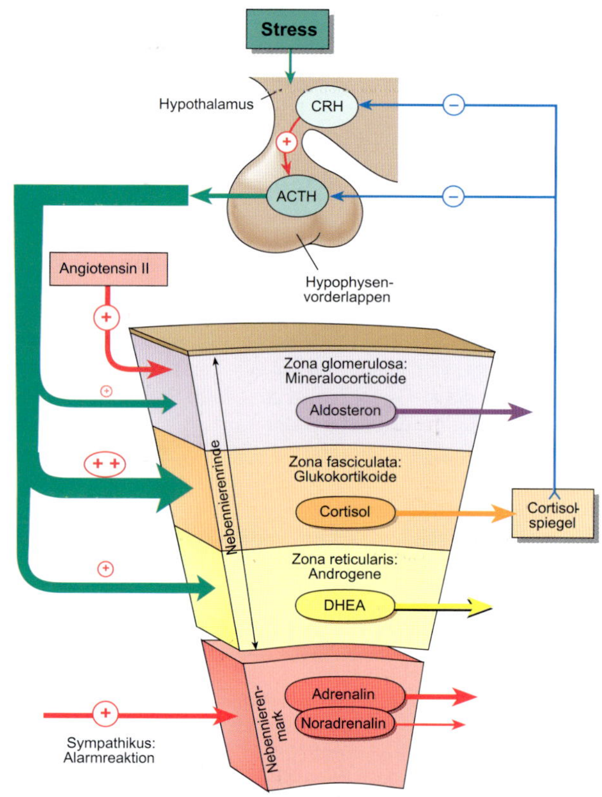

Abb. 3.10 Beantwortung von Stress durch Cortisol und Adrenalin. [L106]

höhere androgene Wirksamkeit als DHEA besitzt. DHEA hat bei der Frau u.a. Bedeutung für die Ausbildung sekundärer Geschlechtsmerkmale. So wird z.B. in der Pubertät das Wachstum der Schamhaare angeregt – durch Östrogene zum Weiblichen modifiziert.

Die Androgenproduktion wird, allerdings in geringerem Umfang als bei den Glukokortikoiden, durch das ACTH der Hypophyse stimuliert. Die Wirkungen der Androgene werden beim Testosteron besprochen (➤ 5.1.2).

3.1.3 Krankheitsbilder

Erkrankungen der NNR äußern sich in Mehr- oder Minderproduktion sämtlicher oder einzelner Hormone. Die Krankheiten können sich akut und dramatisch oder auch langsam progredient entwickeln. Die wichtigste Unterfunktion ist der Morbus Addison, die wesentlichen Überfunktionen stellen Conn-Syndrom und Morbus Cushing dar.

Nebennierenrindeninsuffizienz

Man unterscheidet die primäre NNR-Insuffizienz von der sekundären:

- **Primär** bedeutet, dass die Ursache in der NNR selbst zu suchen ist.
- Die **sekundäre Form** entsteht durch Ausfall des hypophysären ACTH, beispielsweise durch einen Tumor. Diese sekundären

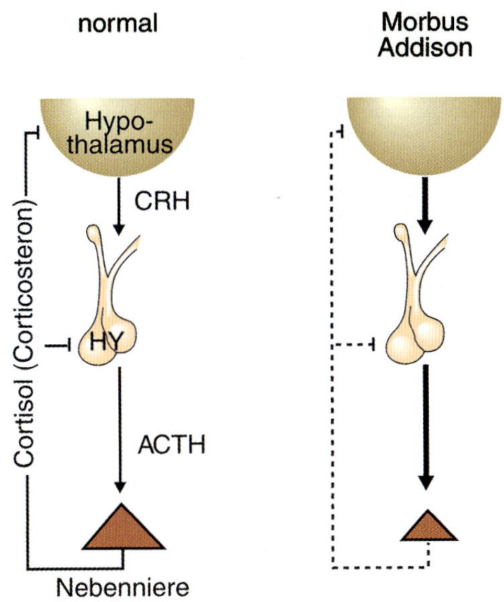

Abb. 3.11 Regelkreis beim Morbus Addison. [L253]

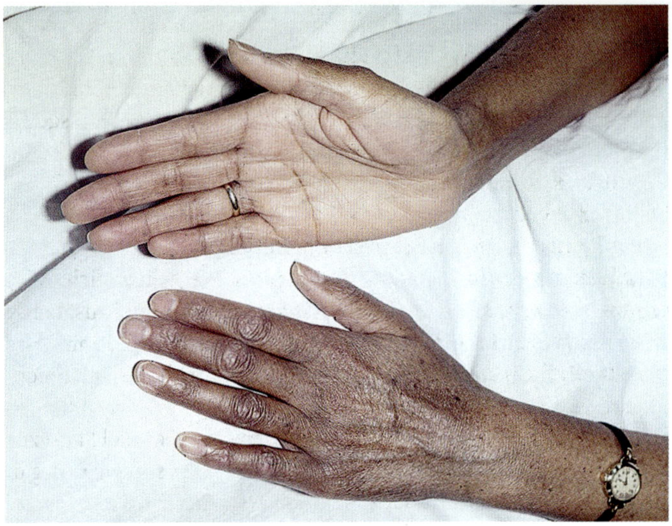

Abb. 3.12 Hyperpigmentierung bei Morbus Addison. [R246]

Formen sind außerordentlich selten. Ihre Folge ist der Ausfall der Cortisolproduktion, in geringerem Umfang auch desjenigen von DHEA. Das Aldosteron ist hierbei nicht nennenswert betroffen, weil es überwiegend durch das RAAS stimuliert wird und nur minimal durch ACTH.

Die **Unterscheidung** der beiden Insuffizienzformen gelingt durch Messung von Cortisol *und* ACTH im Serum. **Cortisol** ist in jedem Fall erniedrigt und beweist die Insuffizienz der NNR. **ACTH** ist bei der primären Form erhöht (➤ Abb. 3.11), weil das erniedrigte Cortisol durch seine Rückkopplung mit der Hypophyse dessen ACTH-Produktion erhöht. Bei der sekundären Insuffizienz ist das erniedrigte ACTH gerade die Ursache für die erniedrigten Cortisol-Serumspiegel.

Morbus Addison

Der Morbus Addison ist die häufigste Form einer primären NNR-Insuffizienz und damit auch insgesamt die häufigste Form.

Krankheitsentstehung

Es handelt sich meist um eine **Autoimmunerkrankung** der NNR, bei der im Rahmen entzündlicher Vorgänge das Organ zerstört oder in seiner Funktion gestört wird. Ungewöhnlich für eine Autoimmunkrankheit ist, dass es bei der Addison-Krankheit weder eine Geschlechterbevorzugung noch einen typischen Altersgipfel gibt. Im Serum werden Antikörper gegen NNR-Gewebe nachweisbar. Nicht so selten bestehen gleichzeitig weitere Autoimmunerkrankungen z.B. der Schilddrüse oder als Diabetes mellitus Typ I. Typische HLA-Konstellationen sind, wie so häufig, B8 und DR 3.

Seltenere Ursachen eines Morbus Addison sind ein tuberkulöser Befall der NNR, Einblutungen oder Metastasen maligner Tumoren, eine Sarkoidose oder Amyloidose. Bei AIDS-Patienten ist eine Infektion durch das Zytomegalie-Virus besonders häufig.

Symptomatik

Sichtbare Folgen entstehen wie fast überall im Körper erst dann, wenn etwa 90% des Organs ihre Funktion eingestellt haben. **Leitsymptom** ist eine sich langsam entwickelnde **Müdigkeit** und **Schwäche:**

- **Aldosteronmangel** bewirkt als Folge einer verstärkten Natriumausscheidung und einer verstärkten Kaliumretention eine Hypovolämie mit erniedrigtem Blutdruck, orthostatischer Kollapsneigung, Müdigkeit und Schwäche. Im Serum bestehen eine Hyponatriämie und Hyperkaliämie. Die Natriumkonzentration ist, entsprechend dem Urin, auch im Schweiß erhöht, die Kaliumkonzentration vermindert.
- **Cortisolmangel** führt zu Wesensänderungen und durch die unzureichende Bereitstellung von Glukose und Fettsäuren zu Müdigkeit, muskulärer Schwäche und Inappetenz mit Gewichtsabnahme. Gastrointestinale Symptome wie Bauchschmerzen, Übelkeit und Erbrechen sind häufig. Im Serum findet man eine Hypoglykämie.

Ein auffallendes Symptom des Morbus Addison ist eine gelbbraune bzw. **bronzefarbene Hyperpigmentierung** der gesamten Haut (➤ Abb. 3.12) – besonders ausgeprägt an der Mundschleimhaut, den Handlinien, Ellenbogen sowie mechanisch belasteten Körperpartien. Geringste Sonnenbestrahlungen führen zur zusätzlichen Hautbräunung. Die Addison-Krankheit hieß deswegen früher auch Bronzehautkrankheit. Ursache ist eine vermehrte Ausschüttung des melanozytenstimulierenden Hormons **MSH**. Dieses Hypophysenhormon fällt gewissermaßen als Nebenprodukt bei der übermäßigen Bildung des ACTH an, die ja bei der primären NNR-Insuffizienz immer besteht. Tiefere Ursache ist ein **gemeinsames Vorläuferprotein** (POMC) der beiden Hormone. Auch das erhöhte ACTH selbst ist in allerdings sehr geringem Umfang an der Hyperpigmentation beteiligt.

Scheinbar paradoxerweise entsteht neben der Hyperpigmentation auch manchmal eine **Vitiligo** (sog. Weißfleckenkrankheit). Dies lässt sich aber aus der Ursache der Vitiligo als einer Autoimmunkrankheit, die oft begleitend zu weiteren Autoimmunerkrankungen auftritt, gut verstehen (➤ Fach Dermatologie).

Etliche Patienten entwickeln eine **Hyperkalzämie**. Das kann man aus einer Cortisolwirkung ableiten, die in einer Hemmung der Calciumresorption aus dem Dünndarm besteht. Ein erniedrigter Cortisolspiegel könnte demnach eine gesteigerte Calciumresorption bedingen.

Komplikationen

Akut lebensgefährdend ist die sog. **Addison-Krise**, bei welcher die Ausfallserscheinungen, z.B. durch eine Einblutung oder eine Meningokokken-Sepsis bei Kindern (= Waterhouse- Friderichsen-Syndrom), sehr rasch auftreten. Ist überwiegend die Zona glomerulosa betroffen, resultiert aus dem akuten **Aldosteronmangel** eine Hypovolämie mit Kollaps, Bewusstlosigkeit und eventuell Tod. Betrifft der akute Hormonausfall mehr die Zona fasciculata, resultiert aus dem **Cortisolmangel** eine Hypoglykämie mit Apathie, Somnolenz und Bewusstlosigkeit bis zum möglichen Tod.

Therapie

Aldosteron kann heute zum Ausgleich der geschilderten Folgen genauso medikamentös substituiert werden wie Cortisol. Bei Frauen gibt man eventuell zusätzlich DHEA.

Zusammenfassung

Morbus Addison

Primäre NNR-Insuffizienz meist auf dem Boden einer Autoimmunerkrankung ohne Geschlechterbevorzugung und ohne typischen Altersgipfel

Ursache
- wie bei Autoimmunkrankheiten allgemein üblich Angriff des Immunsystems auf körpereigenes Gewebe – auf dem Boden einer ererbten HLA-Konstellation und einer systemischen Infektion durch einen noch unbekannten Erreger
- selten Tuberkulose, Sarkoidose, Amyloidose, Zytomegalie-Viren (bei AIDS-Patienten) oder Metastasen

Symptome
- Müdigkeit und Schwäche (Leitsymptom)
- bronzefarbene Hyperpigmentierung
- Komplikation: Addison-Krise mit Hypovolämie (Aldosteronmangel) bzw. Hypoglykämie (Cortisolmangel)

Diagnostik
- klinischer Befund
- Antikörper gegen NNR-Gewebe
- Labor: Cortisol und Aldosteron ↓, ACTH ↑

Therapie
- Substitution der Hormone

Akuter Ausfälle
Addison Krise -> Delir, Koma – Tod
Cortisol nicht ausgeschlichen

Sekundäre Nebennierenrindeninsuffizienz

Die Ursache einer sekundären NNR-Insuffizienz liegt in einem Ausfall des hypophysären ACTH. Zumeist sind davon noch weitere Hypophysenhormone betroffen. Der ACTH-Mangel betrifft die Glukokortikoide und teilweise die Androgene. Die Aldosteronproduktion bleibt weitgehend unverändert. Es überwiegen also die Symptome des Hypokortisolismus mit Hypoglykämie usw. (s.o.). Eine Hyperpigmentation tritt bei der sekundären Form nicht auf, weil das MSH unverändert bleibt und das ACTH vermindert ist oder vollständig fehlt.

Therapeutisch genügt die Substitution von Cortisol und eventuell, bei Frauen, der Androgene (DHEA).

Adrenogenitales Syndrom

Krankheitsentstehung

Das adrenogenitale Syndrom (AGS) entsteht in der Folge verschiedener **angeborener Enzymdefekte** in der NNR, durch welche die Hormonproduktion verhindert wird (➤ Abb. 3.13). Immer betroffen hiervon ist die Cortisolproduktion in der Zona fasciculata, nur teilweise auch die Produktion von Aldosteron und/oder DHEA. Das fehlende Cortisol verursacht über die ACTH-Erhöhung im Serum eine Hyperplasie der NNR.

Symptomatik

Etwa ein Drittel der betroffenen Kinder zeigt neben dem Ausfall des Cortisols (mit entsprechenden Symptomen) auch einen des Aldosterons. In diesem Fall besteht ein sog. **Salzverlustsyndrom** (Hyponatriämie mit den oben besprochenen Folgen). Je nach dem vorliegenden Enzymdefekt entstehen neben dem Ausfall der Glukokortikoide entweder zu viel oder zu wenig Androgene (meistens aber **zu viel**). Eine Überproduktion zeigt bei Mädchen neben den Folgen des Cortisolausfalls eine Virilisierung (Vermännlichung) mit Klitorishypertrophie und männlichem Körperbau. Später kommen

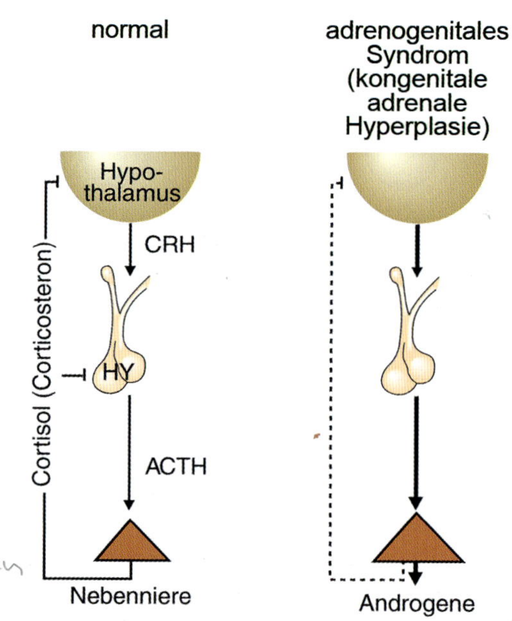

Abb. 3.13 Regelkreis beim adrenogenitalen Syndrom. [L253]

Hirsutismus mit männlichem Behaarungstyp (➤ Abb. 3.14), tiefe Stimme und Amenorrhö hinzu.

Durch den anabolen Effekt der Androgene besteht bei Jungen und Mädchen ein beschleunigtes Wachstum bis hin zum Riesenwuchs (während der Kindheit), wobei dann allerdings der Epiphysenschluss der Knochen in der frühen Pubertät vorzeitig erfolgt, sodass diese Patienten im Erwachsenenalter eher klein sind.

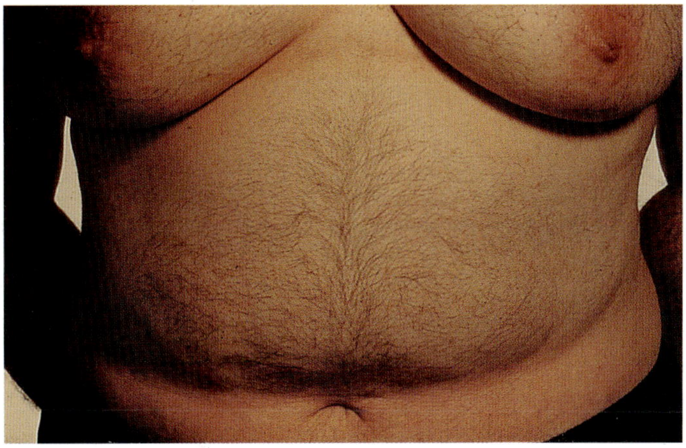

Abb. 3.14 Hirsutismus. [E288]

Therapie

Die Therapie mit Glukokortikoiden gleicht nicht nur den Cortisolmangel aus; über die Normalisierung des ACTH-Serumspiegels wird gleichzeitig der erhöhte Androgen-Serumspiegel reduziert.

Zusammenfassung

AGS

Adrenogenitales Syndrom

Ausfall der NNR-Hormone (immer Cortisol, teilweise Aldosteron) mit sekundärer NNR-Hyperplasie

Ursache

- angeborene Enzymdefekte

Symptome

- Hypokortisolismus mit Hypoglykämie
- Salzverlustsyndrom (bei einem Drittel der Kinder)
- meist Androgenüberproduktion mit beschleunigtem Wachstum in der Kindheit bei vorzeitiger Pubertät (Pubertas praecox), bei Mädchen Virilisierung, Hirsutismus, Amenorrhö

Therapie

- Hormonsubstitution

Nebennierenrindenüberfunktion

Die Überfunktion betrifft üblicherweise nur eines der 3 Hormone der NNR. Ist das Cortisol betroffen, entsteht der Morbus Cushing. Ein primärer Hyperaldosteronismus führt zum Conn-Syndrom. Das AGS mit seiner sekundär über die hohen ACTH-Serumspiegel erzwungenen Androgenüberproduktion wurde bereits besprochen.

Cushing-Syndrom

Die **Hauptursache** des Cushing-Syndroms ist eine Überproduktion von ACTH aufgrund eines hormonproduzierenden **Hypophysenadenoms** (➤ Abb. 3.15b). Diese Form wird auch als **Morbus** Cushing bezeichnet und dem peripheren Cushing-**Syndrom** gegenübergestellt. Die Adenome sind häufig so klein, dass sie selbst in CT oder MRT kaum darstellbar sind. Mit aus diesem Grund bleibt diagnostisch die eigentliche Ursache oft im Unklaren, denn es könnte ja auch eine Fehlsteuerung durch das CRH des Hypothalamus oder eine ektope ACTH-Bildung vorliegen. Vorwiegend betroffen sind junge Frauen zwischen 20 und 40 Jahren.

Das **periphere Cushing-Syndrom** macht etwa 10% der Fälle eines Hyperkortisolismus aus. Es entsteht aufgrund eines Adenoms oder Karzinoms (jeweils 50%) der Zona fasciculata (➤ Abb. 3.15c).

Daneben gibt es benigne und maligne Tumoren, u.a. das Bronchialkarzinom, das Phäochromozytom (➤ 3.2.3) oder Karzinoidtumoren, die ACTH zu produzieren vermögen und keiner Rückkoppelung durch das Cortisol des Serums unterliegen (➤ Abb. 3.15d). Man bezeichnet dies als **ektope** (außerhalb der physiologischen Produktionsstätte) **ACTH-Produktion.** Von malignen Tumoren produzierte, stoffwechselaktive Faktoren, die zu erkennbaren Symptomen führen, werden zu den **paraneoplastischen Syndromen** gerechnet. Sie können weiteren Symptomen eines Tumors vorausgehen und dienen dann der Früherkennung.

Die Ursache des sog. **iatrogenen** (ärztlich bedingten) **Cushing-Syndroms** ist die langdauernde und hochdosierte Therapie mit Glukokortikoiden (➤ Abb. 3.15e), z.B. bei Rheuma- oder Asthmapatienten. Diese Form war in früheren Jahren aufgrund der zahlreichen undifferenzierten Cortisoltherapien ausgesprochen häufig, ist aber inzwischen kaum noch zu sehen.

Symptomatik

Die Symptome des Cushing-Syndroms sind, ungeachtet der Ursache, immer dieselben, da in jedem Fall **zu viel Cortisol** (bzw. ein pharmazeutisches Analogon) im Körper ist. Es kommt also zu den typischen Veränderungen (➤ 3.1.2):

- Hyperglykämie bis hin zur diabetischen Stoffwechsellage oder sogar Diabetes mellitus (in 20% der Fälle)
- Umverteilung des Körperfettes mit Stammfettsucht, Vollmondgesicht (➤ Abb. 3.16a) und Stiernacken (Büffelnacken, ➤ Abb. 3.17) neben auffallend schlanken Extremitäten
- muskuläre und allgemeine Schwäche
- Osteoporose
- verdünnte Haut mit lividen Streifen (Striae distensae) vor allem an Bauch und Oberschenkeln (➤ Abb. 3.16b)
- erhöhtes Körpergewicht
- Stimmungs- bzw. Persönlichkeitsveränderungen

Striae und besondere Empfindlichkeit gegenüber kleinen Verletzungen haben ihre Ursache in der Atrophie der Haut mit vermindertem Kollagenanteil. Wohl vor allem deswegen kommt es auch häufig zu Einblutungen (Ekchymosen).

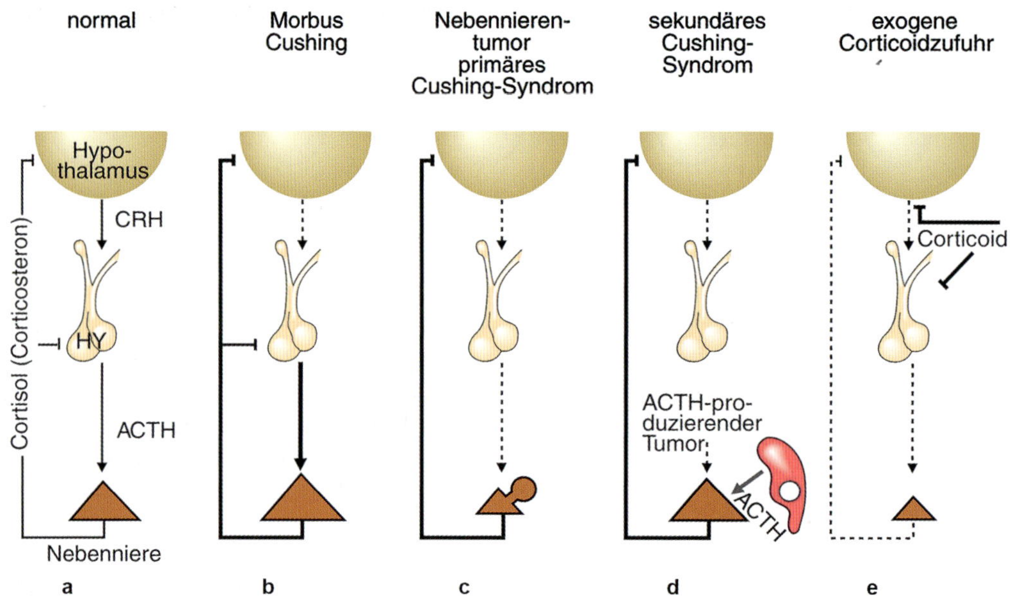

Abb. 3.15 Regelkreis beim Cushing-Syndrom. [L253]

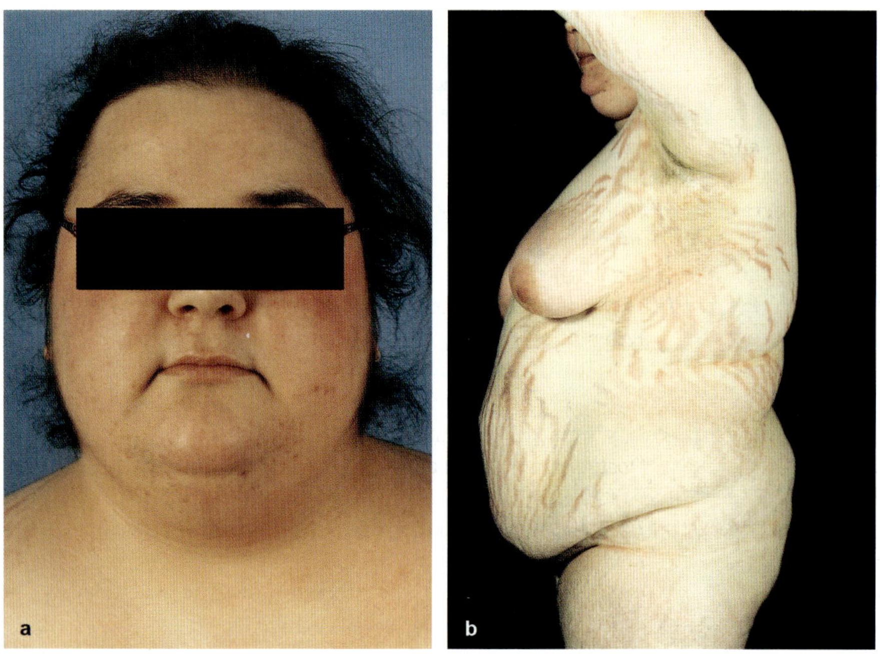

Abb. 3.16 Morbus Cushing. **a** Vollmondgesicht. **b** Striae distensae. [M779]

Die **mineralokortikoide Wirkung** hoher Cortisoldosen führt im Verein mit der Gefäßtonisierung zu:

- Hypervolämie (Plethora) mit Hypertonie
- eventuell Ödeme – vorzugsweise an den Unterschenkeln
- Hypokaliämie, evtl. mit metabolischer Alkalose

Die Leistungen des **Immunsystems** sind vermindert; beispielsweise ist die Wundheilung verzögert und die Infektanfälligkeit erhöht, im Blut werden eine Lymphopenie und Eosinopenie nachweisbar, evtl. gemeinsam mit Neutrozytose und Thrombozytose.

Da Cortisol neben seiner mäßigen mineralokortikoiden Wirkung auch in gewissem Umfang eine **androgene Potenz** besitzt, kommt es bei weiblichen Cushing-Patienten zu:

- Akne
- Hirsutismus
- Klitorishypertrophie und Amenorrhö bzw. Zyklusstörungen

Abgesehen von der geringgradigen androgenen Wirkung des Cortisols stimuliert aber das erhöhte ACTH, sofern die Ursache des Morbus Cushing in der Hypophyse liegt, die Zona reticularis und führt zur erhöhten Produktion von DHEA.

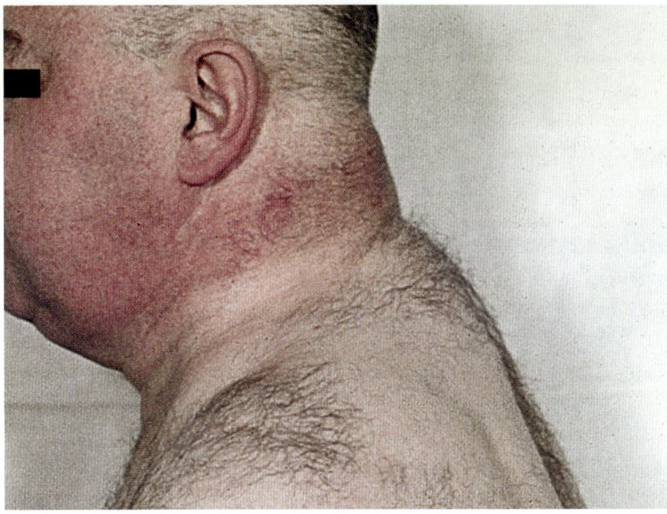

Abb. 3.17 Stiernacken, Hypertrichose. [R246]

Diagnostik

Im ersten Schritt wird die pathologische Cortisolvermehrung nachgewiesen. Um die tageszeitlichen Schwankungen des Cortisols dabei zu umgehen, geschieht dies z.B. über die 24-h-Cortisolausscheidung im Urin oder ein Cortisol-Tagesprofil. Im zweiten Schritt wird ACTH bestimmt, um den Morbus Cushing oder eine ektope ACTH-Produktion (ACTH erhöht) von einem NNR-Tumor (ACTH erniedrigt) zu unterscheiden.

Die Differenzierung zwischen einem Morbus Cushing und einer ektopen ACTH-Produktion gelingt, indem z.B. versucht wird, die Cortisolproduktion durch CRH zu beeinflussen, was bei ektoper ACTH-Produktion nicht möglich ist. Auch der Dexamethason-Test ist für diesen Zweck geeignet. Dexamethason ist ein stark wirksames Glukokortikoid (25–30-fach gegenüber Cortisol), das auf Hypophysenadenome noch eine gewisse negative Rückkopplung ausübt, während Tumoren mit ektoper ACTH-Produktion unbeeinflusst bleiben.

Sonographie, CT oder MRT können dabei helfen, im Fall eines erniedrigten ACTH einen Tumor der Nebenniere nachzuweisen.

Therapie

Therapie der Wahl ist die operative Tumorentfernung in Nebenniere bzw. Hypophyse. Ist eine vollständige Entfernung, z.B. bei Tumoren der Hypophyse, nicht möglich, wird bestrahlt. Bei einem inoperablen, evtl. bereits metastasierten Nebennierenrindenkarzinom behandelt man palliativ mit Zytostatika.

Zusammenfassung

Cushing-Syndrom

Inadäquate, anhaltende Erhöhung des Cortisols (Hyperkortisolismus)

Ursachen
- ACTH produzierendes Hypophysenadenom (ca. 80% der Fälle) = Morbus Cushing
- Adenom oder Karzinom der Zona fasciculata (10%), ACTH-produzierende Tumoren = peripheres Cushing-Syndrom
- lang andauernde Glukokortikoidtherapie =
Syndrom

Symptome
- Übergewicht, Stammfettsucht, Vollmondgesicht, S
- Hautverdünnung, Striae distensae
- Osteoporose
- muskuläre Schwäche
- Hypervolämie, Ödeme
- Akne, Hirsutismus, Amenorrhö

Diagnostik
- Labor: Nachweis des erhöhten Cortisols und Differenzierung zwischen den Cushing-Formen; ACTH erhöht beim Morbus Cushing, erniedrigt bei Tumoren der NNR oder iatrogener Verursachung (Cushing-Syndrom)
- Sonographie, CT, MRT: Nachweis des Tumors in Nebenniere bzw. Hypophyse

Therapie
- Operation
- ersatzweise Strahlentherapie bzw. palliativ mit Zytostatika

Conn-Syndrom

Hierunter versteht man einen **primären Hyperaldosteronismus** – zumeist aufgrund eines (gutartigen) Adenoms der NNR. Teilweise handelt es sich um eine ätiologisch unklare Hyperplasie der NNR ohne abgrenzbares Adenom. Selten liegt auch einmal ein hormonproduzierendes NNR-Karzinom zugrunde. Das Conn-Syndrom soll bei bis zu 4% aller Hypertoniepatienten Ursache des Bluthochdrucks sein.

Symptomatik

Die bereits besprochenen Folgen sind:
- Hypervolämie mit Hypertonie und – seltener – Ödemen
- Hypokaliämie und Hypomagnesiämie mit Herzrhythmusstörungen (Mangel an K^+ und Mg^{2+})
- Müdigkeit (Mangel an Mg^{2+}), Muskelschwäche (Mg^{2+} und K^+), Obstipation (Mangel an K^+) und metabolische Alkalose (Mangel an K^+)
- Tetanie oder Parästhesien (Mg^{2+}, Ca^{2+}) bis hin zu muskulären Lähmungen
- Kopfschmerzen und Sehstörungen (häufig) in der Folge des Bluthochdrucks

Müdigkeit, Muskelschwäche und die sporadischen Lähmungen lassen sich am besten aus dem ATP-Mangel bei Mg^{2+}-Mangel erklären, verstärkt durch den Kaliummangel sowie die scheinbare Hypomagnesiämie und Hypokalzämie bei metabolischer Alkalose. Vor allem die Hypomagnesiämie entsteht allerdings nicht nur scheinbar in Folge der Alkalose, sondern darüber hinaus auch tatsächlich, weil Aldosteron neben Kalium auch Magnesium vermehrt zur Ausscheidung bringt.

Diagnostik

Wegweisend ist die Hypokaliämie bei arterieller Hypertonie. Der Nachweis des NNR-Tumors gelingt am ehesten durch Ultraschall und CT.

betroffene Nebenniere
eidseitige Hyperplasie
rtherapie mit einem

e Erhöhung des Aldosterons (Hyperaldoste-

en
- meist (gutartiges) Adenom der NNR
- selten hormonproduzierendes NNR-Karzinom

Symptome
- Hypokaliämie bei arterieller Hypertonie
- Herzrhythmusstörungen
- Müdigkeit, Muskelschwäche, Obstipation

Diagnostik
- Labor: Hypokaliämie, Hypomagnesiämie
- Sonographie, CT, MRT: Nachweis eines Nebennierentumors

Therapie
- operative Entfernung der Nebenniere bei Tumor

Sekundärer Hyperaldosteronismus

Ein sekundärer Hyperaldosteronismus entsteht z.B. im Rahmen einer Leberzirrhose, bei der die Serumspiegel durch die langsamere Metabolisierung ansteigen. Die Auswirkungen sind prinzipiell dieselben, doch zumeist wesentlich schwächer ausgeprägt, weil Aldosteron und Renin einem negativen Rückkopplungsmechanismus unterliegen, die Reninproduktion also unterdrückt wird.

Dasselbe gilt für Kalium, sodass auch die entstehende Hypokaliämie zur Senkung des Reninspiegels im Serum führt.

Sekundär erhöhte Aldosteronspiegel entstehen auch bei erhöhten Renin-Serumspiegeln im Rahmen einer Herzinsuffizienz oder Nierenarterienstenose.

3.2 Nebennierenmark

3.2.1 Anatomie

Das Nebennierenmark (NNM) befindet sich zentral in der Nebenniere, im direkten Anschluss an und allseits umgeben von der Zona reticularis der Rindenzone (➤ Abb. 3.2, ➤ Abb. 3.3). Seine beiden Hormone Adrenalin und Noradrenalin, die sog. Katecholamine, leiten sich chemisch von der Aminosäure Tyrosin ab, haben also auch von daher mit den Steroidhormonen der NNR nichts zu tun. Noradrenalin ist gleichzeitig der Überträgerstoff des sympathischen Nervensystems, wird also an dem neuronalen Netzwerk, welches u.a. die Herzmuskelzellen oder die glatten Muskeln der inneren Hohlorgane einschließlich des Gefäßsystems innerviert, in den synaptischen Spalt ausgeschüttet (➤ Fach Neurologie).

Das eigentliche **Kerngebiet des Sympathikus** liegt in der Medulla oblongata des Hirnstamms – mit zahlreichen Verschaltungen zu Brücke, [Hypo-]Thalamus, Großhirnrinde, limbischem System und Peripherie. Von hier aus werden die sympathischen Impulse auf die Seitenhörner des Rückenmarks (C8–L3) und weiter zum sog. **Grenzstrang des Sympathikus** geleitet, der neben HWS, BWS und LWS die Ganglien (Ansammlungen von Nervenzellen) bildet, von denen aus die gesamte Körperperipherie versorgt wird. Dabei bestehen in jedem Segment Verschaltungen mit motorischen und sensiblen Nerven (➤ Abb. 3.18).

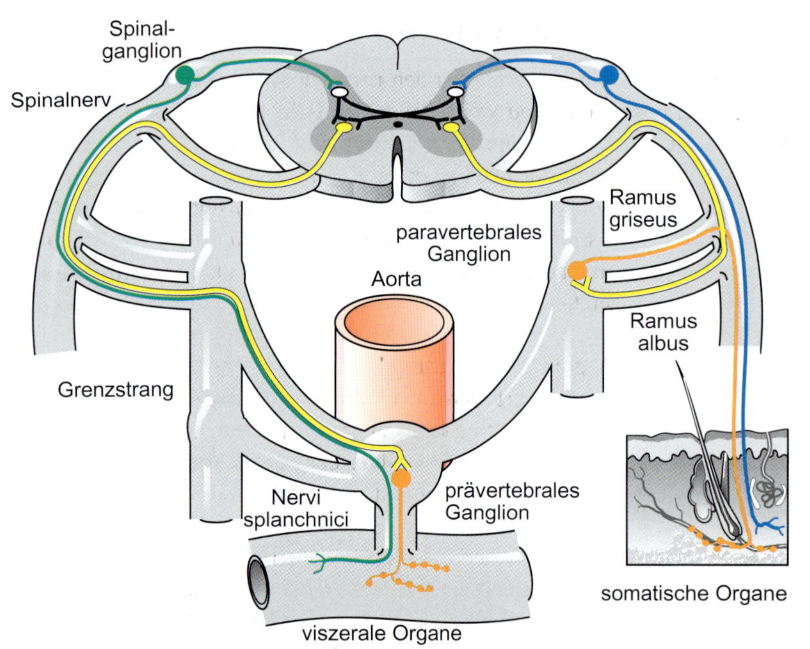

Abb. 3.18 Periphere Verschaltungen des Sympathikus. [L123]

Von den sympathischen Ganglien bei Th12 (**Plexus coeliacus** = Plexus solaris = „Solarplexus"), am Abgang des Truncus coeliacus aus der Aorta gelegen, laufen Nervenfasern zum Nebennierenmark. Die Zellen des NNM sind eigentlich fortsatzfreie Nervenzellen, mit denen die Nervenfasern des Plexus coeliacus synaptisch verbunden sind. Werden sie durch diese Nervenfasern erregt, sezernieren sie ihre beiden Hormone direkt ins Blut, wie dies ja auch für alle anderen Hormone gilt. Von den etwa 6 Milligramm an Katecholaminen, die im NNM in der Form von Granula gespeichert sind, werden täglich nur wenige Prozent ausgeschüttet. Es verbleiben so für einen intensivierten Bedarf große Reserven.

MERKE

Das NNM ist ein **sympathisches Ganglion**, das die in seinen Nervenzellen gebildeten Überträgerstoffe nicht über Axone zu Synapsen weiterleitet, sondern direkt ans Blut abgibt. Es ist gewissermaßen ein Zwitter zwischen Nervensystem und endokrinem System.

3.2.2 Physiologie

Biosynthese der Katecholamine

Adrenalin und Noradrenalin unterscheiden sich lediglich durch eine einzige Methylgruppe CH_3 (➤ Abb. 3.19). Ihre Biosynthese beginnt mit der Aminosäure Tyrosin oder, falls unzureichend vorhanden, mit der essenziellen Aminosäure Phenylalanin.

Regulation der Hormonsekretion

Die **Neurone des Plexus coeliacus** stimulieren die hormonproduzierenden Zellen des NNM. Dabei wird das NNM allerdings dem nervalen Sympathikus nur dann zugeschaltet, wenn besondere, körperliche oder mentale Höchstleistungen notwendig werden.

Neben der synaptischen Verschaltung mit dem nervalen Sympathikus besitzen die Markzellen auch Rezeptoren für im Serum zirkulierendes Insulin und Histamin. Zusätzlich wird hier auch eine **Hypoglykämie** registriert und führt unabhängig vom nervalen Sympathikus zu einer Sekretion der Katecholamine aus den intrazellulären Speichern des NNM. Die Ausstattung mit **Insulinrezeptoren** hat zur Folge, dass eine reichliche Nahrungsaufnahme neben dem Parasympathikus auch den Sympathikus aktiviert, weil es hierbei ausnahmslos zu einem Anstieg des Insulin-Serumspiegels kommt. Nahrungszufuhr führt also sowohl über die vorübergehende Hypovolämie (Abströmen extrazellulärer Flüssigkeit in Darmwand und Darmlumen) als auch über die erhöhten Insulinspiegel zur Aktivierung des Sympathikus und damit zur kardialen Belastung. Dies kann bei vorbestehender koronarer Herzkrankheit zu einem Angina-pectoris-Anfall führen (➤ Fach Herz-Kreislauf-System).

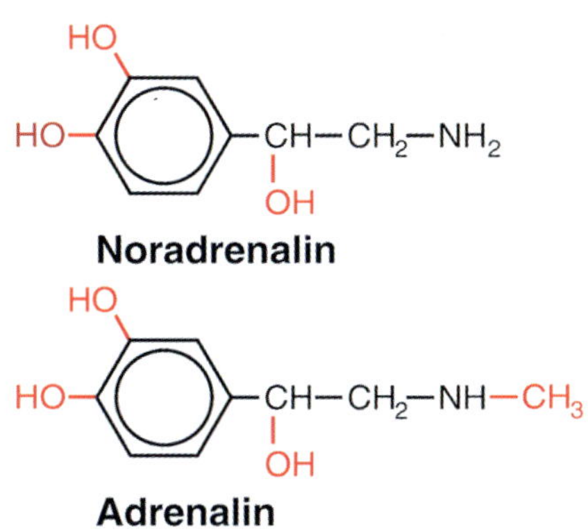

Abb. 3.19 Strukturformeln von Noradrenalin und Adrenalin. [L253]

MERKE

Wesentliche Stimuli des NNM

- nervaler Sympathikus
- Insulin
- Hypoglykämie

Notfallfunktion des NNM

Man kann das NNM und seine beiden Hormone als Reserve für den nervalen Sympathikus betrachten, die nur bei erhöhten Anforderungen bzw. in Notfallsituationen zugeschaltet wird.

Diese Anforderungen können **körperlicher** Natur sein: Kampf oder Flucht – also extreme Belastungen, Blutverluste, Verbrennungen, Hypoglykämie oder Unterkühlung. Sie können aber auch im Rahmen **emotionaler** Belastungen entstehen. Während also bei mäßiger körperlicher Arbeit lediglich der nervale Sympathikus mit seinem Überträgerstoff Noradrenalin aktiviert wird, gesellt sich bei höheren Belastungen das NNM hinzu, sodass auch nur in diesen Fällen die zusätzlichen Wirkungen des Adrenalins zu beobachten sind.

Sympathische Rezeptoren

Die Zielorgane für den nervalen Sympathikus und die beiden Hormone sind weitgehend identisch. Diese Zielorgane besitzen aber verschiedene Rezeptoren, die durch Noradrenalin und Adrenalin unterschiedlich stark besetzt werden können. Die Rezeptoren werden in α- sowie in β_1- und β_2-Rezeptoren unterteilt. Die α-Rezeptoren lassen sich theoretisch noch weiter in α_1- und in α_2-Rezeptoren unterscheiden, was jedoch für den Heilpraktiker keine Bedeutung besitzt.

Rezeptorverteilung

Kompliziert werden die Zusammenhänge ohnehin dadurch, dass einerseits die verschiedenen Rezeptoren unterschiedlich auf die Organe verteilt sind und hier auch unterschiedliche Wirkungen vermitteln, und andererseits dadurch, dass die beiden Katecholamine an den verschiedenen Rezeptoren teilweise identische und teilweise gegensätzliche Wirkungen entfalten, und teilweise sogar bestimmte Rezeptoren überhaupt nicht besetzen. So befinden sich z.B. an den Blutgefäßen sowohl α-Rezeptoren als auch β_2-Rezeptoren, während an Muskelzellen und Reizleitungssystem des Herzens überwiegend

β_1-Rezeptoren, an den Bronchien nur β_2 vorhanden ist. An Darm und Auge wiederum gibt es lediglich α-Rezeptoren. Zu allem Überfluss gibt es in bestimmten Körperregionen Blutgefäße, die ausschließlich α-Rezeptoren tragen, und in anderen Regionen solche, die lediglich mit β_2-Rezeptoren ausgestattet sind. An den zerebralen Gefäßen wiederum scheint es weder die eine noch die andere Sorte zu geben.

HINWEIS PRÜFUNG

Für den angehenden Heilpraktiker besitzt die Kenntnis der Rezeptoren und ihre Verteilung auf den Organismus (➤ Tab. 3.1) keine Bedeutung. Allerdings sind die grundsätzlichen sympathischen Wirkungen durchaus prüfungsrelevant. Da dieselben aus der Verteilung der Rezeptoren abgeleitet werden können, sollte man die nachfolgende Auflistung wenigstens ganz grob zur Kenntnis nehmen.

Hormonwirkung auf die Rezeptoren

Beide Hormone wirken auf sämtliche Rezeptoren etwa gleich stark mit Ausnahme der β_2-Rezeptoren. Hier hat lediglich Adrenalin eine ausgeprägte Wirkung, während Noradrenalin vergleichsweise unwirksam ist, den Rezeptor also nicht besetzt.

Der nervale Sympathikus (Noradrenalin) wirkt grundsätzlich auf sämtliche Organe und Strukturen, die mit α- und β_1-Rezeptoren ausgestattet sind. Diese Wirkungen erscheinen verstärkt, sobald das NNM zugeschaltet ist. In diesen Fällen sind dann allerdings zusätzliche Wirkungen an den Gefäßen des Herzens und an den Atemwegen erkennbar, die durch Adrenalin ausgelöst werden und nerval bis dahin unbeeinflusst blieben.

Tab. 3.1 Verteilung der Rezeptoren.

α-Rezeptoren (Adrenalin + Noradrenalin)	β_1-Rezeptoren (Adrenalin + Noradrenalin)	β_2-Rezeptoren (ausschließlich Adrenalin)
alle Arterien und Arteriolen – mit Ausnahme der Gefäße des Herzens, der Lunge und des Zerebrums	–	Arterien und Arteriolen des Herzens (ausschließlich β_2) und der Skelettmuskulatur (zusätzlich α)
venöse Kapazitätsgefäße	–	–
Darm	–	–
Auge	–	–
B-Zellen des Pankreas	–	B-Zellen des Pankreas
–	–	Atemwege (Bronchien und Bronchiolen)
	Erregungsbildung und Reizleitung des Herzens, Herzmuskelzellen	
	Renin produzierende Zellen der Nierenarteriolen	
	Fettgewebe (Lipolyse), Leber (Glykogenolyse), Skelettmuskulatur	

An den Gefäßen der Skelettmuskulatur sowie an den B-Zellen des Pankreas, wo zunächst sympathische Effekte (Noradrenalin) sichtbar werden, kehren sich die Auswirkungen sogar um, sobald Adrenalin zusätzlich zu wirken beginnt. Hier besitzen die β_2-Rezeptoren sozusagen eine Oberhoheit über die gleichzeitig vorhandenen α-Rezeptoren des nervalen Sympathikus.

MERKE

Hormonwirkung auf die Rezeptoren

- α-Rezeptoren: Noradrenalin und Adrenalin (+ nervaler Sympathikus)
- β_1-Rezeptoren: Noradrenalin und Adrenalin (+ nervaler Sympathikus)
- β_2-Rezeptoren: ausschließlich Adrenalin aus dem NNM

Hormonwirkungen

- An den **Venen** (= Kapazitätsgefäße) gibt es ausschließlich α-Rezeptoren. Jeder Sympathikuseinfluss führt daher zu ihrer Engerstellung. Es resultiert ein vermehrter Rückstrom zum Herzen, welcher gemeinsam mit der positiven Inotropie zu einer Erhöhung des systolischen Blutdrucks führt.
- Eine Reizung der α-Rezeptoren der **Arterien und Arteriolen** durch Noradrenalin führt zu deren Verengung mit Minderdurchblutung und diastolischem Blutdruckanstieg.
- An den arteriellen **Gefäßen der Skelettmuskulatur** existieren zusätzlich zu den α- auch β_2-Rezeptoren. Die arbeitende Muskulatur muss also ihren Mehrbedarf an Blut zunächst über ihre lokalen Mediatoren (➤ Fach Herz-Kreislauf-System) befriedigen, welche den nervalen Sympathikus überstimmen und zur Gefäßerweiterung führen. Erst bei Zuschaltung des NNM werden diese Gefäße von vornherein weit gestellt, sodass die Muskulatur bei maximaler Tätigkeit auch ein Maximum an Blut erhält. Diese Umschaltung von α auf β_2 ist am diastolischen Blutdruck abzulesen. Aus dem anfänglich erhöhten diastolischen Druck entsteht ein diastolischer Blutdruckabfall und damit eine große Blutdruckamplitude.
- An den **Gefäßen der Haut** gibt es fast ausschließlich α-Rezeptoren, sodass hier sowohl das Noradrenalin als Überträgerstoff als auch Adrenalin und Noradrenalin aus dem NNM zu einer Gefäßverengung mit Minderdurchblutung führen. Die Haut wird also bei jedem Sympathikuseinfluss blass, kalt und gleichzeitig feucht, indem die Katecholamine auch die Schweißdrüsen stimulieren.
- An den **Gefäßen des Herzens** gibt es dagegen keine α-, sondern ausschließlich β_2-Rezeptoren, die nur durch Adrenalin stimuliert und damit erweitert werden. Es resultiert aus diesem Zusammenhang also gerade dann eine besonders gute Durchblutung des Myokards, wenn das Herz an seine Leistungsgrenze gehen muss.
- Auch die **Arteriolen von Gehirn und Lunge** besitzen keine α-Rezeptoren. Daher können ihre Gefäße auch nicht in dem Augenblick, in dem das Herz-Zeit-Volumen gesteigert wird, verengt werden und damit die notwendige Mehrdurchblutung verweigern. Entsprechendes gilt für die Koronargefäße.

- Die Rezeptoren des **Herzens** (β_1-Rezeptoren) werden von beiden Hormonen gleichermaßen besetzt mit der Folge einer positiven Chronotropie, Dromotropie und Inotropie (➤ Fach Herz-Kreislauf-System) – ganz in Übereinstimmung mit und analog zur jeweiligen Belastung.
- An den **Bronchien** (β_2) wirkt lediglich Adrenalin im Sinne einer Erweiterung, also besseren Belüftung der Lunge. Bei lediglich mäßigen physischen oder psychischen Belastungen (nervales Noradrenalin) bleibt die Belüftung der Lunge unbeeinflusst. Unabhängig hiervon führt der Sympathikus jedoch über das **Atemzentrum** der Medulla oblongata in jedem Fall zur Steigerung von Atemtiefe und -frequenz.
- Am **Auge** zeigt sich jede Sympathikuswirkung (α-Rezeptoren) in einer Erweiterung von Pupille (M. dilatator pupillae) und Lidspalte (M. tarsalis) sowie einer leichten Protrusio bulbi (M. orbitalis), am **Darm** in einer Ruhigstellung (Obstipation).
- Der Zuckerspeicher des Organismus, das **Glykogen** der Leber, wird durch die Katecholamine abgebaut mit dem Ergebnis eines Anstiegs des Blutzuckerspiegels. Auch in der Muskulatur wird, zu dessen eigener Versorgung, die Glykogenolyse aktiviert. Die Hypoglykämie ist ein starker Stimulus von Hypophyse (ACTH) und NNM. Die erkennbaren Symptome einer Hypoglykämie (u.a. Tachykardie, Blutdruckerhöhung, Schwitzen, muskuläre Hypertonie bis hin zum Tremor) werden überwiegend durch den aktivierten Sympathikus verursacht.
- Die Langerhans-Inseln des **Pankreas** besitzen α- und β_2-Rezeptoren. Direkte nervale Stimulation vermindert die Insulin- und erhöht die Glukagon-Sekretion. Im Ergebnis wird der Blutzuckerspiegel ein weiteres Mal angehoben. Adrenalin führt dagegen (über β_2) zu einer vermehrten Insulinsekretion, sodass die erhöhten Glukosespiegel der Peripherie in gesteigertem Umfang zur Verfügung stehen.
- Die **Lipolyse** am Fettgewebe (über β_1-Rezeptoren) führt zur Bereitstellung von zusätzlicher Energie in Form von erhöhten Blutfetten (freien Fettsäuren).
- Jede Sympathikusaktivierung stimuliert über die Renin produzierenden Zellen der Niere (β_1-Rezeptoren) das **RAAS**.

Beeinflussung des Sympathikus

Kälteexposition stimuliert den Sympathikus sowohl über Rezeptoren der Haut als auch solche im ZNS. Neben einer vermehrten Bereitstellung von Glukose und Fetten zur Wärmeerzeugung resultiert eine Umverteilung des Blutes weg von der (kalten) Körperoberfläche zu tiefer liegenden Organen.

Gesteigerte **Nahrungsaufnahme** aktiviert (Insulin), Fasten unterdrückt die Sympathikusaktivität, abgesehen von den evtl. am Beginn erscheinenden hypoglykämischen Phasen. Bei längerem Fasten kann man deshalb Bradykardie und Blutdruckerniedrigung beobachten. Zusätzlich spielt hierbei allerdings auch die bei einer Reduktion des Körpergewichts erfolgende Abnahme des Blutvolumens (1 l Blut/12 kg Gewicht) eine Rolle.

Ein längerfristig erhöhter Serumspiegel der Katecholamine bzw. eine entsprechend gesteigerte Sympathikusaktivität, wie sie u.a. beim Phäochromozytom, bei entsprechenden Therapien oder beim Disstresssyndrom bestehen, vermindert die Zahl der sympathischen Rezeptoren an den Erfolgsorganen. Die sympathischen Wirkungen werden abgeschwächt und der Situation angepasst (Toleranzentwicklung). So kann es dann beispielsweise bei Patienten mit Phäochromozytom (➤ 3.2.3) trotz erhöhten Blutdrucks zur orthostatischen Hypotonie mit Schwindel und Kollapsneigung kommen. Unglücklicherweise sind auch die Barorezeptoren, z.B. an Carotissinus und Aortenbogen, von dieser Herunterregelung betroffen, sodass sich ein anhaltend erhöhter Blutdruck, der über diese Druckrezeptoren den Sympathikus hemmt und damit den Blutdruck begrenzt, verselbstständigen kann.

EXKURS

Beispiele für die klinische Bedeutung des Sympathikus

Aus der Aktivierung des Sympathikus sowohl bei Kälteexposition als auch bei einer reichlichen Nahrungsaufnahme wird verständlich, warum beide Reize zur Entstehung oder Verstärkung eines **Angina-pectoris-Anfalls** (bei vorbestehender koronarer Herzkrankheit) beitragen können.

Adrenalin (und Cortisol) rekrutieren neutrophile Granulozyten aus dem sog. Marginalpool der Blutgefäße (➤ Fach Hämatologie). Das Ergebnis ist eine Leukozytose z.B. nach einem ausgiebigen Essen (postprandial) oder im Stress (s.u.). Aus dem Milzspeicher werden zusätzliche Thrombozyten ins Blut freigesetzt.

Jede Sympathikusaktivierung erhöht sowohl den Blutdruck als auch die Blutfette. Die Entstehung einer **Arteriosklerose** ist gerade von diesen beiden Parametern ganz besonders abhängig. Menschen im Dauerstress sind von daher prädestiniert, eine Arteriosklerose einschließlich ihrer Folgekrankheiten zu entwickeln.

Schilddrüsenhormone bestimmen die Anzahl der β_1-Rezeptoren am Herzen. Bei der Hyperthyreose ist ihre Zahl vermehrt, was dazu führt, dass bereits übliche und physiologische Katecholamin-Serumspiegel oder sympathische Stimulationen zu überschießenden Wirkungen am Herzen führen, während die Peripherie hiervon nicht betroffen ist.

Blutversorgung des NNM

Eine weitere Besonderheit des NNM ist zum besseren Verständnis zu beachten: Die Venen der NNR, die das Cortisol der Zona fasciculata mit sich führen, laufen zunächst ins NNM und bilden hier ein weiteres kapilläres Gefäßnetz. Es handelt sich also um ein **Pfortadersystem**, ähnlich den Verhältnissen an Darm und Oberbauchorganen (→ Leber) oder Hypothalamus/Hypophyse und Hoden. So, wie das venöse Blut der unpaaren Bauchorgane nicht direkt zum Herzen fließt, sondern zunächst durch die Leber, um hier begutachtet und verstoffwechselt zu werden, so erhält auch das NNM das Blut der NNR mitsamt den enthaltenen Steroidhormonen.

Das NNM bildet bei steroidarmem Blut bevorzugt Noradrenalin (normal 15%), bei cortisolhaltigem Blut dagegen bevorzugt Adrenalin (üblicher Anteil 85%). Wird bei körperlichem oder psychischem **Stress** vermehrt Cortisol gebildet, entsteht im NNM überwiegend Adrenalin und vergleichsweise wenig Noradrenalin. Es überwiegt also in diesen Fällen die gefäß- und bronchienerweiternde Wirkung des Adrenalins. Die erhöhten Insulin-Serumspiegel bewirken eine bessere Versorgung der Peripherie. Die antreibende Wirkung auf das Herz bleibt unverändert.

Stress

Psychischer und/oder physischer Stress führen zur Aktivierung des nervalen Sympathikus und zur Ausschüttung der beiden „Stresshormone" Adrenalin und Cortisol.

Adrenalinwirkungen
Adrenalin beschleunigt die **Herzfrequenz**, wirkt positiv inotrop und dromotrop, rekrutiert Zusatzvolumen sowohl aus den Kapazitätsgefäßen (schnell) als auch über das RAAS (später nachfolgend) und steigert so über Blutdruck und Blutvolumen die körperliche Leistungsfähigkeit.

Die Erweiterung der **Atemwege** sowie der gleichzeitig erfolgende Atemantrieb stellen den zusätzlich benötigten Sauerstoff zur Verfügung.

Die **Durchblutung** der Peripherie nimmt zu – mit Ausnahme der in Gefahrensituationen weniger wichtigen Organe Haut, Darm und Genitaltrakt, deren Blutversorgung den in der Gefahr wichtigeren Strukturen (Muskulatur) zusätzlich zur Verfügung steht. Die Motorik des Verdauungstrakts wird genauso gehemmt wie diejenige des Urogenitaltrakts, denn beide Systeme werden für Kampf oder Flucht nicht benötigt.

Der Glykogenabbau in der Leber stellt wie der Fettabbau im Fettgewebe zusätzliche **Energie** zur Verfügung, wobei diese Energie schneller bereitsteht als diejenige, die das Cortisol später nachschiebt.

Die Stimulation des M. dilatator pupillae führt zur **Pupillenerweiterung**, gemeinsam mit M. tarsalis und M. orbitalis zu einem „besseren Überblick". Zerebral wird eine erhöhte Aufmerksamkeit provoziert.

Die Mobilisierung des **Thrombozytenspeichers** der Milz (etwa 30% aller Thrombozyten) ist auf etwaige Verletzungen ausgerichtet – entsprechend der aus dem Marginalpool der Gefäße rekrutierten Neutrophilen, die in nun größerer Anzahl für verletzungsbedingte Aufräumarbeiten zur Verfügung stehen.

Die Stimulation der **Schweißdrüsen** kann man als prophylaktische Maßnahme im Hinblick auf die zu erwartende, arbeitsbedingte Überwärmung des Körpers verstehen.

Cortisolwirkungen
Cortisol stellt die eventuell zusätzlich benötigte **Energie** in Form von Glukose (Glukoneogenese und Insulin-Antagonismus) und Fettsäuren (Lipolyse) zur Verfügung.

Immunsystem und Kapillaren werden den voraussichtlichen Erfordernissen angepasst: Umfangreiche Entzündungsreaktionen sind auf der Flucht genauso hinderlich wie eine Fieberreaktion (Hemmung der Pyrogen-Produktion).

Die **Thrombozytenvermehrung** durch Aktivierung des Knochenmarks dient als Reserve für den Fall, dass der Milzspeicher nicht ausreichen sollte. Dasselbe gilt in Bezug auf die Ankurbelung der Neutrophilenproduktion.

Die mineralokortikoide Wirkung höherer Cortisolkonzentrationen bereitet durch Erhöhung des Plasmavolumens und gemeinsam mit der Gefäßtonisierung den Kreislauf auf erhöhte Anforderungen vor.

Stress aus evolutionärer Sicht
Stress bedeutete während des überwiegenden Zeitraums der Evolution Flucht, Behauptung gegenüber Rivalen, Frauenrauben oder Kampf ums Überleben einschließlich der Vorsorge gegenüber eventuellen Verletzungen. Hierfür benötigte man sämtliche Energiereserven, eine perfekte Durchblutung und Sauerstoffversorgung sowie ein hellwaches Cerebrum, daneben auch einen Schutz vor Blutverlusten (Thrombozyten, Stabilisierung der Gefäßwände) bzw., wenn dieselben nicht zu vermeiden waren, vor deren Auswirkungen (hypovolämischer Schock).

HINWEIS PRÜFUNG
In der Summe und für den genannten Einsatzzweck ergänzen sich die beiden Stress-Hormone auf perfekte Weise und ermöglichen so bei einer Gefährdung der körperlichen Integrität die ideale Anpassung an jede erforderliche Reaktionsweise. In diesem Sinne brauchen wesentliche Wirkungen der beiden Hormone nicht unbedingt auswendig gelernt zu werden. Sie ergeben sich vielmehr im Zusammenhang von selbst.

3.2.3 Krankheitsbilder

Unterfunktionen des NNM sind nicht bekannt. Die einzige Überfunktion von Bedeutung ist das Phäochromozytom.

Phäochromozytom

Das Phäochromozytom ist insgesamt selten. Man geht davon aus, dass etwa 0,1% aller Hypertonien ein Phäochromozytom zugrunde liegt. Das bevorzugte Alter ist das junge bis mittlere Erwachsenenalter. Teilweise sieht man familiäre Häufungen.

Krankheitsentstehung

Ursache der Überfunktion ist in den allermeisten Fällen ein **gutartiger Tumor des NNM** – in rund 10% der Fälle in beiden Nebennieren. Auf hormonproduzierende Karzinome entfallen weitere 10%. In ebenfalls etwa 10% aller Fälle entsteht das Phäochromozytom außerhalb der Nebenniere, z.B. in mesenterialen Ganglien des Darms oder in weiteren sympathischen oder sogar parasympathischen Ganglien.

Etwa in der Hälfte der Fälle produzieren die Tumoren ohne adäquaten Sekretionsreiz **laufend** ein Übermaß an Hormonen, wobei einmal mehr Adrenalin und dann wieder mehr Noradrenalin, zumeist aber beide Hormone ins Blut sezerniert werden. Bei der anderen Hälfte der betroffenen Patienten werden die Hormone **paroxysmal** (anfallsweise) und nicht andauernd ins Blut ausgeschüttet. Man wird die Hormonwirkungen also teilweise andauernd und teilweise nur sporadisch sehen.

Symptomatik

Das klinische Bild kann sehr variabel sein, wodurch diagnostische Probleme entstehen. Zahlreiche Patienten sind über Jahre weitgehend asymptomatisch. In einem Teil der Fälle entsteht die **klassische Trias** aus

- Kopfschmerzen,
- Palpitationen und
- Schweißausbrüchen.

Hervorstechendstes Merkmal ist im typischen Fall der **Bluthochdruck**, oft auf extreme Werte, in Verbindung mit einer **Tachykardie** (und Palpitationen) – entweder auf Dauer oder, häufiger, in Form von Hochdruckkrisen. Dabei kann es zu zerebralen Einblutungen oder zum Herzversagen kommen. Die Anfälle dauern gewöhnlich nur Minuten bis zu maximal 1 Stunde.

Begleitend bestehen neben Kopfschmerzen und übermäßigem Schwitzen auch Sehstörungen, Obstipation und weitere Sympathikuswirkungen wie eine Blässe der Haut. Kommt es allerdings durch die massive Aktivierung des Stoffwechsels zur Überwärmung des Organismus, so wird die Haut im Einzelfall und trotz der Katecholaminwirkung warm und rot.

Die Anfälle werden gewöhnlich von **Angst** begleitet. Der gesteigerte Grundumsatz kann zur Gewichtsabnahme führen. Im Serum kann die Glukose erhöht sein bis hin zu einer gestörten Glukosetoleranz.

Differenzialdiagnose

Differenzialdiagnostisch ist besonders an eine **Hyperthyreose** zu denken, welche ebenfalls andauernd oder auch paroxysmal entsprechende Symptome verursachen kann (➤ 2.4.2). Statt der Obstipation sieht man bei der Hyperthyreose jedoch eine Diarrhö sowie in jedem Fall eine rote, überwärmte und feuchte Haut. Beweisend sind die entsprechend veränderten Laborparameter.

Diagnostik

Der Nachweis erfolgt zunächst versuchsweise aus dem Katecholamin-Serumspiegel, bevorzugt während einer symptomatischen Phase. Ergänzend können Katecholamine und ihre Abbauprodukte (vor allem Vanillinmandelsäure) auch aus dem Urin nachgewiesen werden. Über Ultraschall, MRT und CT wird versucht, den Tumor darzustellen.

Therapie

Die Therapie besteht in der operativen Entfernung des Tumors. Präoperativ muss die Sympathikuswirkung auf Herz und Gefäße medikamentös unterdrückt werden, bevorzugt durch sog. β-Rezeptorenblocker (➤ Fach Pharmakologie). Inzwischen stehen auch Medikamente zur Verfügung, welche das Enzym Hydroxylase, das aus Tyrosin in einem ersten Schritt Dopa herstellt, und damit die gesamte Synthese der Katecholamine hemmen.

Zusammenfassung

Phäochromozytom

Seltener hormonproduzierender Tumor des NNM, meist gutartig als Adenom

Symptome

- arterielle Hypertonie mit Tachykardie, Palpitationen und Kopfschmerzen
- feuchte, meist blasse Haut
- Angstzustände, Obstipation
- klassische Trias aus Kopfschmerzen, Palpitationen und Schweißausbrüchen – anhaltend oder paroxysmal

Diagnostik

- Katecholamine aus dem Serum, Vanillinmandelsäure aus dem Urin
- apparativ mit Ultraschall und CT

Wichtigste Differenzialdiagnose

- Hyperthyreose

Therapie

- operative Entfernung der betroffenen Nebenniere im Anschluss an die medikamentöse Einstellung des Blutdrucks

KAPITEL

4 Pankreas

4.1 Anatomie

Lage

Die Bauchspeicheldrüse, *das* (!) Pankreas (➤ Abb. 4.1), liegt unterhalb des Magens vor den Wirbeln L2 bzw. schließlich L1, je nach Körperlage und Füllungszustand des Magens aber auch hinter dessen kaudalem Anteil (vor allem Antrum), schräg im Oberbauch. Man unterteilt das Organ in Kopf, Körper und Schwanz. Der **Pankreaskopf** schmiegt sich eng in das sog. Duodenum-C – also in die hufeisenförmige Schleife, welche das Duodenum als erster Dünndarmanteil von seiner Entstehung am Pylorus des Magens bis zu seinem Übergang in das Jejunum bildet. Kopf, Körper und Schwanz gehen nahtlos ineinander über. Der **Schwanz** liegt teilweise der linken **Niere** auf und grenzt gleichzeitig an die **Milz**. Das Organ liegt **retroperitoneal**, an der hinteren Bauchwand festgewachsen.

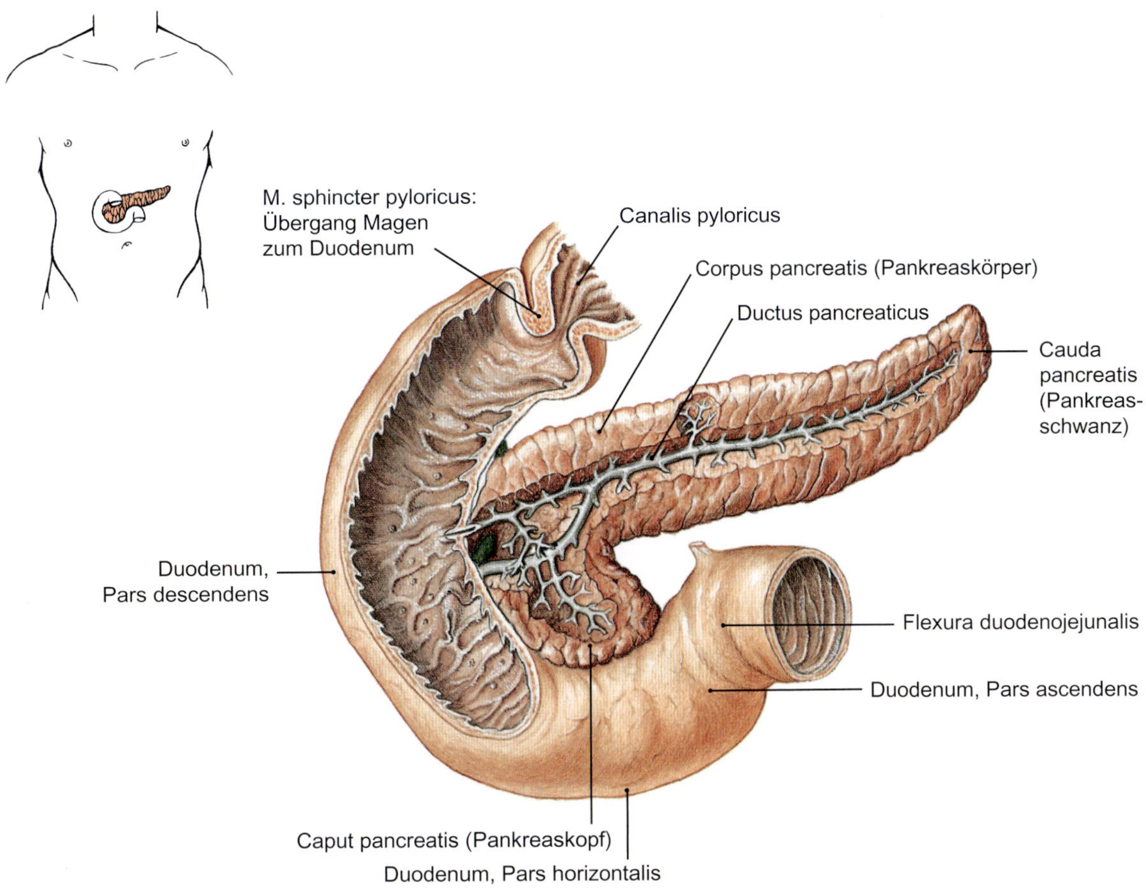

Abb. 4.1 Lage und Anatomie des Pankreas. [S007-22]

Anteile

Das Pankreas vereint in sich einen exokrinen und einen endokrinen, hormonproduzierenden Anteil. Etwa 98% Drüsenanteil werden vom **exokrinen** Gewebe eingenommen. Hier werden die verdauungsaktiven Enzyme wie beispielsweise Amylase und Lipase über einen großen Ausführungsgang, den Ductus pancreaticus, ins Darmlumen ausgeschüttet. Dieser Teil der Bauchspeicheldrüse wird im ➤ Fach Verdauungssystem besprochen.

Mitten in das exokrine Drüsengewebe des Pankreas sind isoliert liegende Zellgruppen eingestreut, die wegen ihrer Lage auch Inseln heißen (➤ Abb. 4.2). Nach dem Erstbeschreiber werden sie **Langerhans-Inseln** genannt. Ihre Gesamtheit bezeichnet man als Inselapparat des Pankreas. Diese Zellgruppen sind *nicht* an den Ausführungsgang der Drüse angeschlossen. Vielmehr werden hier die Hormone der Bauchspeicheldrüse, vor allem Insulin und Glukagon gebildet und direkt ins Blut abgegeben.

HINWEIS PRÜFUNG

Es wird gerne erwähnt, dass sich im Pankreasschwanz etwas mehr Langerhans-Inseln befinden als im übrigen Pankreasgewebe, doch besitzt dies weder irgendeine Art von Bedeutung noch ist es prüfungsrelevant oder wenigstens interessant.

Inselapparat

Der Inselapparat bildet insgesamt nur 2% des Pankreasgewebes, entsprechend einer Anzahl von etwa 2 Millionen einzelner Zellen. Unter diesen lassen sich vor allem drei Arten voneinander abgrenzen, die man nach der Art des produzierten Hormons als **A-Zellen** (knapp 20% Anteil), **B-Zellen** (ca. 70%) und **D-Zellen** (ca. 10%) bezeichnet (➤ Tab. 4.1). Die A-Zellen produzieren Glukagon, die B-Zellen Insulin und die D-Zellen Somatostatin. Alle drei Hormone gehören zu den **Peptidhormonen** und bestehen aus 14 (Somatostatin) bis 51 (Insulin) Aminosäuren. Vor allem in den Inseln des Pankreaskopfes kann man noch die PP-Zellen abgrenzen, die das sog. pankreatische Polypeptid (PP) synthetisieren (➤ Abb. 4.3).

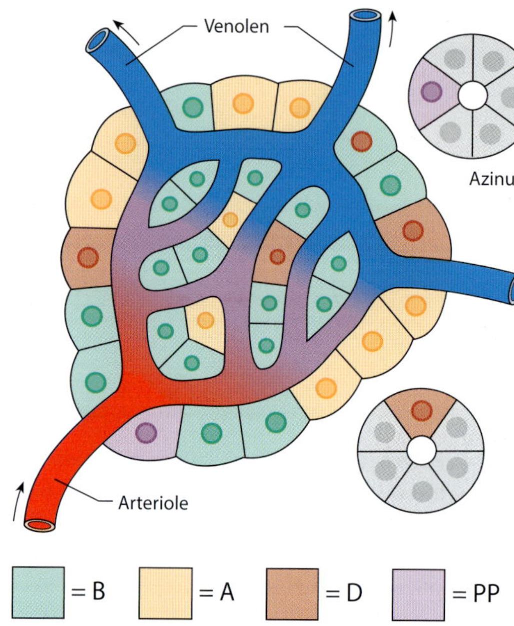

Abb. 4.3 Schema einer Langerhans-Insel. [L107]

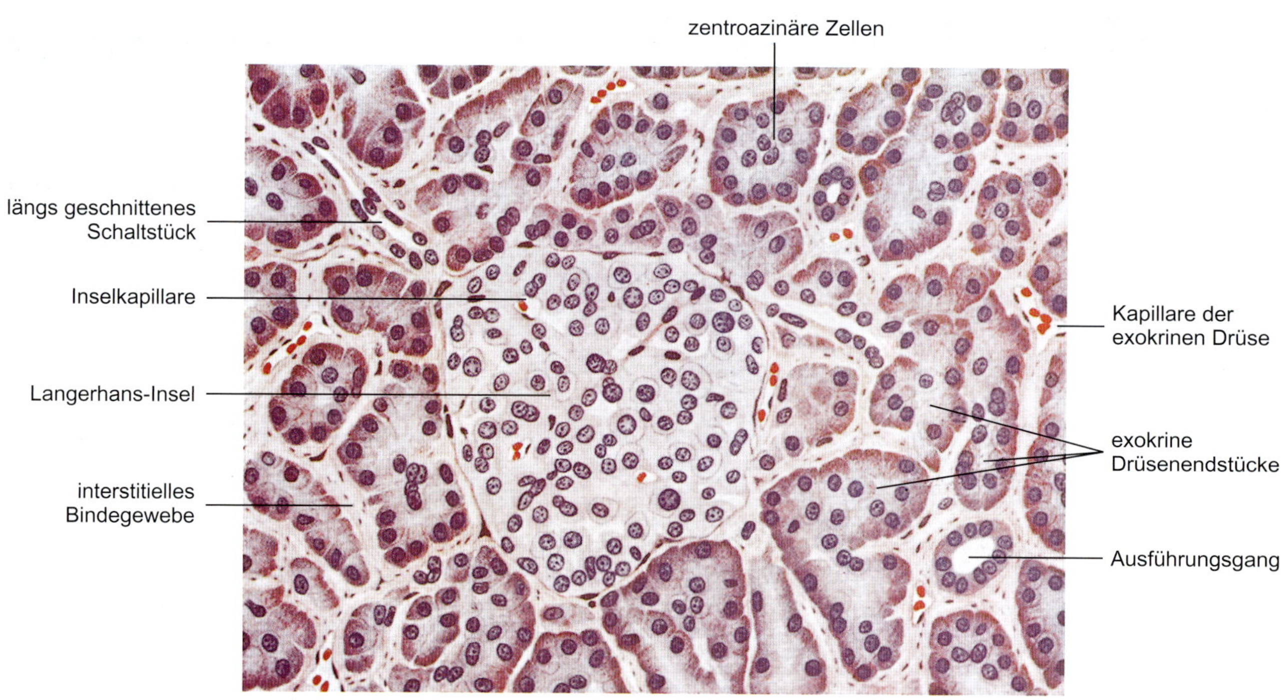

Abb. 4.2 Langerhans-Insel. [M375]

Insulin und vor allem Glukagon beschäftigen sich überwiegend mit dem Kohlenhydratstoffwechsel. Somatostatin ist ein ubiquitär (überall) vorkommendes sog. parakrines Hormon, das hauptsächlich hemmende Einflüsse ausübt. So hemmt es im Pankreas die Sekretion von Insulin und Glukagon. Es braucht nicht weiter besprochen zu werden. Dies gilt erst recht für das pankreatische Polypeptid.

4.2 Physiologie

4.2.1 Insulin

Insulin besteht aus zwei Peptidketten mit 30 und 21 Aminosäuren, welche über Disulfidbrücken (-S–S-) miteinander verbunden sind (➤ Abb. 4.4). Es wird in den B-Zellen der Langerhans-Inseln produziert und bis zur Ausschüttung ins Blut in Granula gespeichert.

Die Halbwertszeit des Insulins liegt bei 5–10 Minuten. Die Wirkung ist also zeitlich stark limitiert und kann so perfekt an den jeweils erforderlichen Bedarf angepasst werden. Abgebaut wird Insulin in Leber, Niere und Muskulatur.

Regulation der Hormonsekretion

Der primäre Reiz für die Insulinsekretion ist die **Blutglukose**. Je höher deren Spiegel, desto mehr Insulin wird freigesetzt. Der **Parasympathikus** als derjenige Anteil des Vegetativums, der u.a. für die Verdauung zuständig ist, stimuliert ebenfalls, sodass bereits während einer Nahrungsaufnahme der Insulin-Serumspiegel ansteigt, unabhängig von der Zusammensetzung der Nahrung. **Cortisol** hemmt diese Freisetzung. Auch der **Sympathikus** hat über Rezeptoren in der Membran der B-Zelle Einfluss auf die Sekretion: Eine Stimulierung der α-Rezeptoren hemmt die Ausschüttung, eine Stimulierung der β_2-Rezeptoren fördert sie. Ein weiterer Stimulus der Insulinsekretion ist die **Hyperkaliämie**.

Schließlich gibt es mehrere **gastrointestinale Hormone** (Gastrin, CCK, Sekretin und v.a. GIP und GLP-1; ➤ Fach Verdauungssystem), die eine Sekretion von Insulin bewirken, sodass der Insulin-Serumspiegel während und nach einer kohlenhydratreichen Mahlzeit deutlich ansteigt. Gibt man dieselbe Menge Glukose intravenös, ist der Anstieg wesentlich geringer. Die gastrointestinalen Hormone werden allerdings grundsätzlich bei jeglicher Nahrungsaufnahme ins Blut ausgeschüttet, sodass auch eiweißreiche Mahlzeiten eine gesteigerte Insulinsekretion induzieren. Das kann bei einer eiweißreichen und gleichzeitig kohlenhydratarmen Mahlzeit zu einer mäßig ausgeprägten Hypoglykämie führen. Ist die Mahlzeit darüber hinaus kaliumarm, kann sich zusätzlich eine Hypokaliämie entwickeln.

MERKE

Stimuli der Sekretion

- erhöhte Glukose-Serumspiegel
- jede Nahrungsaufnahme: über Parasympathikus und gastrointestinale Hormone (GIP, GLP-1, Gastrin, CCK, Sekretin)
- Hyperkaliämie
- Adrenalin aus dem NNM (über β_2-Rezeptoren)

Hemmung der Sekretion

- Glukokortikoide
- nervaler Sympathikus (über α-Rezeptoren)

Tab. 4.1 Zellen und Hormone des Inselapparats. PP-Zellen sind nicht berücksichtigt.

Kriterium	A-Zellen	B-Zellen	D-Zellen
Anteil an den Zellen des Inselapparats	20%	70%	10%
Hormon	Glukagon	Insulin	Somatostatin
Hormonwirkung	auf den Kohlenhydrat- und Fettstoffwechsel, u.a. Stimulierung des Glykogenabbaus in der Leber und Ausschüttung der entstehenden Glukose ins Blut	auf den Stoffwechsel der Kohlenhydrate, Aminosäuren und Fette, u.a. Stimulation der Aufnahme von Glukose in alle Zellen des Organismus	als parakrines Hormon lokal hemmend, im Pankreas Hemmung der Sekretion von Insulin und Glukagon

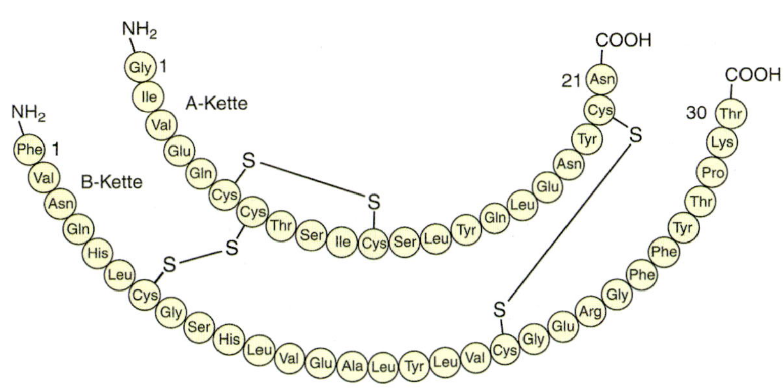

Abb. 4.4 Struktur des Insulins. [L253]

EXKURS

Interessant sind die sympathischen Wirkungen auf die B-Zellen des Pankreas: Bei üblichen körperlichen oder geistig-emotionalen Aktivitäten wirkt lediglich der nervale Sympathikus mit seinem Überträgerstoff Noradrenalin auf die α-Rezeptoren. Unter anderem durch Hemmung der Insulinsekretion wird der Glukose-Serumspiegel erhöht, gleichzeitig jedoch deren Verwertung durch die Gewebe als Folge des Insulinmangels eher behindert. Da sowohl das Gehirn als auch der arbeitende Muskel aufgrund ihrer insulinunabhängigen Glukoseverwertung davon nicht betroffen sind, wird der Brennstoff Glukose sozusagen zu den von der körperlichen Aktivität betroffenen Geweben umgeleitet. Dies entspricht der Umverteilung der Blutversorgung – weg von Organen wie der Haut und hin zu Organen wie Gehirn, Herz und Muskulatur, die unter diesen Bedingungen zusätzliche Mengen an Blut benötigen.
Befindet sich der Sympathikus jedoch in Situationen der Gefahr sozusagen „am Anschlag", und wird aus diesem Grund das NNM zugeschaltet, ermöglicht Adrenalin über den nun durch Stimulation der β_2-Rezeptoren erhöhten Insulin-Serumspiegel, dass die zusätzlichen Mengen an Glukose in noch größerem Umfang von der Muskulatur und weiteren beteiligten Geweben aufgenommen werden können. Die Stimulation des NNM durch Insulin (➤ 3.2.2) kann als selbstverstärkender (Adrenalin) bzw. korrigierender (Noradrenalin) Mechanismus angesehen werden, weil die sezernierten Katecholamine ihrerseits wieder auf die B-Zellen wirken.

Hormonwirkungen

Insulin wirkt an nahezu allen Zellen des Körpers. Wie bei den Peptidhormonen üblich, bindet es an spezifische Rezeptoren der Zellmembranen und wirkt dann über einen sog. **Second Messenger**. In der Folge kommt es zur Aktivierung der verschiedensten Enzyme und Carrier-Systeme, die nun ihrerseits die typischen Insulinwirkungen vermitteln. Unter anderem aktiviert Insulin die membranständigen Glukose-Carrier (große Eiweißmoleküle) in den peripheren Geweben und stimuliert ihre verstärkte Neusynthese. Im exokrinen Pankreas wird die Amylase-Produktion gesteigert.

- Die bedeutsamste Insulinwirkung ist die Stimulation der **Aufnahme von Glukose** in alle Zellen des Organismus (➤ Abb. 4.5). In der **Leber** wird der Aufbau des Zuckerspeichers Glykogen angeregt und die Glukoneogenese aus Aminosäuren gehemmt. Überschüssige Glukose wird in Triglyceride umgebaut (und als VLDL ans Blut abgegeben, ➤ 8.2). Der Blutglukosespiegel wird durch die Summation dieser Wirkungen schnell und sehr effektiv gesenkt.
- Im **Fettgewebe** stimuliert Insulin nicht nur die Aufnahme von Glukose – aus der in den Fettzellen das für die Triglyceride benötigte Glycerin synthetisiert wird –, sondern auch diejenige der **Fettsäuren**, die dann auch verstärkt zu den Triglyceriden des Gewebes aufgebaut werden. Zusätzlich hemmt es deren Abbau (Lipolyse). Im Ergebnis entsteht eine **Senkung** des Serum-Fettspiegels hinsichtlich der **Triglyceride** und **freien Fettsäuren**.
- In der **Leber** wird der Abbau von freien Fettsäuren gehemmt, wodurch weniger Ketonkörper entstehen. Charakteristisch für einen Insulin-*Mangel* ist daher der Anstieg dieser **Ketonkörper** im Blut, woraus die **Ketoazidose** des Diabetikers resultiert.
- An der **Muskulatur** stimuliert Insulin nicht nur die Aufnahme der Glukose samt Einbau in Glykogen, sondern auch diejenige

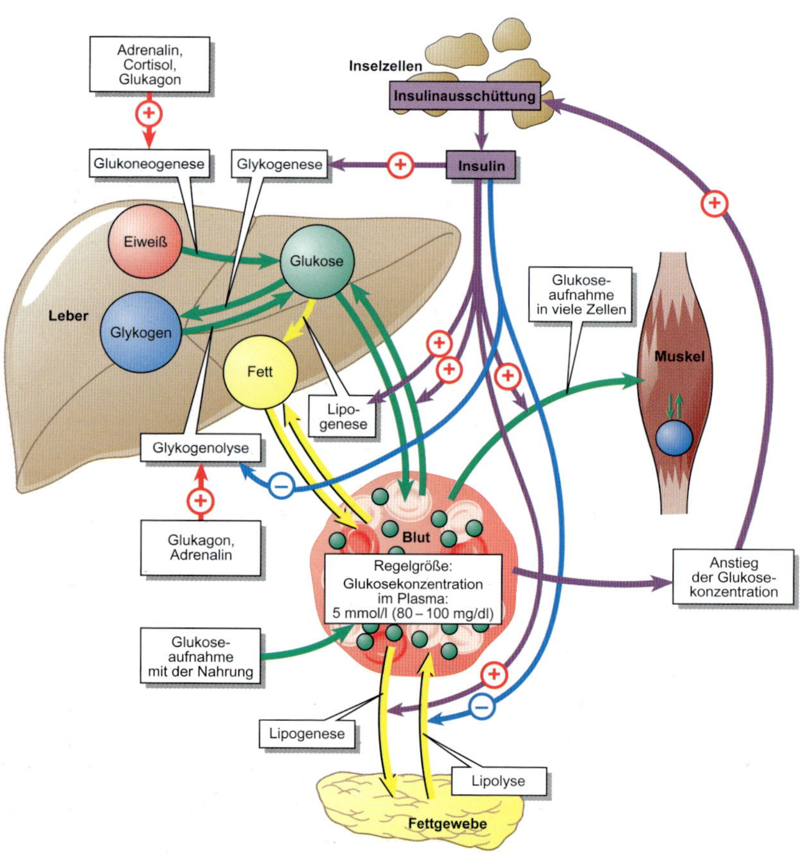

Abb. 4.5 Insulinwirkungen; + = Aktivierung, – = Hemmung. [L106]

der **Aminosäuren**. Die dadurch geförderte Proteinsynthese bedingt die anabole Wirkung des Hormons (s.a. ➤ Abb. 4.6). Diese anabolen Effekte zeigen sich auch am **Knorpel- und Knochengewebe:** Gemeinsam mit dem Somatotropin (Wachstumshormon) der Hypophyse und den Schilddrüsenhormonen fördert Insulin im Kindesalter das Längenwachstum.
- Am NNM wird die Sekretion der Katecholamine stimuliert (➤ 3.2.2).
- Schließlich führt Insulin durch Stimulation der Na^+-K^+-ATPase auch zu einem verstärkten **Einstrom von Kalium** in die Zellen, wodurch sich sowohl das Membranpotenzial verändern als auch eine Hypokaliämie (bei kaliumarmer Ernährung) entstehen kann. Kalium ist seinerseits ein Stimulus für die Ausschüttung von Insulin aus den B-Zellen (s.o.). Dies gilt besonders für eine Hyperkaliämie, bei der das Insulin, gemeinsam mit dem Aldosteron der NNR und dem Adrenalin des NNM, einen Ausgleich schafft.

Zu beachten ist, dass **Glukose** für nahezu alle Zellen des Körpers den wichtigsten Brennstoff- = Energielieferanten darstellt, für das Nervengewebe sogar den einzigen. Eine wesentliche Ausnahme bildet der Herzmuskel, dem es nahezu gleichgültig ist, was er vorgesetzt bekommt. Der Glukosemangel peripherer Gewebe, wie er bei einem absoluten oder relativen Insulinmangel entsteht, führt zu einem Energiemangel, der einen Teil der Symptome des Diabetes mellitus zu erklären vermag (➤ 4.3.1).

MERKE

Im **Gehirn** existiert ein weitgehend insulinunabhängiger Glukosetransport. Dadurch ist die zerebrale Versorgung auch bei Störungen im Insulinstoffwechsel gesichert. Der **arbeitende Skelettmuskel** vermag ebenfalls insulinunabhängig Glukose aufzunehmen.

HINWEIS DES AUTORS

Hay'sche Trennkost

Eine jede physiologische Mischkost besteht aus den Grundnahrungsmitteln Kohlenhydrate (vor allem Glukose), Eiweiß (= Aminosäuren), Fetten (vor allem Fettsäuren) sowie Mineralien wie Kalium und Begleitstoffen wie Vitaminen. Nur bei sehr willkürlicher Auslese kann man Nahrung zu sich nehmen, der ein Teil dieser Nahrungsbestandteile vollständig fehlt, wie dies im Rahmen der Hay'schen Trennkost empfohlen wird. Die Wirkungen des Insulins sind aber stets vollständig – es transportiert auch dann Glukose und Kalium in die Zellen, wenn sie in der jeweiligen Nahrung gar nicht enthalten waren. Es bedient sich dann eben aus dem vorhandenen Serumspiegel. Die Folgen sind eine Hypoglykämie und Hypokaliämie, was kaum als physiologisch gelten kann. Immerhin wird wenigstens die Hypoglykämie in ihrer Ausprägung begrenzt, weil mit Glukagon, Cortisol, STH und Adrenalin gleich 4 Antagonisten des Insulins zur Verfügung stehen. Allerdings verstärkt Adrenalin die Ausprägung der möglichen Hypokaliämie und zeigt gemeinsam mit den erhöhten Cortisolspiegeln in Anbetracht der Situation einer reinen Nahrungsaufnahme bei fehlendem Stress ungünstige Wirkungen. Indem der Insulinspiegel nach jeder Nahrungszufuhr ansteigt, kann man zwanglos ableiten, dass weder Trennkost noch Dr. Howard Hay in der Evolution vorgesehen waren. Genauer besprochen wird dies im ➤ Fach Verdauungssystem.

Down-Regulation

Bei länger bestehender Erhöhung des Insulin-Serumspiegels, z.B. im Rahmen einer Adipositas, kommt es zur sog. Down-Regulation. Sie besteht darin, dass die Zahl und Empfindlichkeit der peripheren Insulinrezeptoren vermindert ist. Dies kann dazu führen, dass normale oder sogar erhöhte Insulinspiegel (Hyperinsulinämie) keine ausreichende Wirkung mehr aufweisen und dass dadurch die Serumglukose ansteigt (➤ 4.3.1, Diabetes mellitus Typ 2).

Die verminderte Ansprechbarkeit peripherer Insulinrezeptoren gibt es auch angeboren (sog. metabolisches Syndrom).

Zusammenfassung

Insulin

Charakteristika
- Produktion in den B-Zellen, Abbau in Leber, Niere und Muskulatur
- Halbwertszeit 5–10 Minuten
- Peptidhormon, Wirkung über Second Messenger

Wesentliche Wirkungen
- Bereitstellung des Energieträgers Glukose für die einzelne Zelle (Gehirn als Ausnahme)
- Förderung der Synthese von Fetten und Eiweiß, dadurch auch Förderung des Gewebeaufbaus (anabole Wirkung)
- Senkung der Serumspiegel von Glukose, Triglyceriden, freien Fettsäuren, Aminosäuren und Kalium

4.2.2 Glukagon

Glukagon wird in den A-Zellen des Pankreas gebildet. Es ist ein Peptidhormon und besteht aus einer einzelnen Kette mit 29 Aminosäuren.

Regulation der Hormonsekretion

Besonders an Leber und Fettgewebe ist Glukagon der Gegenspieler des Insulins. So, wie eine Hyperglykämie der physiologische Stimulus für die Insulinsekretion ist, so ist es für das Glukagon die **Hypoglykämie**. Weitere Stimuli sind starke körperliche Arbeit und psychischer Stress, weil die A-Zellen über sympathische Rezeptoren verfügen. Daneben bewirkt auch eine sehr proteinreiche Mahlzeit seine Sekretion ins Blut, was höchstwahrscheinlich mit dem Abfall der Serumglukose (durch Insulinfreisetzung) zusammenhängt.

Hormonwirkungen

- Die Hauptwirkung besteht in der **Stimulierung des Glykogen-Abbaus** in der Leber und Ausschüttung der entstehenden Glukose ins Blut, wodurch der Glukose-Serumspiegel ansteigt. Zusätzlich wird – in gegenüber Cortisol allerdings eher geringem Umfang – die Glukoneogenese aus Aminosäuren, Milchsäure und Glycerin stimuliert.

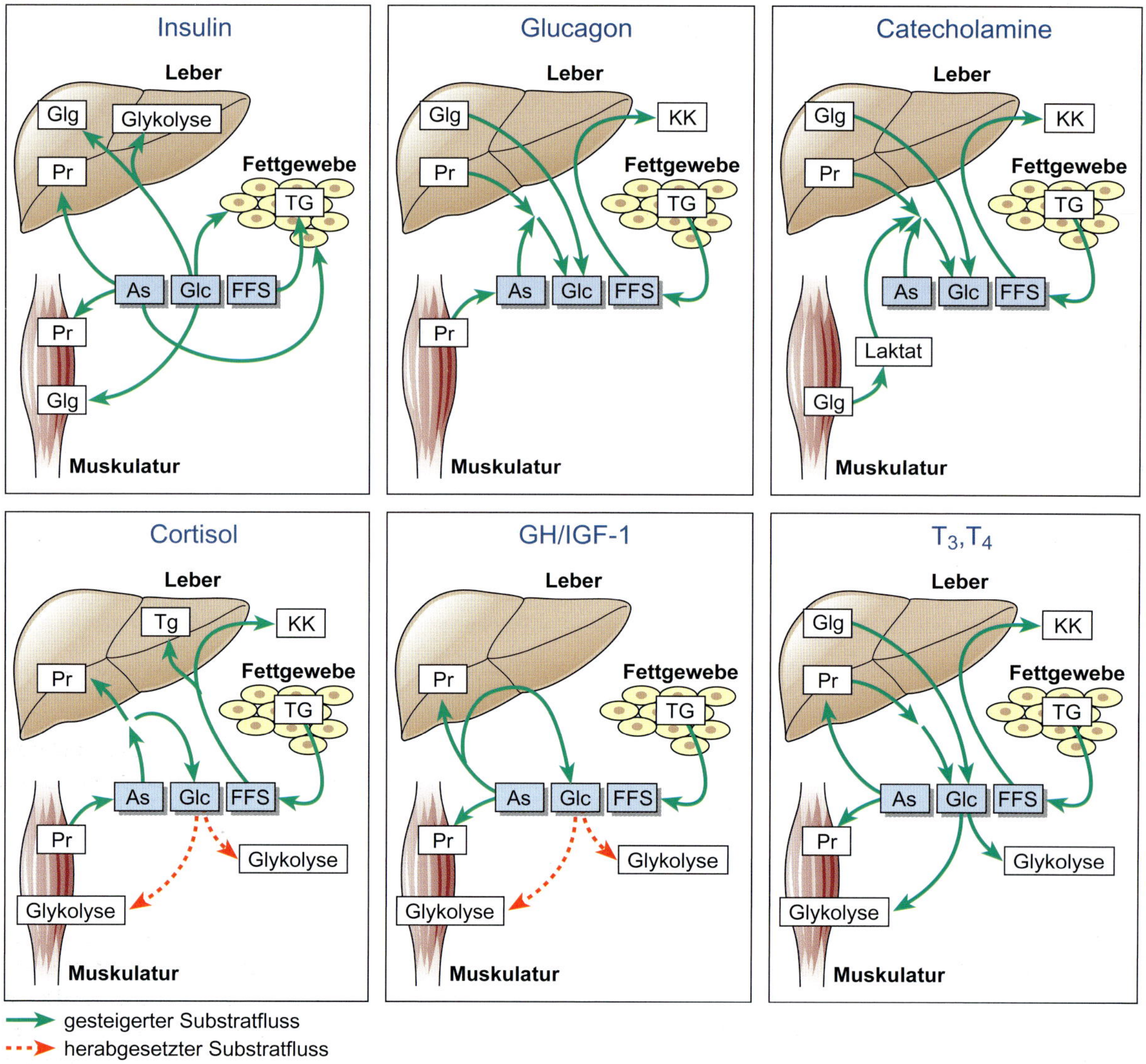

Abb. 4.6 Wirkungen von Hormonen auf Energiesubstrate im Körper; As = Aminosäuren, Glc = Glukose, FFS = freie Fettsäuren, Tg = Triglyceride, KK = Ketonkörper, Pr = Proteine, Glg = Glykogen. [L106]

- Im Fettgewebe werden verstärkt Triglyceride abgebaut **(Lipolyse)**, teilweise über eine Aktivierung des Sympathikus. Aus den frei werdenden Fettsäuren entstehen, soweit sie nicht in der Muskulatur verbrannt werden, in der Leber **Ketonkörper**, die ins Serum abgegeben werden (➤ Abb. 4.6). Die Hemmung der Darmperistaltik kann ebenfalls aus der sympathischen Stimulation heraus verstanden werden.

Auf den Stoffwechsel der Aminosäuren/Proteine hat Glukagon keine entscheidende Wirkung.

MERKE

Insulin steht mit seiner blutzucker- und blutfettsenkenden Wirkung, einschließlich der damit verbundenen Absenkung der Ketonkörper, allein auf weiter Flur. Neben Glukagon erhöhen auch die Hormone Cortisol, STH, T_3/T_4 sowie die Katecholamine den Serumspiegel der Zucker und Fettsäuren sowie, abgesehen vom STH, auch denjenigen der Ketonkörper (➤ Abb. 4.6).

EXKURS

Den ausgeprägtesten, unmittelbarsten Antagonismus gegenüber Insulin weist das Cortisol der NNR auf. Bereits durch seine direkt hemmende Wirkung auf die B-Zellen des Pankreas antagonisiert es sämtliche Insulinwirkungen. Als Folge der peripheren Wirkungen wird der Aminosäuren-Serumspiegel durch Insulin gesenkt und durch Cortisol erhöht. Derselbe Effekt zeigt sich bei den Fettsäuren. Die Synthese von Ketonkörpern in der Leber wird durch Insulin gehemmt, durch Cortisol gesteigert. Die Glukoneogenese der Leber wird durch keinen Faktor stärker gehemmt als durch Insulin und durch keinen noch ausgeprägter stimuliert als durch Cortisol. Während Insulin gemeinsam mit STH und den Sexualhormonen ausgeprägte anabole Effekte besitzt, baut Cortisol die Strukturen ab – besonders ausgeprägt an Muskulatur, Haut und Knochen.

Lediglich in einem einzigen Punkt besteht kein Antagonismus: Während Insulin über eine Stimulation der Natrium-Kalium-Pumpe den Kalium-Serumspiegel senkt, bleibt Cortisol hier in physiologischen Mengen ohne Wirkung und wirkt bei pathologisch erhöhten Serumspiegeln sogar synergistisch (mineralokortikoide Wirkung). Allerdings dürfte diese Wirkung mit resultierender Verstärkung der Hypokaliämie kaum zum Tragen kommen, weil hohe Cortisolspiegel durch ihre direkte Wirkung auf die B-Zellen den Insulinspiegel begrenzen.

Zusammenfassung

Glukagon

Charakteristika

- Produktion in den A-Zellen
- Peptidhormon

Wesentliche Wirkungen

- Anheben des Glukose-Serumspiegels über Aktivierung der Glykogenolyse in der Leber
- geringe Stimulierung der Glukoneogenese, v.a. aus dem Glycerin der Triglyceride
- Abbau von Fetten (Lipolyse)
  - Anstieg der freien Fettsäuren im Serum
  - Anstieg des Glycerins im Serum (→ Leber → Glukoneogenese)

4.3 Krankheitsbilder

4.3.1 Diabetes mellitus

Mellitus bedeutet honigsüß (Mel = Honig). Diabetes heißt hindurchgehen oder hindurchfließen, womit die Niere bzw. die Ausscheidung des „Honigsüßen" über die Niere gemeint ist. Ein Merkmal der Zuckerkrankheit besteht also darin, dass Zucker (Glukose) über die Niere verloren geht. Allerdings ist diese historische Bezeichnung heute nicht mehr wörtlich zu nehmen; vielmehr wird die Erkrankung nach dem erhöhten Glukose-Serumspiegel (nüchtern > 125 mg/dl) definiert. Die erhöhten Glukosespiegel führen bei längerem Bestand zu sehr typischen Schäden und Symptomen an unterschiedlichsten Geweben, die das Leben der Betroffenen qualitativ einschränken und vorzeitig beenden, sofern Diät und Therapie nicht mit großer Konsequenz beachtet werden.

Grundlagen

Epidemiologie

Die Zuckerkrankheit ist die mit weitem Abstand **häufigste endokrine Erkrankung**. Betroffen sind in Deutschland mehr als 6 Mio. Menschen (und zusätzlich etwa 2 Mio., die noch gar nicht diagnostiziert sind) – darunter über 20.000 Kinder. Weltweit rechnet man mit mindestens 200 Mio. Diabetikern. **Begleit- und Folgekrankheiten** des Diabetes verursachen enorme Kosten im Gesundheitssystem: Terminale Niereninsuffizienz, Amputationen an den unteren Extremitäten und Blindheit werden am häufigsten durch einen Diabetes verursacht; Herzinfarkt und Schlaganfall sind bei Diabetikern weit häufiger als im Durchschnitt der Bevölkerung. In der Todesursachenstatistik steht der Diabetes mit seinen Folgekrankheiten in den westlichen Ländern an 4. Stelle. Dies sind weltweit etwa 3 Mio. Tote/Jahr – deutlich mehr als z.B. an AIDS versterben.

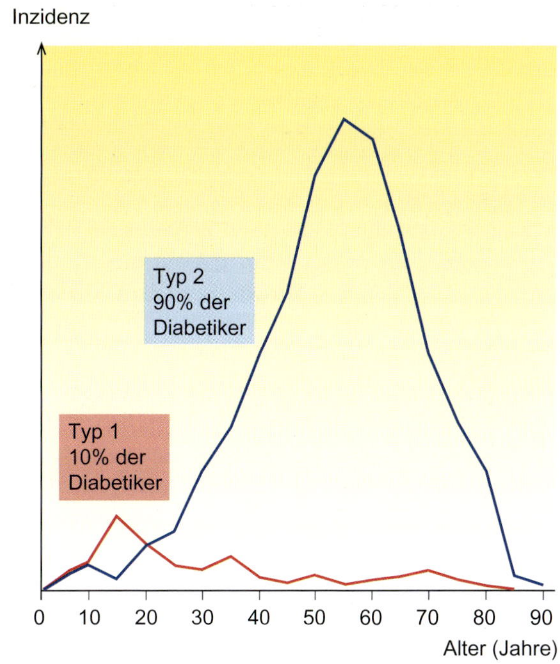

Abb. 4.7 Alterspyramide der beiden Diabetes-Formen. [L157]

Einteilung

Typ 1 und 2

Der Diabetes mellitus wird unterschieden in einen Typ 1 und einen Typ 2. Der **Typ 1** heißt auch juveniler Diabetes, weil er bevorzugt bei Kindern und Jugendlichen, zumindest aber vor dem 40. Lebensjahr auftritt. Das häufigste Manifestationsalter ist der Zeitraum der Pubertät. Nur sehr selten kommt es zu einem Beginn nach dem 40. Lebensjahr. Etwa 2.000 Kinder erkranken in Deutschland jährlich neu – mit zunehmender Tendenz.

Der **Typ 2** heißt auch Altersdiabetes und tritt in der Regel jenseits des 40. Lebensjahres auf. Inzwischen gibt es allerdings eine zunehmende Zahl an Kindern und Jugendlichen, die am Typ 2 erkranken. Als Ursache wird die kindliche Adipositas auf der Basis der heutigen Fehlernährung (zu viel Kalorien in Form von Zucker und Fett) im Zusammenhang mit dem häufig zu beobachtenden Bewegungsmangel (Schule + PC) angenommen.

Gut 20% der über 60-Jährigen bzw. 7,5% aller Deutschen leiden an einem manifesten Diabetes vom Typ 2 (6 Mio.), während auf den Typ 1 nur etwa 200.000 Erkrankte entfallen (➤ Abb. 4.7). Addiert man die noch nicht diagnostizierten Diabetiker hinzu, so leidet etwa **jeder 10. Deutsche** an einem Diabetes mellitus.

IDDM und NIDDM

Der Typ-1-Diabetes wurde früher als IDDM bezeichnet (IDDM = „insulin-dependent diabetes mellitus" = insulinpflichtiger Diabetes mellitus), weil diese Patienten stets mit Insulin behandelt werden müssen. Allerdings wird auch beim langjährigen Typ 2 häufig

Insulin erforderlich, sodass diese Bezeichnung inzwischen verlassen wurde. Analog wurde der Typ-2-Diabetes als NIDDM bezeichnet (NIDDM = „non insulin-dependent diabetes mellitus"), weil die übliche Behandlung zunächst keiner Insulin-Substitution bedarf.

Seltenere Ursachen

- Abgesehen von den üblichen, weit im Vordergrund stehenden Ursachen eines Diabetes Typ 1 oder Typ 2 (s. unten), gibt es eine ganze Reihe von selteneren Mechanismen oder pathologischen Konstellationen, bei denen es vorübergehend zur Hyperglykämie oder auch dauerhaft zu einem Diabetes mellitus kommen kann. So entwickeln rund 5% aller Schwangeren, überwiegend in der zweiten Schwangerschaftshälfte, einen Diabetes mellitus (sog. **Gestationsdiabetes**), der sich zwar zumeist nach der Schwangerschaft zurückbildet, jedoch ein gesteigertes Risiko von bis zu 50% für die spätere Entwicklung eines manifesten Diabetes Typ 2 signalisiert. Ursache ist die hormonelle Situation in der Schwangerschaft mit hohen Spiegeln u.a. an Cortisol bei häufig übergewichtigen Frauen auf der Basis bereits latent vorhandener Glukoseverwertungsstörungen. Als Hinweis auf die mütterliche Situation gelten Kinder mit einem Geburtsgewicht > 4.500 g.
- **Pankreaserkrankungen**, die zu einer Zerstörung des Organs führen, münden häufig in einen Diabetes. Hierzu gehören chronische Pankreatitis, zystische Fibrose, Hämochromatose sowie Pankreastumoren, soweit sie lange genug überlebt werden.
- Die wichtigsten **endokrinen Ursachen** außerhalb des Pankreas sind Morbus Cushing, Hyperthyreose, Phäochromozytom und Akromegalie, weil die zugehörigen Hormone allesamt den Glukosespiegel erhöhen.
- Vereinzelt kommen **Medikamente** oder **akute**, bakterielle oder virale **Infektionen** des Pankreas infrage.
- **Angeborene Formen**, die i.d.R. auf Enzymdefekten beruhen, sollen bei bis zu 10% der Diabetiker ursächlich sein. Sie betreffen zumeist entweder die Insulinsekretion der B-Zellen (sog. Typ MODY) oder die Insulinrezeptoren der Peripherie. Typisch für den Typ **MODY** wäre beispielsweise die Erstmanifestation eines Diabetes im **jungen Erwachsenenalter** bei Patienten, die weder adipös (typisch für Diabetes Typ 2) sind noch die Autoantikörper des Diabetes Typ 1 aufweisen.

Diabetes mellitus Typ 1

Krankheitsentstehung

Der Diabetes mellitus Typ 1 ist eine **Autoimmunerkrankung**. Die Bereitschaft, daran zu erkranken (nicht die Erkrankung selbst!), wird mit dem Muster der HLA-Antigene vererbt. Prädisponierende HLA-Gene sind besonders DR 3 und DR 4 bei mehr als 90% der Betroffenen. Aus der Zwillingsforschung weiß man, dass eineiige Zwillinge zu rund 50% beide erkranken (oder keiner). Dagegen ist das Risiko für Geschwister mit abweichender HLA-Konstellation nicht erhöht.

Als **auslösende Faktoren**, die zur manifesten Erkrankung führen, vermutet man Viren, ganz besonders Coxsackie-Viren vom Typ B4. Auch Rötelnviren sind vereinzelt im Gespräch. Wirkliche Beweise für diese These existieren allerdings bis heute nicht. Manchmal beobachtet man den Typ-1-Diabetes parallel zu weiteren Autoimmunerkrankungen, was bei der bei Autoimmunkrankheiten so überaus häufigen Konstellation HLA-DR3 nicht verwundern kann.

Entsprechend der Erkrankungsursache findet man eine **entzündliche Infiltration** der Langerhans-Inseln (sog. Insulitis), die dann schließlich zur vollständigen Zerstörung der B-Zellen führt. A- und D-Zellen bleiben verschont. Im Serum kann man Antikörper gegen B-Zellen, aber auch gegen Insulin nachweisen. Der juvenile Diabetes geht folglich **immer** mit einer zunächst **verminderten** bzw. schließlich **fehlenden Insulinsekretion** einher.

Die Zerstörung der B-Zellen zieht sich in der Regel über Jahre hin. **Symptome** bestehen während dieser Zeit nicht, weil die Reserven, wie überall im Körper, außerordentlich groß sind. Erst bei einer Zerstörung des Inselapparats von 80–90% kommt es zu ersten Symptomen (➤ Abb. 4.8). Diese können sich allmählich entwickeln, aber auch einen hochakuten Verlauf mit umgehender Behandlungsbedürftigkeit zeigen, z.B. in der Folge eines Infektes oder einer Stresssituation.

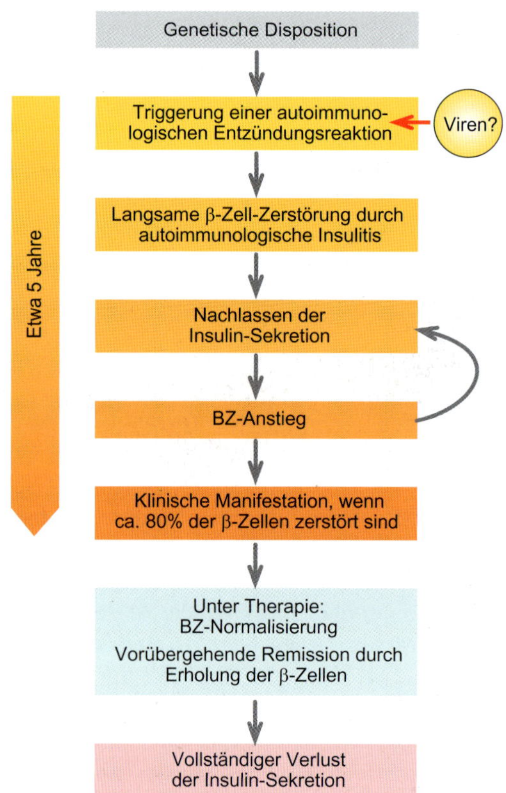

Abb. 4.8 Entwicklung des Diabetes vom Typ 1; β-Zellen ist ein Synonym für B-Zellen. [L157]

Frühe Symptome

Die ersten Symptome entstehen aus dem erhöhten Zuckerspiegel, dem Insulinmangel sowie eventuell auch aus den Zeichen einer Ketoazidose (➤ Abb. 4.9). Entsprechend den möglichen Folgekrankheiten unterscheiden sich auch die **Symptome des Typ 1** nicht grundsätzlich von denjenigen des Diabetes **Typ 2**, doch sind sie in aller Regel deutlicher und bereits in den Anfangsstadien wegweisend, während selbst beim manifesten Diabetes Typ 2 viele Jahre vergehen können, bis die Symptomatik so auffallend geworden ist, dass sie zur Diagnose führt.

Die **Nierenschwelle** für Glukose liegt bei **180 mg/dl** Serum. Bei Serumwerten, die diese Schwelle überschreiten, gehen zunehmende Mengen an Glukose und damit auch an Energie verloren. Gleichzeitig wird das Harnvolumen durch die ausgeschiedene Glukose infolge der osmotischen Wasserbindung der Zuckermoleküle erhöht **(osmotische Diurese)**. Dabei ist zu beachten, dass nahezu die gesamte Glukose oberhalb eines Serumspiegels von 180 mg/dl ausgeschieden wird, weil der Glukosetransporter im proximalen Nierentubulus (➤ Fach Urologie) bei diesem Wert vollständig gesättigt ist. Er entfernt also gewissermaßen bis zu dieser Nierenschwelle alle Glukose aus dem Ultrafiltrat und von der darüber hinausgehenden Menge gar nichts mehr.

Die sichtbaren Folgen und besonders häufig ersten Zeichen der Erkrankung sind eine

- **Polyurie** (Erhöhung des Harnvolumens) sowie eine **Polydipsie** (vermehrtes Durstgefühl).
- Die verlorenen Energiemengen bedingen eine **Gewichtsabnahme** trotz vermehrtem Appetit **(Polyphagie)**. Typisch für den Typ-1-Diabetiker ist also ein noch normales oder bereits vermindertes Körpergewicht.
- Ein weiteres Symptom ist eine Müdigkeit und Kraftlosigkeit **(Adynamie)**, die man sich aus dem Glukose- = Energieverlust über die Niere, aber auch aus der Hypovolämie (als Ergebnis der Polyurie) mit Blutdruckabfall erklären kann. Darüber hinaus besteht in sämtlichen peripheren Geweben ein intrazellulärer Brennstoffmangel (Glukose).
- Die **Ketoazidose** muss zu diesem Zeitpunkt nicht notwendigerweise entstehen. Kommt es aber dazu, werden ihre Folgen sichtbar: Nicht so selten macht sich der Diabetes dann, vor allem bei hochakutem Beginn, durch eine vertiefte und gleichmäßige Atmung (Kußmaul-Atmung) und eine Bewusstseinstrübung bis hin zum Koma bemerkbar **(ketoazidotisches Koma)**. Die vermehrt ausgeschiedenen Ketonkörper (Acetessigsäure, β-Hydroxybuttersäure, Aceton) lassen sich im Urin nachweisen, werden allerdings bereits am obstartigen Geruch der Ausatemluft erkennbar, weil Aceton flüchtig ist und in die Atemluft übergeht.

Therapie

Im Vordergrund des Typ-1-Diabetes steht stets ein vermindertes, schließlich fehlendes Serum-Insulin, das entsprechend substituiert werden muss. Eine orale Zufuhr ist nicht möglich, weil Peptide größtenteils vor ihrer Resorption im Magen-Darm-Trakt enzymatisch in kleine Bruchstücke bzw. einzelne Aminosäuren gespalten werden und damit natürlich ihre Wirksamkeit verlieren. Insulin muss daher **parenteral substituiert** werden (s.c., i.m., i.v.) – für einige Jahre ab 2006 auch alternativ als Inhalationsspray mit Resorption über die Lunge. Allerdings hat sich diese Therapieform nicht durchgesetzt und wurde inzwischen wieder verlassen.

EXKURS

Früher wurden Insuline vom Rind oder Schwein verwendet, die sich kaum vom menschlichen Insulin unterscheiden und ihre Wirksamkeit behalten. Die geringen Unterschiede bei einzelnen Aminosäuren können jedoch im Verlauf der Jahre dazu führen, dass Antikörper gebildet werden, wodurch die Fremdinsuline ihre Wirksamkeit verlieren. Man verwendet deshalb seit vielen Jahren ausschließlich gentechnologisch hergestelltes **Human-Insulin** oder Insulinanaloga mit längerer Halbwertszeit.

Der **Tagesbedarf** eines Erwachsenen beträgt bei Einhaltung einer strengen Diät etwa **40 IE** (internationale Einheiten) Insulin. Diese sollten zumindest auf 2–3 Dosen aufgeteilt werden. Nur eine möglichst exakte Angleichung des Blutzuckerspiegels an die Werte des Gesunden **(Referenzbereich 65–100 mg/dl)** verhindern die schweren Folgekrankheiten des langjährigen Diabetikers (s.u.). Die genaueren Kriterien und begleitenden Maßnahmen werden später im Zusammenhang besprochen.

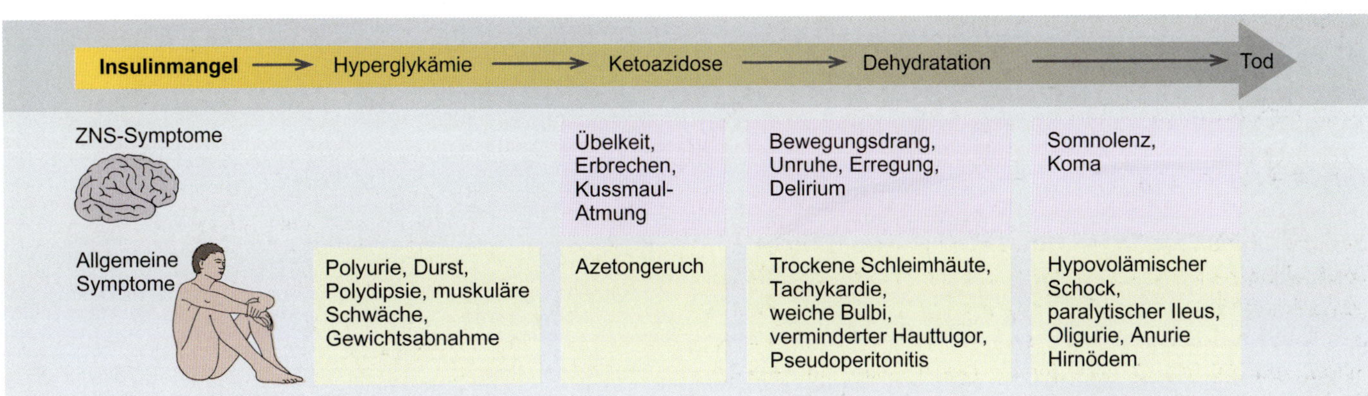

Abb. 4.9 Symptome des Diabetes vom Typ 1. [L157]

Diabetes mellitus Typ 2

Krankheitsentstehung

Bedeutung von Adipositas und Insulinresistenz

Auch der Diabetes mellitus Typ 2 wird als **Anlage** vererbt, wobei hier noch keine chromosomalen Zuordnungen bekannt sind. Eineiige Zwillinge erkranken in rund 75% der Fälle beide (oder keiner). Die wesentliche Rolle bei der Entstehung des Altersdiabetes spielen **Übergewicht** – vor allem die bauchbetonte, viszerale Adipositas als Folge einer **Fehlernährung** und eine **periphere Insulinresistenz**. Die Resistenz kann damit erklärt werden, dass Zellen des Fettgewebes (Adipozyten), die bereits groß und „randvoll" mit Triglyceriden angefüllt sind, die Zahl ihrer membranständigen **Insulinrezeptoren vermindern**, weil sie ohnehin kein weiteres Fett mehr einlagern könnten. Aus demselben Grund kann von einer **geringeren Effektivität** der noch verbleibenden Rezeptoren ausgegangen werden. Dies bedeutet, dass auch bei adipösen Nichtdiabetikern die Insulinrezeptoren der Zielorgane vermindert und in ihrer Ansprechbarkeit gestört sind **(Down-Regulation)**, die Insulinwirkung damit abgeschwächt ist. Gleichzeitig kann daraus abgeleitet werden, dass eine **Gewichtsreduktion**, die beim Adipösen mit einer Verkleinerung der Adipozyten gleichzusetzen ist, die Ansprechbarkeit der Zellen wiederherstellt, wodurch ein bereits entstandener Diabetes mellitus Typ 2 im günstigsten Fall ohne weitere Maßnahmen **ausheilt**.

Die wichtige Rolle der (bauchbetonten) Adipositas unter Zugrundelegen einer Fehlernährung ersieht man daraus, dass Gicht und Diabetes mellitus Typ 2 in Mangelzeiten wie Kriegs- und Nachkriegszeiten selten waren, während sie in den heutigen Wohlstandsgesellschaften schon fast „zum guten Ton" gehören. **Gewichtsreduktion** bei zunächst strenger Diät ist also die erste und bei Weitem wichtigste Maßnahme bei der Behandlung eines Diabetes mellitus Typ 2 (➤ Abb. 4.10). Auch regelmäßige sportliche Betätigung, soweit möglich, ist von großer Bedeutung, weil die Glukose vom beanspruchten Muskel auch ohne Unterstützung durch Insulin aufgenommen werden kann, und der Zuckerspiegel dadurch gesenkt wird. Zusätzlich versteht es sich von selbst, dass eine ausreichende und stabile Gewichtsreduktion ohne vermehrte körperliche Aktivität ohnehin nicht erreicht werden kann.

Besonders betroffen von der peripheren Insulinresistenz sind neben dem Fettgewebe Muskulatur und Leber. Dabei ist hinsichtlich des Leberstoffwechsels weniger die insulinvermittelte Hemmung des Fettsäureabbaus zu Ketonkörpern tangiert, sondern mehr die Glukoneogenese sowie der Aufbau zu Glykogen, sodass die Leber vermehrt Glukose ins Serum abgibt. Im Ergebnis entstehen beim Typ 2 also hohe Glukose-Serumspiegel mit der Gefahr eines sog. hyperosmolaren Komas (s.u.), aber so lange **keine Ketoazidose**, wie sich die Insulinspiegel in üblicher Höhe befinden.

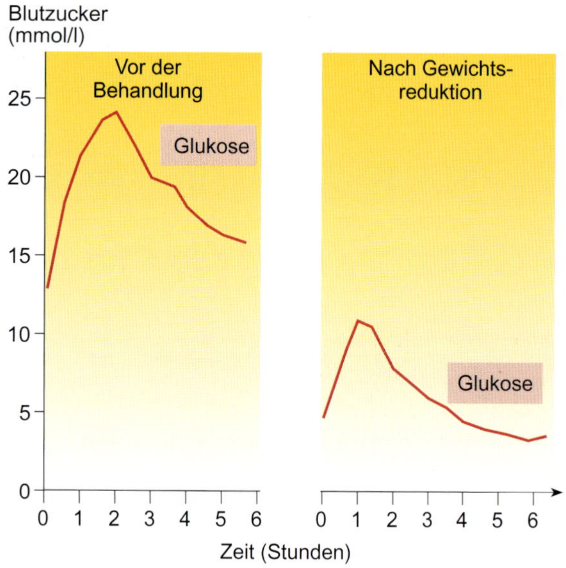

Abb. 4.10 Abhängigkeit des nahrungsinduzierten Glukose-Serumspiegels vom Körpergewicht. [L157]

Reaktive Insulinsekretion

Eine reaktiv verstärkte Insulinsekretion aus den B-Zellen hält den Zuckerspiegel noch lange Zeit im Normbereich, doch erschöpft sich offenbar im Lauf der Jahre die Produktionskapazität der Inselzellen. Beim typischen Altersdiabetes besteht also im Gegensatz zum Typ 1 zumindest über viele Jahre **kein absoluter** Insulinmangel, sondern lediglich ein **relativer** (➤ Tab. 4.2). Die Insulin-Serumspiegel sind so lange eher normal oder sogar erhöht, bis sich die B-Zellen irgendwann erschöpft haben. Zwei weitere Faktoren tragen beim Typ 2 häufig zum Fortschreiten der Erkrankung bei. Zum einen scheint ein zunehmender Anteil der B-Zellen durch **Apoptose** zugrunde zu gehen. Zum anderen sind sogar die **A-Zellen** beteiligt, indem sie aus ungeklärten Gründen von den Rückkopplungsmechanismen abgetrennt sind und auch dann **Glukagon** sezernieren, wenn die Glukosespiegel bereits erhöht sind. Erklärbar wäre dies, wenn man davon ausginge, dass die A-Zellen nicht nur auf den (erhöhten) Glukose-Serumspiegel reagieren, sondern zusätzlich auch (über Botenstoffe?) auf den **funktionell** gegebenen **Glukosemangel** peripherer Gewebe. Allerdings stimulieren die erhöhten Insulinspiegel

Tab. 4.2 Unterschiede zwischen Typ-1- und Typ-2-Diabetes.

Kriterium	Typ-1-Diabetes	Typ-2-Diabetes
Genort	Chromosom 6 (DR3, DR4)	unbekannt
Alter bei Beginn	meist Jugendliche oder junge Erwachsene	meist > 40 Jahre
Körpergewicht	normal bis untergewichtig	meist adipös
Seruminsulin	niedrig bis fehlend (absoluter Insulinmangel)	normal bis hoch (relativer Insulinmangel bei Resistenz der Rezeptoren)
Entwicklung der Symptome	meist zügig, manchmal dramatisch	sehr langsam über Jahre
Komplikation	Ketoazidose, evtl. bis hin zum ketoazidotischen Koma	hyperosmolares Koma, evtl. in Kombination mit einem hypovolämischen Schock
Therapie	Insulin	Gewichtsreduktion, körperliche Aktivität, orale Antidiabetika

auch verstärkt das NNM, sodass die zusätzlichen Mengen an Katecholaminen ihrerseits an den A-Zellen eben auch eine zusätzliche Glukagonsekretion bewirken.

Metabolisches Syndrom

MERKE

Adipositas und periphere Insulinresistenz sind Teilaspekte des sog. metabolischen Syndroms (= Syndrom X). Wenn man also nach fassbaren Ursachen des Diabetes mellitus Typ 2 sucht, steht nach der üblichen Definition weniger eine isolierte Adipositas und mehr dieses Syndrom im Vordergrund:

Beim metabolischen Syndrom besteht nach üblicher Auffassung eine **ererbte Anlage** zu androider (bauchbetonter = viszeraler) **Adipositas und Insulinresistenz**, doch ist seine Ausprägung nicht schicksalhaft vorgegeben, sondern an falsche **Ernährungsgewohnheiten** und weitere Faktoren wie v.a. **körperliche Inaktivität** gebunden, die beeinflussbar bleiben. Obwohl nach Schätzungen 25% der Bevölkerung an der Anlage leiden, entwickelt sich das Bild meist nur unter den Bedingungen westlicher Überflussgesellschaften.

Bei den Betroffenen besteht neben einem latenten oder manifesten Diabetes (Serumglukose nüchtern zumeist > 110 mg/dl) eine **Adipositas** mit **vergrößertem Bauchumfang** (Taille definitionsgemäß bei **Männern > 94 cm** und bei **Frauen > 80 cm**), eine **Hypertriglyceridämie** (> 150 mg/dl), meist verbunden mit einem Abfall des HDL-Cholesterin, und (teilweise) ein **Hypertonus** (➤ Abb. 4.11). Die vollständig ausgebildete Konstellation wird, da sie sehr frühzeitig zur diabetischen Makroangiopathie führt, als **„tödliches Quartett"** bezeichnet.

MERKE

Metabolisches Syndrom

- Diabetes mellitus (latent oder manifest)
- androide Adipositas mit erhöhtem Taillenumfang:
  - Männer > 94 cm
  - Frauen > 80 cm
- Hyperlipidämie als Hypertriglyceridämie, meist in Verbindung mit einem erniedrigten HDL-Cholesterin (Triglyceride > 150 mg/dl, HDL-Cholesterin ↓)
- arterielle Hypertonie oder hoch-normaler Blutdruck (> RR 130/85)

HINWEIS DES AUTORS

Es stellt sich durchaus die Frage, ob das metabolische Syndrom korrekt definiert ist, ob also die angeborene Anlage die gesamte Konstellation betrifft oder doch genau genommen **ausschließlich die androide Adipositas**. Denn eine periphere Insulinresistenz ohne begleitende Adipositas v.a. des Bauchraums gibt es ausschließlich in der Form chromosomaler Mutationen, die den Insulinrezeptor betreffen und die getrennt definiert werden. Dagegen benötigt diese Resistenz bei bestehender androider Adipositas keine „Anlage", weil es ja gerade das Merkmal übervoller Adipozyten (in Verbindung mit hormonellen Faktoren des Fettgewebes) ist, ihre Insulinsensibilität herunterzuregeln. Schließlich bedarf es nach einem Menü aus z.B. 5 Gängen mit übervollem Magen auch keiner „Anlage", um mit dem Essen aufzuhören.
Auch die Hypertriglyceridämie folgt direkt aus den übervollen Adipozyten: Die Herunterregelung der Insulinrezeptoren bewirkt neben einer verminderten Aufnahme von Glukose und Fettsäuren gleichzeitig und zusätzlich zum daraus resultierenden Spiegel an Fettsäuren und Triglyceriden eine verstärkte Lipolyse, die zum selben Ergebnis führt, ganz entsprechend der Situation beim Typ-1-Diabetiker. Selbst der möglicherweise bereits erhöhte Blutdruck bedarf keinerlei „Anlage", denn er stellt lediglich eine unabdingbare Konsequenz aus Adipositas und ersten Folgen der erhöhten Glukose-Serumspiegel dar.

Diagnostik

Glukose im Urin und Serum

Die Niere resorbiert bis zu einem Glukose-Serumspiegel von ca. 180 mg/dl praktisch alle Glukose aus ihrem Ultrafiltrat ins Blut zurück. Ist der Serumspiegel höher als 180 bis maximal 200 mg/dl, erscheint wegen der Sättigung des Transporters **Glukose im Urin** und kann hier mit den üblichen Teststreifen nachgewiesen werden. Die routinemäßige Überprüfung des Urins ist also (als Suchtest) dazu geeignet, einen manifesten Diabetes mellitus zu erfassen. In der **Schwangerschaft** kann die Nierenschwelle **niedriger** liegen, sodass der Streifentest v.a. postprandial nicht aussagekräftig ist und durch eine Bestimmung aus dem Serum ergänzt werden muss. Die Serumwerte von Gesunden können nach einer kohlenhydratreichen Mahlzeit auf bis zu 180 mg/dl ansteigen. Dies bedeutet, dass die Nierenschwelle als Kapazitätsgrenze des Transporters evolutionär den Gegebenheiten angepasst wurde, wie dies höchst ökonomisch grundsätzlich und überall zu beobachten ist.

Sehr viel genauer ist die Messung der **Glukose im Serum**, weil sie auch Patienten erfasst, deren Zuckerspiegel zwischen der Norm (nüchtern maximal 100 mg/dl) und der Nierenschwelle von ca.

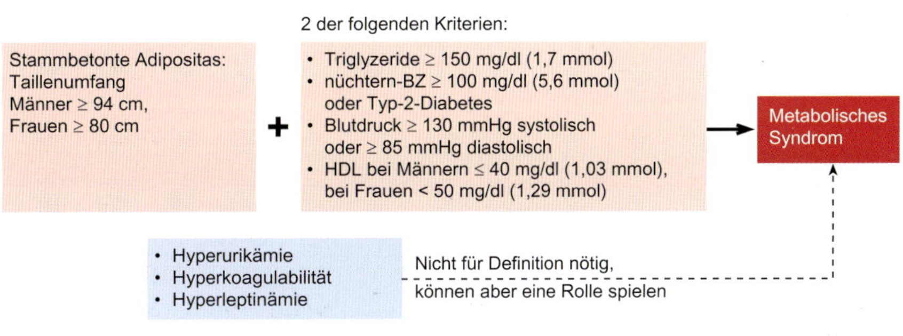

Abb. 4.11 Metabolisches Syndrom. [L141]

180 mg/dl liegen. Allein diese Messung taugt auch zur routinemäßigen Überprüfung einer Diabetestherapie, weil die Werte möglichst dicht beim Referenzbereich liegen sollten, um Spätschäden zu verhindern oder wenigstens hinauszuzögern.

ACHTUNG

Man rechnet mit 2 Mio. nicht diagnostizierten Diabetikern in Deutschland (s.o.). Es sollte also im Praxisalltag, zumindest bei Patienten über 40, zur Gewohnheit werden, die Serumglukose zu bestimmen, so wie dies ja auch für Blutdruckmessungen zu gelten hat.

HbA_{1c}

Eine Bestimmung der Blutglukose zeigt jeweils nur den Momentanwert. Wenn ein Diabetiker 4 Wochen lang alles gegessen hat, was ihm in den Sinn kam, um dann am Tag vor dem Termin der Zuckerkontrolle eine strenge Diät einzuhalten, kann der Wert unauffällig sein. Solche Patienten sind durchaus nicht selten!

Das HbA_{1c} ist dagegen keine Momentaufnahme, sondern dokumentiert die **langfristige Situation der Blutglukose:** Auch beim Gesunden mit normalen Glukose-Serumspiegeln ist an einen geringen Anteil des Hämoglobins Glukose gebunden. Dies gilt entsprechend für weitere Proteine des Plasmas. Die relativen Anteile zeigen dabei einen recht engen Bezug zu den Glukose-Serumspiegeln, stimmen also sehr genau mit dessen Gesamthöhe überein.

Ist der Anteil beim Hämoglobin erhöht, beweist er überhöhte Glukosespiegel in den letzten 6–8 Wochen vor der Kontrolle. Dieser Wert ist damit auf besondere Weise zur **langfristigen Überwachung einer Diabetes-Therapie** im Hinblick auf Spätschäden geeignet, aber auch zur Überprüfung derjenigen Patienten, die ihrem Therapeuten gerne das tägliche Stück Kuchen verschweigen. Langfristig sollte das HbA_{1c} **unter 6,5%** liegen, zumindest aber unter 7% (Normwert beim Gesunden: 4–6%).

Glukosetoleranztest

Dem Diabetes Typ 2 gehen oft Jahre grenzwertiger Serumspiegel voraus – z.B. mit einem Nüchternblutzucker in der Grauzone zwischen 100 und 125 mg/dl, bei dem man noch nicht so recht weiß, ob dies tatsächlich bereits den Beginn einer Zuckerkrankheit bedeutet. Dies gilt auch für eine einmalige Messung von knapp 100 bzw. gut 125 mg/dl, die für sich noch nicht beweisend ist. Hierfür wurde der sog. Glukosetoleranztest bzw. Glukosebelastungstest entwickelt. Dabei bekommt der Patient morgens nüchtern 75 g einer Glukoselösung (Dextro-OGT) zu trinken. Davor sowie nach 60 und 120 min wird über eine Blutentnahme der Glukosespiegel gemessen.

MERKE

Der normale Nüchternwert der Serumglukose (Normbereich) liegt zwischen 65 und 100 mg/dl (3,6–5,6 mmol/l). Bei 126 mg/dl beginnt der manifeste Diabetes mellitus. Zwischen 100 und 125 mg/dl befindet sich ein Graubereich, der als latenter (subklinischer) Diabetes mellitus bzw. als abnorme Nüchternglukose bezeichnet wird.

Eine **gestörte Glukosetoleranz** (➤ Tab. 4.3) bedeutet, dass die Insulinwirkung unzureichend ist und damit eine Wahrscheinlichkeit von etwa 50% besteht, dass aus diesem sog. **subklinischen** bzw. **latenten Diabetes** in den kommenden Jahren ein manifester Diabetes entstehen wird. Es ist zu beachten, dass bei diesem Test ein einzelner pathologischer Wert bereits die Störung anzeigt. Ein Zweistundenwert von z.B. 145 mg/dl beweist also selbst dann die gestörte Glukosetoleranz, wenn sich Nüchtern- und Maximalwert im Normbereich befinden. Bei einem reproduzierbaren Nüchternwert von > 125 mg/dl besteht auch dann bereits ein manifester Diabetes mellitus, wenn der Zweistundenwert z.B. nur 180 mg/dl beträgt.

Man kann diesen Test, sofern er eine Glukosetoleranzstörung ergibt, zur Motivation von Patienten hinsichtlich einer Gewichtsreduktion benutzen. In jedem Fall aber bietet der Glukosetoleranztest die sicherste Möglichkeit, um einen Diabetes im Frühstadium zu erkennen.

Andererseits gibt es einige Stör- bzw. Verfälschungsmöglichkeiten des Glukosetoleranztests, sodass er inzwischen nicht mehr die überragende Bedeutung früherer Jahre besitzt. Beispielsweise kann er durch einen vorausgehenden Hungerzustand, aber auch durch eine zu geringe Nüchternperiode von < 8 h vor seiner Durchführung abweichende Werte zeigen. Fieber oder systemische Entzündungen verursachen genauso Abweichungen wie z.B. die Menses. Dies gilt auch für einzelne Medikamente, eine Magenresektion oder eine Malabsorption. Dabei handelt es sich allerdings mehr um Selbstverständlichkeiten: Fieber führt über die Aktivierung von Sympathikus und Zona fasciculata grundsätzlich zur Anhebung des Glukosespiegels. Wenn die Glukose nicht ausreichend resorbiert wird, kann sie auch den Blutzuckerspiegel nicht erhöhen. Und wenn sie nach einer Magenteilresektion schneller als üblich resorbiert wird, muss dies Auswirkungen auf den Serumspiegel besitzen.

Ansonsten ist auch beim Glukosetoleranztest die heute in vielerlei Hinsicht übliche Reduzierung des Aufwands zu beobachten. Meist verzichtet man inzwischen auf die Blutentnahme nach 1 h und begnügt sich mit dem Zweistundenwert. Entsprechend wird bei der Blutsenkung meist nur noch der Einstundenwert abgelesen bzw., was die Angelegenheit auf Kosten der Genauigkeit (!) nochmals vereinfacht, vom Labor „errechnet".

Der Glukosetoleranztest wird manchmal auch in der Schwangerschaft durchgeführt. Sehr viel sinnvoller ist der Test allerdings – bei

Tab. 4.3 Ergebnisse des Glukosebelastungstests.

Zeit	Normalwerte	Gestörte Glukosetoleranz	Manifester Diabetes mellitus
Nüchternwert	65–100 mg/dl	101–125 mg/dl	> 125 mg/dl
nach 1 h	< 200 mg/dl	> 200 mg/dl	
nach 2 h	< 140 mg/dl	> 140–199 mg/dl	> 200 mg/dl
Für die jeweilige Diagnose ist es nicht erforderlich, dass alle 2–3 Werte einer Spalte zutreffen, es genügt ein einziger Wert.			

grenzwertigen Glukose-Serumspiegeln anlässlich der Schwangerschaftsvorsorgen – im Anschluss an Schwangerschaft und Stillzeit, wenn sich die hormonelle Situation wieder normalisiert hat, weil er andernfalls keinerlei Aussagekraft besitzt.

Zusätzliche diagnostische Maßnahmen

Zur langfristigen Therapiekontrolle sind neben der wiederholten Bestimmung des HbA_{1c} zusätzliche Maßnahmen von besonderer Bedeutung. Hierzu gehören die **Überwachung der Nierenfunktion** durch eine Prüfung auf Mikroalbuminurie im Urin, weil damit sehr frühe Schäden erkennbar werden, lange bevor das Kreatinin des Serums den physiologischen Bereich verlässt. Besonders bei Typ-1-Diabetikern sollte man die Stoffwechselsituation durch wiederholte Messung der mit dem Urin ausgeschiedenen **Ketonkörper** kontrollieren. Dies ist mit den üblichen Teststreifen problemlos und kostengünstig möglich. Die augenärztliche **Spiegelung der Netzhaut** kann als sensible Kontrolle des Gefäßstatus gelten, v.a. hinsichtlich der Mikroangiopathie. Das Tasten der **Fußpulse**, evtl. ergänzt durch ein Belastungs-EKG, dient dem frühzeitigen Erkennen der Makroangiopathie. Die Überprüfung der **Sensibilität**, v.a. auch des **Vibrationsempfindens**, kann eine Polyneuropathie in frühen Stadien nachweisen.

Die fachärztlichen Untersuchungen (Augenarzt, Neurologe, evtl. Urologe) sollten in Abhängigkeit von der Einstellung des Diabetes mellitus wiederholt werden, zumindest jedoch 1-mal/Jahr, die Kontrolle von Fußpulsen, Ketonkörpern usw. selbstverständlich sehr viel häufiger.

Wegweisende Symptomatik

Erstes Hinweissymptom auf einen Diabetes mellitus ist häufig neben einer unspezifischen Müdigkeit bzw. Leistungsminderung ein **gesteigertes Durstgefühl**, verbunden mit erhöhten Urinmengen **(Polyurie):** Der erhöhte Blutzucker bewirkt eine Hyperosmolarität, welche den Durst erzeugt. Die Polyurie führt zum selben Ergebnis. Während sich jedoch diese Symptome beim Typ-1-Diabetiker in aller Regel zügig und für die Betroffenen deutlich erkennbar einstellen, entwickelt sich der Typ-2-Diabetes zumeist **symptomarm über viele Jahre** und wird oft genug erst nach einem diabetischen Koma oder im Rahmen sonstiger Krankheiten in der Klinik entdeckt, oder auch bei routinemäßigen Blutentnahmen z.B. anlässlich einer Vorsorgeuntersuchung.

Häufig sind bereits typische **Folgekrankheiten** eines Diabetes entstanden (s.u.), bei deren Abklärung die Erkrankung dann erstmals diagnostiziert wird. Man sollte deshalb vor allem auch bei einem **gestörten Immunsystem**, bei **schlecht heilenden Wunden** oder einer rezidivierenden **Furunkulose** oder **Candidose** an einen noch unentdeckten Diabetes Typ 2 denken.

Folgekrankheiten

Besonders zahlreich und besonders gefürchtet sind die sog. Folgekrankheiten eines unzureichend eingestellten Diabetes mellitus Typ 1 oder 2 (➤ Abb. 4.12). Diese Spätkomplikationen entwickeln sich durchschnittlich nach 15–20 Jahren, mit möglichen Abweichungen in beide Richtungen. Die Morbidität an diesen Komplikationen geht gleichzeitig mit einer erheblich erhöhten Letalität einher. Es ist wichtig, die Betroffenen, die häufig annehmen, ihre Erkrankung sei mit dem Schlucken von Tabletten und einer gewissen Diät „geheilt", auf diese Zusammenhänge hinzuweisen, um dadurch eine möglichst perfekte Mitarbeit zu erreichen.

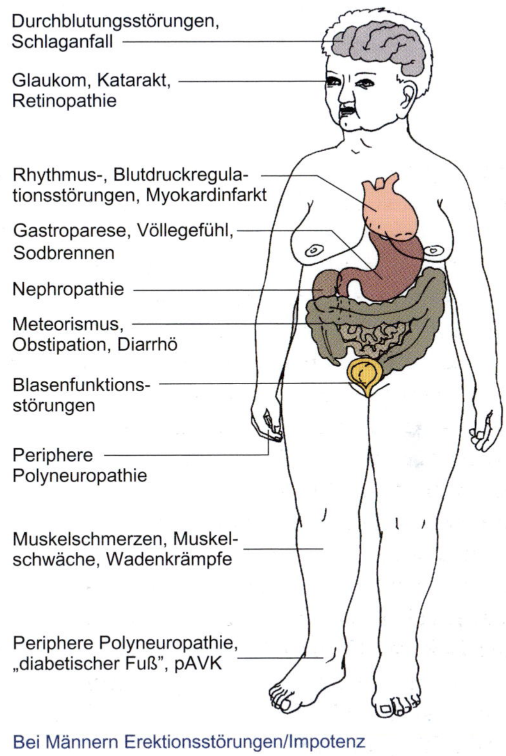

Abb. 4.12 Folgekrankheiten des Diabetes mellitus. [L215]

Ursachen

Diabetes mellitus bedeutet ständige oder zumindest überwiegend vorhandene **Hyperglykämie** sowie in der Regel auch **Hyperlipidämie** bei relativem oder absolutem Insulinmangel. Aus diesen Faktoren heraus entstehen die Folgeschäden, wobei hier in erster Linie die arteriellen Blutgefäße sowie die Kapillaren betroffen sind (➤ Abb. 4.12). Während die **Hyperlipidämie** zur Arteriosklerose führt, scheinen hinsichtlich der **Hyperglykämie** zwei Mechanismen eine wesentliche Rolle im Hinblick auf Morbidität und Mortalität zu spielen:

- **Glykosylierung:** Der erste besteht darin, dass Glukose an die Aminosäuren von Proteinen bindet – man spricht hier von der Glykierung oder Glykosylierung – was nicht nur Hämoglobin betrifft, sondern auch zahlreiche weitere Proteine. Diese Proteine können Strukturproteine, Enzyme oder auch Carrier-Systeme oder Pumpen darstellen. Die beim Diabetiker über das physiologische Maß hinausgehende Glykierung führt teilweise zu einer verminderten physiologischen Funktion dieser Eiweiße. So weist glykiertes **LDL** ein schlechteres Bindungsvermögen an seine Rezeptoren und dadurch auch eine **längere Halbwertszeit** im Blut auf, während glykiertes HDL sogar eine geringere Verweildauer im Blut zeigt. Die Relation zwischen LDL- und HDL-Cholesterin verschiebt sich dadurch in eine Richtung, welche die Entstehung der Arteriosklerose beschleunigen muss. Diese Verschiebung mit einem **Anstieg von LDL, VLDL** und **Triglyceriden** und einem **Abfall des HDL** ist für die meisten Diabetiker **typisch.**

- **Reduzierung zu Sorbit:** Der zweite Mechanismus besteht möglicherweise darin, dass überschüssige Glukose zu Sorbit reduziert wird. Dieses wirkt als Zellgift und könnte evtl. zu den Schädigungen beim Diabetes beitragen. Nachgewiesen wurde dies angeblich für die Entstehung von Nephropathie und Neuropathie. Andererseits könnte diese Reduktion ausschließlich in Serum oder Interstitium stattfinden und es wären hierfür sowohl ein spezifisches Enzym als auch ATP erforderlich, denn Reduktionen verlaufen im Gegensatz zu Oxidationen niemals freiwillig und ohne Katalyse ab. Ein solches Enzym scheint aber nicht bekannt zu sein und es ergäbe auch nicht den geringsten Sinn. Insofern darf diese Modellvorstellung angezweifelt werden.

Der chronische Diabetes führt über die Glykierung multipler Proteine mit u.a. resultierender Hyperlipidämie sowie weitere Mechanismen, die noch nicht restlos verstanden werden, zu arteriosklerotischen Veränderungen sowohl an den größeren Arterien als auch an den kleinen bis hinab in den Bereich der Kapillaren (➤ Abb. 4.11). Sind die größeren Arterien betroffen, spricht man von der diabetischen *Makro*angiopathie, bei Befall der kleinen Gefäße von der diabetischen *Mikro*angiopathie.

Diabetische Makroangiopathie

Die wesentliche Rolle beim Entstehen der Makroangiopathie spielt das erhöhte **LDL-Cholesterin**, im Verein mit dem erniedrigten HDL-Serumspiegel. Damit unterscheidet sich diese Form der Gefäßerkrankung bezüglich Ursachen und klinischem Bild nicht von der **Arteriosklerose** des Nichtdiabetikers, ist also mit dieser **gleichzusetzen**. Allerdings entsteht sie beim Diabetiker frühzeitiger und in verstärktem Ausmaß.

Die Folgen der Makroangiopathie sind also die Folgen der Arteriosklerose:

- KHK mit nachfolgendem Herzinfarkt. Der **Herzinfarkt** gilt als weitaus **häufigste Todesursache** des Diabetikers! Eine Besonderheit der koronaren Erkrankung besteht beim Diabetiker darin, dass er häufig infolge der sich parallel entwickelnden Polyneuropathie (s. unten) die Symptome nicht mehr registriert. Die **stumme KHK** bzw. der **stumme Herzinfarkt** sind beim Diabetiker weit häufiger als bei jeder weiteren Grunderkrankung bzw. als im hohen Lebensalter.
- zerebrale Leistungsschwäche mit TIA und nachfolgendem Schlaganfall
- periphere arterielle Verschlusskrankheit bis hin zu notwendig werdenden Amputationen v.a. an den unteren Extremitäten
- Nierenarterienstenose mit sekundärer arterieller Hypertonie
- arterielle Hypertonie als Folge von systemischer und renaler Arteriosklerose und Mikroangiopathie
- Mesenterialinfarkt mit Nekrotisierung von Darmanteilen und akutem Abdomen
- Potenzstörungen bzw. Amenorrhö, in Verbindung mit den Auswirkungen der Mikroangiopathie und Polyneuropathie

Diabetische Mikroangiopathie

Der Entstehungsmechanismus der Mikroangiopathie ist letztendlich noch unklar. Das Ergebnis ist jedenfalls eine **verdickte Basalmembran** der Kapillaren (wohl durch Glykierung) mit Ernährungsstörungen der angrenzenden Gewebe, gleichzeitig aber auch deren erhöhte Durchlässigkeit ins Interstitium für seröse Flüssigkeit mit der möglichen Folge von Ödemen. Zusätzlich kommt es zur **Arteriolosklerose** mit resultierender **diastolischer Blutdruckerhöhung** und weiter gesteigerter **Minderversorgung der Gewebe**. Daneben zeigt der Diabetiker verschlechterte Fließeigenschaften des Blutes, insgesamt also eine deutlich schlechtere Versorgung des Gewebes sowohl mit Sauerstoff als auch mit Nährstoffen. Die mangelhafte Aufnahme der Glukose, in einem Teil der Gewebe auch der Aminosäuren und Fettsäuren, verschlimmert die Situation ein weiteres Mal. Die aus Arteriosklerose und Arteriolosklerose resultierende Widerstandserhöhung für den linken Ventrikel erhöht nach dem diastolischen nun auch den systolischen Blutdruck – im Verein mit der RAAS-Aktivierung aufgrund der renalen Mechanismen.

ACHTUNG

Vor allem die diabetische Mikroangiopathie entsteht bereits bei nur mäßig erhöhten Blutzuckerspiegeln. Eine möglichst perfekte Einstellung eines Diabetes mellitus ist also unerlässlich!

Symptomatik

Die schlechtere Gewebeversorgung führt an der **Haut** zu **Wundheilungsstörungen**, Trockenheit mit **Pruritus** und einer Anfälligkeit für **Ekzeme**. Ein Ulcus cruris oder andere infizierte Wunden sind beim Diabetiker nur schwer zum Abheilen zu bringen. Kleinste Verletzungen können zu Nekrosen führen. Infektionen mit **Candida albicans** werden häufiger. Besonders am Unterschenkel entsteht manchmal die sog. **Necrobiosis lipoidica**, gelblich-livide Verfärbungen und Nekrosen im Rahmen einer Granulombildung durch abgelagerte Fette (➤ Fach Dermatologie).

Die schlechtere Versorgung der Gewebe mit Sauerstoff und Glukose wirkt sich auch auf das **Immunsystem** aus. Eine erhöhte Infektanfälligkeit ist die mögliche Folge.

Die erhöhten Blutfette und der gestörte Lebermetabolismus können zur Entstehung einer sog. **Fettleber** führen.

Schwerer als eine Fettleber wiegen Ernährungs- und Durchblutungsstörungen an den Nieren, den Augen oder am peripheren Nervensystem, wobei besonders am Nervensystem wohl auch der intrazelluläre Glukosemangel eine entscheidende Rolle spielt:

- An der **Niere** entsteht im Verlauf der **Mikroangiopathie** die **Glomerulosklerose** (= Kimmelstiel-Wilson-Syndrom) mit Proteinurie, die im Verein mit der **Makroangiopathie** der Nierenarterien sowohl die Entstehung eines Hypertonus fördert als auch in der Niereninsuffizienz enden kann (> 8.000 neue Dialysefälle pro Jahr in Deutschland in der Folge eines Diabetes mellitus!). Die diabetische Nephropathie mit ihrer terminalen Niereninsuffizienz ist für annähernd 40% aller Niereninsuffizienzen verantwortlich und wesentlich an der Letalität des Diabetikers beteiligt.

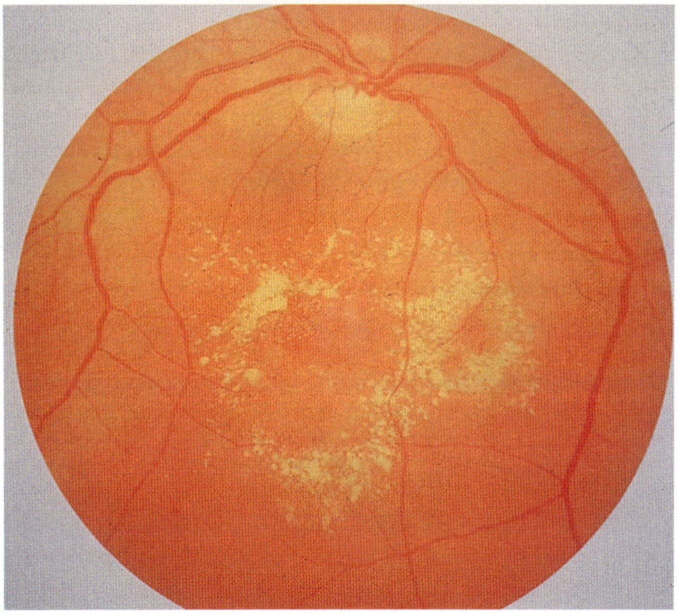

Abb. 4.13 Diabetische Retinopathie. [E273]

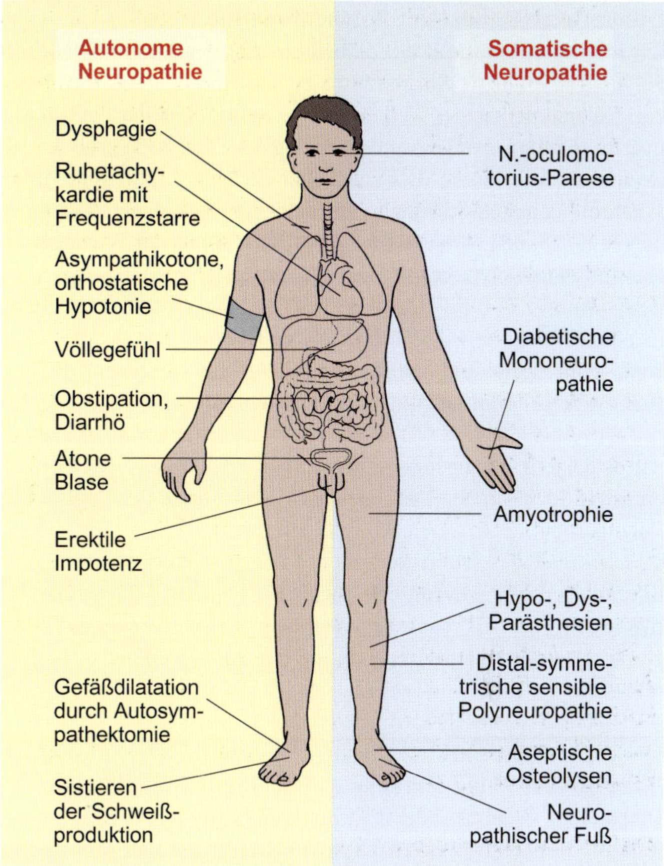

Abb. 4.14 Polyneuropathie. [L157]

- An der **Netzhaut** führt die **Mikroangiopathie** (➤ Abb. 4.13) zur sog. **diabetischen Retinopathie** mit degenerativen Veränderungen, punkt- oder fleckförmigen Einblutungen, Schlängelungen und Neubildungen von Gefäßen, Netzhautablösungen, kleinen Aneurysmen und Ödemen. Möglich sind auch Einblutungen in den Glaskörper, Glaukom und eine Kataraktbildung. Die diabetische Retinopathie stellt in den westlichen Ländern die häufigste Ursache der Erblindung dar (in Deutschland 6.000 Fälle pro Jahr!).

Durchblutungsstörungen im Genitalbereich führen im Verein mit der Polyneuropathie und der Mikroangiopathie zur **Impotenz**, an den Beinen zur **arteriellen Verschlusskrankheit** (AVK) mit Claudicatio intermittens oder gar Gangrän, die zu Amputationen (40.000 pro Jahr) zwingt. Schlaganfall (50.000 pro Jahr), koronare Herzkrankheit und Herzinfarkt (30.000 pro Jahr) treten vermehrt auf und sind häufige Todesursachen des Diabetikers.

Diabetische Polyneuropathie

Die diabetische Neuropathie zeigt sich zumeist als **distal** betonte, **symmetrische**, **periphere** Polyneuropathie. Sie umfasst Störungen im somatischen *und* autonomen (vegetativen) Nervensystem (➤ Abb. 4.14). Zumindest jeder 3. Diabetiker ist davon betroffen. Sie besteht nur peripher, weil das ZNS insulinunabhängig mit Glukose versorgt wird. Allerdings kann es auch einmal zu einer **Neuropathie einzelner Hirnnerven** kommen – wahrscheinlich infolge einer arteriosklerotischen Ischämie (*Makro*angiopathie). Aus einer Schädigung des N. oculomotorius folgt z.B. eine Ptosis oder Doppelbilder.

Am häufigsten entstehen zunächst **progrediente sensible Ausfälle** mit distal betonten Parästhesien und Taubheitsgefühlen, dumpfen oder stechenden Schmerzen und Verlust des Vibrationsempfindens. Die Symptome beginnen häufig an den Zehen, um sich dann **strumpfförmig** nach proximal auf die Unterschenkel auszubreiten. Charakteristisch ist die nächtliche Verschlimmerung der Beschwerden mit Besserung beim Gehen, woraus hervorgeht, dass eine (diabetische) Makroangiopathie als (Mit-)Ursache nicht infrage kommt. Dementsprechend sind die Füße auch warm und rosig, die Fußpulse tastbar! Des Weiteren findet man abgeschwächte oder **fehlende Reflexe** oder auch muskuläre **schlaffe Lähmungen.** Ein vollständiger Verlust der Temperatur-, Schmerz-, Bewegungs- und Berührungssensibilität mit sensibler Ataxie ist im weiteren Verlauf möglich.

Die Beteiligung des **autonomen (vegetativen) Nervensystems** erkennt man an Funktionsstörungen von **Blase** (z.B. Entleerungsstörungen), **Genitalien** (Impotenz) und **Darm** (Übelkeit, Obstipation *oder* Diarrhö), **kardialen Störungen** (z.B. Tachykardie) oder (häufig!) einer orthostatischen Dysregulation. Neben Dünn- und Dickdarm können auch Magen (→ Völlegefühl) und Speiseröhre (→ Motilitätsstörungen mit Dysphagie oder Reflux) einbezogen sein.

Die wesentlichen **Ursachen** der Polyneuropathie sind einmal in der **Mikroangiopathie** zu sehen, die zu Ernährungsstörungen der Gewebe einschließlich ihrer nervalen Rezeptoren (z.B. der Vater-Pacini-Körperchen für das Vibrationsempfinden) führt, in multiplen **Glykierungen** sowie schließlich in der **Mangelversorgung** der Gewebe und peripheren Nerven mit Glukose in der Folge des absoluten oder relativen **Insulinmangels**. Die größte Gefahr für die Betroffenen entsteht aus nicht bemerkten (kleinsten) Verletzungen, weil diese Wunden kaum noch heilen, sodass sich Ulzera und entzündliche Ödeme, evtl. unter Gelenkbeteiligungen ausbilden können. Amputationen sind in der Folge häufig nicht zu vermeiden.

Differenzialdiagnose der Polyneuropathie

Ein wichtiges Kriterium der diabetischen oder auch alkoholischen Polyneuropathie zur **Abgrenzung** gegenüber weiteren Störungen, z.B. Läsionen einzelner Nerven, ist die **Symmetrie** der Symptome und ihr **distaler**, den gesamten Umfang der Extremität erfassender Beginn. Dies bedeutet, dass der Befall einzelner Dermatome oder Myotome nervalen Störungen des betroffenen Segments zuzuordnen sind, z.B. den Nervenwurzeln am Austritt aus der Wirbelsäule, aber mit einer Polyneuropathie nichts zu tun haben. Ein Karpaltunnelsyndrom, z.B. mit Parästhesien in den Fingern 1–3 einer Hand, ist beim Diabetiker weit häufiger als im Durchschnitt der Bevölkerung, jedoch ganz und gar unabhängig von einer Polyneuropathie, weil die Sensibilitätsstörungen der mechanischen Kompression eines einzelnen Nerven (N. medianus) zuzuordnen sind. Dagegen würde bei einem Diabetiker ein symmetrischer Ausfall des Vibrationsempfindens an den Unterschenkeln selbst dann den Beginn der Polyneuropathie markieren, wenn die oberflächliche Sensibilität einschließlich des Schmerzempfindens noch vollkommen unauffällig sind. Derselbe Zusammenhang gilt für symmetrische distale Parästhesien oder z.B. auch für eine symmetrische Reflexabschwächung zumindest dann, wenn sie von sensiblen Symptomen begleitet wird.

Der diabetische Fuß

Das diabetische Fußsyndrom gilt als **häufigste Komplikation** des Diabetikers, in deren Folge in Deutschland etwa 40.000 Amputationen/Jahr notwendig werden. Dies sind zwei Drittel aller Amputationen! Dabei sind weder die Ursachen noch die zunächst erkennbaren Folgen einheitlich, weil sowohl die Makroangiopathie als auch Mikroangiopathie und Polyneuropathie im Vordergrund stehen können oder auch gemeinsam zum Bild beitragen.

- Folgen der **Makroangiopathie:** Die symptomatisch werdende Arteriosklerose des Beines zeigt die Symptome der pAVK mit den Stadien nach Fontaine. Zu beachten ist allerdings, dass die Schmerzhaftigkeit der Claudicatio (Stadium II) bei begleitender Polyneuropathie durchaus fehlen kann. Die Beine sind blass und kalt. Die Fußpulse fehlen. Die Nekrosen des Stadium IV entstehen als Gangrän der Zehen und können sich im weiteren Verlauf nach proximal ausdehnen. Diabetiker durchlaufen nicht so selten eine „Amputationskarriere“, indem der Amputation des Vorfußes weitere an Unter- und zuletzt Oberschenkel nachfolgen.
- Folgen von **Mikroangiopathie/Polyneuropathie:** Die Beine sind warm, die Fußpulse tastbar. Die Haut ist dagegen auffallend trocken und aufgrund ihrer Mangelversorgung sehr verletzlich. Das Hauptproblem besteht darin, dass kleinste Verletzungen oder Druckstellen z.B. durch unpassendes Schuhwerk, eingeschränkte Gelenkbeweglichkeit oder auch fehlerhafte Fußpflege wegen der fehlenden Schmerzempfindung unbemerkt bleiben und zu bakteriell infizierten, extrem schlecht heilenden Ulzerationen führen. Die (schmerzlosen!) Ulzera betreffen der Ursache entsprechend nicht die Akren, sondern die Lokalisationen des Drucks bzw. der Verletzung, nicht so selten z.B. die Fersen.
- In mindestens einem Drittel der Fälle bestehen **Mischbilder** aus Makro- und Mikroangiopathie. In diesen Fällen geht die Chance zur therapeutischen Abheilung entstehender Ulzera gegen null, weil nun gegenüber den mikroangiopathischen Ulzera nicht einmal mehr die Hilfestellung eines Kompressionsverbandes möglich ist. Im Vergleich zu den Nekrosen der Makroangiopathie entsteht die weiter verschlechterte Heilungstendenz aus der zusätzlichen Mangelversorgung allen Gewebes.

HINWEIS DES AUTORS

Magnesiummangel

Die osmotische Diurese des Diabetikers führt auch zu einer vermehrten Ausschwemmung von Magnesium. Es ist also nicht verwunderlich, dass gerade der Diabetiker besonders häufig an einem Magnesiummangel leidet. Wesentlich ist, dass Magnesium eine ganze Reihe von Eigenschaften besitzt, die dazu dienen können, die Folgekrankheiten zu verhindern oder hinauszuzögern. Ganz pauschal scheint die Ausprägung des Magnesiummangels gut mit Anzahl und Schwere der Folgeschäden zu korrelieren (s. auch Magnesium, ➤ 11.5).

Hypoglykämisches Koma

Ursachen einer Hypoglykämie

- Überdosierung von Insulin beim Typ-1-Diabetes
- Insulinom (insulinproduzierendes Adenom des Pankreas) oder (selten) insulinartig wirkende Substanzen extrapankreatischer Tumoren (als paraneoplastisches Syndrom)
- Überdosierung der oralen Therapie (vor allem Sulfonylharnstoffe) beim Typ-2-Diabetes
- vegetative Labilität (angeblich)
- ausgeprägte Leberfunktionsstörungen mit Einschränkung der Glukoneogenese
- nephrotisches Syndrom mit Verlust der für die Glukoneogenese erforderlichen Aminosäuren (+ Laktat und Glycerin)
- Alkoholabusus (wegen vorübergehender Hemmung der Leber-Glukoneogenese und begleitender Nahrungskarenz)
- Verbrauch der Leberglykogenspeicher bei strengem Fasten bzw. anhaltenden körperlichen Belastungen (vorübergehend) oder Malabsorption (z.B. Zöliakie, anhaltende Durchfälle)
- Dumpingsyndrom (sog. Spät-Dumping) nach Magenresektion
- Fruktoseintoleranz (Hemmung von Glykogenolyse und Glukoneogenese)
- Morbus Addison (Mangel an Cortisol)
- Ausfall des HVL (STH, ACTH)

Symptomatik

Treten bei einem Diabetiker **akute Unruhe** und **Verwirrtheitszustände** auf, evtl. mit nachfolgender **Somnolenz**, ist an eine Hypoglykämie zu denken. In der Regel besteht hierbei auch ein **Hungergefühl**. Der zerebrale Zuckermangel führt zu **Kopfschmerzen**. Die Gegenregulation des Sympathikus bedingt eine **Tachykardie** und **Schweißausbrüche** (➤ Abb. 4.15). Die Symptome der Hypoglykämie treten (individuell unterschiedlich) ab einem Serumspiegel von < **50 mg/dl** auf.

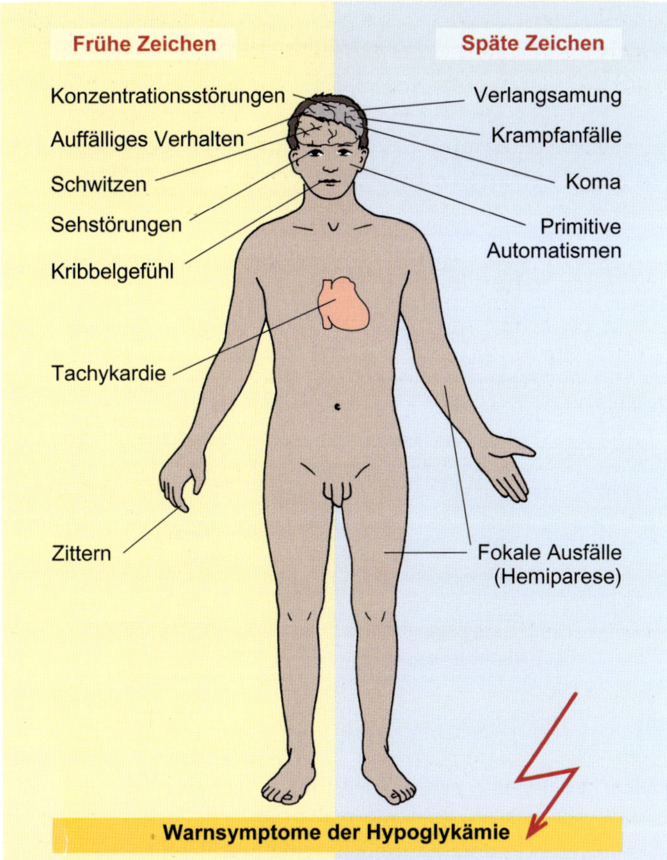

Abb. 4.15 Warnsymptome der Hypoglykämie. [L157]

ACHTUNG
Die Nervenzellen des Gehirns ernähren sich praktisch ausschließlich von Glukose, sind also auf normale Glukose-Serumspiegel angewiesen.

Fällt der Serumspiegel weiter, so entsteht bei < **40 mg/dl** das hypoglykämische Koma (fälschlich und sinnfrei auch als hypoglykämischer Schock bezeichnet) – also eine Bewusstlosigkeit (= Koma) aufgrund der Mangelernährung des Gehirns. Infolge der sympathischen Gegenregulation sind der **Blutdruck erhöht**, die **Haut blass und feucht**, die **Muskulatur** eher **hyperton** (+ Hyperreflexie) bis hin zu muskulärem Tremor, **Atemfrequenz** und **Puls beschleunigt**. **Krampfanfälle** oder Ausfälle einzelner **Hirnnerven** sind aufgrund des zerebralen Brennstoffmangels möglich.

Als wichtigste Symptome zur Abgrenzung gegenüber einem diabetischen (hyperglykämischen) Koma dienen die

- Muskulatur: hyperton (evtl. mit Tremor und Hyperreflexie) statt hypoton
- Bulbi (Augen): unauffällig statt weich
- Haut: feucht statt trocken
- Puls- und Atemfrequenz: beschleunigt, Blutdruck erhöht statt erniedrigt
- Entwicklung der Symptome: schnell innerhalb von Minuten statt allmählich über Stunden und Tage

Dem hypoglykämischen Koma geht meist **Heißhunger** voraus, dem hyperglykämischen wegen der Exsikkose bei osmotischer Diurese großer **Durst**.

MERKE
In der Summe der gegensätzlichen Symptome lassen sich die Komaformen prinzipiell gut auseinanderhalten, doch gelingt die Abgrenzung zum hyperglykämischen Koma am sichersten durch Messung des Blutzuckerspiegels mittels Teststreifen.

Therapie

Zur Therapie der **Hypoglykämie** gibt man beim wachen Patienten schnell verwertbare Kohlenhydrate, am besten in Form von Zuckerstückchen (als Traubenzucker = Glukose) oder gesüßten Getränken.

Die Therapie des **hypoglykämischen Komas** besteht aus intravenös verabreichter Glukoselösung (20 ml einer 50%igen Glukoselösung – wegen möglicher Venenreizung durch die stark hyperosmolare Lösung langsam i.v.) und ist auch dann erlaubt, wenn man sich der Differenzialdiagnose zum *hyper*glykämischen Koma nicht sicher ist!

Hyperglykämisches Koma

Das hyperglykämische Koma (= Coma diabeticum) gliedert sich in **zwei Unterformen:** das hyperosmolare und das ketoazidotische Koma.

Ketoazidotisches Koma

Entstehung
Entstehen bei massivem Insulinmangel reichlich Ketonkörper, kann es bereits bei Zuckerspiegeln von etwa 300–500 mg/dl zum Koma kommen. Die mäßige Hyperglykämie selbst verursacht noch keine Bewusstseinstrübung. Koma-Ursache ist also die Azidose in Bereiche < pH 7,2 (➤ Abb. 4.16). Diese Form des Coma diabeticum ist typisch für den juvenilen Diabetes vom Typ 1.

Symptomatik
Beim ketoazidotischen Coma diabeticum erscheinen die Ketonkörper (v.a. Aceton) als typischer, aromatischer, **obstartiger Geruch** in der Ausatemluft. Die Atmung ist durch die Absenkung des pH-Wertes vertieft (➤ Fach Atmungssystem). Im typischen Fall entsteht die auffallend tiefe, regelmäßige, eher verlangsamte sog. **Kußmaul-Atmung** des Coma diabeticum. Wegen des nicht aktivierten Sympathikus ist die Muskulatur hypoton, die Haut wegen der entstandenen Exsikkose trocken mit vermindertem Turgor, die Bulbi (Augen) erscheinen auffallend weich. Der Blutdruckabfall in der Folge der osmotischen Diurese kann, falls der Flüssigkeitsverlust nicht einigermaßen ausgeglichen wurde, zur Hypovolämie mit sympathikusbedingter Tachykardie führen, wodurch dann auch der Muskeltonus zunimmt und die Kußmaul-Atmung überstimmt werden kann.

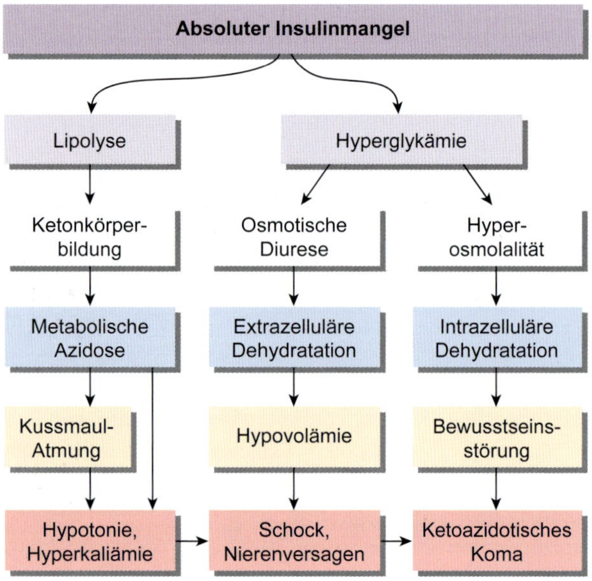

Abb. 4.16 Ketoazidotisches Koma. [L157]

ACHTUNG
Die Kußmaul-Atmung ist für das Coma diabeticum (Typ 1) typisch, aber nicht beweisend, weil sie bei **jeder metabolischen Azidose** entsteht, z.B. bei der Laktatazidose.

Die Azidose vermag abdominell **Übelkeit** und Erbrechen mit z.T. sehr heftigen **Bauchschmerzen** zu erzeugen – manchmal sogar unter dem Bild einer akuten Pankreatitis oder eines **akuten Abdomens** mit harten, druckschmerzhaften Bauchdecken. Die Azidose kann sogar an den Speicheldrüsen Schäden mit konsekutiver Freisetzung von Amylase verursachen, die dann im Serum nachweisbar wird und fälschlicherweise den Hinweis auf eine Pankreatitis verstärkt.

Hyperosmolares Koma

Entstehung

Beim Diabetes Typ 2 können die Glukosespiegel trotz normaler Insulin-Serumwerte stark ansteigen. In diesen Fällen vermag das vorhandene Insulin zwar die Ketoazidose zu verhindern, aber nicht die massive Hyperglykämie. Es entsteht dann bei Werten von mehr als 600 mg/dl, häufig sogar > 1.000 mg/dl, das hyperosmolare Koma: Die Hyperosmolarität von Blut und interstitieller Flüssigkeit führt bei dieser Form zur Dehydratation der Zellen; die Zellen „schrumpfen" (➤ Abb. 4.17). Ab einem Serumspiegel von **600 mg/dl Glukose** entsteht bei zunehmender Eintrocknung der zerebralen Nervenzellen schließlich die Bewusstlosigkeit.

Symptomatik

Ketonkörper sind beim hyperosmolaren Koma naturgemäß nicht zu riechen. Der Sympathikus ist nur dann aktiv, wenn es wegen der osmotischen Diurese bei unzureichendem Flüssigkeitsausgleich zur Exsikkose und Hypovolämie gekommen ist. In diesen

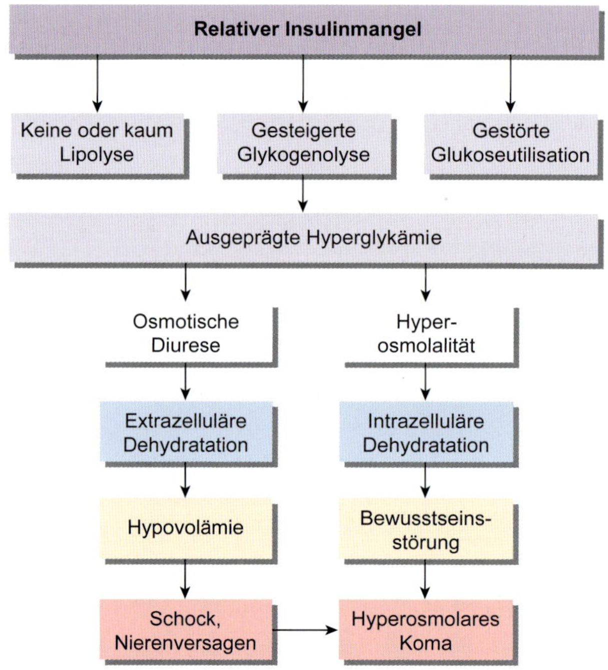

Abb. 4.17 Hyperosmolares Koma. [L157]

Fällen besteht eine mäßig ausgeprägte Tachykardie und Tachypnoe – im Gegensatz zur Kußmaul-Atmung des ketoazidotischen, aber auch im Gegensatz zur noch weiter beschleunigten Tachykardie und Tachypnoe des *hypo*glykämischen Komas. Die azidosebedingten abdominellen Symptome des ketoazidotischen Komas fehlen. Die Haut ist trocken, die Bulbi sind weich, teilweise wegen der massiven Exsikkose regelrecht „matschig". In derartigen Fällen kann aufgrund der vorangegangenen, unzureichend ausgeglichenen osmotischen Diurese eine Hypovolämie mit Blutdruckabfall bis hin zum **hypovolämischen Schock** entstehen. Sofern anamnestische Hinweise fehlen, ist es in diesem Stadium nur noch über Blutdruck und Pulsfrequenz möglich, das eingetretene Koma der Hyperosmolarität ursächlich von demjenigen des Schocks abzutrennen.

Therapie

ACHTUNG
Jedes Coma diabeticum erfordert die notfallmäßige Klinikeinweisung.

Hat man keine Teststreifen zur Bestimmung der Serumglukose zur Hand und ist man sich der Differenzialdiagnose zum hypoglykämischen Koma nicht sicher, kann man, nach Verständigung des Notarztes, trotzdem **Glukoselösung i.v.** spritzen: Handelt es sich um ein hypoglykämisches Koma, kommt der Patient fast umgehend wieder zu Bewusstsein. Liegt ein diabetisches Koma vor, wird die gespritzte Glukoselösung die übermäßig hohen Glukosespiegel von bis zu 1.000 mg/dl oder darüber hinaus nicht mehr nennenswert verschlechtern können.

ACHTUNG

Insulin darf ambulant **niemals** gespritzt werden! Wesentliche Ursache sind die möglichen Auswirkungen auf den Kaliumspiegel. In der Klinik wird zwar Insulin infundiert, gleichzeitig aber Flüssigkeitsverlust, Azidose und Kaliumspiegel kontrolliert und ausgeglichen.

Bewusstlose Patienten mit erhaltenen Vitalfunktionen sind bis zum Eintreffen des Notarztes, ganz unabhängig von der Koma-Ursache, zur Aspirationsprophylaxe stets in die **stabile Seitenlage** zu verbringen.

HINWEIS PRÜFUNG

Im medizinischen Alltag (einschließlich Pschyrembel) wie auch bei entsprechenden Prüfungsfragen besteht die Situation, dass beim Diabetiker die Begriffe *Schock* und *Koma* **synonym benutzt werden** – ganz so, als ob es sich bei diesen Diagnosen, die nicht das Geringste miteinander zu tun haben, um dieselbe Sache handeln würde. Dies erinnert an die absurde Situation der Gleichsetzung der koronaren Herzkrankheit mit einem ihrer möglichen Symptome Angina pectoris (➤ Fach Herz-Kreislauf-System).
Beim hypoglykämischen *Koma* ist die synonyme Bezeichnung hypoglykämischer *Schock* besonders grotesk, denn der Blutdruck dieser Komaform ist ja gerade erhöht und nicht ansatzweise in den Zustand des Schocks abgefallen. Bei den hyperglykämischen Komaformen ist immerhin aufgrund der osmotischen Diurese ein Blutdruckabfall bis hin zur Definition des Schocks möglich, auch wenn dies beim ketoazidotischen Koma des Typ-1-Diabetikers eine seltene Ausnahme darstellt. Selbst in diesen Fällen jedoch ist die medizinische Gleichsetzung falsch, denn es handelt sich bei den Betroffenen **entweder** um ein **diabetisches Koma** (ketoazidotisch, hyperosmolar) **oder** um einen **hypovolämischen Schock**, der im Einzelfall bis zum Koma führen kann. Schlaganfall und Herzinfarkt sind auch nicht das Gleiche, obwohl sie prinzipiell dieselbe Ursache aufweisen.
Dieselbe Ungenauigkeit ist im Zusammenhang mit dem diabetischen, sogar explizit hyperosmolaren Koma zu beobachten, bei dem als Antwort auf entsprechende Prüfungsfragen *Kußmaul-Atmung* und *obstartiger Geruch* der Atemluft erwartet werden, auch wenn dies dem ketoazidotischen Koma vorbehalten und beim hyperosmolaren Koma nicht möglich ist. Der Prüfling tut also gut daran, es in der Prüfung im Sinne seines eigenen Bestehens nicht so genau zu nehmen (und im Mündlichen auf Belehrungen zu verzichten).

Therapie des Diabetes mellitus

HINWEIS DES AUTORS

Es gibt Hinweise darauf, dass man mit dem B-Vitamin Nicotinamid eine gewisse **Prophylaxe** bei familiär gefährdeten Kindern bzw. solchen mit den HLA-Genen DR3 bzw. DR4 erreichen kann. Grundsätzlich sollte hier auch jeder Virusinfekt z.B. mit Immunstimulanzien, Homöopathie und Vitamin C besonders zügig behandelt und ausgeheilt werden.

Die Therapie des Diabetes mellitus hat einen möglichst normalen Blutzuckerspiegel zum Ziel, weil nur dadurch die Folgekrankheiten des Diabetes mellitus verhindert werden können (➤ Abb. 4.18). Angestrebt werden Nüchternwerte von 80–110 mg/dl bzw. ein HbA_{1c} < 6,5% – unter Vermeidung hypoglykämischer Phasen. Dieselben sind allerdings beim Typ-2-Diabetiker manchmal nur dann zu vermeiden, wenn man sich mit der Zielvorgabe eines HbA_{1c} von < 7,0% begnügt. Der Blutdruck sollte idealerweise maximal RR 130/80 betragen.

Ernährung

Diät und Gewichtsreduktion

Die Therapie des manifesten Diabetes mellitus erfolgte bisher (und teilweise immer noch) durch eine strenge, glukosearme Diät und, beim Typ 2, durch **Gewichtsreduktion** bis zum Normalgewicht. Dabei ist man von den früher üblichen speziellen **Diabetes-Diäten**, die z.B. Glukose durch Fruktose ersetzten, wieder **abgekommen**, weil sie keinerlei Vorteile bieten.

MERKE

Beim Typ-2-Diabetiker steht das **Erreichen des Normalgewichts** immer noch weit im Vordergrund und reicht oft bereits als alleinige Maßnahme aus (s.a. ➤ Abb. 4.10).

Die strenge, **glukosearme Diät** berechnet Kohlenhydrate, die den Blutglukosespiegel erhöhen, als sog. **Broteinheiten** BE bzw. **Kohlenhydrateinheiten** KE (1 BE = 1 KE = 10–12 g Kohlenhydrate, enthalten beispielsweise in 20 g Weißbrot) und schreibt ihre Anzahl dem Patienten vor. Dies war vor allem für den Typ 1 von Bedeutung, weil die Menge des verabfolgten Insulins im Anschluss an die Einstellung und Schulung des Diabetikers relativ starr erfolgte und sich die Kohlenhydrataufnahme eben hieran auszurichten hatte. Heute wählt man beim Typ-1-Diabetiker verstärkt den umgekehrten Weg und dosiert Insulin analog zur gewählten Mahlzeit unter Berücksichtigung sportlicher Aktivitäten bzw. von Infekten oder Stresssituationen. Zu beachten ist, dass die übliche Zusammensetzung der Nahrung (55–60% Kohlenhydrate, 25–30% Fett – überwiegend in Form von ungesättigten Fettsäuren sowie 10–15% Eiweiß) nach offiziellen Vorstellungen auch für den Diabetiker zu gelten hat. Noch nicht in die allgemeinen Empfehlungen aufgenommen, laut Studien aber sehr viel sinnvoller wäre eine **Reduzierung des Kohlenhydratanteils** auf < 50% mit gleichzeitiger **Anhebung des Proteinanteils** auf > 20%.

Glykämischer Index

Die aktuellen Therapieempfehlungen verwenden für den Kohlenhydratanteil der Nahrung vor allem den sog. glykämischen Index **(Glyx)** als Maß für die postprandiale Blutzuckererhöhung bzw. als Maß für seine Anstiegssteilheit. Hierbei erhält Traubenzucker (= Glukose) den Wert 100, während am unteren Ende der Skala (mit Werten um 25) Früchte angesiedelt sind, die über ihren Gehalt an Fruchtzucker (= Fruktose) eben nur einen milden und flach verlaufenden Blutglukoseanstieg bewirken. Eher ungünstig sind mit einem Glyx von 60 Kartoffeln, Weißbrot und Haushaltszucker (= Saccharose, ein Disaccharid aus Glukose und Fruktose). Reis und Vollkornbrot finden sich mit einem Glyx um 40 im empfehlenswerten Bereich und Schokolade (Glyx = 30) könnte beinahe als Idealernährung für Diabetiker angesehen werden, wenn man den Fettgehalt von rund 30% und damit auch die reichliche Kalorienzufuhr von annähernd **600 kcal/Tafel** außer Acht lassen würde.

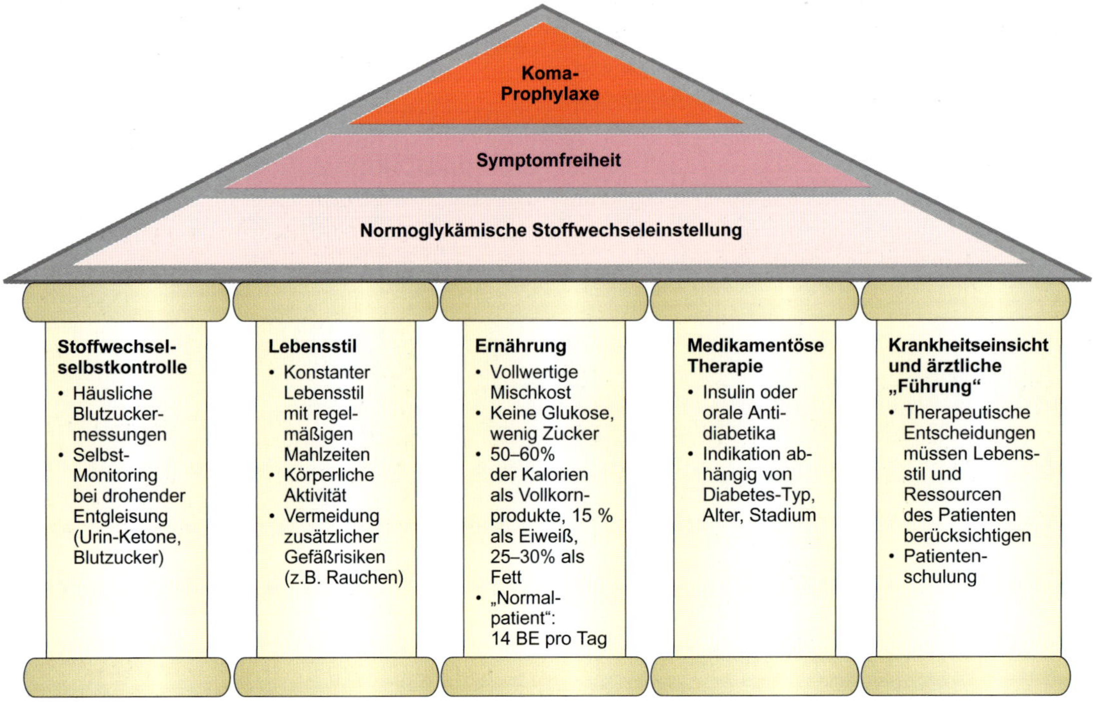

Abb. 4.18 Therapie des Diabetes mellitus. [L157]

Ganz allgemein kann man den **Glyx eines Nahrungsmittels** abschätzen, wenn man sich klar macht, dass begleitende Ballaststoffe die Glukoseresorption aus dem Darm verzögern und dass komplexe Kohlenhydrate zunächst gespalten werden müssen, wodurch die Resorption verzögert einsetzt und über einen längeren Zeitraum anhält. Aus Kartoffelbrei und Apfelmus erfolgt der Anstieg schneller und steiler als aus Pellkartoffeln und Äpfeln. Bei Disacchariden ist die Zeit für die Spaltung und nachfolgende Resorption weiter abgekürzt, während oral zugeführte Glukose (Traubenzucker) direkt und in einem Zug resorbiert wird (Glyx = 100).

Ernährungstipps

- **Mehrere kleine Mahlzeiten** sind besser als wenige große, weil der Zuckerspiegel hierdurch konstanter gehalten werden kann und Blutzuckerspitzen vermieden werden.
- Besonders wichtige **Mineralien** für den Diabetiker sind Magnesium, Zink und Chrom.
- Mit **Zimt** lassen sich laut diverser Studien nicht nur erhöhte Glukosespiegel, sondern auch LDL-Cholesterin und Triglyceride um jeweils bis zu 30% senken! Der wesentliche Bestandteil der Zimtrinde ist das wasserlösliche MHCP. Zimtöl ist unwirksam. Bevorzugen sollte man Präparate aus Ceylonzimt, weil im billigeren Cassiazimt lebertoxische Mengen an Cumarinen enthalten sein können.

Sport

An ein möglichst konstantes körperliches Bewegungsprogramm ist wegen der zusätzlichen Glukoseeinschleusung in den Muskel zu denken. Werden die sportlichen Aktivitäten verändert, kann dies zu Problemen führen, indem nicht immer vorhergesagt werden kann, ob ein beispielsweise intensiviertes Trainingsprogramm über den vermehrt aktivierten Sympathikus (+ Cortisol) zu einem Blutzuckeranstieg mit der zusätzlichen Gefahr einer Ketoazidose oder aber ganz im Gegenteil durch die zusätzliche Zuckereinschleusung in den Muskel eher zu einem Blutzuckerabfall mit der Gefahr einer Hypoglykämie führen wird. Es ist deshalb vor allem für den Typ-1-Diabetiker wichtig, **vor** einer intensiven körperlichen Aktivität den **Zuckerspiegel** zu messen. Liegt derselbe unter 100 mg/dl oder oberhalb 250 mg/dl, sollte bis zum Erreichen dieses Intervalls von einer sportlichen Betätigung abgesehen werden.

Medikamente

Diabetes Typ 1

Beim Diabetes Typ 1 wird auf Insulin eingestellt (➤ Abb. 4.19), das lebenslang unter ständiger Kontrolle (4–8-mal/Tag) des Blutzuckerspiegels gespritzt werden muss (etwa 20–30 min vor den Mahlzeiten). Der **Tagesbedarf** beträgt bei schlanken Erwachsenen ungefähr **40 IE Insulin**, je zur Hälfte für den Nüchternzustand und zur Einschleusung des mit der Nahrung zugeführten Glukoseanteils in die peripheren Zellen. Als Faustformel bei der Umrechnung kann man davon ausgehen, dass 1 IE Insulin etwa 10 g Glukose, entsprechend 1 Broteinheit (BE) bzw. (synonym) 1 Kohlenhydrateinheit (KE) neutralisiert.

Je näher die Serumspiegel beim Normalwert liegen, desto länger lassen sich die Folgekrankheiten hinausschieben. Es ist allerdings im Alltag schwierig bis unmöglich, den Zuckerspiegel über 24 h im Normbereich zu halten und sowohl Hyper- als auch Hypoglykämien zu vermeiden. Um dieses Ziel wenigstens näherungsweise zu erreichen, wurden zahlreiche, gentechnologisch hergestellte Humaninsuline und Insulinanaloga mit **unterschiedlich langen Halbwertszeiten** entwickelt, die in unterschiedlichsten Mischungsverhältnissen erhältlich sind. Zusätzlich ist eine **mehrmalige Injektion** am Tag erforderlich. Keinesfalls ausreichend, aber immer noch üblich sind Injektionen, die 2 ×/Tag s.c. und vom Patienten selbst durchgeführt werden. Sehr viel konstantere Blutzuckerspiegel werden mit 3–4 Injektionen/Tag erreicht. Zumeist werden Präparate verwendet, die aus einer Mischung von schnell wirksamem sog. Altinsulin (Normalinsulin) mit kurzer Halbwertszeit und einem Depot-Insulin bestehen. Die Technik muss vom Patienten erlernt werden, was aber mit den modernen Pen-Injektionsgeräten relativ leicht möglich ist.

Die erste Einstellung erfolgt zumeist unter stationären Bedingungen, wobei aber die häuslichen Verhältnisse oft zu Abänderungen zwingen. Ausgefallene Mahlzeiten, Änderungen sportlicher Aktivitäten, Infektionen oder Stressbelastungen bedingen **angepasste Insulinmengen**. Wesentlich ist auch, dass Patient und Umfeld über die Symptome möglicher Hypoglykämien informiert sind, um beizeiten gegenzusteuern. Allerdings ist gerade der langjährige Diabetiker im Rahmen seiner Polyneuropathie gar nicht mehr zur deutlichen Wahrnehmung der Symptome in der Lage!

Eine bessere Anpassung erlauben subkutan implantierte **Insulinpumpen:** Seit 2008 ist eine Kombination aus Insulinpumpe und Zuckermessgerät auf dem Markt, bei der das Messgerät den subkutanen (interstitiellen) Zuckerspiegel misst und per Funk an die Pumpe überträgt. Der in die Pumpe integrierte Mikroprozessor errechnet dann selbsttätig die korrekte Insulindosis.

Diabetes Typ 2

Zu beachten ist, dass die **Blutglukose** beim Typ-2-Diabetiker nicht täglich kontrolliert werden muss, weil der Zuckerspiegel bei einer oralen Therapie konstanter bleibt und gefährliche Hypoglykämien ohne Insulin bzw. eine deutliche Überdosierung von Sulfonylharnstoffen kaum erreichbar sind. Bei guter Einstellung genügen wöchentliche Kontrollen durchaus. Aus diesem Zusammenhang heraus werden beispielsweise den Typ-1-Diabetikern die (teuren) Teststreifen für die Glukosebestimmung aus Kapillarblut von den Kassen erstattet, Typ-2-Diabetikern dagegen nicht.

Jeder Diabetiker sollte daneben fachärztlich hinsichtlich seiner möglichen **Folgekrankheiten** kontrolliert – je nach Einstellung also etwa 1–2-mal pro Jahr beim Augenarzt und Neurologen vorgestellt werden. Blutdruck, periphere Pulse oder eventuell vorhandenes Eiweiß im Urin, anfangs als Mikroalbuminurie, müssen natürlich in kürzeren Abständen kontrolliert werden.

Der Typ-2-Diabetiker erhält so lange, wie die B-Zellen noch zur Insulinproduktion imstande sind, **orale Antidiabetika** (> Abb. 4.19), wobei unterschiedlichste Therapieansätze möglich sind, die sich gegenseitig unterstützen und verstärken (> Abb. 4.20):

- Die Gruppe der **Sulfonylharnstoffe** (Glibenclamid) stimuliert die Insulinproduktion der Langerhans-Inseln. Diese Wirkung kann bei zu hoher Dosierung dazu führen, dass v.a. **nächtliche Hypoglykämien** auftreten, die im Einzelfall durchaus ein Gefahrenpotenzial für den Patienten bergen. Die Therapie erfolgt deshalb zunächst grundsätzlich mit einer sehr niedrigen Dosierung.

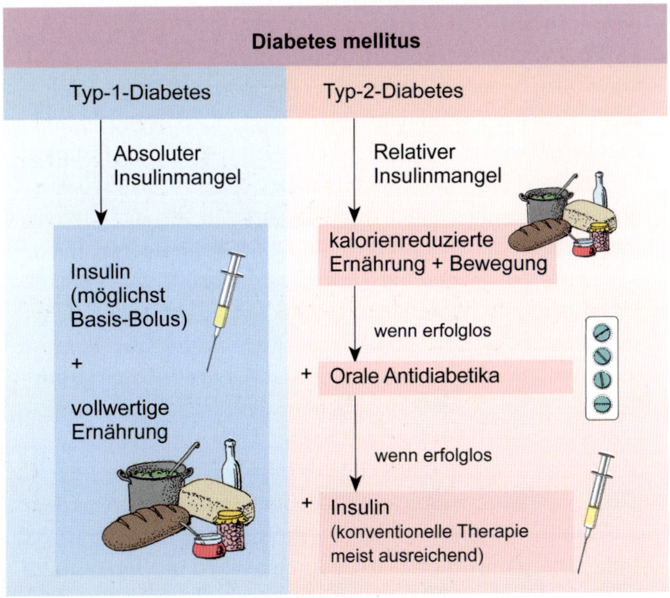

Abb. 4.19 Therapieschema des Diabetes mellitus. [L157]

Ein weiterer Nachteil besteht darin, dass die über Jahre normalen oder erhöhten Insulin-Serumspiegel des Typ-2-Diabetikers über die nochmalige Zunahme auch die periphere Insulinresistenz zusätzlich verstärken. Die Sulfonylharnstoffe werden deshalb heute, im Gegensatz zu früheren Jahren, zurückhaltender eingesetzt.

- Die **Glinide** (z.B. Repaglinid) wirken wie die Sulfonylharnstoffe durch Stimulation der B-Zellen. Die Wirkung ist milder, die Gefahr von Hypoglykämien geringer.
- **Biguanide** (Metformin) verzögern die Glukoseresorption aus dem Darm, verstärken die Glukoseaufnahme in die Muskulatur, stimulieren den Glukoseabbau (Glykolyse) und hemmen in der Leber die Glukoneogenese aus Aminosäuren. Aus der gesteigerten (anaeroben) Glykolyse kann dosisabhängig eine größere Menge an Milchsäure entstehen, was mit der Gefahr einer lebensbedrohenden Laktatazidose einhergeht. Diese Nebenwirkung ist allerdings extrem selten und auch nur bei ausgeprägter Überdosierung zu erwarten. Die Summe der positiven Wirkungen, ohne ernsthafte Nebenwirkungen, macht das preiswerte **Metformin** zum **Standardpräparat** zumindest bei adipösen Diabetikern.
- **Glitazone** (sog. Insulinsensitizer) vermehren die Zahl der Insulinrezeptoren in der Zellmembran der peripheren Zellen und sensibilisieren sie für die Wirkung des Insulins. Sie werden mit Metformin oder Sulfonylharnstoffen kombiniert. Zimt (s.o.) wirkt ebenfalls über eine Sensibilisierung der Insulinrezeptoren! Einzelne Präparate aus der Gruppe der Glitazone zeigten in den zurückliegenden Jahren teilweise **erhebliche Nebenwirkungen**, sodass sie momentan kaum noch eingesetzt werden. In diesem Zusammenhang erhält Zimt einen noch höheren Stellenwert, doch ist dies selbstverständlich dem behandelnden Arzt mitzuteilen, weil dann die Dosis weiterer Präparate angepasst werden muss.

- **Acarbose** hemmt die intestinale α-Glukosidase, wodurch weniger Glukose aus der Nahrung resorbiert wird.
- **Sitagliptin** hemmt den Abbau des Hormons GLP-1 (aus den sog. L-Zellen des Dünndarms) („Glucagon-like-peptide"), welches beim Diabetiker im Serum erniedrigt ist. GLP-1 stimuliert im Rahmen einer Nahrungsaufnahme analog zu weiteren Hormonen die Insulin- und hemmt die Glukagonsekretion. Ist also nun als Folge der Sitagliptin-Wirkung der Serumspiegel an GLP-1 erhöht, sinkt gleichzeitig der Glukosespiegel.
- **Liraglutid** (und verwandte Präparate) ist ein gentechnisch hergestelltes GLP-1-Analogon, das spezifisch an den GLP-Rezeptoren andockt und wie körpereigenes GLP-1 die B-Zellen stimuliert, durch minimale Abweichungen des Moleküls jedoch eine deutlich längere Halbwertszeit besitzt. Unter anderem deswegen genügt eine einmalige tägliche Injektion (subkutan). Liraglutid wirkt **glukoseabhängig**, also umso besser, je höher der Glukose-Serumspiegel ansteigt, während es bei einer Hypoglykämie nahezu unwirksam ist. Dadurch können im Gegensatz zu den Sulfonylharnstoffen **Hypoglykämien** sicher **vermieden** werden. Gleichzeitig wird das Glukagon des Pankreas gehemmt. In Kombination mit Metformin oder einem Sulfonylharnstoff ist damit eine Einstellung möglich, die dem Ideal beim Typ-2-Diabetiker schon recht nahekommt. Die gastrinantagonistische Wirkung des GLP-1 ist auch am Magen zu beobachten, was zur verzögerten Entleerung, verlängertem Sättigungsgefühl, letztendlich also zur Gewichtsreduktion führt. Definitionsgemäß wird das Hungergefühl sogar noch zusätzlich durch einen direkten Angriffspunkt am Appetitzentrum des Hypothalamus gehemmt.
- Inzwischen kam auch noch die Klasse der **Gliflozine** (Dapagliflozin = Forxiga®) dazu. Ihr Wirkmechanismus besteht in einer Hemmung des Glukosetransporters in der Niere, wodurch Glukose verstärkt über den Urin ausgeschieden wird. Dieser Mechanismus ist auch deswegen interessant, weil dadurch die Gewichtsreduktion adipöser Diabetiker erleichtert wird. Der osmotischen Diurese muss durch zusätzliche Flüssigkeitsaufnahme begegnet werden. Forxiga® wurde aktuell (12/2013) wieder vom Markt genommen, weil sich Hersteller und gesetzliche Krankenkassen (GKV-Spitzenverband) nicht auf angemessene Erstattungskosten für das Medikament verständigen konnten. Das Ergebnis des Schlichtungsverfahrens bleibt abzuwarten.

ACHTUNG

Alle diese Präparate sind selbstverständlich **verschreibungspflichtig**!

Stellen die B-Zellen des Pankreas nach einer etwa 10-jährigen Therapiedauer ihre Insulinproduktion allmählich ein, muss auch bei Typ-2-Patienten ergänzend zur oralen Therapie **Insulin** gespritzt werden. Dies gilt auch für den Fall, dass eine gute Einstellung allein mit Diät, Gewichtsreduktion und Tabletten von vornherein nicht möglich ist.

Bedacht werden muss im Rahmen einer Diabetestherapie, dass gerade ein gut eingestellter Diabetiker zur Gewichts*zunahme* neigen wird, weil das nun in evtl. optimaler Menge vorhandene Insulin bei gleichzeitig wiederhergestellter Ansprechbarkeit der peripheren Rezeptoren als anaboles Hormon vermehrt Fett ins Fettgewebe einschwemmt und für eine Strukturzunahme in Muskel, Knochen und weiteren Geweben sorgt. Zusätzlich bleibt ja nun auch derjenige Nahrungsanteil, der bis dahin über die Niere verloren ging, dem Organismus erhalten. Es erfordert also gerade beim Typ-2-Diabetiker besonders große Disziplin, die so entscheidende **Gewichtsreduktion** zu erreichen! Mit den Gliflozinen und den GLP-1-Agonisten existieren nun immerhin Präparate, die ihn bei diesem Ziel besonders wirksam unterstützen können.

MERKE

Die positiven Wirkungen ausreichender Serumspiegel an **Vitamin D** bzw. seinen Umwandlungsprodukten in Prophylaxe und begleitender Therapie des Diabetes mellitus werden beim Calciumstoffwechsel unter ➤ 7.2.3 besprochen.

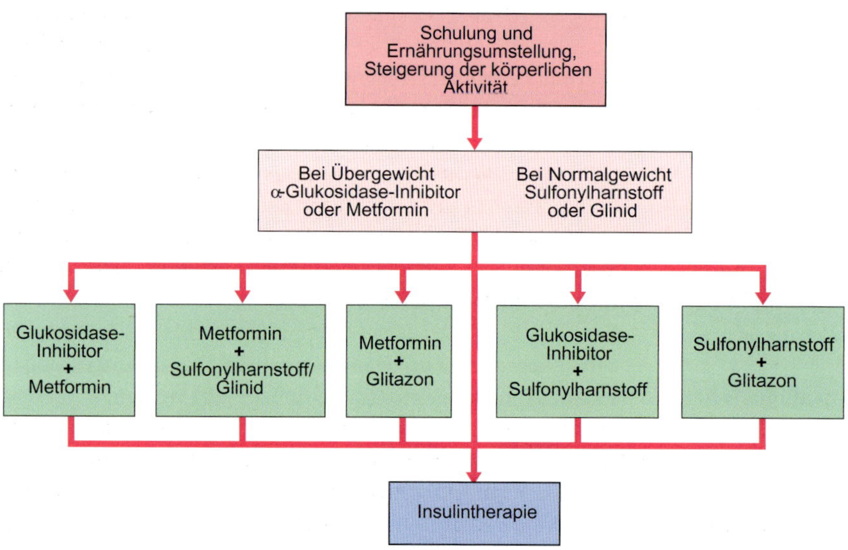

Abb. 4.20 Therapie des Typ-2-Diabetikers. [L106]

Zusammenfassung

Diabetes mellitus

Stoffwechselstörungen mit dem Hauptbefund eines erhöhten Blutzuckerspiegels

Ursachen

- Diabetes mellitus Typ 1:
  - Autoimmunerkrankung mit Zerstörung der B-Zellen
  - Auslösung, auf der Basis einer ererbten HLA-Konstellation, wahrscheinlich durch Viren
- Diabetes mellitus Typ 2:
  - anlagebedingt
  - Übergewicht (bauchbetonte Adipositas) als wichtigste Ursache und Teilaspekt des metabolischen Syndroms
  - Fehlernährung, Bewegungsmangel
  - periphere Insulinresistenz
- Sonderformen:
  - Gestationsdiabetes: hormonelle Umstellung in der Schwangerschaft
  - Pankreasinsuffizienz, z.B. als Folge einer chronischen Pankreatitis
  - angeborene Mutationen, z.B. Typ MODY (→ schlanke Erwachsene)
  - endokrine Ursachen: Cushing-Syndrom, Hyperthyreose, Phäochromozytom, Akromegalie

Symptome

- Typ 1:
  - Polyurie und Polydipsie
  - Gewichtsabnahme trotz vermehrtem Appetit
  - Müdigkeit, Kraftlosigkeit
  - evtl. Kußmaul-Atmung bei Ketoazidose
  - alle Komplikationen und Folgekrankheiten des Typ 2
- Typ 2:
  - meist über viele Jahre symptomarm
  - Erstsymptome häufig als Immunschwäche, in der Form von Folgekrankheiten (z.B. Retinopathie, Polyneuropathie) oder eines diabetischen (hyperosmolaren) Komas
- Folgekrankheiten aller Diabetes-Formen:
  - Makroangiopathie: Atherosklerose
  - Mikroangiopathie: Retinopathie, Nephropathie, Polyneuropathie
  - periphere Polyneuropathie: distal betonte, zunächst sensible Ausfälle mit dumpfen Schmerzen (besonders nachts), Beteiligung des autonomen Nervensystems
- Koma:
  - hypoglykämisches Koma mit den Vorboten Unruhe, Kopfschmerzen und Verwirrtheit, Kaltschweißigkeit, hypertone Muskulatur, evtl. Krampfanfälle
  - diabetisches, ketoazidotisches Koma (Typ-1-Diabetiker) mit Acetongeruch, Kußmaul-Atmung, hypotoner Muskulatur, trockener Haut (Exsikkose), evtl. massive Bauchschmerzen
  - diabetisches, hyperosmolares Koma (Typ-2-Diabetiker) mit mäßig ausgeprägter Tachykardie und Tachypnoe, Exsikkose bis hin zum hypovolämischen Schock

Diagnostik

- Glukosebestimmung in Blut (erfasst den aktuellen Glukosewert, auch bei latenten Formen) und Urin (erfasst nur einen manifesten Diabetes mit hohen Serumspiegeln)
- HbA_{1c} im Serum: langfristige Überwachung der Blutglukose
- Glukosetoleranztest vor allem zum Nachweis latenter Diabetesformen
- Ketonkörper im Urin zur Kontrolle von Typ-1-Diabetikern

Therapie

- Typ 1:
  - möglichst konstanter Lebensstil
  - Insulintherapie mit dem Ziel eines möglichst normalen Blutglukosespiegels
  - Applikation als Mischung aus schnell und langsam wirkenden Humaninsulinen, unter weitgehender Berücksichtigung des individuellen Lebensstils (z.B. körperliche Aktivität, Infekte, schwankende Nahrungsaufnahme)
- Typ 2:
  - Gewichtsreduktion, vollwertige, kalorienreduzierte Ernährung, körperliche Aktivität
  - im zweiten Schritt orale Antidiabetika
  - im dritten Schritt (bei unzureichender Wirkung) zusätzlich Insulin
- Hypoglykämie:
  - Traubenzucker essen lassen
  - bei Bewusstlosigkeit 20 ml 50%ige Glukoselösung i.v.
  - Notarzt in jedem Fall einer ursächlich unklaren Situation
- Hyperglykämie:
  - Notarzt verständigen, Klinikeinweisung
  - Infusion anlegen
  - in unklaren Fällen Glukoselösung i.v.

4.3.2 Karzinoid-Syndrom

Karzinoid bedeutet karzinomähnlich. Die Bezeichnung rührt daher, dass man in früheren Jahrzehnten die maligne Potenz dieser Tumoren unterschätzt hat. Es handelt sich um sog. neuroendokrine Tumoren – also Neubildungen, die von den sog. **chromaffinen Zellen** des peripheren Nervengewebes mit **endokrinen Funktionen** ihren Ausgang nehmen. Diese verstreut liegenden Zellen und Gewebe stimmen darin überein, dass sie z.B. durch Decarboxylierung von Aminosäuren hochaktive biogene Amine bilden (➤ Fach Neurologie). In besonders großer Zahl findet man chromaffine Zellen im gesamten Magen-Darm-Trakt, in Nebennierenmark und Pankreas, Lunge, Schilddrüse und weiteren Organen, sodass in all diesen Organen Karzinoide entstehen können.

Krankheitsentstehung

Karzinoide lassen sich am häufigsten im Magen-Darm-Trakt zwischen Magen und Mastdarm nachweisen, in knapp der Hälfte der Fälle in der Appendix vermiformis. Sie produzieren unterschiedliche, hormonell oder auch enzymatisch aktive biogene Amine und geben sie u.a. in die Blutbahn ab. Ganz im Vordergrund steht hierbei **Serotonin**; häufig entstehen aber auch Histamin, Bradykinin und weitere Substanzen.

Karzinoide haben eine Inzidenz von 1–2 Fällen/10.000 Einwohner und Jahr. Sie wachsen infiltrierend und destruierend wie andere Karzinome auch, allerdings mehrheitlich außerordentlich langsam, wodurch sie häufig weder Symptome erzeugen noch das Leben der Patienten beschränken. Solange sie kleiner als 1 cm im Durchmesser sind, metastasieren sie kaum; sobald aber 2 cm überschritten werden, liegt die Metastasierungswahrscheinlichkeit bei nahezu 100%. **Metastasen** können überall entstehen; besonders häufig finden sie sich in der **Leber** und in den regionären Lymphknoten.

Symptomatik

Im **Darm** können Karzinoide durch ihr lokales Wachstum Schmerzen, Blutungen oder eine Ileussymptomatik verursachen. Übelkeit und Gewichtsabnahme sind möglich. Zumeist aber werden die Tumoren erst in weit fortgeschrittenen Stadien und nach Metastasierung durch ihre **Hormonproduktion** auffällig. Die Ursache ist darin zu sehen, dass Serotonin und weitere biogene Amine, die im Pfortaderblut erscheinen, von der Leber entfernt werden und deshalb keine systemischen Wirkungen entfalten können.

- Ein besonders auffallendes Symptom ist dann ein paroxysmal auftretender **Flush**, also anfallsweise Rötungen mit Hitzegefühl an Gesicht und Thorax, die Sekunden oder Minuten, manchmal aber auch über mehrere Stunden anhalten können. Ausgelöst wird das Symptom durch eine serotoninbedingte Erweiterung der Arteriolen (nur in Muskulatur und Haut!), wodurch es in der Regel auch zum begleitenden **Blutdruckabfall** kommt. Beteiligt am Flush sind häufig auch Kinine mit ihren dem Serotonin vergleichbaren Effekten.
- Oft kommt es zu **Durchfällen**, weil Serotonin die Darmperistaltik anregt und über eine Malabsorption einen Ausstrom von Flüssigkeit ins Darmlumen verursacht. Die kontrahierende Wirkung auf die glatte Muskulatur kann (seltener) auch an den Bronchien beobachtet werden, wodurch eine **Dyspnoe** entsteht.
- Ein weiteres, häufig entstehendes Symptom ist eine **Endokardfibrose**, die zu Klappenfehlern führen kann. Im Gegensatz zu entstehenden Klappenfehlern anderer Ursache sind hier vorwiegend die Trikuspidal- und Pulmonalklappe betroffen. Ursache ist die Eigenschaft des Serotonins, Fibroblasten und weitere Zellen zur Proliferation und Produktion anzuregen.
- Weitere, **seltenere Symptome** sind urtikarielle Quaddeln (Histamin), regelrechte Asthmaanfälle (Serotonin, Kinine), Teleangiektasien, eine peritoneale Fibrosierung oder Mangelerscheinungen, die daraus entstehen, dass Karzinoide das **Tryptophan** der Nahrung zur Herstellung des Serotonins benutzen und die Aminosäure dem restlichen Körper zu dessen Versorgung einschließlich der Niacin-Biosynthese nicht mehr zur Verfügung steht. Aus dem Mangel an der essenziellen Aminosäure können z.B. Pellagra-ähnliche Hautsymptome (Dermatitis, Hyperkeratosen) entstehen.

Diagnostik

Karzinoide lassen sich bei ausreichender Größe durch CT, MRT, Ultraschall oder endoskopische Verfahren, vor allem aber durch Messung der Serotonin-Metaboliten in Blut und Urin erkennen.

Therapie

Solitäre Tumoren oder einzelne Metastasen werden operativ entfernt. Bei umfangreicher Metastasierung erfolgt eine palliative Chemotherapie.

Prognose

Die Prognose ist, sofern Symptome bestehen, schlecht, weil hier i.d.R. bereits eine Lebermetastasierung vorliegt, wodurch Serotonin oder weitere Substanzen über das venöse Leberblut in die Peripherie gelangen. Allerdings wird das Serotonin auch bei den extraenteralen Formen, bspw. Karzinoiden des Bronchialsystems, direkt in die Peripherie verteilt. Die mittlere Überlebenszeit nach dem ersten Auftreten der Flush-Symptomatik beträgt bei bestehender Lebermetastasierung lediglich 2½ Jahre.

Die Karzinoide in Appendix oder Kolon besitzen dagegen eine gute Prognose ohne Beeinträchtigung der Lebenserwartung, weil sie besonders langsam wachsen und kaum metastasieren. Hierdurch bedingt werden kleine Karzinoide im Einzugsbereich der Pfortader meist nur per Zufall oder aufgrund lokaler Symptome diagnostiziert.

Zusammenfassung

Karzinoid

Neuroendokriner Tumor der chromaffinen Zellen

Kennzeichen

- Produktion von Hormonen oder biogenen Aminen, insbesondere Serotonin
- Auftreten im gesamten Magen-Darm-Trakt, häufig in der Appendix vermiformis; auch in Pankreas, Nebennierenmark und weiteren Organen

Symptome

- meist erst nach Metastasierung (Leber)
- Flush
- Durchfälle
- Bronchialobstruktion bis hin zum Asthmaanfall
- Endokardfibrose
- selten Quaddeln oder Teleangiektasien

Diagnostik

- Nachweis der Serotonin-Metaboliten im Urin
- direkter Nachweis des Karzinoids durch CT, MRT, Ultraschall oder endoskopische Verfahren

Therapie

- operative Entfernung
- palliative Chemotherapie

KAPITEL

5 Endokrine Drüsen der Geschlechtsorgane

5.1 Hoden

Der Hoden (Testis [Mehrzahl Testes] oder Orchis) produziert zum einen Spermien und zum anderen das männliche Sexualhormon Testosteron. Er dient also, ebenso wie das Ovar, sowohl der Reproduktion als auch der endokrinen Sekretion. Im Folgenden werden vor allem die Funktionen des Hodens besprochen. Seine Erkrankungen sowie die weiteren männlichen Geschlechtsorgane werden im ➤ Fach Urologie behandelt.

5.1.1 Anatomie

Hoden und Nebenhoden

Lage und Aufbau

Der paarig angelegte Hoden hat in der Kindheit ein Volumen von etwa 2 ml und wächst in der Pubertät auf ein Volumen von jeweils etwa 20 ml. Er ist von einer 1 mm dicken Hülle aus straffem Bindegewebe umgeben **(Tunica albuginea)** und liegt im Hodensack **(Skrotum)**, einer Ausstülpung der vorderen Bauchwand. Das Skrotum zeigt im Wesentlichen den Aufbau der üblichen Oberhaut, verstärkt durch Fasern des M. cremaster. Ein bindegewebig-muskuläres Septum trennt die beiden Hoden voneinander. Innen wird das Skrotum von einer ehemaligen Bauchfellduplikatur ausgekleidet, deren inneres Blatt als **Epiorchium** der Tunica albuginea des Hodens aufliegt, während das (ehemalige) Peritoneum parietale als **Periorchium** mit dem Skrotum verwachsen ist. Entsprechend den Verhältnissen an Pleura oder Perikard befindet sich ein paar Tropfen Flüssigkeit zwischen den beiden Blättern, sodass der Hoden im Skrotum verschieblich bleibt (➤ Abb. 5.1). An der Dorsalseite des Hodens liegt der Nebenhoden (Epididymis) dem oberen Anteil des Hodens direkt auf.

PATHOLOGIE

Hydrocele testis

Bei einer erheblichen Vermehrung der Flüssigkeit zwischen Epi- und Periorchium entsteht die sog. Hydrocele testis („Wasserbruch"). Eine Hydrozele kann traumatisch, entzündlich (Hoden, Nebenhoden) oder angeboren entstehen. Oft bleibt die Ursache unklar. Palpatorisch findet man eine prall-elastische Resistenz. Die Abgrenzung gegenüber einem Hodentumor gelingt mit einer Taschenlampe, deren Licht rötlich durch die Flüssigkeit des Skrotums hindurchscheint, während dies bei dem Gewebe eines soliden Tumors nicht möglich ist. Genauer besprochen wird die Hydrozele im ➤ Fach Urologie.

Parenchym

Das Parenchym im Inneren des Hodens wird durch, von peripher in Richtung Nebenhoden ziehende Bindegewebssepten in etwa 250 pyramidenförmige **Läppchen** unterteilt. In diesen Läppchen befinden sich die **Samenkanälchen** (= Hodenkanälchen, Tubuli seminiferi, ➤ Abb. 5.2), die bei einem Durchmesser von 0,25 mm 40–80 cm lang werden. Sie sind stark gewunden und gefältelt und münden in gemeinsame Ausführungsgänge (Ductuli efferentes testis), die bereits zum Kopfbereich des Nebenhodens (Caput epididymidis) gehören (➤ Abb. 5.3). Im Bindegewebe zwischen den Hodenkanälchen liegen, zu kleinen Zellgruppen zusammengefasst, die sog. **Leydig-Zwischenzellen** (➤ Abb. 5.2). Ihre Gesamtmasse beträgt etwa 10% des Hodens. Hier findet die Testosteronsynthese statt.

PATHOLOGIE

Maldescensus testis

Hoden und Nebenhoden liegen, umgeben vom Hodensack (Skrotum), gewissermaßen außerhalb des Körpers. Ein Hoden, der in der Fetalzeit nicht in das Skrotum deszendiert ist und intraabdominell oder im Leistenkanal liegen bleibt (Leistenhoden, Kryptorchismus, Maldescensus testis), hat keine oder keine ausreichende Funktion, weil die Spermienbildung und -reifung niedrigerer Temperaturen bedarf (etwa 2 °C weniger als im Körperkern). Daneben ist er auch karzinomgefährdet. Vom Maldescensus betroffen sind immerhin 3% aller neugeborenen Jungen, doch deszendiert der Hoden in den meisten Fällen doch noch in den ersten Lebensmonaten. Andernfalls wird eine, zumeist erfolgreiche Therapie mit GnRH versucht (oder operiert).

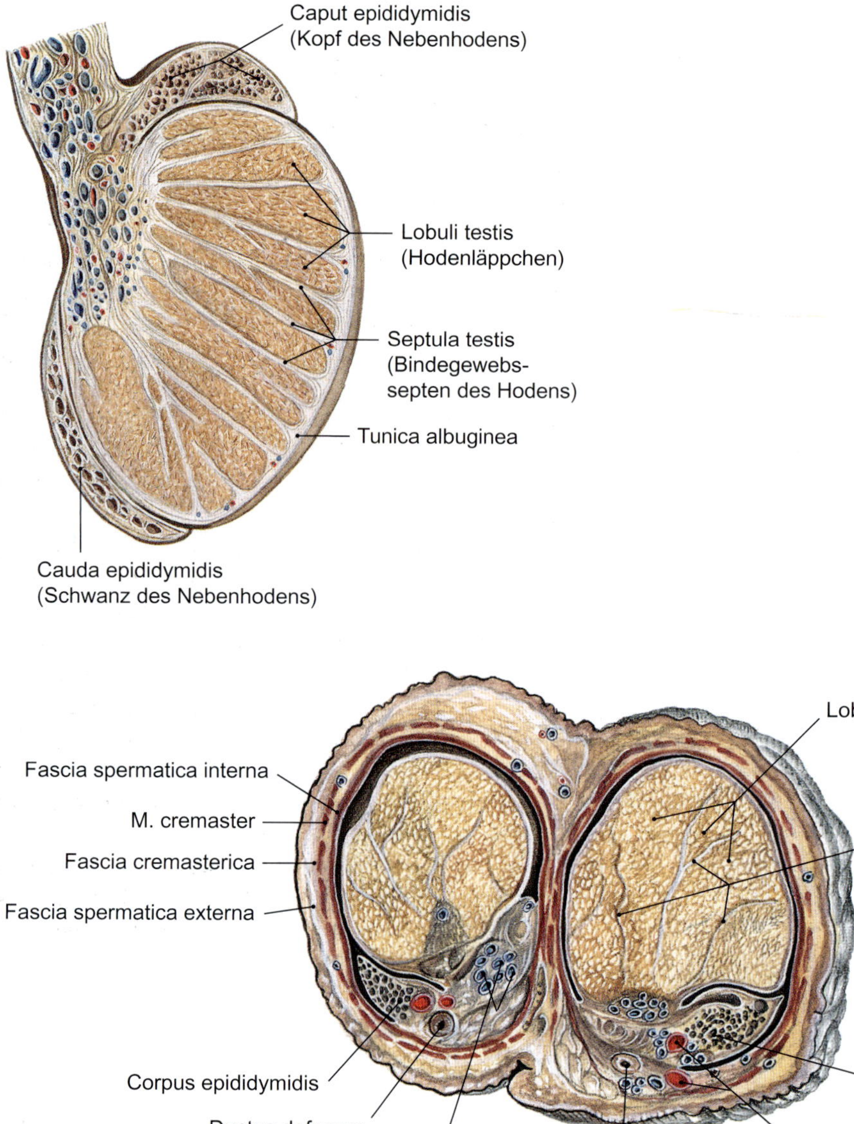

Abb. 5.1 Rechter Hoden mit Nebenhoden (**a**); Skrotum mit beiden Hoden (**b**). [S007-22]

Blutversorgung

Die **arterielle Versorgung** von Hoden, Nebenhoden und ihren Hüllen erfolgt über die A. testicularis, die in Höhe L2 direkt aus der Aorta abgeht und durch den Leistenkanal zum Hoden zieht (➤ Abb. 5.4). Die **Venen** bilden im Bereich des Samenstrangs den sog. **Plexus pampiniformis** (➤ Abb. 5.4) und führen das Blut dann in die Vv. testiculares, wobei die rechte in spitzem Winkel in die V. cava inferior, die linke dagegen rechtwinklig in die V. renalis sinistra mündet. Der Abfluss des venösen Blutes aus der linken V. testicularis kann dadurch erschwert sein.

PATHOLOGIE

Varikozele

Erweiterungen des Plexus pampiniformis aufgrund insuffizienter Venenklappen werden als Varikozele bezeichnet (wegen des Abflusswiderstandes zumeist links), in deren Folge eine Infertilität möglich ist.

Auch im Hoden existiert wie in der Nebenniere oder beim System Hypothalamus/Hypophyse eine Art **portales Gefäßsystem**, indem das in den Leydig-Zwischenzellen produzierte Testosteron zunächst in hoher Konzentration u.a. zu den Samenkanälchen gelangt. Die Konzentration im Plasma ist nach der Hormonentnahme in den Samenkanälchen deutlich geringer.

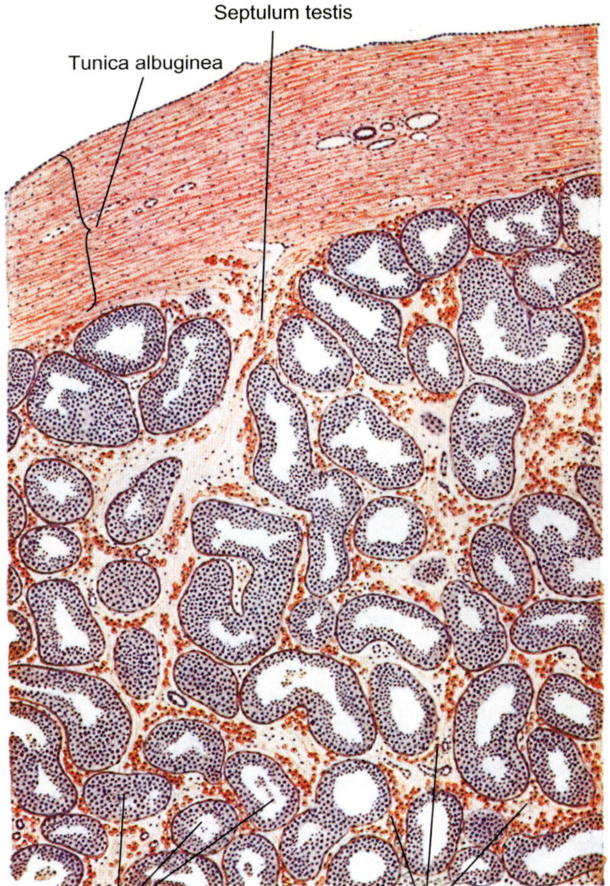

Abb. 5.2 Randpartie des Hodens. [M375]

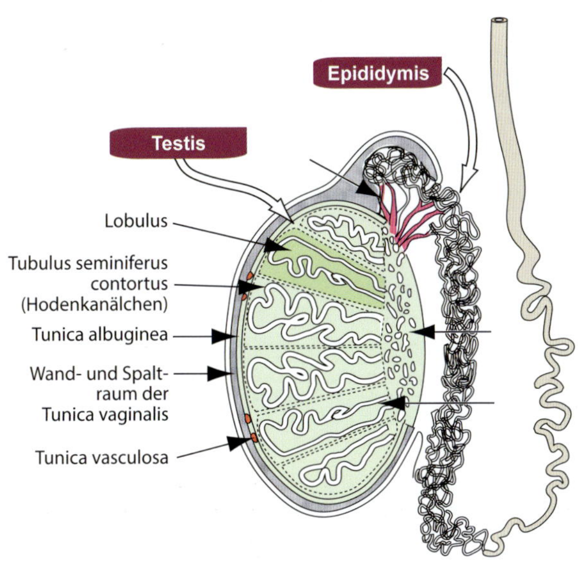

Abb. 5.3 Schema von Hoden und Nebenhoden. [L141]

Samenstrang

Der gut 50 cm lange und 3 mm dicke **Samenleiter** (Ductus deferens) verbindet den Nebenhoden mit der Harn-Samen-Röhre. Er besitzt eine kräftige muskuläre Wand und verläuft gemeinsam mit Nerven (vor allem vegetativen), Lymph- und Blutgefäßen (A. und V. testicularis) im Samenstrang (Funiculus spermaticus) durch den Leistenkanal (➤ Abb. 5.5). An seinem Ende vereinigt sich der Ductus deferens mit dem Ausführungsgang der Samenblase zum Ductus ejaculatorius, der beiderseits durch die Prostata führt und zuletzt in die Harn-Samen-Röhre mündet. Von den Samenbläschen (Vesicula seminalis) und der Prostata werden dem Ejakulat Sekrete zugemischt.

Der **Samenstrang** (Funiculus spermaticus) enthält sämtliche Strukturen, die in Hoden und Nebenhoden Funktionen übernehmen. Er liegt im Leistenkanal und verbindet die Bauchhöhle mit dem Skrotum und seinem Inhalt. Seine Wand besteht aus Fasern des **M. cremaster**, einer Abspaltung bzw. Fortsetzung kaudaler Anteile der Bauchmuskulatur (überwiegend M. obliquus internus abdominis). Die Muskelfasern setzen sich in die Wand von Skrotum und Septum fort und verstärken diese Strukturen. Da die hauptsächliche Verlaufsrichtung des Muskels dem Leistenkanal entspricht, ziehen seine Fasern bei ihrer Kontraktion Skrotum samt Inhalt in seine Richtung. Dies diente wohl evolutionär dem Schutz des Hodens. Beim Menschen ging diese Funktion verloren, kann jedoch in der Form des **Kremasterreflexes**, einem Fremdreflex (➤ Fach Neurologie), der Überprüfung der nervalen Leitung aus den Segmenten L2/L3 dienen: Ein leichtes Bestreichen der Haut des medialen Oberschenkels führt im physiologischen Fall zu einem minimalen Hochziehen des gleichseitigen Hodens.

Prostata

Die „kastaniengroße", mit 4 × 3 × 2 cm und 20 g Gewicht etwa einem Hoden entsprechende Prostata (Vorsteherdrüse) besteht aus zwei Lappen, die über einen Isthmus verbunden sind. Sie liegt, in Nachbarschaft zu den Samenbläschen, der Harnblase unten an und umschließt den Anfangsteil der Harn-Samen-Röhre, in die hier auch die beiden Ductus ejaculatorii münden (➤ Abb. 5.6).

5.1.2 Physiologie

Spermien

Produktion

Spermien werden im **Hoden** produziert. Die Hodenkanälchen (➤ Abb. 5.7) enthalten in ihrer Wand zwei unterschiedliche Zelltypen, zum einen die Sertoli-Zellen, zum anderen die Vorläuferzellen der Samenzellen (Spermatogonien). **Sertoli-Zellen** haben eine stabilisierende Funktion, stimulieren und regulieren aber auch die Produktion der Spermien. Für diesen Zweck enthalten

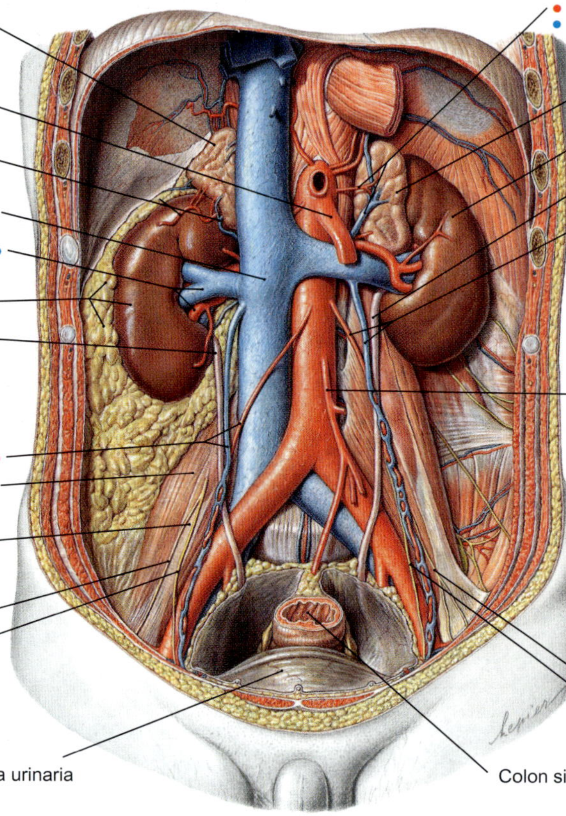

a

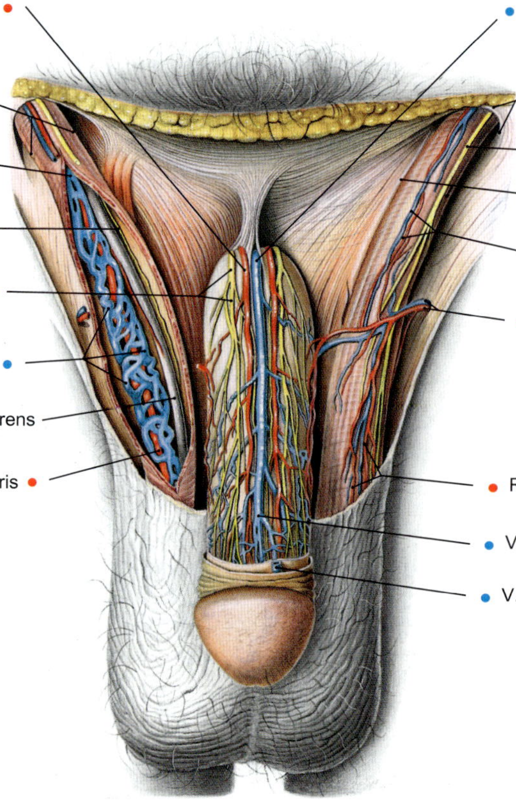

b

Abb. 5.4 Aa. und Vv. testiculares, Gefäße von Hoden, Nebenhoden, Plexus pampiniformis rechts, Skrotum und Samenstrang. [S007-22]

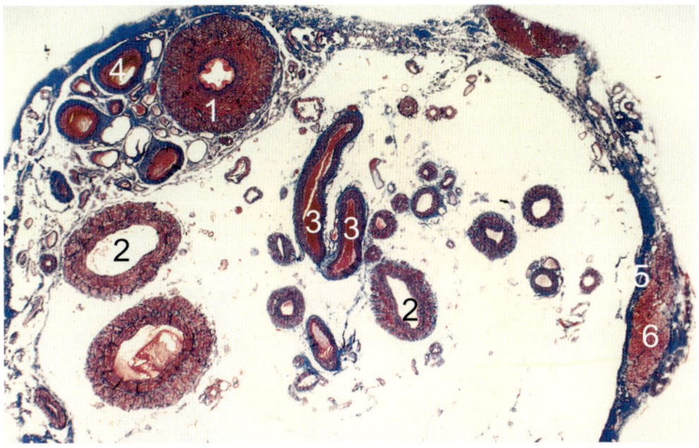

Abb. 5.5 Samenstrang; 1 = Samenleiter; 2 = Venen des Plexus pampiniformis; 3 = A. testicularis; 4 = V. ductus deferentis; 5 = Fascia spermatica interna; 6 = Bündel des M. cremaster. [M375]

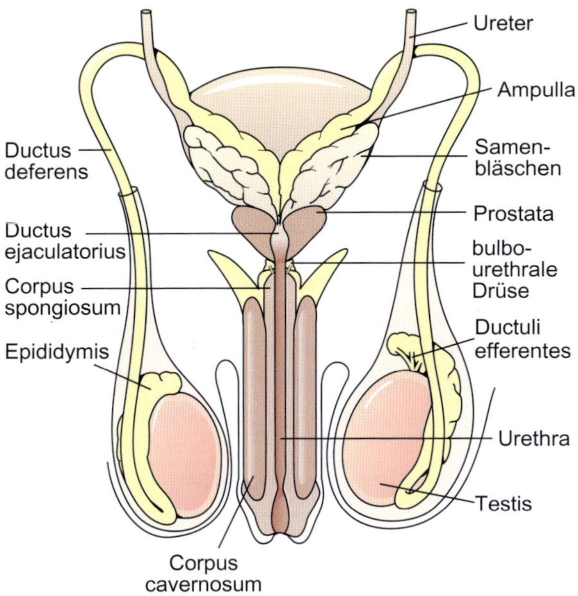

Abb. 5.6 Primäre männliche Geschlechtsorgane. [L106]

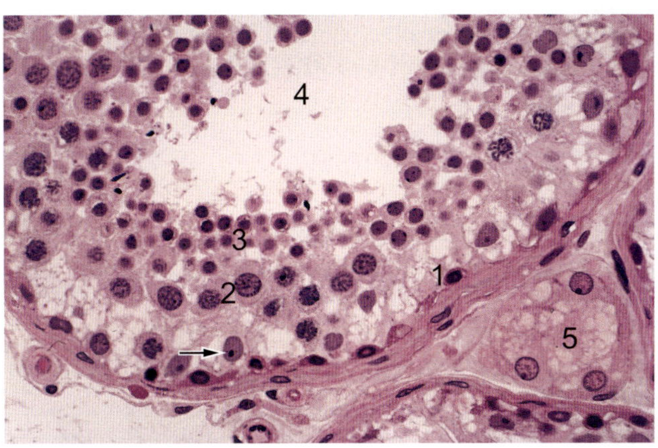

Abb. 5.7 Querschnitt durch ein Hodenkanälchen; 1 = Spermatogonien, 2 = frühe Spermatozyten, 3 = Spermatiden, 4 = Lumen, 5 = Leydig-Zellen, Pfeil = Sertoli-Zellen. [M375]

sie **Rezeptoren für Testosteron** und für das **FSH** der Hypophyse, auf die sie durch ein eigenes Hormon **(Inhibin)** rückwirken können (s.u.). **Spermatogonien** entwickeln sich durch Teilung und Reifung über Spermatozyten zu Spermatiden, die bereits unreife Spermien darstellen:

Aus den Spermatogonien entstehen zunächst durch Teilung zwei Tochterzellen, von denen die eine in der Wand des Kanälchens verbleibt, während die zweite Tochterzelle sich nach mehrmaliger Teilung zum **Spermatozyten** entwickelt. Aus den primären entstehen die sekundären Spermatozyten und aus diesen dann schließlich die **Spermatiden**, die nun nur noch einen **haploiden** (einfachen) **Chromosomensatz** aufweisen.

Bildung und Reifung der Spermien dauert etwa **2 Monate**. Täglich werden im Hoden ungefähr 200 Millionen Spermien neu gebildet. Die unreifen und noch nicht befruchtungsfähigen Spermien (Spermatiden) werden in den **Nebenhoden** übernommen und dort gespeichert. Während ihrer ungefähr 12 Tage dauernden Wanderung durch den Nebenhoden reifen sie unter dem Einfluss von Testosteron aus. Während die Spermien also im Hoden produziert werden, dient der Nebenhoden ihrer Ausreifung zur Befruchtungsfähigkeit.

Spermien sind ungefähr 60 µm lang und besitzen einen außerordentlich komplexen Aufbau. Die durch den kontraktilen Schwanzteil erreichbare Geschwindigkeit im Genitale der Frau liegt bei 35 µm/s.

Speicherung und Ejakulation

Im **Samenleiter** (Ductus deferens) werden die Spermien bis zur nächsten Ejakulation gespeichert. Bei der **Ejakulation** kommt es in den muskulären Wänden des Samenleiters, aber auch in Nebenhoden. Prostata und Samenbläschen zu Kontraktionen, sodass die Spermien letztlich in die Harn-Samen-Röhre gelangen. Die Samenflüssigkeit wird dabei ergänzt durch die nahezu neutrale Flüssigkeit der Prostata, die u.a. Citrat, Zink und Magnesium enthält, und das schwach alkalische Sekret der Samenbläschen (pH 7,3), dessen Fruktosegehalt der weiteren Ernährung der Spermien dient.

Ein normales **Ejakulat** enthält zwischen 20 und 100 Millionen Spermien pro Milliliter (durchschnittlich 50–60 Mio.), von denen der weit überwiegende Teil, zumindest aber > 50%, beweglich ist. Etwa **zwei Drittel** der Gesamtmenge von rund 3–5 ml entstammen den **Bläschendrüsen**, der Hauptanteil des verbleibenden Drittels der Prostata. 3–5% Anteil entfallen auf die Spermien.

PATHOLOGIE

Unterhalb einer Grenze von etwa 20 Millionen Spermien/ml nimmt die **Befruchtungsfähigkeit** rapide ab, obwohl ja zur Zeugung eines Kindes ein einziges Spermium ausreichen würde. Der Zusammenhang ist unklar, doch könnte man sich vorstellen, dass da, wo die Anzahl der Spermien pathologisch vermindert ist, Faktoren vorhanden sind, welche auch die verbliebenen beeinträchtigen.

Testosteron

Bedeutung

Testosteron (➤ Abb. 5.8) gehört, entsprechend sämtlicher Sexualhormone beider Geschlechter, zu den Steroidhormonen. Es wird vom männlichen **Feten** bereits zwischen der 10. und 16. Schwangerschaftswoche produziert, gemeinsam mit dem sog. **Anti-Müller-Hormon** (AMH) aus den Sertoli-Zellen. Der bei allen Embryonen angelegte Müller-Gang entwickelt sich später zum weiblichen Genitale, sofern er nicht durch Testosteron und AMH zurückgebildet wird. In diesem Fall entsteht ein männliches Genitale bzw., bei verminderter Produktion, eine Intersexualität.

Während der gesamten **Kindheit** ist der Hoden weitgehend inaktiv, um dann zwischen dem 11. und 15. Lebensjahr mit wiedererwachender Testosteronproduktion die **Pubertät** einzuleiten, die etwa im Alter von 18 Jahren abgeschlossen ist.

Im Gegensatz zu den Gegebenheiten bei der Frau ist der Hoden auch im **hohen Alter** noch aktiv, auch wenn seine Funktion etwa ab dem 50. Lebensjahr nachlässt. Es findet also beim Mann zeitlebens sowohl eine Produktion von Testosteron als auch eine Produktion von Spermatozoen statt. Die Funktionsminderung im Alter kann allerdings zu vor allem psychischen Problemen führen („männliches Klimakterium").

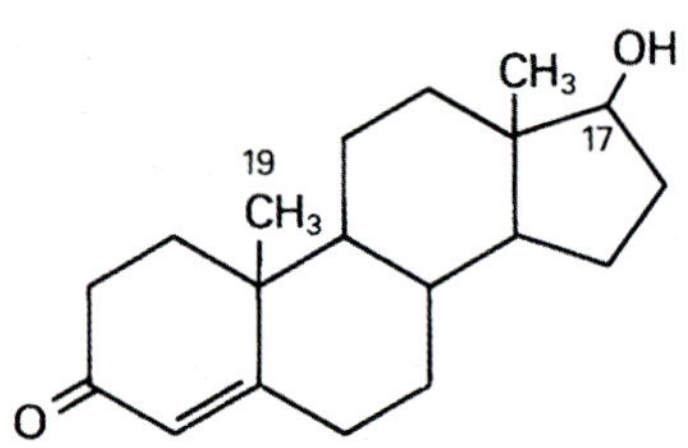

Abb. 5.8 Strukturformel des Testosterons. [L253]

Regulation der Hormonsekretion

Die Leydig-Zellen produzieren täglich etwa 6–8 mg Testosteron. Stimuliert werden sie hierzu vom **luteinisierenden Hormon** (LH) der Hypophyse. Dieses wiederum wird in seiner Sekretion kontrolliert vom **Gonadotropin-Releasing-Hormon** (GnRH) des Hypothalamus (➤ Abb. 5.9). Das gebildete Testosteron kontrolliert über einen negativen Rückkopplungskreis die Sekretion von GnRH im Hypothalamus und dadurch gleichzeitig auch die Höhe des LH-Serumspiegels. Neben Testosteron werden von den Leydig-Zellen weitere Hormone wie Estradiol (!) in allerdings sehr geringen Mengen produziert. Diese geringe gegengeschlechtliche Hormonproduktion gilt auch für die Ovarien der Frau.

Das **follikelstimulierende Hormon (FSH)** der Hypophyse untersteht der Kontrolle des hypothalamischen **GnRH**. Während LH überwiegend auf die Leydig-Zellen wirkt, untersteht die Spermienbildung der Stimulation durch FSH, das überwiegend über eine Proteinbildung in den Sertoli-Zellen seine Wirkung entfacht, unterstützt durch Testosteron (➤ Abb. 5.9).

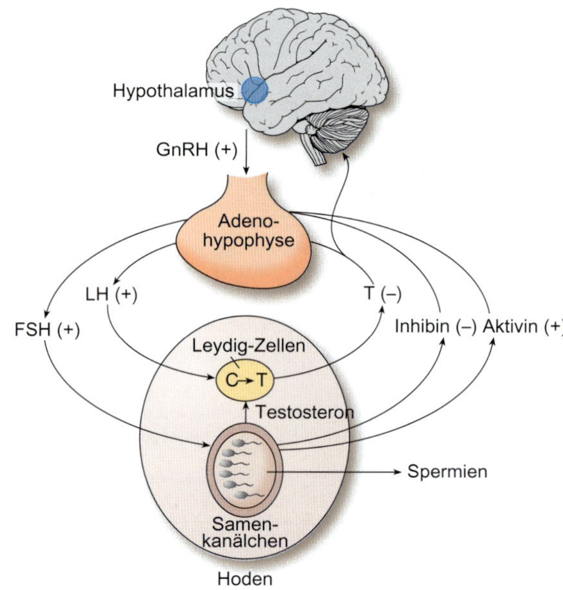

Abb. 5.9 Regulation der Testosteronsekretion; C = Cholesterin, T = Testosteron, LH = luteinisierendes Hormon, FSH = follikelstimulierendes Hormon, GnRH = Gonadotropin-Releasing-Hormon. [L141]

GnRH wird pulsatil mit einem Rhythmus von 2–3 h und einem Maximum am Morgen sezerniert. Entsprechend, und analog zum Cortisol, ist auch der Testosteron-Serumspiegel morgens am höchsten.

Das **Inhibin** der Sertoli-Zellen ist in den Regelkreis eingeschaltet, indem es direkt an der Hypophyse, also ohne „Umweg" über den Hypothalamus, die **FSH**-Produktion **unterdrückt**. Dadurch wird eine Feinabstimmung zwischen der Produktion von Spermien und Testosteron möglich, passend zu den individuellen Bedürfnissen des Mannes: Das mit dem Testosteron-Serumspiegel rückgekoppelte GnRH sorgt durch Stimulation der hypophysären Gonadotropin-Sekretion für einen physiologischen Hormonspiegel. Wird parallel zu diesem angemessenen Hormonspiegel eine lediglich geringe Spermienproduktion benötigt, ist dies über den Regelkreis FSH/Inhibin problemlos möglich. GnRH wird in diesen Fällen übliche LH-Serumspiegel erzeugen und in seiner Wirkung auf die FSH-Sekretion aus der Hypophyse eingeschränkt.

Hormonwirkungen

Die Zielorgane des männlichen Geschlechtshormons sind nicht nur die Genitalien, sondern auch Muskulatur, Knochen und weitere Organe:

- Testosteron stimuliert Differenzierung und Wachstum von Penis, Hoden, Nebenhoden, Samenbläschen und Prostata. Es ist verantwortlich für den männlichen Körperbau und Behaarungstyp. Es stimuliert also pauschal alle primären und sekundären männlichen **Geschlechtsmerkmale**.
- An **Knochen und Knochenmark** stimuliert es sowohl Aufbau und Mineralisation als auch die Bildung der Erythrozyten. Männer haben daher sowohl einen höheren Hämatokrit als

auch „festere“, v.a. dickere Knochen, die weniger frakturgefährdet sind und im Alter oder bei Immobilität größere Reserven bieten. An der **Skelettmuskulatur** werden Wachstum und Umfang stimuliert. Junge Männer weisen in aller Regel auch dann eine kräftige Skelettmuskulatur auf, wenn sie körperlich eher träge agieren. Das gesamte Körperwachstum wird in der Pubertät vermehrt gefördert, gleichzeitig allerdings auch durch die hohen Serumspiegel gegen Ende der Pubertät der Schluss der Wachstumsfugen eingeleitet. Der **Kehlkopf** wächst verstärkt (Stimmbruch). An der **Haut** stimuliert es neben den Fibrozyten der Lederhaut auch die Entwicklung von Terminalhaaren und Talgdrüsen einschließlich deren Produktion.
- Insgesamt hat das männliche Sexualhormon eine **anabole Wirkung**, weshalb es auch (verbotenerweise) zur anhaltenden Leistungssteigerung im Sport eingesetzt wird.

Testosteron wird im Serum überwiegend an Plasmaproteine gebunden. In den Zellen der Zielorgane wird es entweder durch eine 5α-Reduktase zu **Dihydrotestosteron** (DHT) umgewandelt, das als eigentliche Wirkform anzusehen ist und die virilisierenden und anabolen Effekte vermittelt. Oder es wird in weiteren Geweben zu Östrogenen umgebaut, die im männlichen Organismus teils androgene, teilweise aber auch gegensätzliche Effekte vermitteln. Die physiologische Testosteron-Gesamtwirkung entspricht damit eher der Summe der Einzelwirkungen von Testosteron selbst sowie seinen Umwandlungsprodukten.

Abgebaut werden Testosteron und seine wirksamen Metaboliten überwiegend in der Leber. Dies gilt auch für die Androgene der NNR. Aus diesem Grunde entstehen bei Patientinnen mit einer Leberzirrhose virilisierende Effekte wie Amenorrhö und Hirsutismus.

PATHOLOGIE

Mangelbildung an Testosteron

Die Pathologie des Hodens wird im ➤ Fach Urologie besprochen. Zusammengefasst ergeben sich bei angeborener Mangelbildung an Testosteron die folgenden Symptome:
Penis, Hoden und Skrotum bleiben klein. Prostata und Samenbläschen entwickeln sich nicht oder nur rudimentär. Achsel- und Barthaare fehlen. Die Schambehaarung ist weiblich. Es kommt in der Pubertät nicht zum Stimmbruch. Die Wachstumsfugen schließen verspätet – mit der Folge verstärkten Wachstums und, in Relation zum Stamm, besonders langen Beinen. Die Knochen sind frakturgefährdet, die Muskulatur unterentwickelt. Schulter- und Beckenbreite sind den weiblichen Proportionen angenähert. Die Haut ist verdünnt und geringer pigmentiert. Zumeist besteht auch eine mäßige Verminderung der intellektuellen Leistungsfähigkeit.

Zusammenfassung

Testosteron

Charakteristika
- männliches Sexualhormon
- Steroidhormon
- wird von den Leydig-Zellen im Hoden gebildet und in der Leber abgebaut
- ist im Serum an Plasmaproteine gebunden

Wesentliche Wirkungen
- stimuliert alle primären und sekundären männlichen Geschlechtsorgane
- anabole Wirkung (Knochenaufbau und -mineralisation, Muskelwachstum und -umfang, Haut)

5.2 Ovar (Eierstock)

Wie die Hoden haben auch die Ovarien zwei unterschiedliche Funktionen: die Bildung von befruchtungsfähigen Eizellen (= generative Funktion) und die Bildung und Sekretion der weiblichen Sexualhormone (Östrogene und Gestagene). Die weiblichen Genitalorgane mit ihren Funktionen einschließlich der Schwangerschaft werden im ➤ Fach Gynäkologie besprochen. Im Rahmen der Endokrinologie interessieren lediglich die Eierstöcke, ihre Hormonproduktion sowie deren Auswirkungen auf Genitale und Gesamtorganismus.

5.2.1 Anatomie

Die längsovalen Eierstöcke liegen beiderseits der Gebärmutter (Uterus) im kleinen Becken. Sie messen etwa 3–4 cm (knapp „pflaumengroß“), wiegen jeweils bis zu 8 g und sind wie die Hoden von einer dicken bindegewebigen Hülle (Tunica albuginea) umgeben (➤ Abb. 5.10). Am Hilus des Organs treten Nerven, Blut- und Lymphgefäße ein und aus. Die Ovarien liegen intraperitoneal, hängen also beweglich in einer Duplikatur des Bauchfells (Meso) zwischen Gebärmutter und seitlicher Beckenwand. Befestigt sind sie über Ligamente sowohl am Fundus des Uterus als auch an der Beckenwand.

Im Inneren des Ovars unterscheidet man die sehr breite Rindenzone vom hilusnah gelegenen Mark. Die **Rindenzone** besteht aus bindegewebigem Stroma und enthält sowohl „unverbrauchte“ als auch narbig umgewandelte, „verbrauchte“ Ei-Follikel. Daneben liegen die sog. **Theka-Zellen** im Stroma, in etwa vergleichbar mit den Leydig-Zwischenzellen des Hodens, in denen nach Integration in den Follikel (s.u.) die Östrogene produziert werden.

Ein **Follikel** besteht aus einer einzelnen **Eizelle** und einer umhüllenden, einreihigen, flachen Schicht von Epithelzellen, den sog. **Granulosazellen**. Die Einheit aus zentraler Eizelle und umhüllenden Granulosazellen stellt den **Primordialfollikel** dar, von denen in jedem Ovar (zur Zeit der Pubertät) etwa 200.000 vorhanden sind. Der Durchmesser der Primordialfollikel liegt bei 25 μm. Während der Reifung eines Follikels entsteht zusätzlich aus den Zellen des umgebenden Bindegewebes eine in den Follikel integrierte Umhüllung, die **Theca folliculi**, deren innerer Anteil (Theca interna) für die Östrogenproduktion des Ovars zuständig ist.

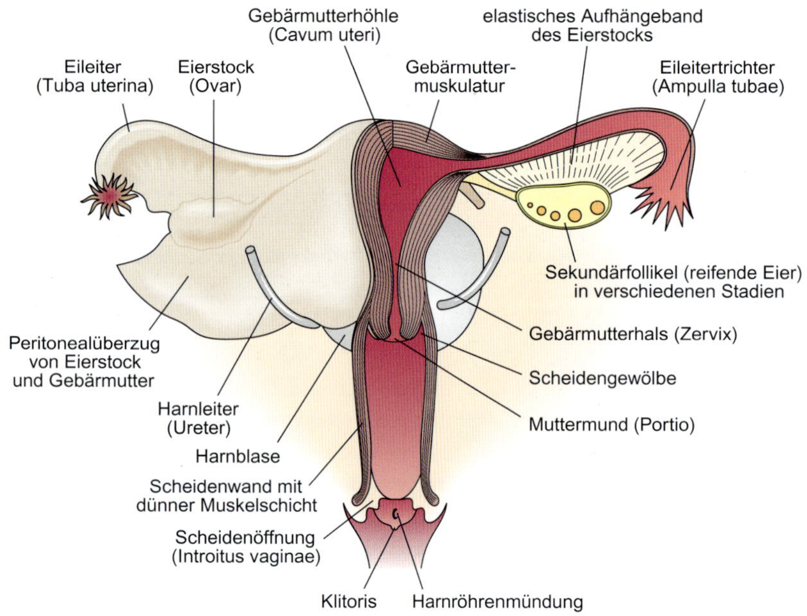

Abb. 5.10 Anatomie der weiblichen Geschlechtsorgane. [L106]

EXKURS

Ei-Follikel

Die maximale Anzahl der Follikel ist beim weiblichen Feten mit ungefähr 7 Millionen im 6. Schwangerschaftsmonat erreicht. Danach findet eine stetige Rückbildung statt, sodass zum Zeitpunkt der Geburt noch etwa 1 Million und mit Beginn der Pubertät „nur noch" 400.000 vorhanden sind. Wenn man von einem 28-tägigen Menstruationszyklus der geschlechtsreifen Frau und einer etwa 30-jährigen Befruchtungsfähigkeit ausgeht, werden im Verlauf eines Lebens maximal 400 dieser 400.000 Ei-Follikel benötigt. Weil aber während eines jeden 28-Tage-Zyklus üblicherweise mehrere bis zahlreiche Follikel in beiden Ovarien reifen, die dann bis auf einen wieder zugrunde gehen, und weil sich zusätzlich weitere Primordialfollikel zurückbilden, sind zum Zeitpunkt der Menopause mit etwa 45–52 Jahren alle angelegten Follikel aufgebraucht. Ab diesem Zeitpunkt sind weder eine Befruchtung noch zyklische Monatsblutungen möglich.

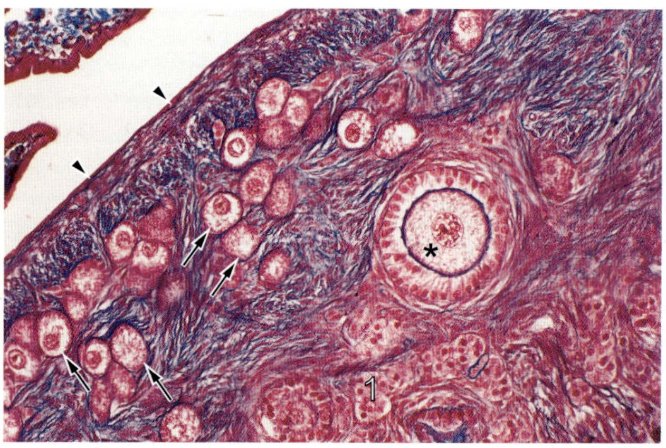

Abb. 5.11 Zahlreiche Primordial- (Pfeile) und ein Sekundärfollikel (*). [M375]

5.2.2 Physiologie

Reifung der Eizelle

Während der Reifung einer Eizelle zur Befruchtungsfähigkeit entstehen nacheinander aus dem Primordialfollikel der Primärfollikel (50 µm), der Sekundär- (200 µm) und Tertiärfollikel (500 µm) bis hin zum sprungreifen, präovulatorischen sog. Graaf-Follikel, der bis zu 2 cm im Durchmesser erreichen kann (➤ Abb. 5.11). Diese **Stadien** sind sowohl mit einer Reifung der zentralen Eizelle als auch mit der Entwicklung der Epithelzellen sowie der Theca folliculi verbunden. Beispielsweise wird aus dem einschichtigen Epithel des Primärfollikels das mehrschichtige Epithel des Sekundärfollikels.

Die **Theka** differenziert sich im Tertiärfollikel in eine zellreiche Theca interna, welche gemeinsam mit den Granulosazellen Östrogene produziert, und in eine faserreiche Theca externa, welche die Blutgefäße führt und in das umgebende Bindegewebe übergeht.

Das wichtigste Östrogen ist das **Estradiol** (früher: Östradiol). Daneben entstehen noch Estriol und Estron. Die Östrogene gehören wie die Androgene oder die weiteren Hormone der NNR zu den **Steroidhormonen** mit dem Grundgerüst des Sterans (➤ Abb. 1.4) und sind auf den ersten Blick kaum voneinander oder vom Testosteron (➤ Abb. 5.8) oder den Hormonen der NNR zu unterscheiden (➤ Abb. 3.5, ➤ Abb. 3.7).

Ovulation

Aus dem sprungreifen Tertiärfollikel, dem **Graaf-Follikel**, der zwischen den Follikelepithelzellen einen zystischen, flüssigkeitsgefüllten Hohlraum gebildet hat, erfolgt etwa am 14. Zyklustag der Eisprung (Ovulation). Dies bedeutet, dass die Wand des Follikels rupturiert und die Eizelle mitsamt einer umhüllenden Schicht aus Granulosazellen in den Eileiter (Tube) hinausgeschleudert wird

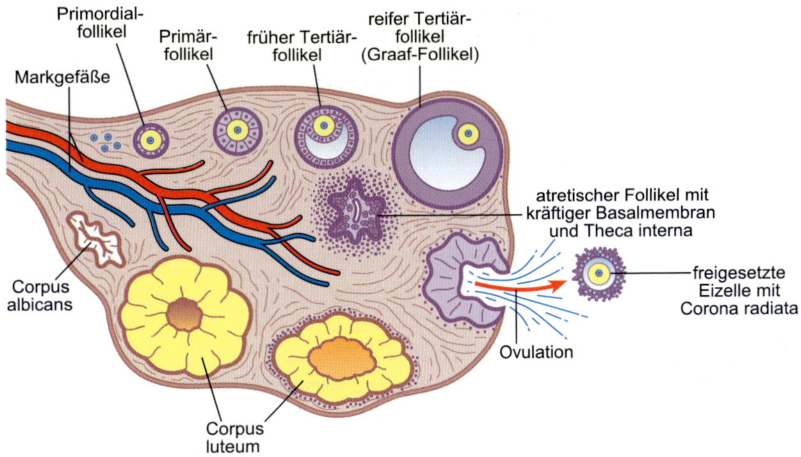

Abb. 5.12 Follikelbildung und Ovulation. [L107]

(➤ Abb. 5.12). Dabei legt sich die Tube mit ihrer trichterförmigen Öffnung, chemotaktisch angelockt, exakt über den Graaf-Follikel. Selbst das Ovar ist an diesem Vorgang beteiligt, indem es den Follikel durch eine Rotation um die Längsachse in die geeignete Position bringt.

Der zurückbleibende Rest des Follikels faltet sich zusammen und formt sich zum sog. **Gelbkörper (Corpus luteum)** um. Die Thekazellen des Gelbkörpers produzieren ab diesem Zeitpunkt (genau genommen bereits einige Stunden vor der Ovulation) für die folgenden 2 Wochen zusätzlich zu den Östrogenen das Gelbkörperhormon **Progesteron** (➤ Abb. 5.13). Wird die im Eileiter zur Gebärmutter wandernde Eizelle in dieser Zeit nicht befruchtet, bildet sich der Gelbkörper allmählich zurück und wandelt sich nach nunmehr insgesamt 28 Tagen (± 2 Tage) in eine bindegewebige Narbe um, das sog. **Corpus albicans** („weißer Körper" = Narbe). Auch die Produktion des Progesterons ist damit bis auf eine sehr geringe Basalsekretion beendet, sofern es nicht zum Eintritt einer Schwangerschaft gekommen ist.

Das zweite weibliche Sexualhormon Progesteron wird also, da es überwiegend nur im Gelbkörper entsteht, nicht fortlaufend, sondern nahezu ausschließlich während der jeweils 2. Hälfte eines Menstruationszyklus (und in der Schwangerschaft) gebildet und ins Blut sezerniert!

Es sei hier noch angemerkt, dass aus dem Ovar neben den weiblichen auch eine geringe Menge männlicher Hormone (z.B. DHEA und Testosteron) ins Blut sezerniert werden.

MERKE

Produktion der Östrogene (Follikelhormone)

- hauptsächlich in den reifenden Follikeln, in der 2. Zyklushälfte im Gelbkörper
- in sehr geringem Umfang auch in der Nebennierenrinde

Produktion des Progesterons (Gelbkörper- oder Schwangerschaftshormon)

- im Gelbkörper der 2. Zyklushälfte
- in der Schwangerschaft auch in der Plazenta

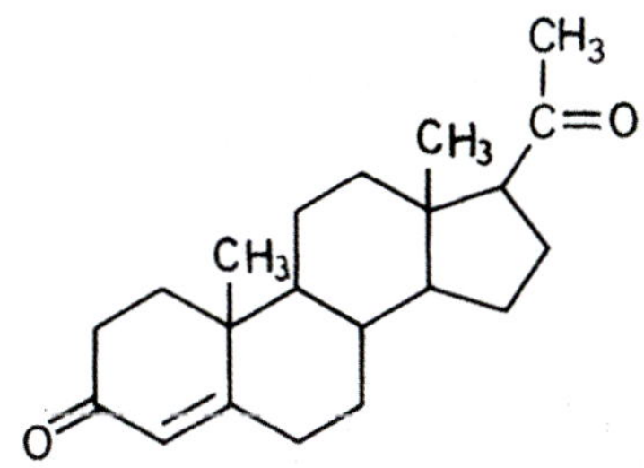

Abb. 5.13 Strukturformel des Progesterons. [L253]

Zyklische Veränderungen der Gebärmutter

Etwa alle 28 Tage reift in den Ovarien der Frau eine einzelne Eizelle zur Befruchtungsfähigkeit heran, die dann in die **Tube** (Eileiter) ausgestoßen wird, um zur Gebärmutter zu wandern. Ermöglicht wird dies durch Flimmerhärchen und die Peristaltik der Tube. Während dieser „Wanderschaft" kann die Eizelle befruchtet werden. Da die Gebärmutter in keinem der 28-tägigen Zyklen „wissen" kann, ob das Ei nun befruchtet wird oder nicht, muss sie jedes Mal Vorkehrungen für den Fall einer eventuellen Schwangerschaft treffen. Dies bedeutet vor allem, dass die Schleimhaut sich einer solchen Situation in jedem Zyklus aufs Neue anzupassen hat.

Beide Hormone wirken an der Gebärmutterschleimhaut (Endometrium):

- Estradiol bewirkt in den ersten 14 Tagen, der **Follikelphase** (auf das Ovar bezogen) bzw. **Proliferationsphase** (auf das Endometrium bezogen), überwiegend eine Dickenzunahme des Endometriums von 1–2 auf ca. 6 mm. Diese Proliferation der Schleimhaut ist mit einem Wachstum von Arterien und Endometriumdrüsen verbunden. Der Muttermund weitet sich; der Schleim im Zervikalkanal wird dünnflüssiger und damit für die Spermien zunehmend leichter passierbar.
- In den folgenden 14 Tagen, der **Lutealphase** (Ovar) bzw. **Sekretionsphase** (Endometrium), erfolgt neben dem weiteren östrogenvermittelten Wachstum durch Progesteron eine Umwandlung der hypertrophierten Schleimhaut. Die

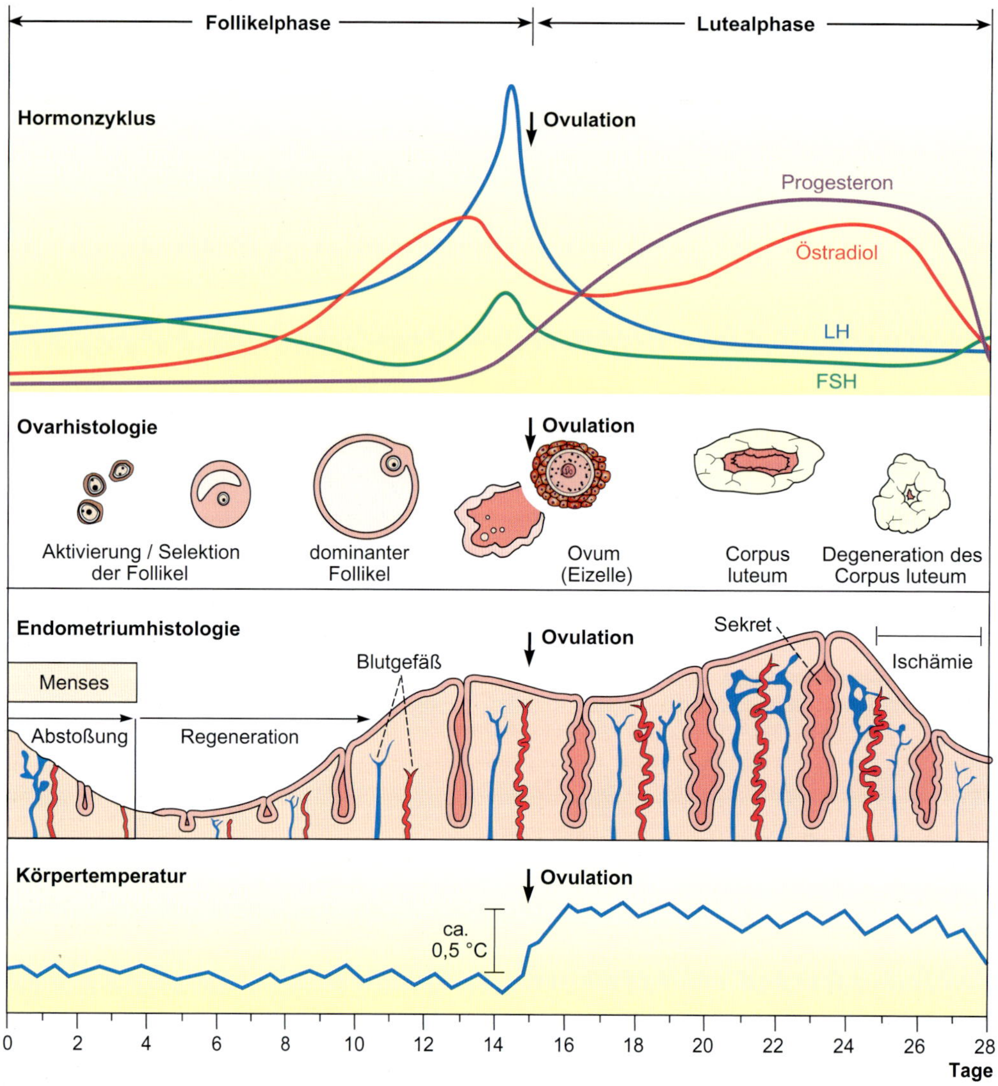

Abb. 5.14 Menstruationszyklus. [L141]

Durchblutung wird weiter gesteigert und es kommt zur Sekretion eines glykogenhaltigen Schleims.

Der weibliche Zyklus (➤ Abb. 5.14) beginnt mit dem 1. Tag der Menstruationsblutung. Die **Proliferationsphase** beginnt also definitionsgemäß mit diesem 1. Blutungstag und endet 2 Wochen später mit der Ovulation. Inmitten der **Sekretionsphase**, etwa am 20. Zyklustag, ist die Gebärmutterschleimhaut unter dem Einfluss des Progesterons auf die Einnistung einer befruchteten Eizelle vorbereitet.

Diese Bereitschaft des Endometriums bleibt so lange erhalten, wie die Serumspiegel an Estradiol und Progesteron ausreichend hoch sind. Fallen sie als Folge der degenerativen Rückbildung des Gelbkörpers ab, kommt es zu einer Minderdurchblutung durch Konstriktion der Schleimhautgefäße: Die Schleimhaut geht zugrunde und ihr Hauptanteil wird abgestoßen. Es kommt zur Menstruation und damit zum Beginn des nächsten Zyklus.

Die in der Gebärmutter während des 28-tägigen Zyklus aufgebaute und für eine Schwangerschaft vorbereitete Schleimhaut kann also wegen des Versiegens der Hormonproduktion im Gelbkörper nicht mehr stabil gehalten werden und stößt sich ab; es kommt für 3–5 Tage zur **Hormonentzugsblutung** (Menstruation). Bereits 2 Tage vor diesem neuen Zyklus beginnen allerdings schon wieder die nächsten Primordialfollikel zu reifen.

Regulation der Hormonsekretion

Die Hormone des Ovars unterstehen analog zur Situation beim Hoden der Kontrolle und Stimulation durch die Gonadotropine (= auf die Gonaden wirkende Hormone), also der hypophysären Hormone **FSH** und **LH**, die ihrerseits wiederum durch das **GnRH** des Hypothalamus zur Sekretion gebracht werden.

LH und FSH während eines Zyklus

Während das FSH am Hoden ununterbrochen die Spermiogenese der Hodenkanälchen, und LH ebenfalls „rund um die Uhr“ die Testosteronproduktion der Leydig-Zellen stimuliert, sind ihre Wirkungen im Ovar zeitlich abgestuft. Die Hormonproduktion der

Ovarien ist auf LH und FSH sowie auf das GnRH des Hypothalamus abgestimmt und mit diesen rückgekoppelt:

- **FSH** (*follikelstimulierendes* Hormon!) bedingt am Beginn eines Zyklus die Reifung verschiedener Primordialfollikel zu Primär- und Sekundärfollikeln, von denen etwa am 7. Zyklustag ein einziger herausgebildet ist, der sich in der Folge weiterentwickelt, während die übrigen atrophieren. Der übrig gebliebene, sog. dominante Follikel, beginnt nun verstärkt **Östrogene** zu produzieren, wodurch im Zuge der negativen Rückkopplung der FSH-Serumspiegel abfällt.
- Das **LH** der Hypophyse ist, im Gegensatz zum FSH, mit dem Estradiol positiv rückgekoppelt, sodass sein Serumspiegel parallel zur zunehmenden Östrogensekretion aus dem dominanten Follikel zunimmt. Kurz vor der Zyklusmitte erreicht die Östrogensekretion aus dem entstandenen Tertiärfollikel ein Maximum, und nachfolgend hiermit auch der LH-Serumspiegel.

Sowohl Estradiol als vor allem auch das LH (*luteinisierendes* Hormon!) induzieren nun die Luteinisierung des Graaf-Follikels und Umwandlung in das Corpus luteum, wodurch bereits kurz vor der Ovulation die **Progesteron**-Synthese beginnt. Das zunächst lokal im Graaf-Follikel freigesetzte Progesteron führt zur Aktivierung von proteolytischen Enzymen, die nun ihrerseits die Wand des Follikels andauen und damit die Ovulation erzwingen: Die Eizelle wird einschließlich der umgebenden Granulosazellen in die Tube ausgeschieden.

Der Gelbkörper produziert neben Estradiol zunehmende Mengen Progesteron, um sich etwa ab dem 22. Zyklustag kontinuierlich zurückzubilden, sofern es nicht zur Befruchtung gekommen ist. Wenn gegen Zyklusende die sezernierten Mengen an Estradiol und Progesteron nicht mehr ausreichen, die hypertrophierte Uterusschleimhaut stabil zu halten, kommt es zur Blutung. Schon einige Tage zuvor führte die allmähliche Abnahme der Östrogenspiegel zu einem **Anstieg des FSH**, dessen Wirkung auf die Primordialfollikel den Beginn des neuen Zyklus ermöglicht.

Rückkopplungen

Während Östrogene die Sekretion von FSH direkt an der Hypophyse unterdrücken, erfolgt die entsprechende negative Rückkopplung durch Progesteron vor allem am Hypothalamus, was zur Unterdrückung der GnRH-Sekretion führt. In deren Folge kommt es zum Abfall von FSH *und* LH. Erst im Zuge der allmählichen Rückbildung des Corpus luteum mit Verminderung der Hormonsynthese können die GnRH-Produktion und damit die Serumspiegel von FSH und LH erneut ansteigen, sodass es zur erneuten Hormonsekretion aus dem Ovar kommt.

Periphere Hormonwirkungen

Östrogene

- Östrogene (➤ Abb. 1.4) stimulieren die Zellen des Bindegewebes z.B. an der **Haut**, erhöhen die Zahl der Kollagenfasern wie auch insgesamt den Wassergehalt des Interstitiums. Bei ihrem Mangel entsteht so eine verdünnte und trockene Lederhaut. Die Gesamtdicke der Haut nimmt ab. Auch Androgene stimulieren die Fibrozyten zur vermehrten Bildung von Kollagen und Grundsubstanz, darüber hinaus aber auch Haarfollikel und Talgdrüsen. Durch ihr relatives Überwiegen bei Östrogenmangel in der Menopause kommt es im Alter zur verstärkten Behaarung (Hirsutismus) – und in der Pubertät zur Akne.
- An den **Schleimhäuten** von Scheide, Harnröhre und Harnblase entsprechen die Östrogenwirkungen denen an der Haut. Primäre und sekundäre (Mammae) weibliche **Geschlechtsorgane** werden zum Wachstum angeregt. Ein Mangel führt zur Trockenheit der Schleimhäute und Atrophie der Sexualorgane.
- Östrogene stimulieren den **Knochenstoffwechsel**. Ein Mangel führt in jedem Lebensalter zur Osteoporose.
- Die **Blutgefäße** erhalten, u.a. durch eine Verbesserung des LDL/HDL-Quotienten, einen Schutz, der das Risiko für eine Arteriosklerose mit ihren Folgen koronare Herzkrankheit, Herzinfarkt und Schlaganfall vermindert. Die gleichzeitig erfolgende, minimale Erhöhung der Triglyceride des Serums hat keine erwähnenswerten negativen Auswirkungen. Lang anhaltende Mangelzustände an Östrogenen gleichen das weibliche Risiko für die Entstehung der Arteriosklerose demjenigen der Männer an.
- Östrogene haben einen stimulierenden Einfluss auf die **Psyche**. Ein Mangel führt zu Antriebslosigkeit, Reizbarkeit und Aggressionen, Stimmungsschwankungen und Depressionen.

Die häufigen **Hitzewallungen** nach der Menopause sind nicht nur auf den Östrogenmangel, sondern auch auf Veränderungen zerebraler Zentren und die hohen LH-Serumspiegel zurückzuführen.

Progesteron

- Progesteron induziert den Umbau der **Gebärmutterschleimhaut** in der 2. Zyklushälfte zur Vorbereitung auf eine mögliche Schwangerschaft. Die Aktivität der Uterusmuskulatur wird gehemmt. Diese Hemmwirkung gilt auch für die glatte Muskulatur des Magen-Darm-Trakts: Sehr viel häufiger als beim Mann kommt es zur **Obstipation**. Die geringere Abdichtung der Speiseröhre infolge Insuffizienz des unteren Ösophagussphinkters führt in der Schwangerschaft mit ihren hohen Progesteronspiegeln (➤ Fach Gynäkologie) und im Verein mit der mechanischen Komponente der wachsenden Gebärmutter zum **Reflux** von Magensaft (➤ Fach Verdauungssystem). Die verminderte Kontraktionsfähigkeit der Gallenblase mit längerer Verweildauer der Gallenflüssigkeit begünstigt das Entstehen von **Gallesteinen**.
- An der **Niere** wirkt Progesteron dem Aldosteron entgegen; über eine vermehrte Natriumausscheidung wird gleichzeitig Flüssigkeit ausgeschwemmt. Es hemmt also auch die durch Östrogene verursachte Wasseranreicherung im Interstitium.
- Durch Anheben des Sollwertes im Temperaturzentrum des Hypothalamus erhöht es die **Körperkerntemperatur** um etwa 0,5 °C, wodurch bei täglicher Messung der Rektaltemperatur ein sicherer Hinweis auf eine erfolgte Ovulation gegeben ist, weil das Gelbkörperhormon Progesteron eben nur vom Gelbkörper in ausreichender Menge produziert wird. Wo aber ein Gelbkörper entstanden ist, muss zuvor eine Ovulation stattgefunden haben (➤ Abb. 5.15). Dies bedeutet gleichzeitig, dass es exakt zu diesem Zeitpunkt in dem aktuellen Zyklus nicht mehr zur Schwangerschaft kommen kann.

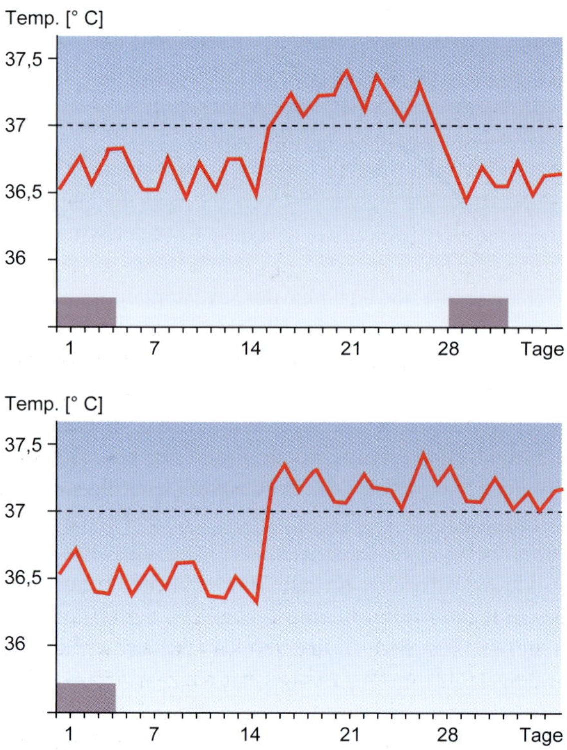

Abb. 5.15 Temperaturkurve während des Menstruationszyklus (oben) bzw. bei einer beginnenden Schwangerschaft (unten). [L157]

Pubertät

Die GnRH-, FSH- und LH-Sekretion aus den zerebralen Drüsen beginnt, aus einer niedrigen Basalsekretion heraus, zum Zeitpunkt der Pubertät. Die anfangs noch nach einem Tag-Nacht-Rhythmus erfolgende Sekretion führt im Alter von durchschnittlich 12 Jahren zur ersten Menstruation, der **Menarche**. Die ersten Zyklen verlaufen zumeist ohne Ovulation und zeitlich unregelmäßig, bis die Sekretion der Hypophysenhormone schließlich in den stabilen, pulsatilen Rhythmus übergeht und regelmäßige Zyklen und Ovulationen im 28-Tage-Rhythmus entstehen.

Ausgelöst wird die Menarche offensichtlich in Abhängigkeit von einem **Körpergewicht** von ca. **48 kg**. Die Menarche tritt also bei adipösen Mädchen zeitlich früher ein als bei normalgewichtigen, und bei besonders zarten eben später.

Etwa 2 Jahre vor der Menarche kommt es im Alter von 10–11 Jahren als erstem Anzeichen der Pubertät und gleichzeitig erstem sekundärem Geschlechtsmerkmal zu einem Wachstum der Brust **(Thelarche)**. Etwas später beginnt das Wachstum der Schambehaarung **(Pubarche)** und schließlich der Achselbehaarung. Scham- und Achselbehaarung wachsen zunächst unter dem Einfluss der Androgene aus Ovar und NNR – zum Weiblichen modifiziert durch die nachfolgenden Östrogene der stimulierten Follikel.

Menopause

Definitionen

In Deutschland kommt es durchschnittlich im Alter von 51 Jahren (bei Raucherinnen etwas früher) zur letzten, durch die Hormone der Ovarien gesteuerten Menstruation, die als Menopause bezeichnet wird. Sporadische Blutungen nach diesem Termin werden nicht mehr „bewertet". Da man zum Zeitpunkt einer Blutung nicht wissen kann, ob es sich um die letzte reguläre Monatsblutung handelt, wird die **Menopause** retrospektiv, definitionsgemäß 1 Jahr nach der letzten zeitgerechten Blutung zugeordnet.

Der Menopause geht eine unterschiedlich lange Phase voraus, in der die Zyklen bereits unregelmäßig sind. Dieser Zeitraum wird, gemeinsam mit dem Jahr nach der Menopause, als **Perimenopause** bezeichnet (➤ Abb. 5.16). Die Perimenopause entspricht den sog. **Wechseljahren**, dem Klimakterium. Die Zeitspanne vor der Menopause, in der die Zyklen bereits unregelmäßig stattfinden, wird häufig **Prämenopause** genannt.

Im Anschluss an die Perimenopause, also 1 Jahr nach der Menopause beginnt die **Postmenopause**. Sie endet etwa mit dem 65.–70. Lebensjahr am Übergang ins **Senium**, dem eigentlichen „Alter".

Hormonsituation

Die Primordialfollikel sind zum Zeitpunkt der Menopause nahezu vollständig aufgebraucht. Im Gefolge der nun niedrigen Spiegel der weiblichen Sexualhormone sind die Spiegel der Hypophysenhormone FSH und LH erhöht. Die **Postmenopause** ist dementsprechend an **hohen FSH/LH-Spiegeln** ablesbar. Dies kann große Bedeutung insofern besitzen, als Frauen in der Prämenopause etwa genauso oft ungewollt schwanger werden wie junge Mädchen. Die Serumspiegel der Gonadotropine bieten von daher einen guten Hinweis darauf, ob noch kontrazeptive Maßnahmen benötigt werden.

Nach der Menopause sinkt die Hormonproduktion in den Ovarien nahezu auf Null. Lediglich geringe Mengen an Testosteron werden weiterhin gebildet. Allerdings werden vor allem im **Fettgewebe** und unabhängig von Alter und Geschlecht ebenfalls gewisse Mengen an Östrogenen gebildet, vorwiegend als Estron, sodass die Produktion auch nach der Menopause nie vollständig versiegt. Bei sehr adipösen Frauen können sogar Hormonspiegel erreicht werden, die sich kaum von üblichen Spiegeln vor der Menopause unterscheiden. Dies ist gleichzeitig neben der zusätzlichen Fetteinlagerung die wesentliche Ursache dafür, dass es bei **adipösen Männern** zur **Gynäkomastie** kommt.

Klimakterische Beschwerden

Die häufigsten und wichtigsten Beschwerden in Klimakterium und Postmenopause bestehen aus

- Hitzewallungen und Schweißausbrüchen,
- einer zunehmenden Atrophie der Genitalorgane und Mammae,
- psychischen Störungen (Reizbarkeit, Leistungsabfall, Schlafstörungen) und
- der Ausbildung einer Osteoporose.

Alle diese Symptome können im Einzelfall sehr milde und vorübergehend, aber auch äußerst heftig und über viele Jahre, manchmal sogar Jahrzehnte andauern.

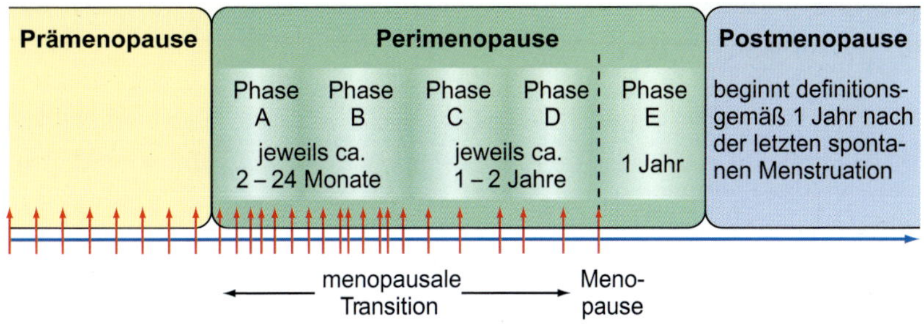

Abb. 5.16 Prä-, Peri- und Postmenopause. [L234]

Die eigentliche Ursache der **Hitzewallungen** ist immer noch nicht geklärt. Man vermutet einen Zusammenhang sowohl mit dem Östrogenabfall als auch mit den erhöhten LH-Spiegeln die vor allem dann besonders hoch nachweisbar werden, wenn die Hitzewallung erscheint.

Die **Atrophie** von Genitalien und Mammae hat als wesentliche Ursache den Östrogenmangel. Aus demselben Grund kommt es zur Trockenheit und Atrophie der Scheidenschleimhaut. Auch die Harnwege sowie die Oberhaut sind davon betroffen.

Die **Osteoporose** ist ebenfalls auf den Östrogenmangel zurückzuführen, doch addiert sich hierzu auch die zunehmende körperliche Inaktivität des Alters, verbunden mit Mangelerscheinungen hinsichtlich Calcium und Vitamin D durch mangelnde Sonnenbestrahlung. Da gealterte Haut ohnehin nicht mehr zu einer ausreichenden Vitamin-D-Synthese in der Lage ist, sollte spätestens ab der Menopause an eine Substitution gedacht werden, noch bevor die Osteoporose manifest geworden ist. Ein Vitamin-D-Mangel ist in Deutschland auch bei jüngeren Personen weit verbreitet, weil sich niemand mehr ohne Lichtschutz (Kleidung, Cremes) in die Sonne traut.

Für die **depressiven Verstimmungen** dieser Jahre ist sehr wahrscheinlich der Ausfall zerebraler Östrogenwirkungen verantwortlich in Verbindung mit mangelndem Selbstwertgefühl und der Schwierigkeit, den neuen Lebensabschnitt anzunehmen und als positiv zu bewerten.

Hormontherapie klimakterischer Beschwerden

Die über Jahrzehnte übliche und aufgrund ihrer guten und breiten Wirksamkeit allgemein bevorzugte Therapie bestand in der Substitution mit Hormonen. Dies geschah zunächst mit Östrogenen, bis deren erhöhtes Karzinomrisiko an Uterus und Ovar offenkundig wurde. Die Risiken der sich anschließenden Kombinationstherapien mit Östrogenen und Gestagenen schienen beherrschbar. Einer mäßig zunehmenden Häufigkeit des Mammakarzinoms stand der positive Effekt einer geringeren Rate an Endometrium- und Ovarialkarzinomen sowie in Bezug auf das Herz-Kreislauf-System gegenüber. Die vor wenigen Jahren veröffentlichte WHI-Studie, einer Beobachtungsstudie über 5 ½ Jahre, die den zuvor als positiv angesehenen Effekt auf Herzinfarkt und Schlaganfall ins Gegenteil verkehrte, führte zu einem radikalen Umdenken und machte den Einsatz einer Hormonersatztherapie ab diesem Zeitpunkt für die Ärzte nahezu unmöglich.

2013 wurde nun eine dänische Studie an mehr als 1.000 Frauen im Alter zwischen 45 und 58 Jahren veröffentlicht, die 10 Jahre lang mit Hormonen substituiert und mit einer Kontrollgruppe verglichen wurden. Hier wird nun ein weiteres Mal alles auf den Kopf gestellt, wie dies heute tatsächlich fast zur Norm geworden ist. Der beobachtete Effekt in Bezug auf kardiale Erkrankungen war bei den substituierten Frauen tatsächlich positiv, wie dies sowohl theoretisch als auch nach den Ergebnissen früherer Studien zu erwarten war.

Neuerdings wird die Datenlage (endlich) differenzierter gesehen. Kombinierte Hormontherapien aus Östrogenen und Gestagenen besitzen danach unbestreitbar positive Auswirkungen auf Gefäßerkrankungen und ihre Folgen wie Herzinfarkt und Schlaganfall, wenn sie auf Gefäße einwirken können, die noch keine wesentlichen atherosklerotischen Plaques aufweisen. Beginnt man also die Hormontherapie bereits etwa zum Zeitpunkt der Menopause und bei noch weitgehend gefäßgesunden Frauen, wird damit Herzinfarkt und Schlaganfall sehr deutlich vorgebeugt. Die Zahl an Mammakarzinomen nimmt in mäßigem Umfang zu, diejenige an Karzinomen von Endometrium, Ovar und Dickdarm dagegen deutlich ab. Das Wohlbefinden der Frauen wird gesteigert. Selbst der Eintritt einer Alzheimer-Demenz wird um Jahre hinausgezögert.

Dagegen ist bei einer Hormontherapie mit Beginn in der Postmenopause und bei bereits bestehenden arteriosklerotischen Veränderungen der direkte positive Effekt auf die Gefäße kaum noch nachweisbar. Indem jedoch gleichzeitig über die Stimulation der Leber in Bezug auf Gerinnungsfaktoren wie Faktor II und Faktor VII sowie zusätzlich gebildete Akute-Phase-Proteine die Thrombenbildung an den arteriosklerotischen Plaques gefördert wird, entsteht unter dem Strich ein gesteigertes Risiko für Erkrankungen wie Herzinfarkt und Schlaganfall. Die Auswirkungen auf Karzinome von Mamma, Uterus, Ovar und Dickdarm entsprechen den frühzeitig beginnenden Hormontherapien.

Im Ergebnis darf man also nun, falls sich mit einer Ernährungsumstellung (z.B. auf Soja-Produkte), homöopathischen oder pflanzlichen Therapien (Cimicifuga u.a.) keine Erleichterung klimakterischer Beschwerden erreichen lässt, bei Beachtung dieser Voraussetzungen durchaus zu einer Hormonersatztherapie raten. Letztendlich gibt es ja auch hinsichtlich der Osteoporoseprophylaxe, im Verbund mit Vitamin D, Calcium und körperlicher Aktivität, keine wirksamere und nebenwirkungsärmere Therapieform. Dem gesteigerten Mammakarzinom-Risiko sollte allerdings durch intensivierte Vorsorgemaßnahmen begegnet werden.

Zusammenfassung

Östrogene

Charakteristika
- weibliches Sexualhormon
- Steroidhormon
- wird überwiegend als Estradiol von den Granulosazellen und der Theca interna des Ovars gebildet, als weniger wirksames Estron zusätzlich im Fettgewebe beider Geschlechter

Wesentliche Wirkungen
- stimuliert das Endometrium isoliert in der 1. und gemeinsam mit Progesteron auch in der 2. Zyklushälfte
- stimulierende Wirkung auf Haut, Schleimhaut, Knochenstoffwechsel und Wachstum der Mammae
- Schutz der Blutgefäße vor Arteriosklerose

Progesteron

Charakteristika
- weibliches Sexualhormon
- Steroidhormon
- wird vom Gelbkörper, in der Schwangerschaft auch von der Plazenta produziert

Wesentliche Wirkungen
- bereitet das Endometrium für die Einnistung einer befruchteten Eizelle vor
- wirkt an der Niere dem Aldosteron entgegen
- erhöht die Körperkerntemperatur
- hemmt die glatte Muskulatur u.a. in Gebärmutter und Verdauungstrakt

KAPITEL

6 Zerebrale Hormondrüsen

6.1 Hypophyse/Hypothalamus

Die Hypophyse (= Hirnanhangsdrüse, Glandula pituitaria) kann als übergeordnete Drüse des endokrinen Systems angesehen werden (➤ Abb. 6.1). Gleichzeitig ist sie das Bindeglied zwischen den peripheren Drüsen und dem Hypothalamus, der nervale Reize aus Umwelt und Cerebrum auf sie überträgt und ihre Funktion steuert bzw. moduliert. Nur wenige periphere Hormondrüsen werden überhaupt nicht von der Hypophyse „beaufsichtigt" oder wenigstens beeinflusst.

6.1.1 Anatomie

Bei der **Hypophyse** (➤ Abb. 6.9) handelt es sich um ein gut 500 mg schweres, etwa kirschgroßes Organ, das in einer Aussparung des Keilbeins (Os sphenoidale) platziert ist, dem sog. Türkensattel (Sella turcica, ➤ Fach Bewegungsapparat). Sie ist hier lediglich durch eine dünne Knochenlamelle von der Keilbeinhöhle (= Nasennebenhöhle) getrennt. Die Blutversorgung erfolgt aus der A. carotis interna.

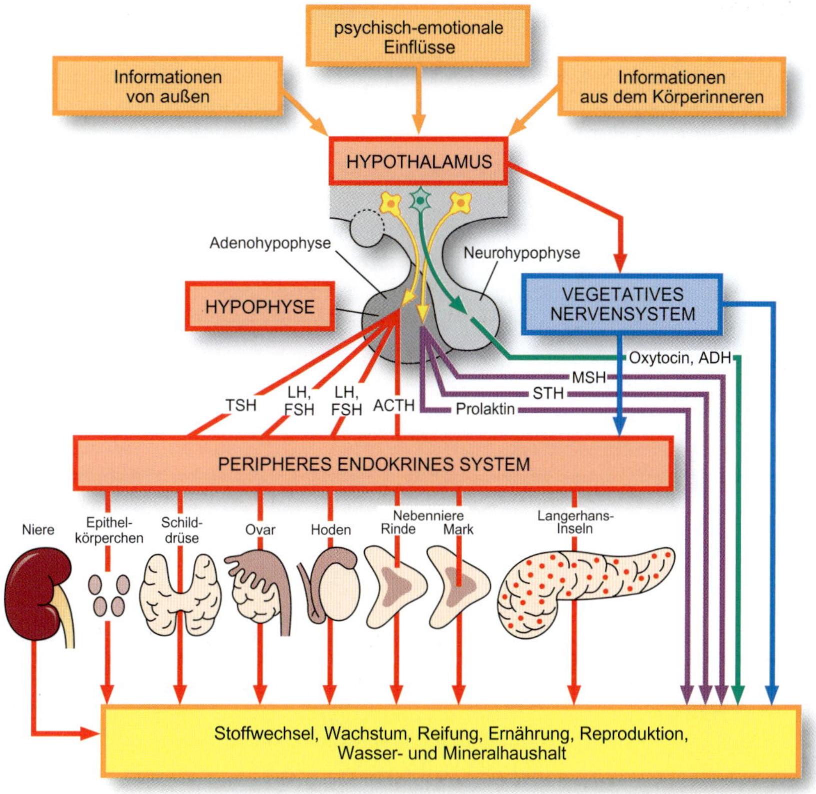

Abb. 6.1 Endokrines System und Rolle der Hypophyse. [L107]

Die Hypophyse ist nach oben über eine Gewebebrücke, den sog. Hypophysenstiel (Infundibulum), mit dem **Hypothalamus** verbunden. Der Hypothalamus mit seinen Kerngebieten liegt direkt oberhalb der Hypophyse (➢ Abb. 6.9). Zu beachten ist seine zentrale Lage im Zwischenhirn mit Verschaltungen zu allen erdenklichen zerebralen Strukturen.

Aufbau der Hypophyse

Die von einer bindegewebigen Kapsel eingescheidete Hypophyse besteht aus drei verschiedenen Anteilen (➢ Abb. 6.2):

- Hypophysenvorderlappen (HVL), ventral gelegen
- Hypophysenhinterlappen (HHL), dorsal gelegen
- Zwischenlappen, zwischen HVL und HHL liegend, sehr schmal und kaum abgrenzbar

Anordnung und Verschaltung zwischen Hypothalamus und Hypophyse (➢ Abb. 6.3) erinnern an die Nebenniere: NNR und NNM sind sowohl anatomisch und physiologisch als auch im Hinblick auf die chemische Struktur ihrer Hormone streng voneinander getrennt. Daneben ist das NNM genau genommen ein Nervenganglion, an welchem sympathische Nervenfasern synaptisch enden, und dessen Nervenzellen auf eine sympathische Stimulation hin ihre beiden Hormone ins Blut sezernieren (➢ 3.2).

- Den Part des NNM übernimmt in der Hypophyse gewissermaßen der **HHL**, in den über den Hypophysenstiel Nervenfasern des Hypothalamus ziehen, um dort hypothalamische Nervensekrete als Hormone ins Blut des Kapillarnetzes des HHL auszuschütten. Der HHL enthält also praktisch nur Zellausläufer des Hypothalamus und gehört deshalb eigentlich funktionell zu diesem. Der HHL heißt wegen dieser Zusammenhänge auch **Neurohypophyse**.
- Der **HVL** produziert dagegen in seinem Gewebe eigene Hormone. Er ist allerdings mit dem Hypothalamus – ähnlich NNR und NNM – über einen Pfortaderkreislauf verbunden, indem das venöse Blut des Hypothalamus erst auf dem Umweg über einen hypophysären, zweiten Kreislauf in die V. jugularis abfließt. Der HVL erhält also mit seiner Blutversorgung über den Hypophysenstiel konzentriert und unverdünnt die Hormone des Hypothalamus und wird von diesen in seiner eigenen Hormonproduktion beeinflusst und teilweise auch gesteuert. Zur Abgrenzung gegen die Neurohypophyse wird der HVL auch als **Adenohypophyse** bezeichnet.

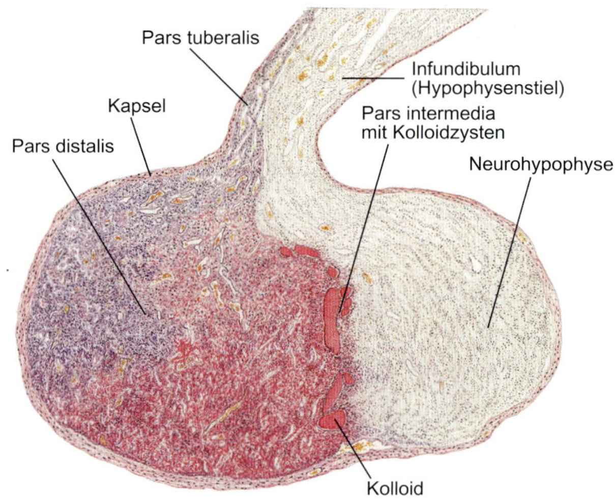

Abb. 6.2 Histologisches Bild der Hypophyse. [M375]

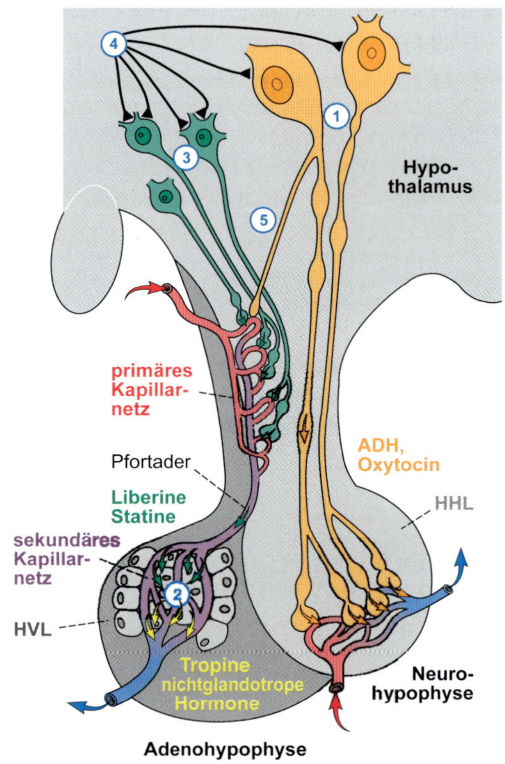

Abb. 6.3 Aufbau der Hypophyse; 1 = großzellige Kerne des Hypothalamus, in denen ADH und Oxytocin gebildet werden, 2 = hormonproduzierende Zellen der Adenohypophyse, 3 = kleinzellige Kerne des Hypothalamus, in denen Releasing-Hormone gebildet werden, 4 = hypothalamische Neurone mit Kontrollfunktion für die Releasing-Hormone, 5 = axonale Querverbindung, über die ADH auch den Portalkreislauf der Adenohypophyse erreichen kann. [L123]

Hormonproduktion

Adenohypophyse

Die Adenohypophyse **(HVL)** enthält fünf histologisch unterscheidbare Zellanteile, die insgesamt sechs verschiedene Hormone produzieren:

- Die mit einem Anteil von 50% weitaus größte Zellgruppe des HVL bildet das Somatotropin (STH, somatotropes Hormon = Wachstumshormon).
- Die Zellen, welche das Prolaktin herstellen, schwanken in einem weiten Bereich zwischen 5 und 25% Drüsenanteil. In der Schwangerschaft vermehren sie ihren prozentualen Anteil am HVL und verursachen eine Gewichtsvermehrung der gesamten Hypophyse um 25%.
- Eine weitere, in den HVL eingestreute Zellgruppe produziert die beiden gonadotropen (auf die Gonaden einwirkenden) Hormone FSH und LH.

- Schließlich gibt es noch zwei Zellgruppen, in welchen die Hormone TSH und ACTH entstehen.

Neurohypophyse
Die Nervenfasern der Neurohypophyse (HHL) sezernieren die beiden Hormone ADH (antidiuretisches Hormon) und Oxytocin.

Zwischenlappen
Im Gewebe des Zwischenlappens finden sich zahlreiche Kolloidzysten (> Abb. 6.2) ähnlich den Schilddrüsenfollikeln. Hier entsteht das Hormon Melanotropin (MSH).

MERKE
Hormone der Hypophyse
- HVL: STH, Prolaktin, FSH, LH, TSH, ACTH
- HHL: ADH, Oxytocin
- Zwischenlappen: MSH

Insgesamt bildet die Hypophyse also neun verschiedene Hormone. Es handelt sich ausschließlich um Peptidhormone oder um Hormone, die sich von einzelnen Aminosäuren ableiten. Teilweise sind sie von ihrer Struktur her eng miteinander verwandt (beispielsweise ACTH und MSH).

Hinsichtlich ihrer Zielorgane lassen sich zwei Gruppen unterscheiden. Bei der einen Gruppe handelt es sich um sog. **glandotrope Hormone**, also Hormone, deren Wirkung ausschließlich auf die Beeinflussung (-trop) einer peripheren Hormondrüse (Glandula) gerichtet ist. Sie fungieren demnach lediglich als Botenstoffe für diese Drüsen. Dagegen besitzt die zweite Gruppe ohne Einschaltung einer zusätzlichen Drüse und analog zu sämtlichen peripheren Hormonen **eigene hormonale Effekte** auf die Gewebe. Man bezeichnet deshalb die Wirkungsweise dieser Gruppe als **effektorisch** bzw. **somatotrop** (Soma = Körper).

MERKE
- glandotrope Hormone („Botenstoffe"): TSH, ACTH, FSH, LH
- somatotrope (effektorische) Hormone: STH und Prolaktin des HVL, alle Hormone aus Zwischen- und Hinterlappen (MSH, ADH, Oxytocin)

6.1.2 Physiologie

Hypothalamus

Der Hypothalamus ist u.a. zuständig für Feinabstimmungen in den hormonellen Regelkreisen zwischen der Hypophyse und den peripheren Drüsen. Benutzt werden hierfür **Releasing-Hormone** („Freisetzungshormone") wie TRH (Thyreotropin-Releasing-Hormon), **GnRH** (Gonadotropin-Releasing-Hormon) oder CRH (Corticotropin-Releasing-Hormon). Ganz allgemein sind Releasing-Hormone Hypothalamushormone, die über den oben angesprochenen Pfortaderkreislauf in den HVL gelangen und dort die Bildung und Sekretion eines bestimmten Hormons induzieren, welches

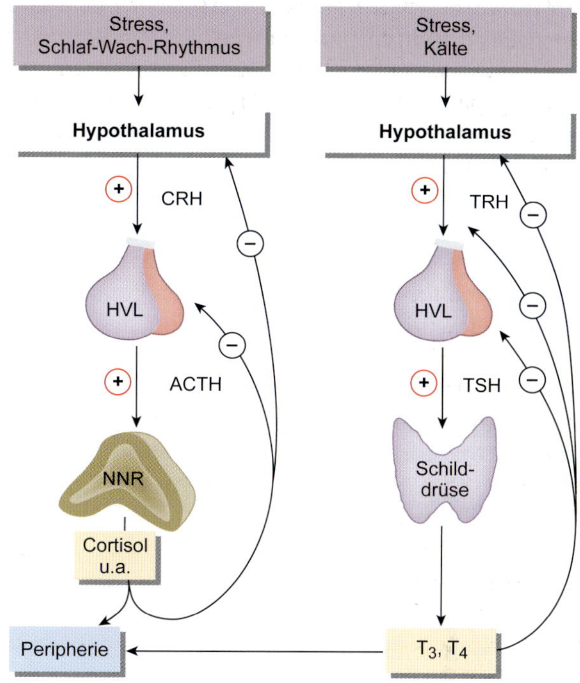

Abb. 6.4 Einfluss über den Hypothalamus. [L157]

dann entweder selbst periphere Wirkungen verursacht oder aber auf eine periphere Hormondrüse, wie z.B. Schilddrüse oder NNR, einwirkt (> Abb. 6.4).

Neben den induzierenden gibt es auch hemmende Hormone in diesem Regelkreis, die sog. **Inhibiting-Hormone** (häufig Somatostatin), über die der Hypothalamus die Hypophyse zu bremsen vermag. Es bestehen also scheinbare hormonelle „Umwege", die allerdings eine feinere Anpassung an die Bedürfnisse des Körpers erlauben, als dies sonst der Fall wäre.

Der Hypothalamus ist eine **zentrale Schaltstation**, in die auch nervöse Einflüsse aus Zwischenhirn, Hirnstamm und Großhirnrinde münden, sodass Hormonausschüttungen zentral und peripher von emotionalen Einflüssen oder optischen, sensorischen oder gedanklichen Vorstellungen und Eindrücken des Großhirns verändert werden können.

So beeinflussen die **Östrogene** über den Hypothalamus sogar die Hormonproduktion der Schilddrüse im Sinne einer Stimulierung, werden aber auch selbst hinsichtlich der Höhe ihres Serumspiegels durch Emotionen oder Leistungen der Großhirnrinde verändert. Zyklusstörungen können dementsprechend allein durch emotionale Aspekte (z.B. Depressionen) oder intellektuelle Leistungen hervorgerufen werden. Erst durch derartige Verzahnungen und weitere Quervernetzungen sind feinste Abstimmungen der endokrinen Organe möglich.

Der Hypothalamus hat neben dieser Verzahnung mit höheren Zentren auch **Rezeptoren** für eine Vielzahl peripher gebildeter Hormone (u.a. auch für Schilddrüsenhormone und Sexualhormone), sodass in diesem Organ ein überaus komplexes Muster an Informationen zusammenläuft, gesiebt und verarbeitet wird (> Abb. 6.4). In Zusammenarbeit mit Großhirn, sensiblen und emotionalen Eindrücken, Hypophyse und jeweiliger peripherer Hormondrüse entsteht so ein **Regelkreis,** der alle Körperfunktionen und -bedürfnisse perfekt koordiniert.

Die **Hypophyse** selbst wird dadurch allerdings in ihrer übergeordneten Steuerfunktion nicht entwertet. Sie erhält selbst die wesentlichen Meldungen aus der Peripherie und stimmt hierauf dann ihre eigenen Hormone ab wie der Leiter eines großen Projekts, der den Fortgang der Arbeit überwacht und steuert. Über diesem steht aber noch der Chef des Gesamtkonzerns (= Hypothalamus), der letztlich nicht nur für dieses eine (Hormon-)Projekt, sondern eben für den ganzen Konzern verantwortlich ist und das Einzelprojekt mit dem Gesamtunternehmen abzustimmen hat. Im Einzelfall überhört die Hypophyse auch einmal die Vorgaben des Hypothalamus, indem z.B. die TSH-Sekretion bei hohen Serumspiegeln für T_3/T_4 kaum gesteigert wird, selbst wenn der Hypothalamus über TRH entsprechende Befehle erteilt.

Adenohypophyse

Der HVL bildet die sechs Hormone Somatotropin, Prolaktin, ACTH, TSH, FSH und LH.

TSH

Dieses Hormon wurde bereits bei der Schilddrüse (Glandula thyroidea) besprochen (➤ 2.2). Seinem Namen entsprechend (Thyroidea stimulierendes Hormon TSH bzw. Thyreotropin) **stimuliert es die Schilddrüse** sowohl zum Wachstum als auch zur Hormonproduktion. Ohne TSH bildet die Schilddrüse lediglich eine sehr geringe basale Menge an T_4 und T_3, die mit einem Leben „auf Sparflamme" gerade noch vereinbar ist. Es resultiert eine ausgeprägte Hypothyreose.

Gebildetes oder therapeutisch zugeführtes Schilddrüsenhormon hemmt dosisabhängig im Zuge der **negativen Rückkopplung** die Bildung des TSH im HVL. Thyroxin-Serumwerte an der oberen Grenze der Norm führen zu einer nahezu vollständigen Unterdrückung der TSH-Sekretion (Morbus Basedow, autonomes Adenom, hochdosierte Therapie mit L-Thyroxin).

ACTH

ACTH (= Corticotropin) stimuliert die **Bildung von Cortisol** in der Zona fasciculata der NNR, in geringerem Umfang auch diejenige von DHEA in der Zona reticularis, während das Aldosteron der Zona glomerulosa kaum betroffen ist. Seine eigene Bildung wird ebenfalls wieder vom Hypothalamus durch dessen Corticotropin-Releasing-Hormon **(CRH)** induziert.

Die zirkadiane Rhythmik des CRH führt zur entsprechenden **Rhythmik des ACTH** und diese schließlich zu den schwankenden Cortisol-Serumspiegeln mit steilem Anstieg am frühen Morgen zum Zeitpunkt des üblichen Erwachens und abendlichem Abfall mit einem Tiefpunkt zur Zeit des üblichen Zubettgehens.

Cortisol hemmt im Zuge seiner **negativen Rückkopplung** sowohl die CRH-Bildung als auch diejenige des ACTH. Erhöhte Serumspiegel infolge externer Zufuhr (Therapie mit Glukokortikoiden) oder aufgrund eines NNR-Adenoms unterdrücken die Produktion von CRH und ACTH weitgehend.

ACTH hat aufgrund seiner Strukturverwandtschaft mit MSH neben der Stimulation der NNR noch eine weitere periphere Wirkung: Es veranlasst die Melanozyten der Haut zur leicht vermehrten **Melaninsynthese**; seine Mehrproduktion bei einem Hypophysenadenom oder bei einer primären NNR-Insuffizienz (Morbus Addison) führt zu einer geringgradig verstärkten Hautpigmentierung. Beim Morbus Addison ist hieran allerdings das MSH, das aufgrund identischer Vorstufen parallel zu ACTH gebildet wird, in weit größerem Umfang beteiligt.

FSH, LH

Die beiden gonadotropen Hormone wirken trotz ihres Namens (FSH = follikelstimulierendes, LH = luteinisierendes, gelbkörperbildendes Hormon) sowohl am **Ovar** als auch am **Hoden**. Auch für diese Hormone existiert mit dem **GnRH** ein Releasing-Hormon im Hypothalamus.

Östrogene und Gestagene (Progesteron) wirken wie üblich im Sinne einer **negativen Rückkopplung** auf Hypophyse und Hypothalamus. Sie vermögen allerdings, im Gegensatz zu den sonst üblichen Mechanismen, auch **stimulierend** zu wirken. So bewirkt z.B. der Östrogenanstieg im Tertiärfollikel des Ovars vor der Ovulation einen steilen Anstieg des hypophysären LH. Dieses löst dann durch seine Wirkung auf den Graaf-Follikel die Ovulation aus (➤ 5.2.2).

STH

Soma heißt Körper. Das somatotrope Hormon STH (= Somatotropin = Wachstumshormon) wirkt entsprechend seiner Benennung auf den ganzen Körper und stimuliert im Kindesalter **Wachstum und Entwicklung.** Im Gegensatz zu den glandotropen Hormonen TSH, ACTH, FSH und LH besitzen STH und Prolaktin **eigene Hormonwirkungen** (effektorische Hormone).

Regulation der Hormonsekretion

Aus dem HVL sezerniert wird STH durch Stimulation des hypothalamischen Releasing-Hormons **GHRH** („growth hormone releasing hormone") = SRH = Somatoliberin (➤ Abb. 6.5), durch niedrige Glukose- und hohe Aminosäuren-Serumspiegel, durch körperlichen oder psychischen Stress sowie im Schlaf – besonders in den **Tiefschlafphasen**, in denen es bevorzugt beim Kind zum Wachstum und beim Erwachsenen zu Reparaturvorgängen kommt. Die gebräuchlichsten Benennungen des Releasinghormons sind GHRH und v.a. **SRH.**

Die **wesentliche Sekretion** von SRH und damit auch STH unter ungestörten **physiologischen Bedingungen**, also bei üblichen Serumspiegeln an Glukose und Aminosäuren sowie dem Fehlen besonderer Stressfaktoren, erfolgt in den **nächtlichen Tiefschlafphasen.**

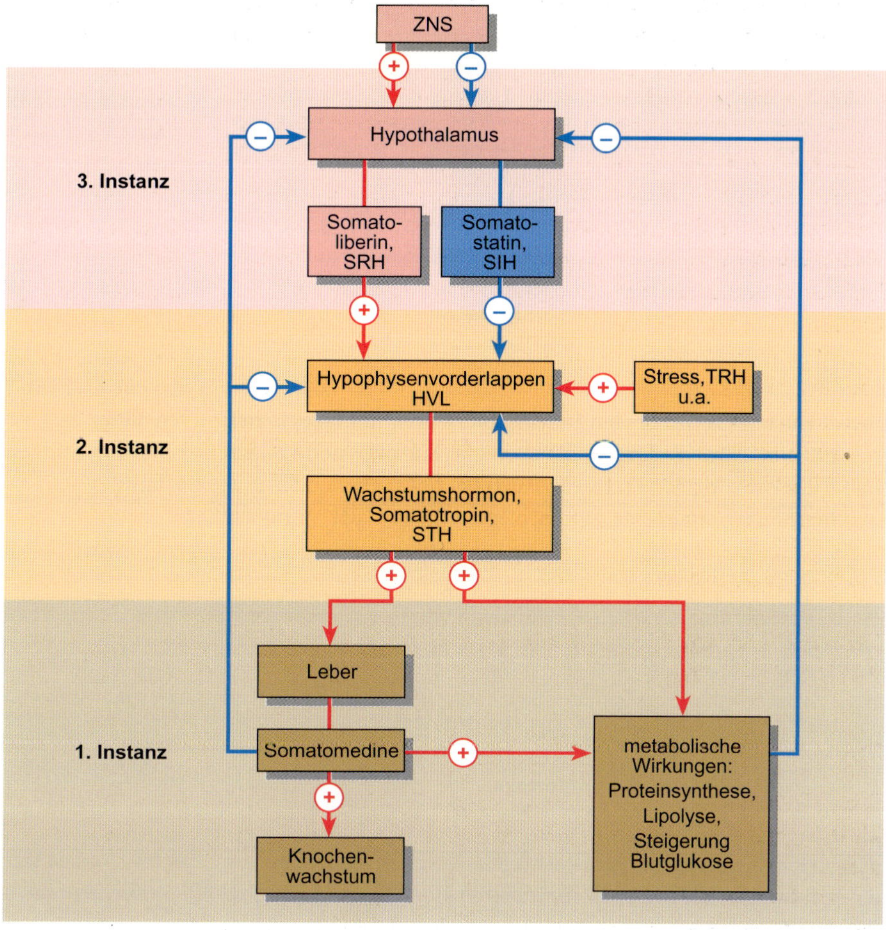

Abb. 6.5 Regelkreis des Somatotropins. [L106]

MERKE

Stimulanzien der STH-Sekretion

- GHRH (Hypothalamus)
  - = Somatoliberin
  - = SRH (Somatotropin-Releasing-Hormon)
  - = GRH (statt GHRH für growth hormone releasing hormone)
  - = GRF („F" anstelle „H" für Faktor)
  - leider keine weiteren Synonyme
- Hypoglykämie
- hohe Aminosäuren-Serumspiegel
- Disstress (über GHRH/SRH)
- nächtliche Tiefschlafphasen

Hormonwirkungen

T_3/T_4 und STH ergänzen sich, indem sie gemeinsam das Körperwachstum stimulieren. STH induziert vor allem in der Leber die Synthese von **Wachstumsfaktoren** (**Somatomedine** wie IGF-1), die z.B. an den Wachstumsfugen die Bildung der Chondroblasten und damit das Wachstum anregen. Darüber hinaus wird die **Zellneubildung** in jedem Lebensalter gefördert, sodass STH wohl das wesentliche Hormon für (vor allem nächtliche) Reparaturarbeiten darstellt.

Neben seiner allgemeinen Stimulierung von Wachstumsvorgängen und Zellteilungen regt STH in der Leber die **Glukoneogenese** an und am Fettgewebe die **Lipolyse**. An peripheren Zellen wirkt es hinsichtlich Glukose und Fettsäuren als Insulinantagonist. Es erhöht also im Blut den Spiegel an Glukose und Fettsäuren, den Energiesubstraten für seine wachstumsanregende Wirkung. Diese resultiert nicht allein aus der Stimulierung des Knochenwachstums, sondern besteht auch in einem verstärkten Einstrom von Aminosäuren in die Zellen mit nachfolgender **Proteinsynthese**.

MERKE

Hormonwirkungen

- anaboles Hormon
- Anregung von Wachstum und Zellneubildung
- Reparaturarbeiten – vor allem nachts in körperlicher Ruhe
- Anhebung des Glukose-Serumspiegels durch Glukoneogenese (Leber) und Stimulierung der Glukagon-Sekretion (Pankreas)
- Anhebung des Fettsäuren-Serumspiegels (Lipolyse)
- Senkung des Aminosäuren-Serumspiegels (Aufnahme in die Zellen und Stimulierung der Proteinsynthese)

STH gehört, gemeinsam mit T_3/T_4 und Insulin, zu den anabolen Hormonen. Es ermöglicht den Geweben den Strukturaufbau und stellt ihnen gleichzeitig die hierfür benötigte Energie in Form von Glukose und Fettsäuren zur Verfügung.

PATHOLOGIE

Bei einer Minderproduktion von STH im Kindesalter entsteht der proportionierte Minderwuchs. Bei einer Mehrproduktion kommt es zu verstärktem Wachstum (Gigantismus) oder, nach der Pubertät, zur Akromegalie, bei der vor allem die Akren (Hände, Füße, Nase, Kinn, periorbitale Region und Zunge) vom verstärkten Wachstum betroffen sind, weil die geschlossenen Epiphysenfugen kein allgemeines Wachstum mehr zulassen.

Neben Cortisol führen auch erhöhte Glukose-Serumspiegel zu einer Hemmung der STH-Sekretion. Dadurch entstehen beim Diabetiker zusätzlich zu den Auswirkungen von Makro- und Mikroangiopathie auch noch eingeschränkte Reparaturvorgänge.

Prolaktin

Dieses Hormon ist bei beiden Geschlechtern an immunologischen Prozessen beteiligt. Es fördert die elterliche Fürsorge und ergänzt damit die Wirkung von Oxytocin. Auch bei physischem oder psychischem Stress sind seine Serumspiegel erhöht. TRH stimuliert nicht nur die Sekretion von TSH, sondern in gewissem Umfang auch diejenige des Prolaktins. Das eigentliche Releasing-Hormon ist wahrscheinlich das **PRH**. Während der Schwangerschaft kommt es durch den Einfluss der Östrogene zu erhöhten Serumspiegeln.

Bei der Frau stimuliert Prolaktin, gemeinsam mit STH und Östrogenen, das **Wachstum der Brust** in Pubertät und Schwangerschaft. Seine spezifische Wirkung besteht in der postpartalen (Partus = Geburt) Anregung der **Milchproduktion** in der weiblichen Brust. Vor allem das Saugen des Kindes erhöht seine Ausschüttung aus der Hypophyse und wirkt dadurch wiederum auf die Brust im Sinne einer erhöhten Milchbildung und -sekretion (➤ Abb. 6.6). Gleichzeitig wirkt es auf die Ovarien und **unterdrückt hier die Ovulation**. Regelmäßiges, ausschließliches Stillen führt zur Anovulation und schützt die Frau dadurch während der Stillzeit (weitgehend) vor einer erneuten Schwangerschaft.

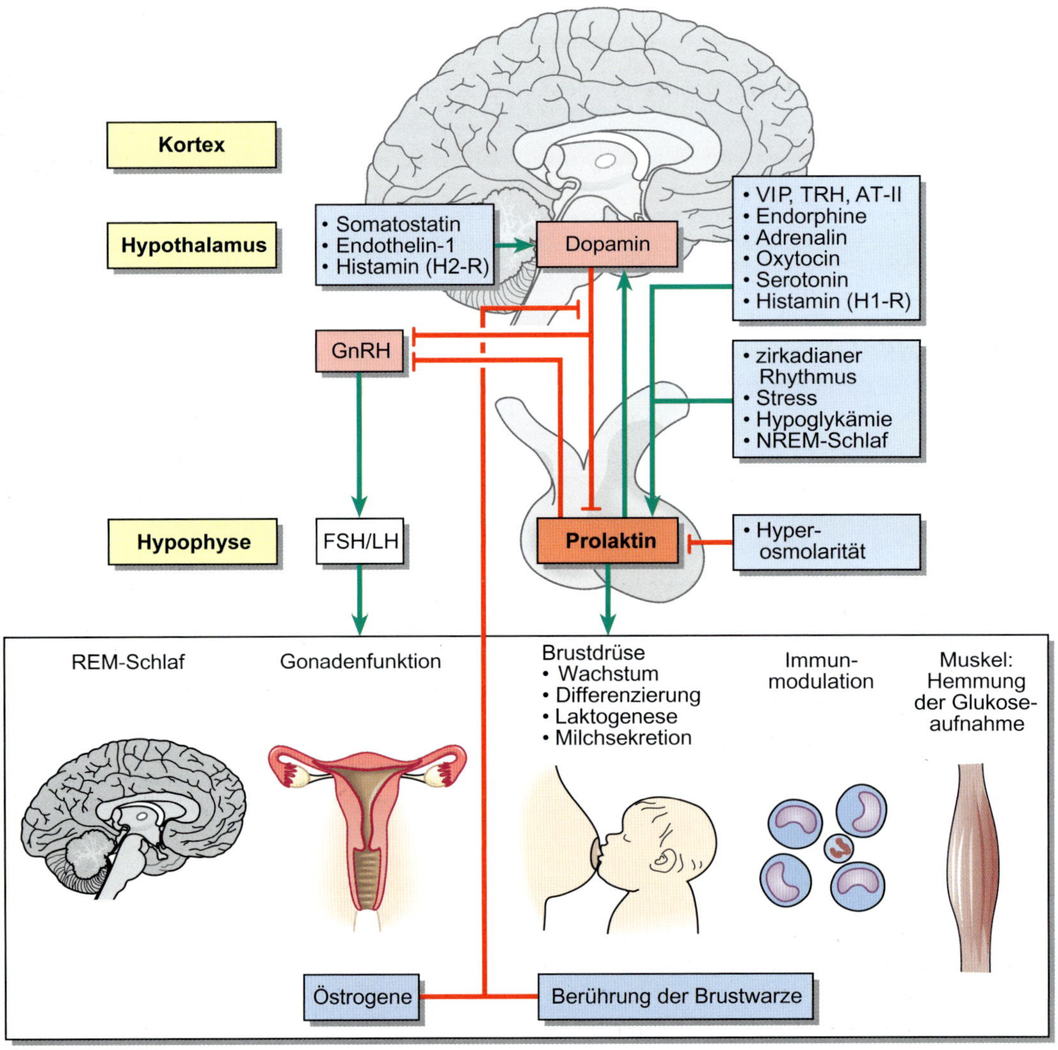

Abb. 6.6 Wirkungen und Regulation des Prolaktins (PRL). [L106]

Zusammenfassung

In der Adenohypophyse werden sechs Peptidhormone gebildet. TSH, ACTH, FSH und LH sind glandotrope Hormone ohne eigene Hormonwirkung, STH und Prolaktin sind effektorische Hormone.

TSH = Thyroidea stimulierendes Hormon, Thyreotropin

- stimuliert Wachstum und Hormonproduktion der Schilddrüse
- unterliegt einer negativen Rückkopplung durch T_3, T_4
- hypothalamische Stimulation durch TRH

ACTH = adrenokortikotropes Hormon = Corticotropin

- stimuliert die Bildung von Cortisol (und von DHEA)
- stimuliert die Melaninsynthese (in sehr geringem Umfang)
- Bildung wird durch CRH induziert
- unterliegt einer negativen Rückkopplung durch Cortisol

FSH = follikelstimulierendes Hormon

- induziert die Follikelreifung in den Ovarien (und die Spermiogenese im Hoden)
- hypothalamische Stimulation durch GnRH
- unterliegt einer negativen Rückkopplung durch Östrogene

LH = luteinisierendes Hormon = gelbkörperbildendes Hormon

- induziert die Bildung des Corpus luteum in den Ovarien (und die Testosteronproduktion in den Hoden)
- Bildung wird durch GnRH stimuliert
- unterliegt einer negativen Rückkopplung durch Progesteron, aber einer positiven Rückkopplung durch Östrogene

STH = somatotropes Hormon = Somatotropin = Wachstumshormon

- stimuliert im Kindesalter Wachstum und Entwicklung und in jedem Alter die Zellneubildung
- Bildung wird u.a. durch GHRH/SRH induziert

Prolaktin

- stimuliert, gemeinsam mit den Östrogenen das Wachstum der Brust und postpartal die Milchproduktion, unterdrückt die Ovulation, fördert bei beiden Geschlechtern die elterliche Fürsorge und stimuliert das Immunsystem
- Bildung wird induziert durch TRH und PRH (möglicherweise identisch), durch das Saugen des Kindes an der Brust und durch Stress

Neurohypophyse

Der HHL sezerniert die beiden Hormone ADH und Oxytocin, die im Hypothalamus gebildet und über die Neurone (Zellfortsätze) der hormonbildenden Nervenzellen in die Neurohypophyse geleitet werden (s.o.). Geringe Mengen an ADH und Oxytocin werden auch in peripheren Organen gebildet (NNM, Hoden, Ovar). Beide Hormone stellen Oligopeptide aus 9 Aminosäuren dar, die sich lediglich in 2 Aminosäuren unterscheiden. Des ungeachtet gibt es keine Überschneidung ihrer Wirkungen.

Oxytocin

Oxytocin wirkt, entsprechend dem Prolaktin, bei der Frau während Schwangerschaft und Stillzeit. Sein Sekretionsanstieg am Ende der Schwangerschaft, getriggert hauptsächlich durch Dehnung der Geburtswege bei Eintritt des kindlichen Köpfchens, kontrahiert die glatte Uterusmuskulatur und ermöglicht dadurch die **Wehenbildung** und Austreibung des Kindes. Es wird deshalb, bei unzureichender Wehentätigkeit, auch pharmakologisch als wehenförderndes Mittel eingesetzt.

Die zweite wesentliche Wirkung besteht in der **Kontraktion der Milchgänge** der weiblichen Brust. Die Milch wird dadurch zur Mamille gepresst **(Milchejektion)**.

Während der Oxytocin-Serumspiegel mechanisch (durch das **Saugen des Säuglings**) oder auch reflexartig (z.B. durch das Schreien des Kindes) innerhalb weniger Minuten steil ansteigt, erfolgt die Sekretion von Prolaktin verzögert mit einem Maximum nach 15–20 min. Prolaktin und Oxytocin ergänzen sich in ihrer Wirkung während der Stillzeit (➤ Abb. 6.7).

Neuerdings hat man Oxytocin auch als wesentlich für die **Bindung** zwischen Partnern bzw. Eltern und Kind erkannt. Seine Sekretion als Folge von Liebkosungen – auch sexuellen – erzeugt im limbischen System Glücksgefühle und Ausgeglichenheit. Es besitzt

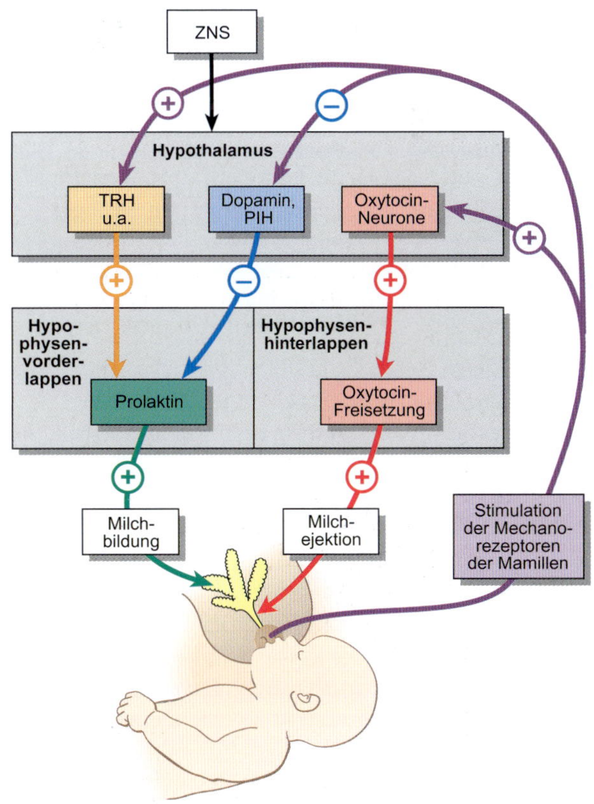

Abb. 6.7 Prolaktin und Oxytocin während des Stillens. [L106]

Wirkungen, die das soziale Verhalten auch in der Gruppe, Großherzigkeit und den Aufbau von Vertrauen und Respekt fördern.

EXKURS

Muttermilch

Die artspezifische Muttermilch ist dem Bedarf des Säuglings weit besser angepasst als Kuhmilch. Neben den abweichend konzentrierten Grundnahrungsmitteln (➤ Tab. 6.1) enthält sie auch spezifische (IgA) und unspezifische Immunfaktoren (Lysozym, Komplement, γ-Linolensäure) sowie Enzyme, welche dem Säugling die Verdauung erleichtern. Zusätzlich schützt Stillen vor einer Sensibilisierung durch Fremdeiweiß. Es ist zu beachten, dass Kuhmilch auf den ersten Blick „gesünder" scheint als Muttermilch, weil sie mehr Eiweiß und Mineralien und weniger Kalorien in Form von Zucker und Fett enthält. Offensichtlich jedoch benötigt der kleine Mensch gerade die Kalorien und weniger das Eiweiß zum optimalen Gedeihen.

ADH

Hormonwirkungen

Die Wirkungen des antidiuretischen Hormons ADH (= Vasopressin) leiten sich aus seinen beiden Namen ab: Vasopressin benennt das Zusammenpressen der Gefäße, Antidiurese bedeutet die Verhinderung der Diurese, also die Behinderung der Flüssigkeitsausscheidung in der Niere. Dieses Hormon wurde bereits bei der Besprechung des RAAS erwähnt (➤ 3.1.2).

- Vasopressin bewirkt durch seine **Konstriktion der Gefäße** vor allem des Bauchraums und der Haut, unter gleichzeitiger Dilatation der Gefäße des Gehirns und Myokards (NO-vermittelt) eine **Zentralisation des Kreislaufs**, also Umverteilung des Blutes aus der Peripherie zu den zentralen Organen Herz und Gehirn. Diese Wirkung tritt allerdings **nur bei höheren Serumspiegeln** auf, wie sie bei besonders ausgeprägter Hypovolämie bzw. im Schock zu verzeichnen sind. Die gleichgerichtete Wirkung des Sympathikus wird dadurch unterstützt bzw. erheblich verstärkt.
- Die einzige Funktion des ADH unter normalen Bedingungen besteht in seiner Wirkung auf die Sammelrohre der Niere (➤ Abb. 6.8). Distaler Tubulus und Sammelrohre sind ohne ADH vollkommen undurchlässig für Wasser. Dies bedeutet, dass die annähernd 25 l Flüssigkeit, die pro Tag aus dem Ultrafiltrat der Nierenglomeruli am Übergang zu den Sammelrohren übrig geblieben sind, bei einem absoluten ADH-Mangel über die Harnblase ausgeschieden würden. ADH stimuliert analog zur Höhe seines Serumspiegels an den Epithelien der Sammelrohre den **Einbau von Wasserkanälen**, sodass die noch vorhandenen Flüssigkeitsmengen bei hohen ADH-Spiegeln nahezu vollständig in das Nierenmark abströmen können und so dem Organismus erhalten bleiben. Es ist also das einzige Hormon, welches unabhängig von Na^+ ausschließlich das filtrierte Wasser rückresorbiert und dadurch über eine **Konzentrierung des ausgeschiedenen Urins** sowohl das extrazelluläre Volumen erhöht, als auch die Osmolarität des Plasmas senkt. Es erhöht mit der Steigerung des intravasalen Volumens den (systolischen) Blutdruck und arbeitet dabei Hand in Hand mit dem Aldosteron der NNR, dessen volumenerhöhende Wirkung seiner Natriumrückresorption nur bei Anwesenheit von ADH zustande kommen kann.

Tab. 6.1 Kuhmilch und Muttermilch im Vergleich (durchschnittliche Zusammensetzung pro 100 ml).

	Kuhmilch	Muttermilch
Nährwert	281 kJ (67 kcal)	ca. 300–400 kJ
Proteine	3,3 g	1,5 g
Laktoglobulin	0,2 g	0,7 g
Fette	3,7 g	4,5 g
Kohlenhydrate	4,8 g	7,0 g
Mineralien	0,7 g	0,2 g
Ascorbinsäure	ca. 0,002 g	ca. 0,005 g

ADH gelangt nicht nur über die Hypothalamusneurone des HHL direkt ins Blut, sondern in geringeren Mengen auch in den Pfortaderkreislauf des Hypophysenstiels und damit zum HVL (s.a. ➤ Abb. 6.3). Im HVL stimuliert es, entsprechend der CRH-Wirkung, die Sekretion von ACTH. Dies bedeutet, dass bei jeder ADH-Sekretion aus der Neurohypophyse in geringem Umfang auch die NNR stimuliert wird, mit nachfolgendem Anstieg des Cortisol-Serumspiegels.

Regulation der Hormonsekretion

ADH wird im Hypothalamus produziert, über die Axone der Nervenzellen zum HHL transportiert und dort gespeichert. Im Bereich der hypothalamischen Kerngebiete befinden sich neben dem **Durstzentrum** auch sog. **Osmorezeptoren**. Sie diesen der Überwachung der Plasmaosmolarität, wobei dieselbe unter physiologischen Bedingungen nahezu ausschließlich durch den Natriumgehalt der Extrazellulärflüssigkeit eingestellt wird. Gemessen wird also der Natriumgehalt, während eine Zunahme der Plasmaosmolarität durch erhöhte Glukosespiegel nicht erfasst wird. Eine Konsequenz dieser Natriumspezifität besteht darin, dass extrem überhöhte Glukose-Serumspiegel von mehr als 600 mg/dl beim Typ-2-Diabetiker nicht erfasst werden und zum hyperosmolaren Koma führen. Andererseits haben dadurch die mit der Nahrungsaufnahme verbundenen Schwankungen des Glukosespiegels keine Schwankungen der ADH-Sekretion zur Folge.

Dagegen werden die Natriumkonzentrationen außerordentlich sensibel gemessen. Kleinste Abweichungen führen zu Veränderungen der Sekretion. Der geringste Anstieg der Natriumkonzentration wird mit zunehmender ADH-Ausschüttung aus dem HHL beantwortet. Bereits ein Abfall der physiologischen 140 auf lediglich 135 mmol/l Natrium (entspricht einem Abfall der Serumosmolarität von 290 auf 280 mosmol/l) führt zum vollständigen Sistieren der ADH-Sekretion. Erst wenn sich infolge der Aldosteronwirkung die Natriumspiegel nach oben verschoben haben, wird ADH wieder im Serum nachweisbar.

Östrogene besitzen ebenfalls einen geringen Einfluss auf die ADH-Sekretion. Sehr viel ausgeprägter gilt dies für einen akuten Blutverlust bzw. den damit verbundenen **Blutdruckabfall**, sodass bei dieser Konstellation die zweite Funktion des ADH (Vasopressin) erkennbar wird. Registriert wird der Blutdruck über Barorezeptoren in Gefäßen sowie Kammern und Vorhöfen des Herzens. Die Rezeptoren sind über die vegetativen Zentren der Medulla oblongata mit den ADH-Kerngebieten des Hypothalamus verschaltet. In der Konsequenz kommt es bei einem ausgeprägten Blutdruckabfall zur Erhöhung der

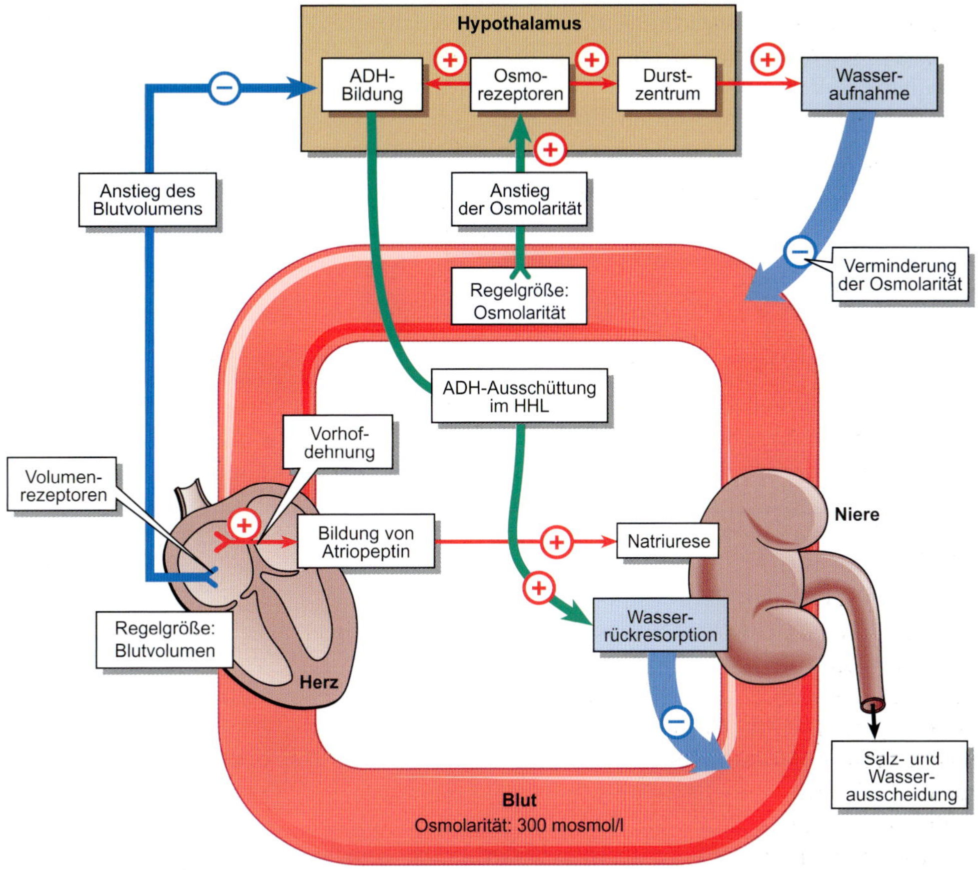

Abb. 6.8 ADH-Regelkreis und -Wirkungen. [L106]

ADH-Sekretion mit entsprechender Zunahme des extrazellulären Volumens und zusätzlicher Wirkung auf die Gefäße. Diese Wirkung wird unterstützt durch hohe Serumspiegel an Angiotensin II, die neben ihren üblichen Wirkungen im Rahmen des RAAS nun auch direkt die ADH-Sekretion verstärken. Die früher angenommene Beteiligung von ADH im Rahmen des RAAS ist also erst bei einer maximalen Aktivierung dieses Systems zu beobachten.

Interessant ist, dass Übelkeit, die im Brechzentrum der Medulla oblongata entsteht, ebenfalls zu einem deutlichen Anstieg des ADH-Spiegels führt. Dies kann prophylaktisch verstanden werden für den Fall, dass begleitendes Erbrechen zu großen Flüssigkeitsverlusten mit Blutdruckabfall führen sollte.

Im Schlaf ist die ADH-Sekretion erhöht. Es werden demzufolge geringere Mengen eines konzentrierteren Urins produziert. Alkohol hemmt die ADH-Sekretion aus der Neurohypophyse. Es kommt zur Diurese.

Zusammenfassung

In der Neurohypophyse werden zwei effektorische Peptidhormone gebildet.

Oxytocin

- stimuliert Uteruskontraktion und Wehenbildung, fördert die Milchejektion, ist bei beiden Geschlechtern wesentlich für die Partnerbindung
- Bildung wird induziert u.a. durch das Saugen des Säuglings an der Brust

ADH = antidiuretisches Hormon = Vasopressin

- stimuliert die Rückresorption von Wasser in der Niere, führt bei hohen Hormonspiegeln zur Konstriktion der Gefäße (vor allem Bauchraum und Haut)
- Bildung wird induziert durch
  - steigende Osmolarität des Plasmas
  - ausgeprägten Blutdruckabfall
  - Östrogene (geringer Effekt)
  - Übelkeit

Hypophysenmittellappen

Das einzige, hier gebildete Hormon ist das Melanotropin = MSH (melanozytenstimulierendes Hormon).

Melanotropin

Es regt während der Fetalzeit offensichtlich die **Bildung der Melanozyten** an und hat im späteren Leben keine wesentliche Bedeutung mehr. Seit wenigen Jahren weiß man allerdings, dass MSH auch eine Rolle bei der **Appetitregulation** spielt. Inzwischen ist ein hormonhaltiges Nasenspray im Versuch, das nach einer Reduktionsdiät helfen soll, das erreichte Gewicht konstant zu halten, also den sog. Jo-Jo-Effekt zu vermeiden.

Bei einer Unterfunktion der NNR wird MSH, gemeinsam mit dem vermehrt gebildeten ACTH ins Blut sezerniert und verursacht dann ebenfalls zusammen mit diesem eine Stimulation der Melanozyten. Aus diesem Grund gehen Morbus Addison und adrenogenitales Syndrom mit einer verstärkten Pigmentation an Haut und Schleimhäuten einher.

6.1.3 Krankheitsbilder

Es sind hormonell inaktive Tumoren sowie Über- und Unterfunktionen der Hypophyse bekannt, wobei diese Funktionsstörungen mehrere oder nur eines der produzierten Hormone betreffen können. Die jeweils sichtbare Störung lässt sich aus der physiologischen Hormonwirkung ableiten. Das erste Symptom eines Hypophysentumors besteht manchmal in **Sehstörungen** (Hemianopsie), indem der Tumor das benachbarte Chiasma opticum (Sehnervenkreuzung) schädigt (➤ Fach Sinnesorgane, ➤ Fach Neurologie).

Hypopituitarismus

Der Hypopituitarismus bezeichnet die **Unterfunktion der Adenohypophyse** (Hypophysenvorderlappeninsuffizienz). Die Ursache kann in der Hypophyse selbst, aber auch in der unzureichenden Produktion der Releasing-Hormone des Hypothalamus bestehen.

Isolierte Mangelzustände

Isolierte Mangelzustände betreffen überwiegend das STH. Sichtbare Auswirkungen hat der Mangel an STH nur im Kindesalter, wo ein sog. proportionierter Minderwuchs entsteht im Gegensatz zur angeborenen Hypothyreose (Kretinismus), wo der Minderwuchs dysproportioniert mit zu kurzen Extremitäten erscheint. Man kann heute bei rechtzeitiger Diagnosestellung diesen Kindern durch therapeutisch verabfolgtes STH zu einer normalen Größe verhelfen.

Insuffizienz des gesamten HVL

Krankheitsentstehung

Als Simmonds-Krankheit bezeichnet man die generelle Unterfunktion des HVL. Am häufigsten entsteht sie in der Form des sog. Sheehan-Syndroms bei Frauen direkt im Anschluss an die Geburt eines Kindes. Ursache ist ein starker Blutverlust unter der Geburt, von dem die vergrößerte Hypophyse (Mehrproduktion von Prolaktin!) offensichtlich besonders stark betroffen ist. Sie erleidet volumenmangelbedingt einen **ischämischen Infarkt**, von dem dann die gesamte Adenohypophyse in Mitleidenschaft gezogen wird.

Auch **Tumoren der Hypophyse** oder Metastasen anderweitiger Karzinome können durch ihr Wachstum mit Verdrängung des hormonproduzierenden Gewebes die Sekretion des HVL zum Versiegen bringen.

Symptomatik

Ein kompletter Ausfall des HVL führt bei den betroffenen Frauen zum

- Ausfall von LH/FSH: Es entstehen anovulatorische Zyklen oder eine Amenorrhö (vollständiges Fehlen der Regelblutung). Achsel- und Schamhaare fallen aus.
- Ausfall des TSH: Die massive Hypothyreose führt zur allgemeinen Verlangsamung und vollkommenen Interesselosigkeit. Die mentalen Leistungen sind eingeschränkt. Es bestehen Obstipation, Untertemperatur und Myxödeme.
- Ausfall des ACTH: Eine normale Cortisolproduktion ist nicht mehr möglich. Dadurch ist die Widerstandsfähigkeit gegenüber Stress oder Infektionen vermindert. Eine Hypoglykämie ist möglich (Mangel an Cortisol und STH).

Der Ausfall des HVL ist in der Regel nicht direkt lebensgefährdend, doch sind auch komatöse Zustände möglich.

Hyperpituitarismus

Ursache einer Überfunktion des HVL ist in den meisten Fällen ein hormonproduzierendes Hypophysenadenom. Das Adenom entsteht in der Regel aus einer der fünf verschiedenen Zellgruppen des HVL, sodass zumeist auch nur ein Hormon von der Mehrproduktion betroffen ist. Meist handelt es sich um Adenome mit Produktion von Prolaktin, STH oder ACTH; Hypophysenadenome mit einer Produktion der übrigen Hormone sind ausgesprochen selten.

Akromegalie/Gigantismus

Eine **Mehrproduktion des STH** führt beim Auftreten in der Kindheit zum späteren **Gigantismus** (proportionierter Riesenwuchs) und beim Auftreten nach dem Epiphysenschluss zur **Akromegalie**. Bei der Akromegalie besteht eine umschriebene Vergrößerung der Akren – also der Hände und Füße aufgrund deren Weichteilverdickung. An Schädel und Gesicht kommt es zur allgemeinen Vergröberung vor allem von Nase, Unterkiefer, Jochbogen und Augenbrauenregion. Daneben sind Verdickungen und Hypertrophien an sämtlichen Weichteilen und Organen des Körpers möglich:

- Knorpelwucherungen führen zu Arthropathien und tiefer, kloßiger Stimme (Kehlkopfvergrößerung).
- Haut, Zunge, Lippen, Herz oder auch z.B. die Schilddrüse sind verdickt bzw. vergrößert; das gesamte endokrine System ist betroffen (teilweise Diabetes mellitus, Hypertrichose, evtl. Cushing-Syndrom).
- Teilweise kommt es zu Hypertonus, Kopf- und Gliederschmerzen, Karpaltunnelsyndrom, Hyperhidrosis und weiteren Veränderungen, die sich ätiologisch kaum einordnen lassen. Libido und Potenz sind vermindert.

Zusammenfassung

Akromegalie

Vergrößerung von Akren und zahlreichen weiteren Strukturen bei STH-Mehrproduktion

Ursachen

- Hypophysenadenom

Symptome

- Vergrößerung von Händen, Füßen, Nase, Unterkiefer, Jochbogen; Makroglossie, Kehlkopfvergrößerung, Karpaltunnelsyndrom
- Arthropathien
- verschiedene weitere Symptome, z.B. arterielle Hypertonie

Prolaktinbildende Adenome

Prolaktinome stellen den größten Anteil der Hypophysenadenome. Auch Medikamente wie Haloperidol, Metoclopramid oder Reserpin induzieren eine Mehrproduktion von Prolaktin.

Die Adenome sind zumeist klein, können sich auch spontan zurückbilden. Bei stärkerem Wachstum verdrängen sie nicht nur das begleitende Hypophysengewebe, sondern auch den Knochen der Sella turcica. Diese Knochenarrosion ist im Röntgenbild zu erkennen. Die Adenome selbst erkennt man am ehesten im CT oder in der Magnetresonanztomographie.

Die Folgen der Hyperprolaktinämie sind eine **Unterfunktion der Gonaden** (Hypogonadismus, auch beim Mann) mit Zyklusstörungen oder Amenorrhö (mit Sterilität) bei der Frau sowie Infertilität beim Mann, sofern sehr hohe Serumspiegel entstehen. Beim Mann kann es auch zur **Gynäkomastie** (Vergrößerung der Brustdrüse) kommen. Bei zwei Drittel der betroffenen Frauen bildet sich eine **Galaktorrhö**, also eine irreguläre Milchsekretion der Brust außerhalb von Schwangerschaft und Stillzeit.

ACTH-produzierende Adenome

Sie sind nicht sehr häufig. Der entstehende **Morbus Cushing** wurde bereits besprochen (➤ 3.1.3). Der zirkadiane Rhythmus der Cortisolproduktion ist in diesen Fällen aufgehoben.

Diabetes insipidus

Mellitus heißt honigsüß, insipidus bedeutet schal bzw. fade, jedenfalls *nicht süß schmeckend*. Der Diabetes insipidus hat also im Gegensatz zum Diabetes mellitus (➤ 4.3.1) mit einer Erhöhung des Glukosespiegels nichts zu tun.

Krankheitsentstehung

Beim Diabetes insipidus produziert der Hypothalamus **zu wenig ADH**. In der Folge kommt es zur Mindersekretion aus der Neurohypophyse. Eine Ursache ist in den meisten Fällen nicht zu finden. Manchmal wird er durch Tumoren verursacht, die den Hypothalamus komprimieren und seine Funktion beeinträchtigen. Selten besteht auch eine periphere, renale Ursache des Diabetes insipidus, indem die ADH-Rezeptoren in der Niere gegenüber der Hormonwirkung unempfindlich geworden sind. Diese Form kann auch angeboren sein.

Symptomatik

ADH sorgt durch seine Funktion für ein ausreichendes Plasmavolumen mit normgerechter Osmolarität. Fällt es teilweise oder vollständig aus, resultiert ein **deutlich vergrößertes Harnvolumen** (bis zu > 20 l/Tag) bei enorm gesteigertem Durstgefühl. Der Urin kann nicht mehr konzentriert werden. Die **Hypoosmolarität des Urins** kann zum **Nachweis** der Erkrankung benutzt werden.

Typisch für die betroffenen Patienten sind also, in massiver Ausprägung:

- Polyurie
- Polydipsie
- Nykturie

Therapie

Inzwischen kann man Vasopressin/ADH pharmazeutisch herstellen und das Oligopeptid darüber hinaus so abwandeln, dass einmal vor allem die Rezeptoren an der Niere und im anderen Fall mehr die Rezeptoren der Blutgefäße besetzt und stimuliert werden.

Es kann also sowohl beim Diabetes insipidus als auch beispielsweise zur therapeutischen Vasokonstriktion bei einer Blutung aus Ösophagusvarizen eingesetzt werden.

Zusammenfassung

Diabetes insipidus

„Durchfluss mit fadem Geschmack“, ADH-Mangel

Ursachen

- meist unklar
- Tumoren mit Kompression des Hypothalamus
- renale Ursache (unempfindliche ADH-Rezeptoren) – angeboren oder erworben

Symptome

- Polyurie
- Polydipsie
- Nykturie

Diagnostik

- Symptome
- Hypoosmolarität des Urins

Therapie

- Substitution des ADH

ADH-Überproduktion

Sehr selten kommt es zur Überproduktion von ADH, als paraneoplastisches Syndrom verursacht z.B. von den sog. kleinzelligen Bronchialkarzinomen. Die Mehrproduktion führt zur Hypoosmolarität bei abnorm konzentriertem Urin und entsprechend geringen Mengen.

6.2 Epiphyse

Die Epiphyse heißt auch Zirbeldrüse bzw. Pinealorgan (Corpus pineale) – Letzteres wegen ihrer Ähnlichkeit zu einem Pinienzapfen (= Zirbelkiefer). Die Hormondrüse Epiphyse darf nicht mit der Epiphyse der langen Röhrenknochen verwechselt werden; in beiden Fällen handelt es sich um etwas, das „obendrauf gewachsen ist" (epi = auf, obendrauf; phyein = wachsen) – entweder auf dem Knochen oder eben auf einer Gehirnstruktur.

6.2.1 Anatomie

Die Epiphyse sitzt als kleine Gewebeansammlung dorsal – in Richtung Kleinhirn – auf dem Thalamus, an der Hinterwand des 3. Ventrikels und oberhalb der Vierhügelplatte. Sie gehört damit zum Zwischenhirn. Ventral und unterhalb des Thalamus befindet sich der Hypothalamus, an dem die Hypophyse über den Hypophysenstiel aufgehängt ist (➤ Abb. 6.9).

Die Epiphyse ist ein 1,0 × 0,5 cm großes, gut 100 mg schweres Organ. Das **Parenchym** der Drüse (➤ Abb. 6.10a) besteht zu 90% aus Epithelzellen, den sog. Pinealozyten, daneben aus Gliazellen, Nervenzellen und einzelnen sympathischen Nervenfaserendigungen. Die Pinealozyten sind zu Läppchen zusammengefasst. Sie besitzen lange Fortsätze, die an Blutgefäßen enden. Die Blutgefäße selbst besitzen keine Blut-Hirn-Schranke.

Auffallend sind, bei etwa 60% aller Menschen, konzentrisch geschichtete **Kalkablagerungen** mit Durchmessern zwischen etwa 30 und 300 µm, die in das ganze Organ eingestreut sind. Sie stellen kein Altersphänomen dar, da man sie auch bei Kindern findet, doch nehmen sie mit dem Lebensalter an Zahl und Größe zu. Man bezeichnet die Einlagerungen als **Hirnsand** (➤ Abb. 6.10b). Der Umfang der Ablagerungen ist häufig so ausgeprägt, dass sie sich im Röntgenbild darstellen. Die Bedeutung dieses „Sandes" ist immer noch unklar.

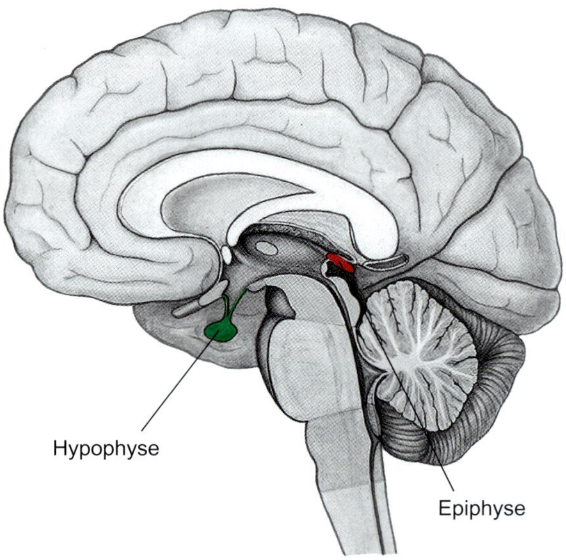

Abb. 6.9 Lage der Epi- und Hypophyse. [S007-22]

6.2.2 Physiologie

Die Zirbeldrüse bildet aus der Aminosäure Tryptophan, über das Zwischenprodukt Serotonin, das Hormon **Melatonin**. Es sollte nicht mit dem ähnlich klingenden Melanotropin (= MSH) der Hypophyse verwechselt werden. Melatonin ist ein entwicklungsgeschichtlich sehr altes Hormon, das nicht nur bei allen Tieren, sondern auch bei Pflanzen und einzelligen Algen vorkommt und für die zirkadiane Rhythmik, bezogen sowohl auf den Tag als auch auf die Jahreszeiten, zuständig ist.

Regulation der Hormonsekretion

Die Pinealozyten besitzen **Rezeptoren** für die Geschlechtshormone Östrogen, Progesteron und Testosteron. Daneben reagieren sie auf das **Licht der Umwelt** und auf den Sympathikus. Übertragen werden die Lichtreize über die Retina des Auges, unter Weiterleitung

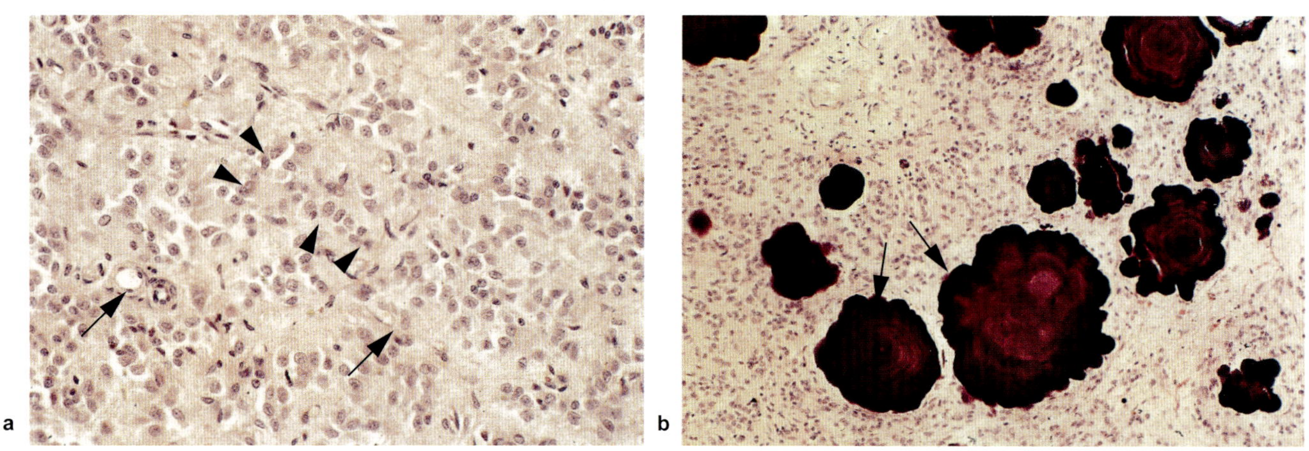

Abb. 6.10 Epiphyse. **a** Normale Region mit spezifischen Zellsträngen (Pfeilspitzen) und Blutgefäßen (Pfeil). **b** Region mit Konkrementen (Hirnsand). [M375]

durch den Nucleus suprachiasmaticus. Diese Weiterleitung ist nicht an die Funktion der Augen gebunden, weil sie i.d.R. (nicht immer) auch bei erblindeten Augen stattfindet. Lichteinfall unterdrückt, in direkter Abhängigkeit von der Lichtintensität, die Melatoninproduktion. Während bei Tageslicht wenig Hormon gebildet wird (Serumspiegel ca. 10 pg/ml), wird die Produktion bereits bei Lampenlicht (300 Lux) angekurbelt, um in der Dunkelheit ein Maximum zu erreichen. Die höchsten Serumspiegel (ca. 100 pg/ml) werden etwa 5 Stunden nach Eintritt der Dunkelheit gemessen.

Körperlicher oder psychischer **Stress** erhöht die Melatoninsekretion auch unter Lichteinfall. Dies führt (s.u.) einerseits zur nachfolgenden Müdigkeit oder auch zur Unterdrückung der Gonadenfunktion in Zeiten der Überlastung, vermag aber andererseits die Suppression des Immunsystems durch die im Stress erhöhten Cortisolspiegel wenigstens teilweise auszugleichen.

Im Alter werden niedrigere Spiegel erreicht, wobei dies eine Folge und keine Ursache des Alterns ist.

HINWEIS DES AUTORS

Elektromagnetische Felder, wie sie z.B. bei der Benutzung von Handys entstehen, führen zu einer Hemmung der Melatoninsynthese. Schlafstörungen oder auch eine Schwächung des Immunsystems könnten hieraus abgeleitet werden. Auch eine Hemmung des Sympathikus, z.B. durch Betablocker, erniedrigt den Serumspiegel.

Hormonwirkungen

Melatonin **unterdrückt** die **Funktion der Gonaden**. Da seine Bildung und Sekretion durch Lichteinfall gebremst wird, werden die Funktion von Hoden und Ovar einschließlich deren Hormonproduktion desto mehr stimuliert, je länger und heller die Tage werden (Frühjahr, Sommer). In der Tierwelt steuert Melatonin dementsprechend die von der Jahreszeit abhängige Brunft. Schneidet man die Verbindung zwischen Auge und Zirbeldrüse durch, oder hält Tiere in völliger Dunkelheit, wird Melatonin in großem Umfang sezerniert und die Achse Hypothalamus – Hypophyse unterdrückt. Die Produktion der Geschlechtshormone, und damit der Geschlechtstrieb, laufen auf Sparflamme.

PATHOLOGIE

Das Pinealom, ein seltenes, hormonproduzierendes Adenom der Epiphyse, unterdrückt die Gonadenfunktion. Dagegen leitet eine Zerstörung des Pinealorgans beim Kind die vorzeitige Pubertät ein.

Melatonin besitzt eine **schlafanstoßende Wirkung**, die auch therapeutisch genutzt werden kann. Müdigkeit entsteht physiologischerweise etwa 2 h nach Einbruch der Dunkelheit bzw. 2 h nach therapeutischer Gabe von Melatonin. Auch bei Verschiebungen des Tag-Nacht-Rhythmus (Jetlag – Reisen, Schichtarbeit) kann das Hormon zur Einregulierung dienen.

Makrophagen, T-Helferzellen ($CD4^+$-Zellen) und NK-Zellen besitzen Rezeptoren für Melatonin und werden dementsprechend durch das Hormon stimuliert. Dies ist evtl. der wichtigste Grund dafür, dass für ein gut funktionierendes **Immunsystem**, auch im Rahmen akuter Infekte, ein ausreichend langer nächtlicher Schlaf von so großer Bedeutung ist. Darüber hinaus gilt Melatonin auch als Radikalenfänger mit noch stärkerer Wirkung als Vitamin E oder Glutathion, doch reichen hierfür wahrscheinlich die physiologischen Serumspiegel nicht aus.

Es erscheint möglich, dass Melatonin für den gesamten Organismus einen **Übermittler der zirkadianen Rhythmik** darstellt, sodass die peripheren Organe ihren Tagesrhythmus zu synchronisieren vermögen.

EXKURS

Vor allem in fernöstlichen Religionen bzw. Weltanschauungen besitzt die Zirbeldrüse (oft gemeinsam mit Zwischenhirn und Hypophyse) eine Bedeutung, die weit über die medizinisch fassbare hinausgeht. Das Organ wird hier als das **dritte Auge** bzw. als empfangendes Organ des dritten Auges der Stirne angesehen – als Mittler zwischen dem materiellen Körper und dem Geist, als Sitz der Seele in ihrer Verbindung mit dem Körper.

Zusammenfassung

Melatonin

Charakteristika

- Peptidhormon
- wird von der Epiphyse gebildet

Wesentliche Wirkungen

- unterdrückt die Funktion der Gonaden
- schlafanstoßende Wirkung
- (nächtliche) Stimulierung des Immunsystems
- übermittelt wahrscheinlich die zirkadiane Rhythmik

KAPITEL

7 Calciumstoffwechsel

Die Regulierung des Calciumspiegels im Serum, seine Aufnahme und Ausscheidung über Darm und Niere sowie Aufnahme und Abgabe aus dem bzw. an den Knochen wird durch drei verschiedene Hormone veranlasst (➤ Abb. 7.1). Es handelt sich um:

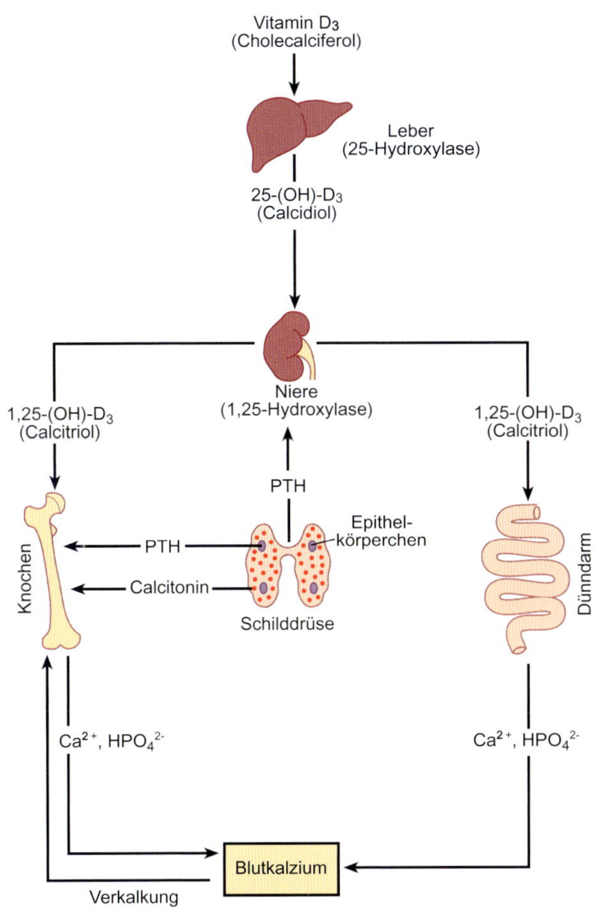

Abb. 7.1 Regulierung des Calciumspiegels. [L107]

- Calcitonin der Schilddrüse
- Parathormon (PTH, Parathyrin) der Nebenschilddrüse
- D-Hormon (Calcitriol), das aus Vitamin D in Leber und Niere entsteht

Parathormon und Calcitonin sind Peptidhormone, das D-Hormon leitet sich vom Cholesterin ab und gehört demzufolge zu den Steroidhormonen.

Gleichzeitig und parallel zum Calcium regulieren diese drei Hormone auch Phosphat und (teilweise) Magnesium.

7.1 Anatomie der beteiligten Organe

Schilddrüse

Die Anatomie der Schilddrüse wurde bereits besprochen (➤ 2.1). Calcitonin wird in den **parafollikulären C-Zellen** des Organs gebildet. Diese liegen zwischen den Follikeln im bindegewebigen Stroma der Drüse. Zu einem geringeren Anteil wird Calcitonin auch in anderen Organen wie z.B. Nebenschilddrüse, Thymus und Darm produziert, sodass es üblicherweise selbst nach Entfernung der Schilddrüse nicht zu Mangelzuständen kommt.

Nebenschilddrüse

Die Nebenschilddrüsen (Epithelkörperchen) als Produktionsstätten des **Parathormons** (PTH = Parathyrin) liegen in direktem Kontakt zur Schilddrüse an deren dorsalem Rand nahe beim Ösophagus (➤ Abb. 7.2). Zwei der vier Körperchen, die jeweils etwa 5 × 3 × 1 mm groß sind, liegen beidseits am dorsalen Unterrand der Schilddrüse, zwei befinden sich im Bereich des oberen Drittels. Ihre Gesamtmasse liegt bei 100 mg.

PTH wird von den **Epithelzellen der vier Drüsenkörperchen** gebildet. Die Blutversorgung erfolgt aus den Gefäßen der Schilddrüse.

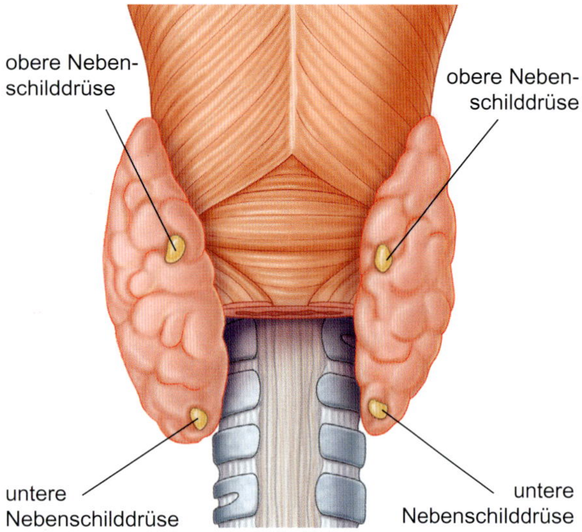

Abb. 7.2 Lage der Epithelkörperchen hinter der Schilddrüse. [E460]

Das venöse Blut der Schilddrüse enthält also L-Thyroxin, Triiodthyronin, Calcitonin und Parathormon.

MERKE

Das Para-T-Hormon wird neben (para) der Schilddrüse (**T**hyroidea), also in der Nebenschilddrüse produziert.

Haut

Die Haut mit ihren drei Schichten Epidermis (Oberhaut), Corium (Lederhaut) und Subkutis (Unterhaut = Fettgewebe) wird im ➤ Fach Dermatologie besprochen. Vitamin D (Cholecalciferol) wird in den **basalen Schichten der Epidermis** aus Cholesterin gebildet und ans Blut abgegeben, sobald dieselbe einer UV-Strahlung ausgesetzt wird.

7.2 Physiologie

7.2.1 Calcium

Der menschliche Körper enthält durchschnittlich rund 1,2 kg Calcium (Ca^{2+}). Etwa 98% hiervon sind im Knochen in der Form des Calciumphosphats (Apatitkristalle) gebunden und geben ihm seine typische Festigkeit. Nur 2% befinden sich in Blut und Interstitium sowie minimal auch in den Zellen – hier jedoch nahezu ausschließlich in den Schläuchen des endoplasmatischen Retikulums und den Mitochondrien, aber nur in Spuren im Zytosol.

Aufgaben

Calcium besitzt vielfältige Aufgaben im Organismus:

- In den Muskelzellen von Herz und Skelett ist es der wesentliche Faktor für die Kontraktion, ebenso in den glatten Muskelzellen der Blutgefäße und inneren Organe.
- Im hormonellen System ist es beteiligt an der Übertragung von Nachrichten (Second Messenger), in exokrinen Drüsen für deren Sekretabgabe in die Ausführungsgänge. Ein ähnlicher Mechanismus führt an den präsynaptischen Membranen der nervalen Axone zur Freisetzung von Neurotransmittern und damit zur Reizweiterleitung.
- Im Extrazellulärraum ist es unabdingbarer Faktor (Faktor IV) der Blutgerinnung.
- Schließlich ist es essenzieller Bestandteil einzelner Proteine wie beispielsweise der Natriumkanäle der Zellmembranen.

HINWEIS PRÜFUNG

Von Bedeutung sind im Hinblick auf die Prüfung allein seine Beteiligungen an der Muskelkontraktion und an der Blutgerinnung.

Calcium im Serum

Calcitonin, PTH und D-Hormon halten nicht den riesigen Calciumvorrat im Knochen konstant, sondern **ausschließlich** den kleinen **Serumanteil**. Knochen, Niere und Darm werden lediglich dazu benutzt, Calcium ins Blut zu holen oder es daraus zu entfernen.

MERKE

Der Calcium-Serumspiegel liegt bei 2,3–2,5 mmol/l. Bei > 2,7 mmol/l spricht man von der Hyperkalzämie, bei < 2,0 mmol/l von der Hypokalzämie.

Knapp 50% des Serumcalciums liegen beim physiologischen pH-Wert des Blutes (7,40) gebunden an die Proteine des Plasmas vor, gut 50% in freier, ionaler Form als Ca^{2+}.

PATHOLOGIE

Serumcalcium bei Änderungen des pH-Wertes

Änderungen des pH-Wertes (Alkalose, Azidose) verändern auch die Relation des freien zum gebundenen Anteil und damit gleichzeitig deren jeweilige Gesamtmenge: Die Proteine des Plasmas (vor allem Albumin) bzw. die Aminosäuren, aus denen sie bestehen, tragen zahlreiche **negative Ladungen**, an denen ca. 50% der **positiv geladenen** Calciumionen reversibel gebunden sind. Nimmt die **Anzahl** dieser negativen Ladungen bei einer **Alkalose zu**, weil dabei ein Teil der ursprünglich an die Negativladungen gebundenen Protonen (H^+) abhanden kommt, wird ein Teil der bis dahin freien Calciumionen nun ebenfalls gebunden, sodass sich die **Relation** zwischen gebundenem und freiem Anteil verschiebt und die Gesamtmenge des freien Anteils kleiner wird. Es resultiert eine **scheinbare Hypokalzämie**. Obwohl diese Hypokalzämie tatsächlich nur scheinbar ist, indem sich das Gesamtcalcium gar nicht verändert hat, entstehen hieraus pathologische Folgen (➤ 7.3.2), weil die **Wirkungen** des Calciums ausschließlich von seinem **ungebundenen, ionalen Teil ausgehen**.
Bei einer **Azidose** der Extrazellulärflüssigkeit verringert sich durch die zusätzliche Zahl an Protonen (H^+) die Zahl an negativen Ladungen, die an den Proteinen für eine Bindung von Calciumionen zur Verfügung stehen. Dadurch wird ein Teil der bis dahin gebundenen Calciumionen zum freien Anteil verschoben, woraus eine **scheinbare Hyperkalzämie** entsteht. Dieser vorübergehende Überschuss an wirksamem Calcium hat im Gegensatz zum Mangel (Alkalose) allerdings keine pathologischen Folgen und braucht nicht weiter besprochen zu werden.

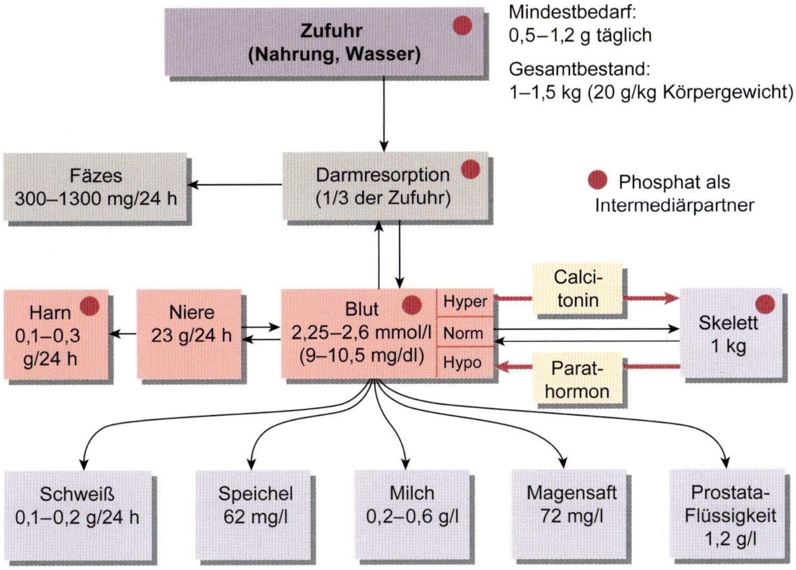

Abb. 7.3 Calciumverteilung und -stoffwechsel. [L157]

Die reversible Anbindung positiv geladener Ionen an negative Ladungen von Serum oder Interstitium (→ z.B. Proteoglykane) betrifft **alle 2-wertigen Kationen**, neben Ca^{2+} also auch Mg^{2+}. Dagegen weisen 1-wertige Kationen wie Na^+ oder K^+ in wässriger Lösung keinerlei Affinität zu negativen Ladungen auf, schwimmen also grundsätzlich frei in ihren Hydrathüllen.

Calciumstoffwechsel

Im Gesamtblut befinden sich ungefähr 500 mg Calcium. Eine ähnliche Größenordnung wird täglich bei einer Zufuhr von etwa 1.000 mg im proximalen Dünndarm aus der Nahrung resorbiert. Dies entspricht bis zu 50% der zugeführten Menge – abhängig vom Spiegel des D-Hormons. Der Rest wird mit dem Stuhl ausgeschieden (➤ Abb. 7.3).

Der **Tagesbedarf** an Calcium (= zugeführte Menge) liegt bei **1.000 mg** (Kinder und Erwachsene) und ist in Schwangerschaft, Stillzeit oder auch bei der Osteoporose auf etwa 1.500 mg gesteigert. Ist der Calciumstoffwechsel ausgeglichen, scheidet die Niere das resorbierte Calcium vollständig wieder aus. Ungeachtet einer evtl. zu geringen Aufnahme von Calcium über die Nahrung gehen täglich als Minimum ca. 200 mg über die Niere verloren – steigerbar durch Kaffee, Cola, Schwarztee, Kochsalz oder Alkohol, also Substanzen, die **diuretisch** wirken können. Dieser Zusammenhang gilt im Übrigen in identischer Form auch für Magnesium. Im Schweiß sind ebenfalls geringe Mengen an Calcium und Magnesium enthalten, was bei stark schwitzenden Menschen berücksichtigt werden sollte. Die Folge einer unzureichenden Zufuhr besteht demnach in einem kontinuierlichen **Calciumverlust aus dem Knochen**, weil der Serumspiegel konstant gehalten wird, solange der (riesige) Knochenspeicher Reserven besitzt.

Cortisol behindert die Calciumresorption. Abends, bei niedrigen Cortisolspiegeln, wird also mehr Calcium (und Magnesium!) resorbiert, was man bei einer therapeutischen Substitution beachten sollte. Beachten sollte man auch, dass etliche **Nahrungsbestandteile** wie Phytin (unerhitztes Getreide, z.B. das Frühstücksmüsli), Oxalsäure (Rhabarber, Spinat, Rote Beete), Phosphat (Wurst, Fleisch, Fertiggerichte) oder Ionen wie beispielsweise Zink, Eisen und Kupfer die Resorption aus dem Darm behindern. Während jedoch Phytine oder Oxalsäure durch ihre sehr feste Calciumbindung die Resorption vollständig unterbinden können, gilt dies für Phosphate nur sehr eingeschränkt.

Calciumreiche **Nahrungsmittel** sind im Wesentlichen nur **Milch und Milchprodukte** sowie **Mineralwässer** oder **Leitungswasser** aus calciumreichen Böden (= „hartes Wasser"), in geringerem Umfang auch manche Gemüse (z.B. Brokkoli). Die Resorption aus Milch und Milchprodukten ist trotz deren Phosphatanteil vollkommen ausreichend.

EXKURS

Wegen der ungemein häufig zu beobachtenden Missverständnisse sei an dieser Stelle darauf hingewiesen, dass einzelne Atome wie C oder geladene Atome (Ionen) wie Ca^{2+}, Mg^{2+} und Na^+ nicht verändert, also auf irgendeine Art und Weise „umgewandelt" werden können. Als die Erde vor knapp 5 Milliarden Jahren aus kosmischem Staub kondensierte, waren sämtliche Atome, die wir auf ihr finden können, bereits vorhanden – entstanden nochmals Milliarden Jahre zuvor in großen Sonnen durch physikalische Kernverschmelzungen aus Wasserstoff, dem kleinsten Atom des Kosmos. Das Calcium unserer Körperflüssigkeiten ist also als Atom oder Ion zumindest 4,7 Milliarden Jahre alt und wird immer noch unverändert existieren, wenn Sonnensystem und Erde irgendwann „untergehen" sollten. Was veränderbar ist, sind die komplexen Strukturen von Lebensformen, also Moleküle, die aus wenigen oder zahlreichen Atomen bestehen – z.B. Proteine, Kohlenhydrate, Vitamine oder Fette – und die auf- und wieder abgebaut werden können, sodass daraus kleine Moleküle oder sogar wieder einzelne Atome entstehen.
Ionen wässriger Flüssigkeiten wie Ca^{2+} oder Na^+ sind nicht veränderbar. Ein Tagesbedarf entsteht deswegen, abgesehen von Wachstumsperiode (auch in die Breite) oder Schwangerschaft, ausschließlich aus Verlusten nach außen, z.B. über Niere, Darm, Muttermilch oder Schweiß oder auch aus abschilfernden Zellen. Exakt diese Verluste müssen ersetzt werden, nicht mehr und nicht weniger. Wenn also ein Schüler (wie so häufig!) bei der Frage, wo im Organismus Calcium hergestellt oder abgebaut wird, ins Grübeln gerät, sollte er zunächst den Basisband (➤ Basiswissen) zur Hand nehmen, bevor er sich an größere Aufgaben wagt.

7.2.2 Phosphat

Der menschliche Organismus enthält durchschnittlich etwa 0,8–1,0 kg Phosphor, also kaum weniger als Calcium. Von dieser Menge befinden sich etwa 85%, an Calcium gebunden im Knochen, 14% intrazellulär und nur knapp 1% in Blut und Interstitium.

Wie beim Calcium führen selbst kleine Mengen, die akut aus dem Phosphatspeicher des Knochens abgegeben werden, durch dieses extreme Ungleichgewicht zu großen Verschiebungen in der Extrazellulärflüssigkeit, bevor sie von der Niere ausgeschieden werden.

Im Gegensatz zu Calcium und Magnesium erfolgt die Resorption von Phosphat aus dem Darm weitgehend vollständig. Da es in üblicher Nahrung reichlich enthalten ist, kommt es kaum jemals zu Mangelerscheinungen, sofern keine pathologischen Begleitumstände vorliegen. Der Tagesbedarf liegt bei 800 mg, also in der Größenordnung des Calciums.

7.2.3 Vitamin D (Cholecalciferol)

Vom Vitamin D zum D-Hormon

Vitamin D entsteht als sog. D_3 (= Cholecalciferol bzw., von „Experten modernisiert": Colecalciferol) aus dem 7-Dehydrocholesterin, indem es in der **Haut** aus Cholesterin unter Einwirkung von UV-Licht umgewandelt wird (➤ Abb. 7.4). Die benötigten Wellenlängen der Strahlung liegen bei 290–315 nm, also im Bereich des **UV-B**. Da Vitamin D demnach im Körper selbst entsteht, ist es genau genommen kein Vitamin, sondern ein Pro-Hormon, doch hat sich die historische Bezeichnung bis heute erhalten. Teilweise ist es auch in der **Nahrung** enthalten, vor allem in **Fisch und Fischölen** – geringe Mengen in angereicherter Milch (nicht in Deutschland!), Eigelb, Fleisch (v.a. Leber) und Avocado. Da Leber und Avocado nicht gerade routinemäßig gegessen werden, und Eigelb eher geringe Mengen enthält und wegen seines Cholesteringehalts ohnehin als ungesund gilt, bleiben als einzige nennenswerte Nahrungsquellen fetter Seefisch und Fischöle übrig. Bei Menschen, die ganzjährig geschlossene Kleidung tragen, ist die Zufuhr über die Nahrung allerdings wichtig. Hier wird das „Vitamin" tatsächlich zum Vitamin. Der **Tagesbedarf** liegt dann laut aktueller Empfehlung der DGE bei **800 Einheiten**, entsprechend **20 µg**. Hinsichtlich der sehr breiten und ausgeprägten Mangelversorgung in der Bevölkerung wird gerne formuliert, dass ältere Menschen aufgrund ihrer reduzierten Vitaminbildung in der Haut davon besonders betroffen seien. Als ob das irgendeine Art von Bedeutung hätte! Denn wenn sich nahezu alle Menschen jedweden Alters nur noch mit dick aufgetragenem Sonnenschutz in die Sonne wagen, kann eine theoretisch erreichbare Vitaminsynthese in junger oder alter Haut keine Bedeutung mehr besitzen. Tatsächlich ist die Mangelversorgung alter Menschen, u.a. auch bei Vitamin D, nochmals ausgeprägter als in jüngeren Jahren, doch liegt dies an ihrer Ernährungsweise und nicht daran, dass sie am Badestrand zu wenig Vitamin D bilden.

HINWEIS DES AUTORS

Die Deutsche Gesellschaft für Ernährung (DGE) definierte noch bis zum Jahresende 2011 einen Tagesbedarf von 5 µg. Nachdem dies weltweit bereits seit etlichen Jahren als überholt galt und im April 2011 an der Berliner Charité ein Symposium der bedeutendsten internationalen Vitamin-D-Forscher (mit u.a. Holick, Vieth, Reichrath und Spitz) stattfand, bei dem eine allgemeine Zufuhr von 25–50 µg/Tag (1.000–2.000 Einheiten) empfohlen wurden, rang sich die DGE im darauffolgenden Jahr zu ihrer angepassten Empfehlung durch – immerhin eine Steigerung um 300% gegenüber bisherigen Vorgaben, also nunmehr einer Dosis, bei der zuvor wie bei Vitaminen üblich vor toxischen Risiken gewarnt worden war. Ebenfalls wie üblich werden sowohl von der Laienpresse wie auch von allen selbst ernannten Fachleuten derlei Warnungen gebetsmühlenartig wiederholt.
Eine ausreichende Vitamin-D-Versorgung wird nicht nach der substituierten Menge, sondern nach dem **Serumspiegel des 25(OH)D** (= 25-Hydroxy-D) definiert (s. unten). Danach wird in Bezug auf den Knochenstoffwechsel und den Spiegel des Parathormons ein Serumspiegel von **minimal 20ng/ml** als notwendig erachtet. Von den eigentlichen Vitamin-D-Forschern, welche die ungezählten weiteren Vitamin-D-Wirkungen bis hin zu seinen prophylaktischen Effekten vor Mamma- und Prostatakarzinomen in ihren Studien berücksichtigen, wird ein minimaler Serumspiegel von **40 ng/ml** 25(OH)D, mit einem Optimum zwischen 40 und 60 ng/ml, angestrebt.
Die laut DGE vorgegebene Zufuhr von 20 µg/Tag bei Kindern und Erwachsenen (10 µg bei Säuglingen) führt zu einem Serumspiegel in der Größenordnung von 20 ng/ml, also der absoluten Untergrenze dessen, was weltweit als Minimum angesehen wird. Um den von den tatsächlichen Experten definierten Serumspiegel von minimal 40 ng/ml 25(OH)D zu erreichen, wäre eine tägliche Substitution von 4.000 Einheiten, entsprechend 100 µg notwendig. Dies ist die 5-fache Menge der neuen DGE-Vorgabe und die 20-fache Menge dessen, was noch bis Ende 2011 gegolten hatte. Will man die vom meist eher vorsichtig formulierenden Harrison (= weltweiter Goldstandard der inneren Medizin) 2011 vorgeschlagene **Untergrenze** von **30 ng/ml** sicher erreichen, müssen 40–60 µg Vitamin D/Tag substituiert werden. Dies ist die 2- bis 3-fache Menge der von der DGE empfohlenen Dosierung. Man darf gespannt verfolgen, wann die Empfehlungen ein weiteres Mal erhöht, also den Empfehlungen der weltweit führenden Vitamin-D-Forscher als den eigentlichen Experten angepasst werden.
Es darf durchaus vorausgesetzt werden, dass sich die DGE ihre Entscheidungsfindungen nicht einfach macht, auch wenn die genutzte Datenlage nicht unbedingt immer auf dem neuesten Stand der Forschung zu sein scheint. Ein gutes Beispiel bietet die Behauptung vom Januar 2012: „Hypothesen wie zum Beispiel eine Risikosenkung für Krebskrankheiten oder Diabetes mellitus durch Vitamin D konnten nicht bewiesen werden." Allerdings war zu dieser Zeit die antiproliferative Wirkung an den VD-Rezeptoren von Karzinomen der Mamma oder Prostata längst dokumentiert, etliche Studien abgeschlossen. Entsprechendes galt für die Datenlage in Bezug auf die positive Wirkung in Prophylaxe und Begleittherapie des Diabetes mellitus.
Das große Problem, das aus den Empfehlungen dieser Gesellschaft resultiert, ist, dass dieselben beständig am **Minimum** dessen ausgerichtet sind, was **absolut notwendig** ist, um gerade noch keine erkennbaren Defizite zuzulassen. Diejenigen jedoch, die diese Empfehlungen interpretieren und umsetzen, gehen davon aus, dass es sich bei den von der DGE vorgegebenen Referenzwerten um ausgewogene Mengenangaben handelt, die aus diesem Grund nicht überschritten werden sollten, dass also eine zusätzliche Substitution toxisch wirken könnte. So steht es auf den entsprechenden Beipackzetteln u.a. der Vitaminpräparate, so wird es von Laien und Ärzten verstanden und von allen „Fachleuten" gebetsmühlenartig wiederholt. Es liegt an der DGE selbst, diesen missverstandenen Zusammenhang **zurechtzurücken**. Allein die Bezeichnung der minimal notwendigen Zufuhr als **„Referenzwert"** weist aus Sicht des Autors auf ein Missverständnis der DGE hinsichtlich ihrer Verantwortung und Verantwortlichkeit für eine bestmögliche Gesundheit der Bevölkerung.

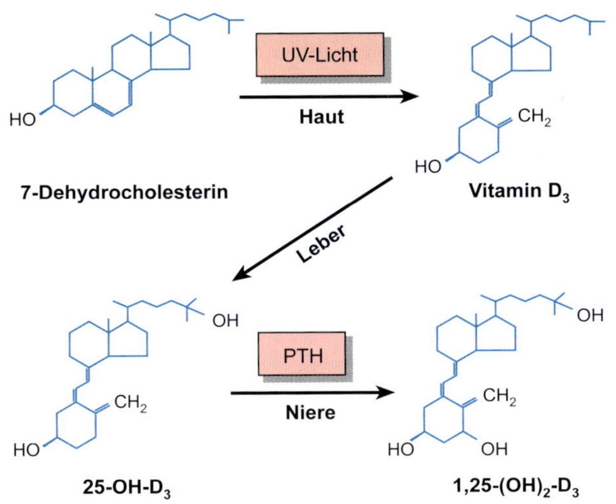

Abb. 7.4 Weg des Vitamin D zum D-Hormon. [L106]

Das „Vitamin" wird nach seiner Bildung in der Haut oder Resorption aus dem Darm in der **Leber** mit einer weiteren alkoholischen OH-Gruppe versehen – es wird in Position 25 (an der Seitenkette) hydroxyliert, enthält demnach jetzt insgesamt zwei Hydroxylgruppen und heißt **25(OH)D** bzw. **Calcidiol** (➤ Abb. 7.4).

EXKURS

Dabei bedeutet „di-ol" 2-mal (di) „ol" als chemische Bezeichnung für einen 2-wertigen Alkohol. Alkohole sind durch eine oder mehrere Hydroxylgruppen -OH charakterisiert und erhalten in der Chemie grundsätzlich Benennungen mit der Endung -ol, um auf diesen Zusammenhang hinzuweisen. Das Fett Cholesterin, das in Position 3 des Sterangerüstes eine Hydroxylgruppe trägt, ist ein Alkohol und heißt deswegen international und chemisch korrekt Cholesterol. Auch das in der Haut durch Spaltung eines Ringes daraus hervorgehende Vitamin D enthält unverändert diese OH-Gruppe und heißt deswegen chemisch Cholecalciferol. Das im Deutschen historisch als Glycerin bezeichnete Molekül aus einer Kette mit 3 C-Atomen und 3 daran hängenden OH-Gruppen ist ein 3-wertiger Alkohol und wird deshalb international als Glycerol bezeichnet (➤ Fach Chemie).

Calcidiol wird von der Leber ins Plasma abgegeben und besitzt hier aufgrund einer nahezu vollständigen Bindung an Plasmaproteine eine **Halbwertszeit von 2–3 Wochen**. Calcidiol ist in physiologischen Mengen biologisch nicht aktiv (wohl aber in Mengen, die aus pharmakologisch verabreichten Vitamin-D-Extremdosen entstehen!) und bildet demzufolge lediglich eine **Speicherform** für die nachfolgende Aktivierung zum D-Hormon. Dies ist vergleichbar mit dem von der Leber gebildeten Angiotensinogen, das im Blut lediglich auf Vorrat für das RAAS zur Verfügung steht.

PATHOLOGIE

Die lange Halbwertszeit resultiert aus der nahezu vollständigen Proteinbindung im Serum. Geht das Vitamin-D-bindende Globulin im Rahmen eines nephrotischen Syndroms verloren, verkürzt sich die Halbwertszeit erheblich.

In der **Niere** wird schließlich, in Abhängigkeit von den Erfordernissen des Organismus, also unabhängig von der vorhandenen Menge an Calcidiol, eine dritte OH-Gruppe (in Position 1 des Moleküls) angeknüpft. Das Molekül heißt damit **Calcitriol** (3-mal „ol") bzw. $1{,}25(OH)_2D$ (= 1,25-Dihydroxy-Vitamin D) und stellt nun erst das fertige und wirksame **D-Hormon** dar.

MERKE

Synonyme und gleichwertige Bezeichnungen sind
- D-Hormon
- Calcitriol
- 1,25-Dihydroxy-Vitamin D
- $1{,}25(OH)_2D$

Die häufig benutzte Formulierung „Vitamin-D-Hormon" ist eher unglücklich, weil sie ausdrückt, dass man sich nicht zwischen dem Vitamin und dem Hormon entscheiden mag. Es handelt sich jedoch um keinen Zwitter, sondern um ein Hormon, das aus der Vorstufe des Vitamins hervorgegangen ist. Wenn jedoch alle Hormone nach ihren Vorstufen benannt würden, entstünde eine etwas unübersichtliche Situation. So müssten dann z.B. beim Insulin auch noch die 51 Aminosäuren, aus denen es besteht, in seinen Namen integriert werden. Dagegen ist die Bezeichnung 1,25-Dihydroxy-Vitamin D keine Alternative für Unentschlossene, sondern eine chemische Definition, die korrekt die zweifache Hydroxylierung des Vitamin-D-Moleküls beschreibt.

PATHOLOGIE

Insuffizienzen von **Leber** und/oder **Niere** führen zu einem entsprechenden Mangel an Calcitriol. Beispielsweise sind bereits bei einem Abfall der Nierenfunktion auf etwa 50%, mit einer GFR von etwa 60ml/min bzw. einem Serumkreatinin von etwa 2 mg/dl (➤ Fach Urologie), wie sie im höheren Lebensalter ungemein häufig ist, mit einem Abfall des D-Hormon-Serumspiegels und resultierendem Anstieg von PTH verbunden.

Sonneneinstrahlung und Vitamin-D-Bildung

Sporadische Sonnenbestrahlungen genügen vollauf zur Vitamin-D-Bildung: Eine einzige Ganzkörperbestrahlung bis zur leichten, kaum wahrnehmbaren Hautrötung stellt mit der Bildung von etwa 10.000 Einheiten den Vitamin-D-Bedarf für 1 Woche sicher. Für eine einigermaßen ausreichende Vitaminversorgung genügt allerdings bereits die regelmäßige (tägliche) Sonnenexposition von Gesicht und Armen, sofern auf die üblich gewordenen Sonnenschutzcremes verzichtet wird. So war vor vielen Millionen von Jahren die Synthese dieses Pro-Hormons evolutionär angedacht worden.

Im Winterhalbjahr entstehen in Mitteleuropa, bedingt allerdings ausschließlich durch den bereits im Sommerhalbjahr vorliegenden manifesten oder latenten Mangel, bei der Mehrzahl der Europäer sehr ausgeprägte Mangelerscheinungen, obwohl die Evolution diesbezüglich vorgesorgt hatte: Das fettlösliche Vitamin D wird nach seiner Bildung in der Haut zunächst mit dem Blutkreislauf auf sämtliche Gewebe verteilt. Dabei entnimmt die Leber lediglich den Anteil, der ihrer Durchblutung entspricht, während sich ein weiterer Anteil auf das Fettgewebe verteilt und dort gespeichert wird. Bei Abfall des Serumspiegels wird dieser Teil kontinuierlich wieder freigesetzt, sodass damit ein weiteres Depot für sonnenarme Zeiten zur Verfügung steht. Voraussetzung ist allerdings, dass im Sommerhalbjahr ein solches Depot auch tatsächlich angelegt wurde. Das über die Nahrung zugeführte Vitamin D unterliegt prinzipiell denselben Gesetzmäßigkeiten, weil Nahrungsfette nicht wie die übrigen Bestandteile direkt und konzentriert zur Leber gelangen, sondern zunächst auf den Gesamtkreislauf verteilt werden.

Die evolutionäre Anpassung an äußere Bedingungen erkennt man daran, dass die menschliche Hautfarbe desto heller und damit durchlässiger für UV-B wird, je weiter man nach Norden kommt. Die geringere Sonneneinstrahlung wird also durch die durchlässigere Haut kompensiert. Die Inuit bilden wegen ihrer geschlossenen Kleidung und ihrer Hautfarbe kaum Vitamin D, führen aber von jeher reichliche Mengen mit der Nahrung zu. Dabei bedeutet „reichlich" mehrere Größenordnungen dessen, was die DGE den Deutschen zugesteht.

Vitaminzufuhr

HINWEIS DES AUTORS

Evolutionär vorgesehen war die Bildung des D-Hormons in Haut, Leber und Niere. Einen Vitaminstatus besaß die Ausgangssubstanz Cholecalciferol lediglich bei Völkern wie Eskimos bzw. Inuit. Die in der heutigen Zeit weit verbreitete Furcht vor Hautkrebs hat zur Vermeidung ausreichender Insolationen geführt. Selbst die DGE geht als deren Folge von einer sehr ausgeprägten Unterversorgung der deutschen Bevölkerung aus und schätzt die durchschnittliche Vitamin-D-Bildung auf lediglich etwa 3 µg/Tag. Die notwendige Zufuhr des Vitamins findet dennoch überwiegend nicht statt, weil Vitaminsubstitutionen nach „Expertenmeinung" pauschal als unnötig angesehen, so manches Mal beinahe verteufelt werden und weil die Vorgaben der DGE wohl in Fachkreisen bekannt sind, jedoch nicht in der Bevölkerung ankommen. Damit vermeidet das 80-Millionen-Volk der Deutschen also nun tatsächlich wenige Hundert Hautkrebse pro Jahr, handelt sich jedoch möglicherweise im Gegenzug Tausende zusätzlicher Dickdarmkarzinome, Mamma- und Prostatakarzinome ein, weitere Immunschwächen bis hin zur bevorzugten Entstehung von Autoimmunkrankheiten wie auch muskuläre Schwächen nebst Begünstigung kardiovaskulärer Erkrankungen mit Todesfolge.

Eine ausreichende Vitaminzufuhr über die Nahrung ist nicht möglich, sofern man auf fetten Seefisch bzw. Fischöle verzichten möchte. Bei Vitaminpräparaten sollte man D_3 (Cholecalciferol, Colecalciferol) bevorzugen, weil das früher als äquivalent angesehene Vitamin D_2 (Ergocalciferol) aus pflanzlichen Quellen diesen Status inzwischen verloren hat. Als ideale tägliche Zufuhr kann bei Jugendlichen und Erwachsenen eine Tagesdosis von 2.000–4.000 Einheiten gelten, entsprechend 50–100 µg, in der Stillzeit sogar 6.000 Einheiten (150 µg). Weniger als 40 µg, also dem Doppelten der DGE-Empfehlung, sollten es keinesfalls sein, damit der Serumspiegel des 25(OH)D wenigstens in den Bereich von 30 ng/ml gelangt. Auch der Serumspiegel des Parathormons darf nicht reaktiv erhöht sein, wofür ebenfalls eine Untergrenze von 30 ng/ml erreicht werden muss. Ergänzt werden sollte die Substitution durch 1.000 mg Calcium/Tag bzw. 1.500 mg in Schwangerschaft, Stillzeit und Postmenopause. Diesbezüglich ist wenigstens bei entsprechender Auswahl eine Zufuhr über die Nahrung möglich.

Wegen der guten Speicherfähigkeit von Vitamin D (Fettgewebe) und 25(OH)D (Serum) kann die Substitution auch durch wöchentliche Einmalgaben von 10.000 Einheiten des Vitamins erfolgen. Dies entspricht der Situation bei der Substitution mit Iodid („Wocheniod").

Die **Toxizität** des Vitamins ist **außerordentlich gering**, auch wenn „Fachleute" diesbezüglich anderer Meinung sind. Nach diversen Studienergebnissen bleibt eine regelmäßige tägliche Zufuhr von 10.000 Einheiten (250 µg) vollkommen ohne negative Auswirkungen. Dies ist „evolutionär äußerst logisch", denn diese Menge wird im Sommerhalbjahr beim ursprünglich vorgesehenen Aufenthalt im Freien ohne dicke Schutzschichten ohnehin gebildet. Laut Harrison (2012) muss erst bei **täglichen Dosen** von mehr als **40.000 Einheiten (= 1.000 µg!)** mit toxischen Wirkungen gerechnet werden. Bei **extremer Überdosierung** mit resultierenden Serumspiegeln von > **150 ng/ml 25/OH)D** kommt es zur **Hyperkalzämie**. Die erhöhten Ausscheidungsraten von Calcium über die Niere begünstigen die Entstehung von **Nierensteinen**. Zusätzlich entsteht analog zur Situation beim schlecht eingestellten Diabetiker eine **osmotische Diurese**, weil nicht nur Moleküle wie Glukose, sondern auch Ionen wie Ca^{2+} große Hydrathüllen besitzen, sodass zusätzliche Flüssigkeitsmengen verloren gehen und wieder zugeführt werden müssen.

Anzumerken bleibt, dass die Serumspiegel sowohl an Cholecalciferol als auch hinsichtlich der eigentlichen Wirkform Calcitriol ohne Aussagekraft sind – u.a. deswegen, weil die D-Hormon-Produktion bei einem Mangel an 25(OH)D reaktiv gesteigert wird, sodass sich selbst bei ausgeprägten Mangelzuständen der Hormonspiegel noch im breit gefassten Normbereich befinden kann. Allein zur **diagnostischen Beurteilung** geeignet sind also die Serumspiegel der Speicherform **25(OH)D**.

Schließlich sei aufgrund so mancher Vorstellungen noch darauf hingewiesen, dass die wegen des Cortisol-Serumspiegels zu bevorzugende **abendliche Gabe von Calcium** mit Vitamin D nichts zu tun hat. D gehört zu den fettlöslichen Vitaminen und sollte deshalb im Zusammenhang mit *irgendeiner* Nahrungsaufnahme substituiert werden – unabhängig von der Tageszeit. Es bedarf wie grundsätzlich alle „EDEKA-Vitamine" für seine Resorption ausreichender Mengen an Gallensäuren. Aus diesem Grund kann auch bei Erkrankungen, die zu einem Mangel an Gallensäuren führen bzw. deren Rückresorption im terminalen Ileum verhindern (z.B. Morbus Crohn), ein Mangel an Vitamin D selbst bei ausreichender Zufuhr entstehen.

In Einzelfällen kommt es aufgrund chromosomaler Mutationen, die z.B. den Hormonrezeptor (VDR) der Zielzellen betreffen oder auch die 1α-Hydroxylase, die in der Niere oder in peripheren Geweben aus der Vorstufe 25(OH)D das fertige Hormon herstellt, zu Mangelerscheinungen bereits im frühen Kindesalter (→ Rachitis).

Regulation der Hormonbildung

Faktoren, welche die D-Hormon-Bildung in der Niere stimulieren, sind ein erniedrigter Calcium- und Phosphat-Serumspiegel sowie die Hormone PTH, Estradiol (und weitere Östrogene), Prolaktin und das Wachstumshormon Somatotropin (STH). Dies bedeutet, dass der Spiegel des D-Hormons genau dann erhöht wird, wenn besonders viel bzw. zusätzliche Mengen an Calcium gebraucht werden: bei Calciummangel, in der Schwangerschaft (Östrogene) und Stillzeit (Prolaktin) sowie in der Wachstumsphase (STH). **Abgebaut** wird das Hormon direkt von den **Geweben**, in denen es seine Wirkungen entfaltet, weil es nicht über einen Second Messenger wirkt, sondern als **Steroidhormon** direkt in die Zielzellen aufgenommen und dort verstoffwechselt wird.

MERKE

Stimuli der D-Hormon-Bildung

- Hypokalzämie
- Hypophosphatämie
- Parathormon
- Östrogene
- Prolaktin
- Somatotropin

Hemmung der Synthese

- hohe Calcium-Serumspiegel
- erhöhte Spiegel an D-Hormon (→ negative Rückkopplung)

Hormonwirkungen

Wirkungen an Knochen, Darm und Niere

Calcitriol bindet an seinen Zielzellen spezifisch an einen Rezeptor, der erstaunlicherweise **Vitamin-D-Rezeptor (VDR)** genannt wird. Tatsächlich bindet das Vitamin selbst sowie das Zwischenstadium 25(OH)D ebenfalls, doch ist die Affinität des Hormons etwa eintausend Mal stärker. Dies dürfte den Hauptgrund für die außerordentlich geringe Toxizität des D-Vitamins darstellen.

Das Hormon beeinflusst den Calcium- und Phosphatstoffwechsel an den Organen Knochen, Darm und Niere, wobei die jeweiligen Wirkungen an diesen Organen aus der physiologischen Aufgabe des Hormons abgeleitet werden können: D-Hormon kümmert sich in diesem Zusammenhang lediglich um einen ausreichenden Calcium-Serumspiegel (s.a. ➤ Abb. 7.6).

- Am **Darm** stimuliert es die Resorption von Calcium und Phosphat (und Magnesium).
- An der **Niere** erhöht es die Rate der Rückresorption von Calcium ins Blut, vermindert also dessen Ausscheidungsrate.
- Am **Knochen** wirkt es entsprechend dem Parathormon durch indirekte Stimulierung der Osteoklasten und erhöht dadurch (theoretisch) ebenfalls den Calcium-Serumspiegel.

Das Serum-Calcium wird also durch alle diese Mechanismen erhöht. Calcitriol **hemmt** dosisabhängig über eigene Rezeptoren die Bildung von **PTH** in der Nebenschilddrüse. Dies kann als negative Rückkopplung verstanden werden, weil PTH seinerseits die Synthese von Calcitriol in der Niere stimuliert. Dadurch, dass es daneben sowohl den Calciumspiegel anhebt (Darm + Niere) als auch, hierdurch bedingt, die Calcitoninsekretion steigert (s. unten) und die PTH-Sekretion ein weiteres Mal unterdrückt, überwiegt schließlich am Knochen trotz der Osteoklastenstimulierung die aufbauende, also Knochen mehrende Wirkung. Es ist also die negative Rückkopplung zwischen D-Hormon und Parathormon (➤ 7.2.4), in Verbindung mit den erhöhten Calciumspiegeln, welche die Kalzifizierung des Knochens möglich macht.

PATHOLOGIE

Aufgrund seiner direkt an den Zellen der Nebenschilddrüse ansetzenden Hemmung der PTH-Sekretion kann Calcitriol erfolgreich beim Hyperparathyroidismus eingesetzt werden.

Weitere Wirkungen

Über den Calciumstoffwechsel hinaus hat das D-Hormon eine Vielzahl weiterer Wirkungen. Es scheint ein ubiquitär wirkendes Hormon zu sein, weil nahezu alle Gewebe mit **VDR** (Vitamin-D-Rezeptoren) ausgestattet sind. Insofern darf man erwartungsvoll weiteren Forschungsergebnissen kommender Jahre entgegenschauen:

- Es stimuliert das **Immunsystem** zur Synthese antibiotisch wirkender Substanzen – u.a. in Makrophagen die Synthese von Cathelicidin und Defensinen. Dies könnte z.B. erklären, warum die Heilungsrate von Tuberkulosekranken in früheren Jahrhunderten durch ausgiebige Sonnenbäder gefördert wurde. Dementsprechend wurden gute Erfolge mit Lebertran bei der Behandlung der Tuberkulose erzielt. In einer aktuellen englischen Studie wurde der Zusammenhang nun auch wissenschaftlich untermauert, indem die modernen antituberkulösen Kombinationstherapien ihre Wirksamkeit durch zusätzlich substituiertes Vitamin D signifikant verstärkten. Vitamin D lockt Leukozyten chemotaktisch in die Haut, woraus sich eventuell die positive Wirkung von UV-B bzw. calcitriolhaltiger Salben bei der Psoriasis erklären ließe (➤ Fach Dermatologie). In Makrophagen wurde nicht nur der VDR nachgewiesen, sondern zumindest in den Makrophagen von Granulomen auch die 1α-Hydroxylase, die aus 25(OH)D das D-Hormon synthetisiert. Möglicherweise ist die Gesamtwirkung der D-Metaboliten auf das Immunsystem auch einer der Gründe dafür, dass verschiedenste Infektionskrankheiten einschließlich grippaler Infekte bevorzugt im Winterhalbjahr entstehen, wenn die Vitamin-D-Serumspiegel niedriger sind. Die harmonisierende Wirkung des D-Hormons auf das Immunsystem kann erklären, warum Autoimmunkrankheiten wie u.a. Diabetes mellitus Typ 1, rheumatoide Arthritis oder Multiple Sklerose bei niedrigen Hormonspiegeln deutlich häufiger zu beobachten sind. Interessant ist in diesem Zusammenhang die Wirkung auf den Serumspiegel an verschiedenen Zytokinen, indem beispielsweise die Spiegel der entzündungsfördernden TNF-α und Il-6 gesenkt, derjenige von Il-10 dagegen erhöht wird.
- Hinsichtlich des **Bewegungsapparats** erschöpft sich die Wirkung nicht im Knochenaufbau. Auch die **Muskulatur** wird gekräftigt. Umgekehrt ist eines der Symptome eines Vitamin-D-Mangels eine muskuläre Schwäche. Möglicherweise ist daran der bereits bei Serumspiegeln unterhalb 30 ng/ml 25(OH)D reaktiv erhöhte Parathormon-Serumspiegel mitbeteiligt, weil PTH durch eine Ausschwemmung von Phosphat über die Niere einen peripheren Phosphatmangel erzeugt. Dieser Mangel führt u.a. in der Muskulatur zu einem Mangel an ATP und damit auch an Muskelkraft. Die **Sturzgefahr** älterer Menschen, verbunden mit **Frakturen** u.a. am Schenkelhals, ist sowohl eine Folge der muskulären Insuffizienz als auch der osteoporotischen Knochenstruktur. Der meist sehr ausgeprägte Vitamin-D-Mangel der Senioren, nochmals verstärkt bei Bewohnern von Alten- und Pfle-

geheimen, bietet diesbezüglich einen wichtigen Therapieansatz. In Abhängigkeit vom Serumspiegel des 25(OH)D sollte in diesen Fällen zunächst sehr hoch dosiert werden, z.B. mit 50.000 Einheiten D_3 1-mal/Woche, bis sich die Serumspiegel in physiologischen Bereichen zumindest oberhalb von 20, möglichst jedoch von 30 ng/ml befinden.

- Interessant ist neben der Wirkung auf die Keratinozyten der Haut auch diejenige auf die Zellen der **Haarwurzel**. Bei einem ausgeprägten D-Mangel entsteht eine Alopezie. Daraus kann abgeleitet werden, dass man bei einem diffusen Haarausfall, der weder durch Eisen- oder Zinkmangel noch durch sonstige fassbaren Pathologika verursacht wird, den Serumspiegel des 25(OH)D bestimmen sollte. Inzwischen belegen zahlreiche Studien einen signifikanten prophylaktischen **Schutz vor Brust-, Darm- und Prostatakrebs** durch das Vitamin. Dies gilt zumindest für Serumspiegel oberhalb 40 ng/ml 25(OH)D, wie sie von den Vitamin-D-Forschern ohnehin übereinstimmend gefordert werden. Die Karzinomzellen verfügen über den VDR und werden durch Calcitriol bzw. 25(OH)D am Wachstum gehindert. Diese protektive Wirkung kann selbst bei bereits bestehenden Karzinomen zur Lebensverlängerung bzw. Unterstützung der Chemotherapie genutzt werden.
- Eine **kardiale Insuffizienz** kann entsprechend jeder muskulären Schwäche durch einen Vitamin-D-Mangel hervorgerufen oder begünstigt werden. Zusätzlich scheint das Hormon über die VDR der Gefäße günstige Auswirkungen auf den **Blutdruck** zu besitzen. In Studien wurden allein durch Vitamin-D-Substitution systolischer und diastolischer Blutdruck in geringem Umfang gesenkt, arteriosklerotische Veränderungen positiv beeinflusst. Über die VDR der Renin produzierenden Zellen an den afferenten Nierenarteriolen scheint zusätzlich ein erhöhter Renin-Serumspiegel gesenkt zu werden.
- Auch die B-Zellen des **Pankreas** sowie die **Adipozyten** verfügen über eine Ausstattung mit VDR. Während Calcitriol über eine Stimulation der B-Zellen zumindest bei Bedarf den Insulin-Serumspiegel erhöht, sensibilisiert es gleichzeitig die peripheren Zellen, vermindert also deren Insulinresistenz. Gleichzeitig scheint in den Adipozyten des Bauchraums (viszerales Fett) die Synthese des sättigenden Hormons Leptin gesteigert zu werden. LDL-Cholesterin und Triglyzeride werden gesenkt, der Spiegel des HDL-Cholesterin nimmt zu. Dadurch sollte gerade auch beim **Typ-2-Diabetiker** auf einen ausreichenden Spiegel an 25(OH)D geachtet werden, obwohl selbstverständlich körperliche Aktivität und Gewichtsreduktion unverändert weit im Vordergrund stehen.
- VDR wurden auch zerebral nachgewiesen, z.B. in serotoninabhängigen Regionen. Calcitriol scheint demzufolge die Stimmungslage zu verbessern und **Depressionen** vorzubeugen. Es könnte aus diesem Zusammenhang heraus vermutet werden, dass gerade die Frühjahrsmüdigkeit, verbunden oft mit einem Stimmungstief, aus dem im Winterhalbjahr zunehmenden Vitamin-D-Mangel resultiert oder von ihm begünstigt wird. Die VDR des **Hippokampus** stellen möglicherweise die Verbindung zur prophylaktischen Wirkung ausreichender Calcidiol-Serumspiegel gegenüber **Demenzerkrankungen** her. Dagegen scheint eine bereits bestehende Alzheimer-Demenz nicht mehr deutlich beeinflusst zu werden.

Zusammenfassung

D-Hormon

Charakteristika

- Steroidhormon
- wird aus dem Vitamin D in Leber und Niere gebildet
  - Aufnahme des Vitamin D_3 = Cholecalciferol mit der Nahrung oder Entstehung in der Haut (bei UV-B-Einstrahlung)
  - Umwandlung in Calcidiol = 25-Hydroxy-Cholecalciferol = 25(OH)D in der Leber
  - Umwandlung in Calcitriol = 1,25-Dihydroxy-Cholecalciferol = D-Hormon in der Niere und zusätzlich lokal in zahlreichen weiteren Geweben

Wesentliche Wirkung

- gewährleistet einen ausreichenden Calcium- (und Phosphat-)-Serumspiegel
- Angriffspunkte: Darm, Niere, Knochen
- zahlreiche weitere Wirkungen an unterschiedlichen Geweben (ohne Prüfungsrelevanz)

7.2.4 Parathormon (PTH, Parathyrin)

PTH ist ein Peptidhormon und besteht aus einer Kette mit 84 Aminosäuren. Der adäquate Reiz für die Sekretion des PTH aus der Nebenschilddrüse ist ein **erniedrigter Calcium-Serumspiegel**. Es reagiert dabei nicht auf die Konzentration des Gesamtcalciums, sondern nur auf dessen freien, nicht an Plasmaeiweiße gebundenen Anteil (➤ Abb. 7.5). Abgebaut wird PTH in Leber und Niere. Die Halbwertszeit liegt lediglich bei 2–5 min, sodass Änderungen des Serumcalciums sehr fein einreguliert werden können. Andererseits dauert es aber doch mindestens 30 min, bis erniedrigte Calciumspiegel durch die Wirkung des PTH auf den Knochen ausgeglichen sind.

Hormonwirkungen

Calcium

PTH erhöht wie Calcitriol den Calcium-Serumspiegel. Während Calcitriol dies über eine umfassende Wirkung an Knochen, Niere und Darm erreicht, wirkt PTH zum einen ebenfalls über eine **Calciumrückresorption** an der Niere, zum anderen aber vor allem am Knochen, indem es hier über eine **Stimulierung der Osteoklasten** die Calciumphosphatkristalle (Apatitkristalle) auflöst und Calcium und Phosphat ins Blut bringt. Über dieselben Mechanismen an Knochen und Niere steigt auch der Magnesium-Serumspiegel. Interessant ist, dass PTH die fertigen Osteoklasten gar nicht beeinflusst, sondern zum einen deren Bildung aus den Vorstufen ankurbelt, und zum anderen über seine Rezeptoren an den Osteoblasten eine Verschiebung des Gleichgewichts zwischen Auf- und Abbau zugunsten des Abbaus bewirkt. Es veranlasst die Osteoblasten zur Sekretion von Interleukinen wie beispielsweise IL-6, welche nun ihrerseits die Osteoklasten zur vermehrten Tätigkeit stimulieren.

PTH fördert außerdem die **Bildung des D-Hormons** in der Niere, also die Hydroxylierung von Calcidiol zum Calcitriol, wodurch

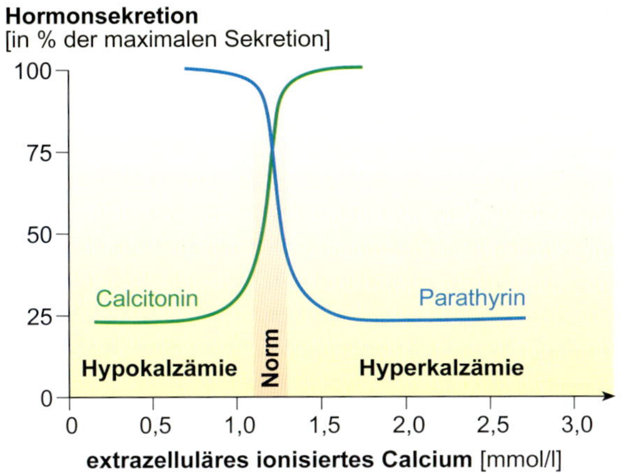

Abb. 7.5 Regulation des Calciumspiegels. [L123]

es seine eigene Wirkung an der Niere potenziert. Zusätzlich erfolgt über das vermehrt gebildete D-Hormon eine gesteigerte Calciumresorption aus dem Darm, an dem PTH selbst keine Wirkung zeigt. Die beiden Hormone ergänzen sich.

Calcitriol und 25(OH)D hemmen bei ausreichenden Serumspiegeln (25-OH-D > 30 ng/ml) die Sekretion des PTH aus der Nebenschilddrüse. Im Umkehrschluss kommt es bei einem Mangel an Vitamin D zu einem chronisch erhöhten PTH-Serumspiegel – mit ungünstigen Auswirkungen auf die Knochenstruktur und die Phosphatspiegel sowie u.a. auch auf die Gefäße.

Ein ständig erhöhter Serumspiegel an PTH führt zur Demineralisierung des Knochens. Inzwischen hat man allerdings beobachtet, dass wiederholte **kurzfristige Erhöhungen** über lediglich 1–2 Stunden, z.B. durch pharmakologische Substitutionen, den **umgekehrten Effekt** erzeugen und zur Stabilisierung des Knochens führen, wenn sie als Monotherapie oder in Kombination mit Östrogenen und/oder Vitamin D erfolgen. Dies wird neuerdings als Alternative zur Behandlung der Osteoporose genutzt. Als Grund für diese erstaunliche Wirkungsweise wird angenommen, dass PTH die Osteoblasten zunächst isoliert aktiviert, bevor sozusagen in einem zweiten Schritt über die sezernierten Interleukine die Tätigkeit der Osteoklasten überwiegt.

MERKE

Die wesentliche Funktion des PTH besteht im Ausgleich eines abgefallenen Calcium-Serumspiegels. Daraus kann abgeleitet werden, dass das Hormon bei einem physiologischen Calciumspiegel sozusagen überflüssig ist. Dementsprechend stellen D-Hormon, 25(OH)D und die Hyperkalzämie die stärksten Hemmstoffe der PTH-Sekretion aus der Nebenschilddrüse dar.

Man kann sich die Zusammenarbeit und das gemeinsame Ziel der beiden Hormone so vorstellen, dass PTH grundsätzlich so lange, wie die 25(OH)D-Serumspiegel und die Calciumzufuhr über die Nahrung physiologisch ausgeglichen sind, keine Funktion besitzt. Sobald jedoch ein Mangel an Calcitriol und/oder Nahrungscalcium auftreten, stimuliert und unterstützt PTH die D-Hormon-Bildung und -Wirkung, bis der Mangel behoben ist. Damit ist PTH evolutionär lediglich ein „Reservehormon" für Zeiten des Nahrungsmangels und die letzten Wochen eines langen Winters.

Phosphat

Phosphat wird durch die PTH-Wirkung am Knochen mit dem Auflösen der Apatitkristalle verstärkt ins Blut ausgeschwemmt. Der Serumspiegel steigt hierdurch aber nicht, weil die Hormonwirkung an der Niere hinsichtlich Phosphat in einer vermehrten Ausscheidung besteht. Bei ständig erhöhten PTH-Serumspiegeln entwickelt sich sogar in der Regel durch diesen Effekt eine Hypophosphatämie, begünstigt durch die ebenfalls reaktiv erhöhten Calcitonin-Spiegel.

Zusammenfassung

Parathormon

Charakteristika

- Peptidhormon
- Produktion in der Nebenschilddrüse
- kurze Halbwertszeit
- Abbau in Leber und Niere
  - Hypokalzämie als wichtigster Stimulus der Sekretion
  - Sekretionshemmung durch Hyperkalzämie und die Vitamin D-Metaboliten
- Gegenspieler des Calcitonins
- synergistische Effekte mit Calcitriol

Wesentliche Wirkung

- gewährleistet einen ausreichenden Calcium- (und Phosphat-) Serumspiegel
- Angriffspunkte: Knochen und Niere (Aktivierung des D-Hormons, Calciumrückresorption, Phosphatausscheidung)

7.2.5 Calcitonin

Calcitonin (= Thyreocalcitonin) ist der Gegenspieler des PTH, was dessen Wirkung auf Knochen, Niere und Serum angeht. Seine Sekretion erfolgt parallel zum Calcium-Serumspiegel. Eine Hyperkalzämie führt zur Sekretionssteigerung, ein Abfallen des Calciumspiegels zur verminderten Sekretion. Die Halbwertszeit liegt, dem PTH entsprechend, ebenfalls bei wenigen Minuten.

Hormonwirkungen

Calcitonin lagert Calcium vermehrt in den Knochen ein, indem es analog zur PTH-Wirkung die Osteoblasten nicht direkt, sondern über eine Hemmung der Osteoklasten stimuliert bzw. das Gleichgewicht des Knochenumsatzes zugunsten des **Knochenaufbaus** verschiebt. An der Niere stimuliert das Hormon die **Calciumausscheidung**. Auch Phosphat wird durch Calcitonin vermehrt ausgeschieden (➤ Abb. 7.6). Unter dem Strich senkt Calcitonin durch seine gleichgerichteten Wirkungen an Knochen und Niere sehr schnell und effektiv den Serum-Calciumspiegel.

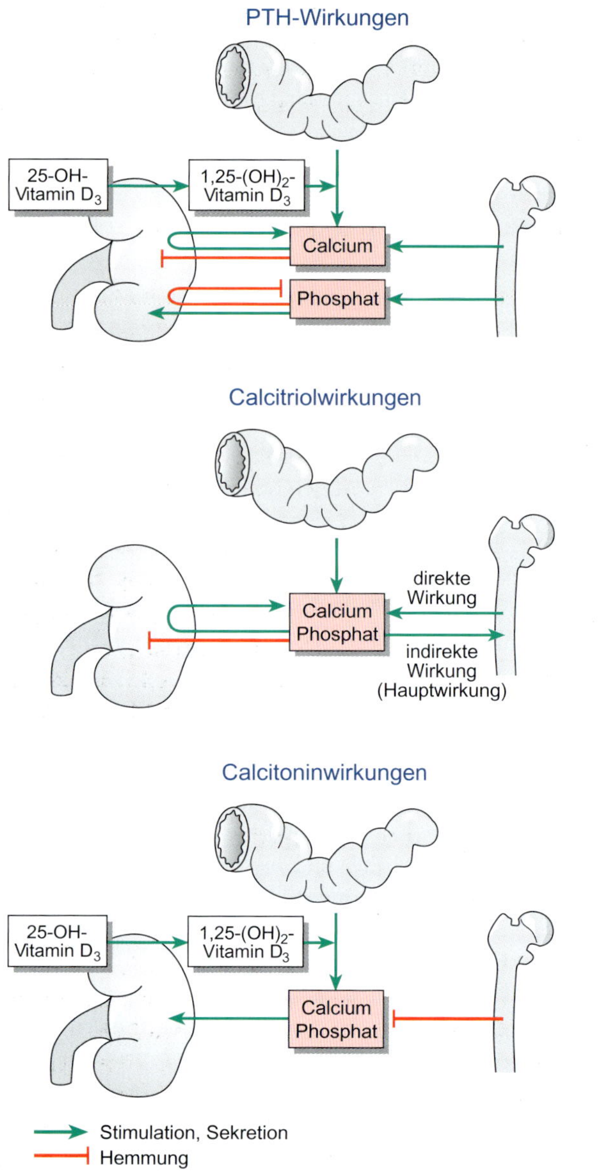

Abb. 7.6 Wirkungen von Parathormon (Parathyrin), D-Hormon (Calcitriol) und Calcitonin. [L123]

MERKE

Sowohl Parathormon als auch Calcitonin senken über ihre Wirkung an der Niere den peripheren Phosphatspiegel. Dies kann bei einem ausgeprägten Mangel an Vitamin D, dem einzigen diesbezüglichen Gegenspieler (vermehrte Resorption aus der Nahrung), eine kritische Hypophosphatämie erzeugen.

PATHOLOGIE

Einer Osteomalazie („Knochenerweichung", ➤ 7.3.1) und einer Osteoporose wirkt Calcitonin durch Hemmung der Osteoklasten entgegen. Diese beiden Erkrankungen werden auch vom D-Hormon positiv beeinflusst. Sobald dieses nämlich durch seine Wirkung an Darm und Niere vermehrt Calcium im Serum bereitgestellt hat, wird dasselbe durch die nun erhöhte Calcitoninsekretion in den Knochen eingelagert. Die eigentliche Wirkung des D-Hormons auf den Knochen wird durch die erhöhten Serumspiegel an Calcium und Calcitonin überspielt.

Zusammenfassung

Calcitonin

Charakteristika
- Peptidhormon
- kurze Halbwertszeit
- Gegenspieler des Parathormons
- Abbau in Leber und Niere

Wesentliche Wirkung
- senkt den Calcium- und Phosphat-Serumspiegel
- Angriffspunkte: Niere, Knochen

7.3 Krankheitsbilder

7.3.1 Osteomalazie, Rachitis

Die Entkalkung des Knochens („Knochenerweichung") heißt beim Erwachsenen Osteomalazie und beim Kleinkind Rachitis. Ursache ist in beiden Fällen ein **Mangel an Vitamin D** und damit auch an Calcitriol, seiner wirksamen Form. Der Calcitriol-Mangel führt über eine unzureichende Resorption von Calcium aus der Nahrung zur **Hypokalzämie**. Diese wiederum bewirkt eine Dauerstimulation der Nebenschilddrüse. Das ständig **erhöhte Parathormon** führt schließlich zur Entkalkung des Knochens.

Diese Entkalkung hat trotz Stimulation der Osteoklasten nicht automatisch einen Abbau der Knochengrundsubstanz mit ihren kollagenen Fibrillen zur Folge, weil dies durch die üblichen körperlichen Aktivitäten und die Wirkung der Sexualhormone verhindert wird. Die Osteomalazie hat deshalb mit einer Osteoporose nichts zu tun: Bei der Osteomalazie ist der Knochen durch den Mangel an Apatitkristallen weicher als üblich, in seinen weiteren Anteilen jedoch vollkommen unverändert. Bei der Osteoporose kommt es dagegen zum Abbau der gesamten Knochenstruktur.

Osteomalazie, Rachitis und Osteoporose werden im ➤ Fach Bewegungsapparat besprochen.

7.3.2 Tetanie

Krankheitsentstehung

Eine „echte" Hypokalzämie **oder** eine Verminderung des freien Calciumanteils im Blutplasma (scheinbare Hypokalzämie), z.B. bei einer Alkalose (➤ 7.2.1), führt zu einer **Übererregbarkeit** an Nerven und Muskeln. Calcium nimmt selbst am Aktionspotenzial der Skelettmuskeln nicht teil. Am Herzen und vor allem an der glatten Muskulatur ist es dagegen maßgeblich beteiligt, doch würde man hier eher bei einer Hyperkalzämie verstärkte Kontraktionen erwarten. Dies gilt auch für die Nervenendigungen, bei denen das einströmende Calcium für die Freisetzung der Neurotransmitter an der Synapse erforderlich ist. Es scheint bzw. wird auf diese Weise definiert, dass eine Verminderung der Anzahl an Calciumionen an erregbaren Membranen die Zellwand insgesamt, zumindest aber die Natriumkanäle sensibler und labiler macht, sodass Aktionspotenziale auch ohne adäquate Stimulation dieser Membranen „von selbst" ausgelöst werden können. Dieser Erklärungsversuch der zu beobachtenden Folgen ist allerdings bereits deshalb in Zweifel zu ziehen, weil Calcium als essenzieller Bestandteil der Natriumkanäle deren Funktion erst ermöglicht, sodass bei einem Mangel eher eine unzureichende Öffnung und Durchlässigkeit für Natriumionen entstehen sollte.

Symptomatik

Das Ergebnis der Hypokalzämie (und Hypomagnesiämie) besteht in rezidivierenden Aktionspotenzialen am gesamten Nervensystem, an der glatten und quergestreiften Muskulatur sowie evtl. sogar am Herzen. Es kommt zu willentlich nicht beeinflussbaren **Muskelzuckungen** und **Spasmen**, tonischen Muskelkrämpfen, die an der Hand (und am Fuß) in der bekannten Pfötchenstellung münden (**Karpopedalspasmen** – von Carpus = Handwurzel und Pes = Fuß), zu Spasmen an **Gallenblase** oder **Bronchien**, zu **Parästhesien** und evtl. auch zur zerebralen Beteiligung bis hin zu **epileptiformen Krämpfen**. Als Frühsymptom werden Wadenkrämpfe beobachtet.

Therapie

Bei einer echten Hypokalzämie wird im Akutfall (langsam!) intravenös Calcium gegeben (bei **digitalisierten** Patienten **kontraindiziert**!). Bei einer respiratorischen Alkalose durch Hyperventilation als Ursache der Tetanie sollte dagegen kein Calcium gegeben werden. Hier besteht die Therapie aus dem Versuch, den Patienten zu beruhigen bzw., wenn dies misslingt, in der Rückatmung in einen Plastikbeutel (Aufhebung der Alkalose durch Wiederaufnahme des ausgeatmeten CO_2).

HINWEIS DES AUTORS

Ungleich wichtiger als die Hypokalzämie ist wohl die gleichsinnige, dem Calciumspiegel folgende **Absenkung des Magnesiumspiegels** mit der hieraus resultierenden Labilität der motorischen Endplatten sowie der zerebralen Synapsen (➤ 11.5). Diese Strukturen sind für ihre Funktion, vor allem für die Stabilität der präsynaptischen Vesikel auf ausreichende Mengen an Magnesiumionen angewiesen und werden übererregbar, wenn die Spiegel abfallen. Gerade die möglichen Spasmen an der glatten Muskulatur von Bronchien und Gallenblase zeigen, dass die Destabilisierung der Natriumkanäle durch die Hypokalzämie nicht als wesentliche Ursache gelten kann, weil hier die schnellen Natriumkanäle nahezu vollständig fehlen! Die angeblichen Symptome der Hypokalzämie sind also **Symptome der Hypomagnesiämie**.

7.3.3 Hyperparathyroidismus

Eine Überfunktion der Epithelkörperchen kann primär oder sekundär entstehen. Primär bedeutet, dass die Ursache in der Nebenschilddrüse zu suchen ist. Den sekundären Formen liegt eine vermehrte Stimulation der Nebenschilddrüse zugrunde. In Bezug auf die Auswirkungen zeigt sich das wesentliche Unterscheidungsmerkmal im Calcium-Serumspiegel: Die primäre Überfunktion der Nebenschilddrüse führt zur Hyperkalzämie. Dagegen entsteht die sekundäre Form reaktiv gerade aus einem Mangel an Serumcalcium.

Sekundärer Hyperparathyroidismus

Der sekundäre Hyperparathyroidismus entsteht üblicherweise bei einem Mangel an Vitamin D bzw. Calcitriol und führt dadurch in ausgeprägten Fällen zu **Rachitis** (Säugling, Kleinkind) oder **Osteomalazie**. Eine Niereninsuffizienz verursacht über denselben Mechanismus erhöhte PTH-Spiegel: In diesen Fällen kann das Cholecalciferol in der Leber noch hydroxyliert werden. Die Bildung des Calcitriols in der funktionslosen Niere ist jedoch nicht mehr möglich, sodass wiederum über die eintretende Hypokalzämie ein Hyperparathyroidismus, nun aber mit Hyperphosphatämie entsteht, weil die Niere das aus dem Knochen freigesetzte Phosphat nicht mehr auszuscheiden vermag. Diese sekundären Formen sind also in Bezug auf die Calciumspiegel durchaus physiologisch und sinnvoll. Sie führen über die auf Dauer stimulierte PTH-Sekretion zu einer **Hyperplasie der Nebenschilddrüsen**, die in Ultraschall, CT oder MRT nachgewiesen werden kann.

Primärer Hyperparathyroidismus

Krankheitsentstehung

Die primäre Form wird in den meisten Fällen durch ein **Adenom** der Nebenschilddrüse verursacht, sehr selten einmal durch ein hormonproduzierendes Karzinom. Der Hyperkalzämie wird bei den primären Formen durch das reaktiv erhöhte Calcitonin entgegengewirkt, sodass die Calcium-Serumspiegel zwar erhöht sind, aber nicht vollständig entgleisen. Die **Hyperkalzämie** wird gewöhnlich wegen der an der Niere gleichgerichteten Wirkung von PTH und Calcitonin von einer **Hypophosphatämie** begleitet.

Symptomatik der primären Form

Während der sekundäre Hyperparathyroidismus lediglich den evolutionär vorgesehenen, also durchaus physiologischen Ausgleich eines vorübergehenden Mangels an Vitamin D und/oder Calcium darstellt und deshalb beim Erwachsenen über Jahre (abgesehen von einer sehr langsam zurückgehenden Knochenfestigkeit) keine Auswirkungen zeigt, entstehen aus einer pathologischen PTH-Mehrproduktion zumindest fakultativ auch pathologische Symptome.

In der Folge der Hyperkalzämie mit Erhöhung des Calcitonin-Serumspiegels entstehen **Nierensteine** (meist als Calciumphosphat), daneben auch Calciumsteine im Pankreas. Die **Pankreassteine** können eine Pankreatitis auslösen. Am Magen-Darm-Trakt führt die Hyperkalzämie (und Hypermagnesiämie!) zu **Ulzera** in Magen und Duodenum (calciumvermittelte Gastrinwirkung), **Obstipation** und Appetitlosigkeit (Magnesium). An Muskulatur und

Nervensystem entstehen **Kraftlosigkeit**, **Adynamie** und depressive Verstimmungen (Mangel an 25-OH-D und Magnesium), am Herzen eine **Tachykardie** (verstärkte Calcium-Leckströme am Sinusknoten), am Knochen die **Osteodystrophia fibrosa generalisata** (Recklinghausen-Krankheit) mit regellosem Knochenumbau, Zysten und Spontanfrakturen, an der Niere neben der Steinbildung eine **Polyurie** (osmotische Diurese durch die ausgeschiedenen Calcium- und Phosphationen).

Sehr häufig aber, bei mehr als 50% der Patienten, verursachen Hyperkalzämien im Gegensatz zur Hypokalzämie lange Jahre **keine Symptome** und werden erst an ihren Folgen, z.B. Nierensteinen, chronisch rezidivierenden Magenulzera oder Pankreatitis erkannt.

EXKURS

Der erhöhte PTH-Spiegel führt zur Hyperkalzämie, die ihrerseits erhöhte Calcitonin-Spiegel erzeugt. Dies bedeutet, dass beide Hormone am Knochen miteinander wetteifern, wobei einmal mehr die PTH-Wirkung, und an anderen Lokalisationen mehr die Calcitonin-Wirkung zum Tragen kommt. Aus diesem Grund entstehen neben Bereichen mit vermehrtem Abbau bis hin zur Zystenbildung auch Knochenanteile mit Verdichtung, Fibrosierung und Knochenneubildung. Die Osteodystrophia fibrosa generalisata (cystica) hat deswegen mit einer Osteoporose nicht das Geringste zu tun.

HINWEIS PRÜFUNG

Im Hinblick auf die Heilpraktikerprüfung sollte man sich trotzdem merken, dass der Hyperparathyroidismus zur Osteoporose führen kann.

Ursachen einer Hyperkalzämie

Der primäre Hyperparathyroidismus gilt als **Hauptursache** einer Hyperkalzämie, doch existieren zahlreiche weitere Möglichkeiten. **Tumoren** stellen die zweithäufigste Ursache dar, wobei hierbei mehrere Alternativen bestehen. Zum Beispiel kann es sich um Tumoren oder Tumormetastasen handeln, die bei der Infiltration und Destruktion des Knochens große Mengen Calcium und Phosphat freisetzen. Dies gilt prinzipiell für sämtliche Knochenmetastasen, aber auch für primär Knochen und/oder Knochenmark betreffende maligne Erkrankungen wie Plasmozytom, Leukämien und Lymphome. Einzelne Karzinome produzieren hormonell aktive Substanzen, u.a. auch mit Wirkung auf den Knochen. Das bekannteste Beispiel für derartige paraneoplastische Syndrome, die durchaus der eigentlichen Tumordiagnose vorausgehen können, ist das Bronchialkarzinom.

Es sind eine ganze Reihe von angeborenen **chromosomalen Defekten** bekannt, von denen z.B. die Calciumausscheidung über die Niere betroffen sein kann. Sehr viel häufiger ist die Nebenschilddrüse selbst davon betroffen, indem die Gendefekte die Entstehung von Adenomen oder Karzinomen begünstigen.

Einzelne **Medikamente** wie das früher häufig bei psychiatrischen Erkrankungen eingesetzte Lithium verursachen mit einer gewissen Regelmäßigkeit erhöhte Calciumspiegel. Lithium wirkt offensichtlich direkt durch eine Blockade der Calcium-Rezeptoren der Nebenschilddrüse. Vitamin-D-Präparate führen erst bei extremer Überdosierung zur Hyperkalzämie, weil die Synthese von Calcitriol in der Niere unabhängig von überhöhten Serumspiegeln an 25(OH)D ist. Indem der Vitamin-D-Rezeptor (VDR) der peripheren Gewebe nur minimal auf 25(OH)D reagiert, muss die regelmäßige Zufuhr von Vitamin D mindestens 50.000 Einheiten/Tag (> 1,2 mg) betragen, mit erzeugten Serumspiegeln an 25(OH)D oberhalb 150 ng/ml, um eine Hyperkalzämie zu erzeugen. Lediglich bei systemischen granulomatösen Erkrankungen wie v.a. Tuberkulose oder Sarkoidose kann es bereits bei niedrigeren Serumspiegeln zu erheblichen Hyperkalzämien kommen, weil die Makrophagen der Granulome aus dem 25(OH)D des Serums mittels eigener 1α-Hydroxylase Calcitriol herstellen und teilweise ans Serum abgeben.

Eine anhaltende **Immobilisierung** (Bettlägerigkeit) kann einen derart umfangreichen Knochenabbau bewirken, dass der Serum-Calciumspiegel ansteigt. Dies gilt aufgrund des erhöhten Knochenumsatzes auch für die **Hyperthyreose**.

Zusammengefasst, unter Einbeziehung seltenerer Zusammenhänge, findet man folgende **Ursachen** einer **Hyperkalzämie**:

- Adenom oder Karzinom der Nebenschilddrüse, teilweise durch familiäre Gendefekte getriggert
- maligne Erkrankungen von Knochen oder Knochenmark (z.B. Plasmozytom)
- knöcherne Metastasen peripherer Karzinome (z.B. Mamma-, Prostata- oder Bronchialkarzinom)
- Medikamente wie Lithium oder manche Diuretika (Thiazide)
- Vitamin-D-Intoxikation durch wiederholte Extremdosen
- relativ erhöhte Vitamin-D-Zufuhr bei granulomatösen Erkrankungen (z.B. Sarkoidose)
- Vitamin-A-Intoxikation (Wirkung auf den Knochen)
- Immobilisierung (Knochenabbau)
- Hyperthyreose (gesteigerter Knochenumsatz)
- Milch-Alkali-Syndrom (exzessive Zufuhr von Milch oder calciumhaltigen Antazida bei bestehender Niereninsuffizienz)
- idiopathisch (manchmal bei Kindern)

Hyperkalzämische Krise

Die sog. hyperkalzämische Krise entsteht bei weiterem Anstieg des Serumcalciums z.B. durch Flüssigkeitsmangel, wenn die Polyurie zu keiner angepassten Flüssigkeitszufuhr führt. Die zerebralen Folgen der Kombination aus Hypovolämie und Hyperkalzämie können dann ein **Koma** verursachen, die Nierenschädigung eine akute **Niereninsuffizienz**. Manchmal kommt es zum **Herzstillstand**, weil die in der Plateauphase verstärkt einströmenden Calciumionen nicht mehr vollständig hinausgepumpt werden können. Teilweise findet man Schädigungen der Mitochondrien, die das zusätzliche intrazelluläre Calcium speichern.

Zusammenfassung

Hyperparathyroidismus

Primär oder sekundär erhöhte PTH-Serumspiegel

Ursache

- primärer Hyperparathyroidismus: Adenom oder Karzinom der Nebenschilddrüse

- sekundärer Hyperparathyroidismus: Vitamin-D-Mangel, Calciummangel, Niereninsuffizienz (→ Mangel an D-Hormon)

Symptome

- primärer Hyperparathyroidismus:
  - Hyperkalzämie
  - Nierensteine, Pankreatitis
  - osmotische Diurese
  - Tachykardie
  - Magenulzera, Obstipation
  - Morbus Recklinghausen des Knochens
  - psychische und muskuläre Adynamie
- sekundärer Hyperparathyroidismus: Rachitis (Säugling, Kleinkind), Osteomalazie nach langem Bestand

Diagnostik

- primärer Hyperparathyroidismus: PTH erhöht, Calcium erhöht, apparativer Adenomnachweis (meist nur in einem Epithelkörperchen)
- sekundärer Hyperparathyroidismus: PTH erhöht, Calcium normal oder erniedrigt, reaktive, gleichmäßige Hyperplasie der Nebenschilddrüsen

7.3.4 Hypoparathyroidismus

Krankheitsentstehung

Die häufigste Ursache eines erniedrigten PTH-Serumspiegels mit resultierender **Hypokalzämie** war in früheren Zeiten die versehentliche Teilentfernung der Nebenschilddrüsen und besteht heute in ihrer Durchblutungsminderung – in beiden Fällen anlässlich einer **Strumektomie** (die Nebenschilddrüse wird aus den Gefäßen der Schilddrüse versorgt!). Die Funktion ist hierbei i.d.R. durch die Neubildung von Gefäßen nur vorübergehend gestört. Seltene Ursachen sind **Entzündungen** der Epithelkörperchen oder einwachsende **Tumoren** beispielsweise aus der Schilddrüse. Eine angeborene **Aplasie** der Nebenschilddrüse im Verein mit einer Thymusaplasie wird als DiGeorge-Syndrom bezeichnet.

Ursachen

- Ursachen einer tatsächlichen oder scheinbaren **Hypokalzämie:** Mangel an PTH (Hypoparathyroidismus)
  - nach Thyroidektomie (vollständige Entfernung der Schilddrüse)
  - vorübergehend wegen Ischämie nach Strumektomie (Teilentfernung der Schilddrüse)
  - entzündlich, einwachsende Tumoren
  - angeborene Aplasie
- Mangel an D-Hormon
  - Vitamin-D-Mangel
  - Niereninsuffizienz
  - Leberinsuffizienz (Zirrhose)
- lang anhaltender Calciummangel (mit Entleerung der Knochenspeicher)
- jede metabolische oder respiratorische Alkalose
  - Hyperventilation
  - anhaltendes Erbrechen (Verlust von Säure → Alkalose)
  - ausgeprägte Hypokaliämie (→ reaktive Alkalose)
  - Hyperaldosteronismus (→ Hypokaliämie → Alkalose)
  - übermäßige Basenzufuhr (Therapie der „Übersäuerung" bei einem „Therapeuten")

Symptomatik

Das wesentliche Symptom des Hypoparathyroidismus bzw. jeder primären oder sekundären Hypokalzämie bzw. scheinbaren Hypokalzämie (Alkalose) ist die oben besprochene **Tetanie.** Als Frühsymptom erscheinen **Parästhesien** an den Extremitäten oder im Gesicht.

Therapie

Therapeutisch wird mit Vitamin D oder Calcitriol (+ Calcium) substituiert.

Zusammenfassung

Hypoparathyroidismus

Niedriges PTH und in der Folge Hypokalzämie

Ursache

- meist Entfernung oder vorübergehende Ischämie der Nebenschilddrüsen bei Strumektomie

Symptome

- Tetanie, Parästhesien

Therapie

- Substitution mit D-Hormon und Calcium

KAPITEL

8 Fettstoffwechsel

Digestion und Absorption der Nahrungsfette aus dem Darmlumen nebst der essenziellen Rolle der Gallensäuren werden im ➤ Fach Verdauungssystem genauer besprochen. Das wesentliche Thema dieses Abschnitts sind die Transportvorgänge mit der Nahrung zugeführter (= exogener) und im Stoffwechsel entstandener (= endogener) Fette zwischen den einzelnen Organen des Körpers sowie ihre Störungsmöglichkeiten.

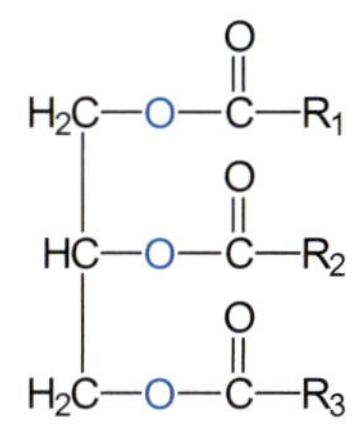

Abb. 8.1 Triglycerid (R_1–R_3 = Fettsäuren mit jeweils ca. 18 C-Atomen). [L253]

8.1 Exogene Lipide

Die **Nahrungsfette** bestehen zu rund 90% aus Triglyceriden (➤ Abb. 8.1) und nur zu 10% aus Cholesterin und seinen Estern, aus Phospho- (➤ Abb. 8.2) und Sphingolipiden und fettlöslichen Vitaminen. Der Anteil der in der Nahrung enthaltenen Fette schwankt in einem sehr weiten Bereich (80–160 g/Tag). Das wesentliche Problem ihrer Verdauung und Resorption besteht in der weitgehend fehlenden Wasserlöslichkeit.

8.1.1 Resorption der Nahrungsfette

Die **Fettspaltung** beginnt im Magen. Hier liegen durch die emulgierende Wirkung von Corpus und Antrum kleine Fetttröpfchen vor, die durch die verschluckte Lipase der Ebner-Zungengrunddrüsen in freie Fettsäuren und Glycerin zerlegt werden. Auch aus den Magendrüsen wird eine Lipase (Triacylglycerollipase) sezerniert. Die **wesentliche Fettverdauung** findet dann im oberen Dünndarm (Duodenum und Jejunum), bei vermehrtem Anfall auch noch im Ileum durch verschiedene Lipasen des Pankreas statt. Die Gallen-

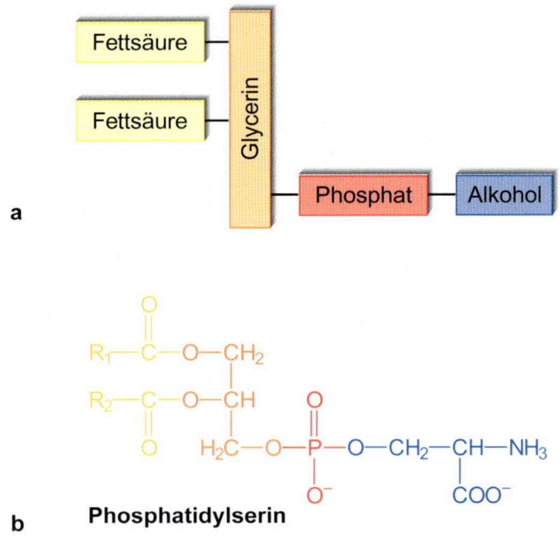

Abb. 8.2 Phospholipide. **a** Prinzipieller Aufbau. **b** Phosphatidylserin. [L253]

säuren halten dabei die einzelnen Fettmoleküle in mizellärer Lösung und erleichtern den Lipasen ihre spaltende Funktion.

Während die Fettspaltung in Glycerin, Monoglyceride, Cholesterol und freie Fettsäuren auch ohne Gallensäuren möglich ist, sind dieselben für die **Resorption in die Enterozyten** unerlässlich: Im ersten Schritt lagern sich die Mizellen den Dünndarmzotten an. Ihre nachfolgende Öffnung ermöglicht den enthaltenen Phospholipiden, Monoglyceriden, Fettsäuren, fettlöslichen Vitaminen und Cholesterinen den direkten Kontakt zu den Saumzellen und die Aufnahme in deren Zellmembran („Fett löst sich in Fett"). Die Gallensäuren verbleiben im Darmlumen und können mit weiteren Nahrungsfetten erneut Mizellen bilden bzw. im Ileum ihren enterohepatischen Kreislauf fortsetzen. In den letzten Jahren wurden allerdings auch spezifische Transporter für die einzelnen Fettbestandteile identifiziert, welche die Moleküle gezielt durch die Membran der Mukosazellen hindurchtransportieren können, u.a. für Cholesterin und freie Fettsäuren. Es scheint sich also bei der Absorption der Nahrungsfette um eine Kombination aus passiven und aktiv gesteuerten Transportvorgängen zu handeln.

Die gespaltenen Fette werden in den Saumzellen wieder zu Triglyceriden, Phospholipiden und Cholesterinestern aufgebaut und anschließend an sog. **Apoproteine** angelagert. Selbst Retinol (Vitamin A) wird für seinen nachfolgenden Transport zunächst mit einer Fettsäure verestert. Es entstehen relativ große Aggregate (bis zu 1 µm und darüber hinaus = Bakteriengröße!), die sog. **Chylomikronen** („Chylus-Tröpfchen"), in denen ganz ähnlich wie in den Mizellen die Nahrungsfette innen eingeschlossen sind, während die Umhüllung aus Apoproteinen – entsprechend den Gallensäuren – einerseits mit einem nach innen gerichteten lipophilen Anteil die enthaltenen Fette bindet, und andererseits mit einem nach außen gerichteten hydrophilen Anteil die Lösung in der umgebenden, wässrigen Phase vermittelt.

Die Chylomikronen werden im nächsten Schritt an die **Lymphe** der Dünndarmzotten weitergegeben, von wo aus sie über den Truncus intestinalis und die Cisterna chyli schließlich in den Ductus thoracicus und über den linken Venenwinkel ins Blut gelangen.

MERKE

Die Gallensalze (im Darmlumen) werden von den Apoproteinen (in Lymphe und Blut) ersetzt; aus den Mizellen werden Chylomikronen.

Die Nahrungsfette einschließlich der fettlöslichen Vitamine werden zu einem Großteil an der Leber vorbeigeschleust. Nur die kurz- und mittelkettigen Fettsäuren der Nahrung, also Fettsäuren mit höchstens 12 C-Atomen anstelle der üblichen 16–18, werden nicht wieder zu Triglyceriden aufgebaut und in die Lymphe ausgeschieden, sondern von den Saumzellen direkt ins Blut der Pfortader abgegeben. Dieser Fettanteil der Nahrung gelangt also, gebunden an Albumin, direkt und ohne Umwege zur Leber, sodass auch im Blut der Pfortader gewisse Mengen an Fett enthalten sind.

Kurz- und mittelkettige Fettsäuren finden sich in größerem Umfang z.B. im Milchfett. Sie unterliegen nicht den angesprochenen Gesetzmäßigkeiten, sondern werden überwiegend ohne Mithilfe der Gallensäuren resorbiert, teilweise sogar bereits aus der Magenschleimhaut. Dies bedeutet, dass sie selbst bei Fettresorptionsstörungen verwertet werden können. Der Zusammenhang gilt auch für die Muttermilch. Der evolutionäre Sinn ist darin zu sehen, dass diese Milchbestandteile dem Säugling zur schnellen Energiegewinnung dienen, ohne die Notwendigkeit ausreichender Mengen an Gallenflüssigkeit und lange „Umwege" über Lymphe und Fettgewebe.

8.1.2 Metabolisierung der Chylomikronen

Kapillarendothelien

Für die Chylomikronen, die im Anschluss an eine fetthaltige Nahrung über die Lymphe ins Blut gelangt sind, gibt es in den **Kapillarendothelien des Fettgewebes** und des **Skelett- und Herzmuskels** spezifische Rezeptoren, an denen sie haften bleiben. Die **Lipoproteinlipase**, ein Enzym an der dem Blutstrom zugewandten Oberfläche dieser Endothelien, spaltet die in den Chylomikronen enthaltenen Triglyceride in freie Fettsäuren, Monoglyceride und Glycerin. Gleichzeitig werden die Apoproteine ausgetauscht bzw. in ihrer Zusammensetzung verändert. Dieser Prozess ist erforderlich, damit sich die Partikel wieder von den kapillären Rezeptoren lösen können. Die **Fettsäuren** gelangen nach ihrer Abspaltung durch die Wand der Kapillaren hindurch und werden von den Geweben (Muskulatur bzw. Fettgewebe) aufgenommen (insulinstimuliert). Hier werden sie entweder wiederum zu Triglyceriden aufgebaut und in dieser Form gespeichert (Fettgewebe) oder durch oxidativen Abbau zu CO_2 und H_2O zur Energiegewinnung genutzt (Muskulatur). Daraus geht hervor, dass die Relation der Verteilung auf die beiden Gewebe vor allem abhängig ist von der körperlichen Aktivität in den Stunden nach der Nahrungsaufnahme („nach dem Essen sollst Du ruh'n oder 1.000 Schritte tun"; weitere Alternativen sind im Gebrauch).

Leber

Die Chylomikronen verlieren durch den Einfluss der Lipoproteinlipase den größten Teil der enthaltenen Triglyceride (s.a. ➤ Abb. 8.5).

oder zwar noch bindet, aber nicht mehr ausreichend in die Zelle eingeschleust wird (bei Heterozygoten). Folge des Defekts ist ein **Ansteigen des Serum-LDL** und damit auch des Gesamtcholesterins auf das 2–3-Fache bei Heterozygoten, und auf das 6–8-Fache, wenn beide Chromosomen defekt sind. Zusätzlich erhöht wird der Serumspiegel dadurch, dass auch die LDL-Rezeptoren der Leber betroffen sind, wodurch die negative Rückkopplung zwischen LDL-Serumspiegel und Neuproduktion in der Leber nicht mehr (bei Homozygoten) bzw. nur noch eingeschränkt vorhanden ist. Die homozygote Form ist allerdings selten (1 : 1 Mio.). In der Regel weisen heterozygote Patienten Cholesterin-Serumspiegel etwa **zwischen 300 und 600 mg/dl** auf, mit einem LDL-Cholesterin zwischen 200 und 400 mg/dl. Jeder 2. Angehörige zeigt eine entsprechende Erhöhung. Die Triglyceridspiegel sind mehrheitlich (= Typ IIa) nicht betroffen.

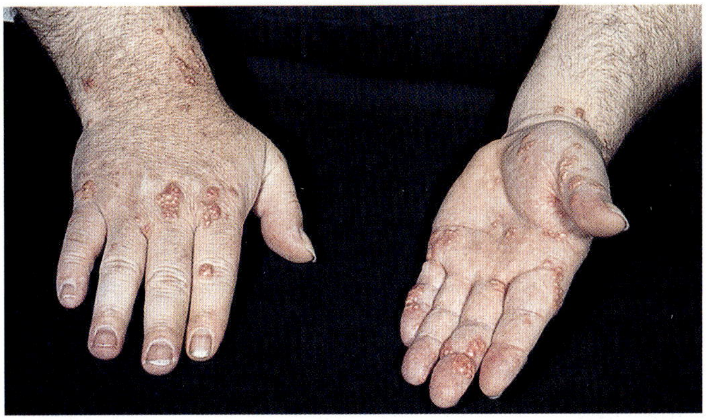

Abb. 8.7 Xanthome. [R246]

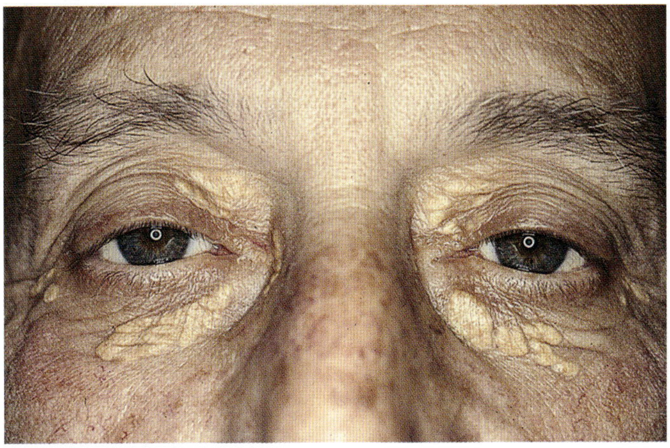

Abb. 8.8 Xanthelasmen. [R168]

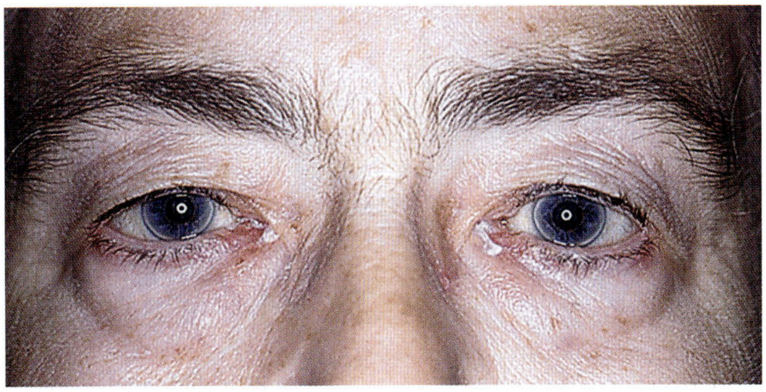

Abb. 8.9 Arcus lipoides corneae. [R246]

Folgekrankheiten

Die erhöhten LDL-Serumspiegel führen ohne Therapie **spätestens** zwischen dem 30. und 40. Lebensjahr zu ersten Symptomen, häufig bereits in Gestalt eines **Herzinfarkts**. Im Alter von 60 Jahren haben von den Überlebenden über 80% einen Herzinfarkt hinter sich gebracht. Bei Frauen kommt es etwa 10 Jahre später zum ersten Infarkt. Man geht davon aus, dass 5% aller Herzinfarkte (bei rund 300.000 Herzinfarkten pro Jahr in Deutschland) durch diesen Chromosomendefekt verursacht werden. Je nach Höhe des Serumspiegels kann in extremen Fällen auch einmal bei einem 20-Jährigen ein Herzinfarkt entstehen. Bei Homozygoten mit LDL-Serumspiegeln zwischen 500 und 1.000 mg/dl wird die Arteriosklerose bereits in der Kindheit symptomatisch. Nur selten wird ohne intensive Therapie das Erwachsenenalter erreicht.

Eine weitere Hauptmanifestation der Erkrankung besteht in **Xanthomen**, bevorzugt im Bereich von Sehnen und Gelenken (➤ Abb. 8.7). Auch **Xanthelasmen** der Augenlider sind häufige Erscheinungen (➤ Abb. 8.8). Die Krankheitsbilder werden im ➤ Fach Dermatologie besprochen. Fettablagerungen in der Kornea des Auges führen zum sog. **Arcus lipoides corneae** (➤ Abb. 8.9).

MERKE

Xanthome, vor allem im Sehnenbereich, sind wichtige Hinweise auf die Erkrankung. Dies gilt prinzipiell auch für Xanthelasmen und den Arcus corneae, doch findet man diese Symptome manchmal auch bei Menschen ohne Hyperlipidämie.

Die Folgen der Hypercholesterinämie haben ihre Ursache im Mechanismus der **Arterioskleroseentstehung**. Blutfette, vor allem Cholesterin, werden abhängig vom systemischen Blutdruck und abhängig von der Höhe der Cholesterinspiegel in Arterienwände eingeschwemmt. Hier werden sie, soweit möglich, von Makrophagen phagozytiert und abgebaut oder an HDL weitergereicht. Erhöhte LDL-Mengen überfordern das System. Oxidationen und entzündliche Reaktionen führen zu umschriebenen Läsionen mit den Folgen der Thrombozytenanlagerung und fortschreitenden Schädigung der Arterienwand (➤ Abb. 8.10).

Dieselbe Einschwemmung von Cholesterin mit nachfolgender Phagozytose durch Makrophagen (= Schaumzellen) und Reaktionen des Gewebes findet auch in mechanisch beanspruchten Geweben wie Sehnen und Gelenkbereichen (vor allem an Knie oder Ellenbogen) statt, wodurch plane oder tuberöse **Xanthome** entstehen. Xanthome findet man kaum jemals bei der Hypertriglyzeridämie oder bei Menschen ohne Fettstoffwechselstörung. Sie bilden, wie oben erwähnt, einen entscheidenden Hinweis auf eine familiäre Hypercholesterinämie.

Bei etwa 10% der Patienten mit familiärer Hypercholesterinämie besteht zusätzlich eine **Erhöhung der Triglyceride** bis etwa 500 mg/dl. Diese Erkrankung wird als Typ IIb bezeichnet und ist

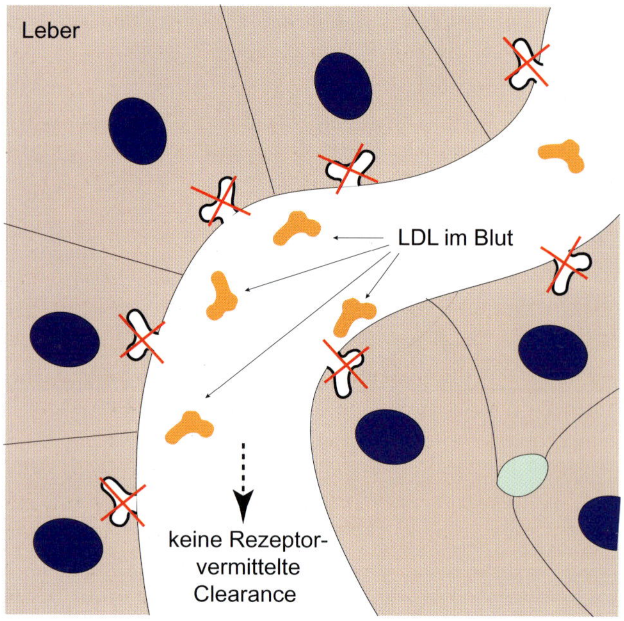

Abb. 8.10 Arterioskleroseentstehung bei familiärer Hypercholesterinämie. LDL kann durch den Rezeptordefekt nicht mehr in die Zellen aufgenommen werden. [L106]

nur schwer von anderweitig verursachten Hyperlipidämien zu unterscheiden. Einen gewichtigen Beitrag zur Diagnose liefert dann das Vorhandensein von Sehnen-Xanthomen oder ein Kind dieser Familie mit Hypercholesterinämie.

Therapie

Die Therapie besteht in einer **strengen Diät**, die arm an Cholesterin und gesättigten Triglyceriden, und reich an einfach und mehrfach ungesättigten Fettsäuren ist. Beim Gesunden kann man hiermit den Cholesterinspiegel lediglich um maximal 10–15% senken. Bei zwei Drittel der Erwachsenen findet man überhaupt keinen Abfall des Serumspiegels. Es könnte demzufolge sinnvoll sein, nach einer mehrwöchigen strengen Diät die Serumspiegel zu kontrollieren, um zu sehen, zu welcher Gruppe der Patient gehört, ob also eine derart einschneidende Restriktion irgendeine Art von Sinn ergibt.

Als wesentliche Ursache für den eher geringen Einfluss zugeführten Cholesterins auf den Serumspiegel kann man die **negative Rückkopplung** zwischen der **Lebersynthese**, dem Cholesterin-**Serumspiegel** und der **Zufuhr** über die Nahrung definieren. Das aufgenommene Cholesterin gelangt in der Form der Remnants in die Leberzellen und wird überwiegend für die VLDL-Synthese genutzt. Dabei passt die Leber ihre Produktion der Nahrungsaufnahme an, synthetisiert bei geringer Zufuhr größere Mengen und bei einer gesteigerten Nahrungsaufnahme eben weniger, sodass die Gesamtmenge unter dem Strich in ähnlicher Größenordnung verbleibt. Zusätzlich ist die Synthese mit dem LDL-Serumspiegel rückgekoppelt. Diese Rückkopplung gilt für Gesunde, entfällt jedoch teilweise oder vollständig (homozygote Form) bei der familiären Hypercholesterinämie, weil der absolute oder funktionelle Mangel an LDL-Rezeptoren auch an der Leberzelle besteht. Da die Leber dadurch nicht mehr in der Lage ist, das LDL des Serums adäquat zu registrieren, geht sie von einem peripheren Mangel aus und erhöht ihre VLDL-Produktion.

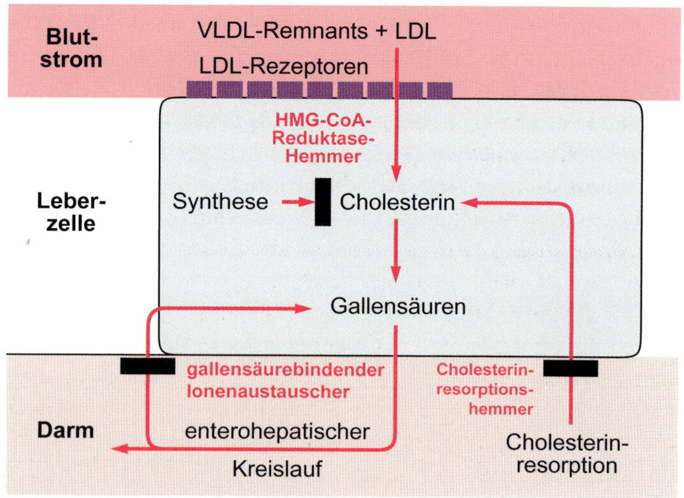

Abb. 8.11 Unterschiedliche Therapieansätze. [L106]

Man muss sich darüber im Klaren sein, dass selbst die bei einem Drittel der Bevölkerung im besten Fall nachweisbare Senkung des Cholesterins von beispielsweise 500 mg/dl auf z.B. 430 mg/dl bei Beschränkung der Zufuhr im Hinblick auf die drohende Arteriosklerose und ihre Folgen nur den berühmten „Tropfen auf den heißen Stein" darstellen kann, der den Herzinfarkt vielleicht um 4 oder 5 Jahre hinausschiebt. Grundsätzlich gilt also im Gegensatz zu verbreiteten Vorstellungen, dass der Verzicht auf Eier, Butter und weitere schmackhafte Nahrungsbestandteile bei fehlender Begleittherapie wenig (⅓ der Bevölkerung) oder überhaupt nichts (⅔) bewirkt.

Der wesentliche Anteil des im Körper befindlichen Cholesterins entstammt bei einer üblichen Ernährungsweise nicht der Nahrung, sondern der körpereigenen Synthese. Für diese Synthese aus Acetyl-CoA, die über zahlreiche Zwischenschritte verläuft, benötigt die Leberzelle u.a. das Enzym HMG-CoA-Reduktase. Seit etlichen Jahren steht die pharmazeutische Stoffklasse der **Reduktasehemmer** zur Verfügung, die gezielt und sehr effektiv den Cholesterinspiegel senkt, im Mittel um 30–50%. Die Wirkung resultiert nicht allein aus der Hemmung der Lebersynthese (➤ Abb. 8.11), sondern auch aus der reaktiv vermehrten Bildung und Bereitstellung der peripheren LDL-Rezeptoren. Entsprechende Substanzen bezeichnet man als **Statine** (Lovastatin, Pravastatin, Simvastatin, Atorvastatin, Fluvastatin u.a.). Sie sind aufgrund ihrer unerreichten Wirksamkeit in Bezug auf die Prophylaxe arteriosklerotischer Komplikationen wie Herzinfarkt und Schlaganfall weltweit führend in der Therapie erhöhter Cholesterinspiegel.

2013 wurde mit Lojuxta® eine vollkommen neue Stoffklasse eingeführt, die vorerst nur für die homozygote Hypercholesterinämie mit ihren extrem hohen LDL-Serumspiegeln zugelassen ist, zusätzlich zu den etablierten Therapien auf Basis der Statine. Das Präparat hemmt die VLDL-Synthese der Leber, wodurch gleichzeitig auch weniger LDL im Serum erscheint.

Die übliche Therapie besteht also aus einer strengen Diät, einem der Reduktasehemmer (Statin), evtl. ergänzt durch Lojuxta®, sowie, je nach Bedarf, **weiteren Medikamenten**, die z.B. Gallensäuren im Darm binden und so dem enterohepatischen Kreislauf entziehen.

Eine cholesterinarme Diät hat unter einer Therapie mit Statinen und evtl. Lojuxta® einen sehr viel größeren Einfluss auf den Serumspiegel als beim Gesunden, weil die Leber nun unter der Synthesehemmung nicht mehr in der Lage ist, den Serumspiegel an die mangelnde Zufuhr anzupassen.

Von großer Bedeutung ist Nikotinabstinenz, indem dadurch nicht nur der direkte Effekt auf die Gefäßwände entfällt, sondern auch eine Zunahme des HDL-Spiegels zu verzeichnen ist. Mäßige sportliche Aktivitäten erzielen zusätzliche günstige Effekte auf die LDL/HDL-Relation. In der Summe der Maßnahmen kann man heute den Betroffenen das Erreichen eines einigermaßen normalen Lebensalters ermöglichen.

Cholesterin in Lebensmitteln

Im Vordergrund einer begleitenden Therapie durch den Heilpraktiker steht die Ernährungsberatung sowohl hinsichtlich der Gesamtaufnahme an Kalorien bei übergewichtigen Patienten als auch mit Bezug auf eine cholesterinarme Ernährung. Grundsätzlich gelten die pauschalierten Empfehlungen der DGE auch für Übergewichtige, Diabetiker oder Patienten mit einer Hyperlipidämie, sind also weder vom Körpergewicht noch spezifischen Krankheiten abhängig. Danach sollen 55–60% der zugeführten Kalorien in Form von Kohlenhydraten, 25–30% als Fette und 10–15% als Eiweiß zugeführt werden. An Ballaststoffen wird eine tägliche Zufuhr von mindestens 30 g empfohlen. Dies erhält bei einer Dyslipidämie besondere Bedeutung, weil sich ein Teil des Nahrungscholesterins daran bindet und so der Resorption entgeht. Auch der prozentual möglichst große Anteil ungesättigter Fettsäuren (mindestens ⅔ der Fettzufuhr) hat günstige Effekte. Zum Kochen bietet sich deshalb Oliven- bzw. noch besser Rapsöl an, für kalte Speisen u.a. Lein- oder Walnussöl. Das Konzept der DGE gilt zumindest bis zur Prüfung, während man sich anschließend durchaus sinnvolle Abwandlungen, v.a. im Hinblick auf eine Reduktion des Kohlenhydrat- zugunsten des Eiweißanteils, vorstellen könnte.

Notwendig beim Typ II nach Fredrickson, zusätzlich aber auch bei allen Patienten, die aus anderem Grund unter einer Therapie mit Statinen stehen, ist ausnahmslos eine deutliche Reduktion der Cholesterinaufnahme. Dabei gilt zunächst pauschal, dass **Cholesterin** Bestandteil **aller tierischen Nahrungsmittel** ist, während es in pflanzlichen nicht nennenswert bzw. weit überwiegend überhaupt nicht enthalten ist. Getreideprodukte, Reis und Kartoffeln, Gemüse und Obst sind also genauso wie Nüsse oder Hülsenfrüchte perfekt zur Ernährung dieser Risikopatienten geeignet und müssen lediglich in Bezug auf ihren Gehalt an Kalorien und weiteren Faktoren überprüft werden.

EXKURS

Als Ursache für die evolutionäre Diskrepanz zwischen dem Tierreich und allen weiteren Lebensformen können zwei Merkmale dienen: Zum einen ist dies die Situation der Steroidhormone im Tierreich, für die ausreichende Cholesterinvorräte vorhanden sein müssen. Zum anderen besitzen z.B. Prokaryonten, Pflanzen und Pilze schützende, stabile Hüllen um ihre Zellen herum (Zellwände), sodass sie keiner Einlagerung von stabilisierendem Cholesterin in ihre Zellmembranen bedürfen, während tierische Zellen in Ermangelung einer zusätzlichen Hülle offensichtlich darauf angewiesen sind.

Bei tierischen Lebensmitteln gilt die Regel, dass sie desto mehr Cholesterin enthalten, je zellreicher sie sind. Innereien sind also grundsätzlich zu meiden, während Muskelfleisch, z.B. Huhn oder mageres Rindfleisch, eher geeignet ist. Tierische Fette verschärfen die Problematik, sodass fettes Fleisch ebenso ungeeignet ist wie Innereien oder Wurstsorten wie z.B. Salami. Dies gilt auch für Geflügelarten wie Ente oder Gans. Besonders fettreich ist Hirnsubstanz.

Aal enthält relativ viel Cholesterin. Dies gilt eingeschränkt auch für Krebse, Scampi und Garnelen. Fischarten sind ansonsten vom Cholesteringehalt mit magerem Fleisch vergleichbar. Da sie teilweise (Hering, Makrele, Lachs, Thunfisch) hohe Mengen an Omega-3-Fettsäuren, Arginin und Vitamin D enthalten, reduziert sich der effektiv zum Tragen kommende Cholesteringehalt noch weiter, wodurch sie als wertvoller Teil einer cholesterinarmen Diät angesehen werden können.

Von allen üblichen und verbreiteten Nahrungsmitteln besitzt Eigelb mit rund 12 mg/1 g Gewicht den höchsten Cholesteringehalt. Damit erreicht 1 Eigelb bzw. 1 Hühnerei (Eiweiß ist cholesterinfrei) mit etwa 260 mg Cholesterin bereits annähernd die Menge, die bei strenger Diät als Obergrenze täglicher Zufuhr anzusehen ist. Dies bedeutet gleichzeitig, dass man bei Nudelgerichten oder Backwaren Sorten bevorzugen sollte, die frei von bzw. zumindest arm an Eiern sind. Sauce hollandaise ist ungeeignet.

Vollmilch enthält lediglich 12 mg Cholesterin/100 g (fettarme Milch die Hälfte) und sollte wegen ihrer weiteren Inhaltsstoffe zum Speiseplan gehören, soweit sie gut vertragen wird. Dies gilt auch für magere Käsesorten. Muttermilch enthält mehr als doppelt so viel Cholesterin wie Kuhmilch, woraus dessen Bedeutung für die Reifung des Nervengewebes hervorgeht. 100 g Butter enthalten rund 230 mg Cholesterin. Dies relativiert sich allerdings, weil man nicht 100 g Butter, sondern ein oder zwei Butterbrote isst. Zur Nahrungszubereitung sollte sie allerdings nicht verwendet werden. Dies gilt auch und erst recht für Schmalz. Ob man Margarine als Buttererersatz akzeptieren möchte, muss jeder für sich selbst entscheiden. Man sollte dann wenigstens eine Sorte wählen, die frei von Transfetten und weiteren Zusätzen ist. Für Becel wurden günstige Effekte nachgewiesen.

HINWEIS DES AUTORS

An den schützenden Effekt von **Magnesium** sowie **hohen Dosen Vitamin C und E** sollte man (nach der Heilpraktikerprüfung) denken! Knoblauch ist für sich alleine wenig wirksam, kann aber die Wirkung gleichzeitig substituierten Vitamin E verstärken. Gleiches gilt für Lecithin. Inzwischen wurde nachgewiesen, dass man mit **Zimt** sowohl erhöhte Zuckerspiegel als auch das Cholesterin senken kann (➤ 4.3.1). **Omega-3-Fettsäuren** (➤ 8.7) senken neben den Triglyceriden auch das LDL-Cholesterin.

Es existiert eine ganze Reihe von Studien, die belegen, dass die kombinierte und hochdosierte Substitution der Vitamine C (mind. 1.000 mg/Tag) und E (200–400 I.E./Tag), durch Knoblauch und Lecithin nochmals gering steigerbar, den LDL-Spiegel um bis zu 20% senken kann, ohne den HDL-Spiegel zu verändern. Noch ausgeprägter ist die Wirkung auf die Gefäßwände, wo das Fortschreiten einer Arteriosklerose um 50% vermindert wird.

Man geht heute davon aus, dass die Arteriosklerose besonders von **oxidiertem LDL** unter Bildung von wachsartigen Substanzen (Ceroide) gefördert wird, überwiegend aus gebildeten Radikalen. Erst hierdurch scheint es zu einer nennenswerten Zahl an Zellnekrosen mit begleitender Entzündung der Gefäßintima zu kommen. Radikale entstehen in besonders großem

Umfang bei Rauchern, sodass die Vitaminsubstitution gerade bei Rauchern als besonders wesentlich erscheint. Die antioxidativen Vitamine C und E (E in Bindung an die Lipoproteine bzw. Einbau in Zellwände; C als Antioxidans im wässrigen Milieu sowie zur Regeneration des Vitamin E) besitzen die im Zusammenhang wesentliche Eigenschaft, die Oxidation der Serumlipoproteine zu unterbinden. Selen und Carotinoide oder auch Inhaltsstoffe von (Rot-)Wein (Bioflavonoide) vermögen den protektiven Effekt noch weiter zu verstärken. Bioflavonoide sind auch u.a. in Zwiebeln, Äpfeln und Zitronen enthalten. Sie sind imstande, Vitamin C zu regenerieren, sodass dessen Bedarf verringert wird.

Zusammenfassung

Familiäre Hypercholesterinämie

Häufige primäre Hyperlipoproteinämie, Typ II nach Fredrickson, mit Anstieg des LDL und Gesamtcholesterins (in 10% auch Erhöhung der Triglyceride)

Ursachen

- Gendefekt mit resultierender Insuffizienz der peripheren LDL-Rezeptoren

Folgekrankheiten

- frühzeitige Arteriosklerose:
  - Herzinfarkt, Schlaganfall, periphere Verschlusskrankheit
- Xanthome und Xanthelasmen, Arcus lipoides corneae

Therapie

- strenge Diät
- HMG-CoA-Reduktase-Hemmer (Statine)
- weitere Medikamente nach Bedarf
- begleitend „Radikalenfänger“

Familiäre Hypertriglyzeridämie

Krankheitsentstehung

Bei diesem Typ IV nach Fredrickson besteht ein autosomal-dominant vererbter Defekt, der überwiegend den Abbau des VLDL betrifft. Die Triglyceride des Serums sind dadurch mäßig erhöht auf Werte bis 500 mg/dl. Das betroffene Gen und die genaueren Umstände des Krankheitsbildes sind noch nicht bekannt. Der Typ IV der Hyperlipoproteinämien kann deshalb nur aus der typischen Konstellation vermutet, aber nicht wirklich nachgewiesen werden.

Die Patienten sind zumeist adipös, ernähren sich entsprechend und weisen häufig weitere Erkrankungen wie z.B. einen Diabetes mellitus auf, die einen zusätzlichen Anstieg der Serum-Triglyceride bedingen, teilweise auf 1.000 mg/dl oder mehr. Auch die „Pille“ verursacht bei den betroffenen Patientinnen eine Erhöhung der Triglyceride. Das Serum ist durch die VLDL-Erhöhung trübe. Typisch für die familiäre Hypertriglyzeridämie ist, dass die Serumspiegel während der Kindheit normale Werte aufweisen und erst ab der Pubertät unter dem Einfluss der Sexualhormone ansteigen.

Folgekrankheiten

Die erhöhten VLDL-Spiegel stellen für sich genommen noch kein erhöhtes Arteriosklerose-Risiko dar. Im Verein mit der häufigen Adipositas und/oder einem Diabetes mellitus und/oder einem Alkoholabusus kommt es aber doch zur vorzeitigen **Arteriosklerose** mit ihren Folgen wie u.a. **Herzinfarkt** und **Schlaganfall** – ganz offensichtlich vor allem deswegen, weil erhöhte Triglycerid-Serumspiegel regelhaft mit einer **Verminderung des HDL** einhergehen.

Entsprechend der familiären Hypercholesterinämie schätzt man auch beim Typ IV einen Anteil von etwa 5% an allen **Herzinfarkten**. Xanthome sind bei der Erkrankung eher selten.

Therapie

Die Therapie beinhaltet eine **strenge Diät**, die arm an gesättigten Fettsäuren sein sollte. Besondere Bedeutung besitzen eine **Gewichtsreduktion** und die Behandlung der Begleiterkrankungen, also z.B. die penible Einstellung eines Diabetes mellitus. Von einer Einnahme oraler Kontrazeptiva ist abzuraten. **Sportliche Betätigung** erhöht den HDL-Spiegel.

Fischöle (➤ 8.7) vermögen die Triglyceridspiegel wahrscheinlich über eine verminderte VLDL-Synthese zu senken und werden auch schulmedizinisch eingesetzt. Dabei werden mit 3–4 g DHA und EPA/Tag Absenkungen von etwa 40% erreicht, allerdings ohne Einfluss auf die HDL-Serumspiegel.

Noch effektiver sind die sog. **Fibrate** (Fenofibrat, Gemfibrozil, Bezafibrat, Clofibrat), die über Aktivierungen der Lipoproteinlipase und weitere Mechanismen den Triglyceridspiegel um bis zu 50% senken. Daneben besitzen sie positive Effekte auch auf den Cholesterinspiegel bzw. dessen Auswirkungen, indem sie neben einer mäßigen Senkung des LDL den HDL-Serumspiegel erhöhen.

Zusammenfassung

Familiäre Hypertriglyzeridämie

Primäre Hyperlipoproteinämie, Typ IV nach Fredrickson mit Anstieg der Triglyceride

Ursachen

- Gendefekt mit Auswirkungen auf den VLDL-Serumspiegel

Symptome

- Adipositas
- begleitend evtl. Diabetes mellitus Typ 2

Folgekrankheiten

- frühzeitige Arteriosklerose mit u.a. Herzinfarkt und Schlaganfall

Therapie

- strenge Diät, Gewichtsreduktion
- Fischöle
- Fibrate als Medikamente der ersten Wahl

8.3.2 Sekundäre Hyperlipoproteinämien

Die sekundären Formen findet man am häufigsten bei Diabetes mellitus oder Erkrankungen, die mit einer peripheren Insulinresistenz einhergehen, bei Hypothyreose, vermehrtem Alkoholkonsum oder (angeblich) unter Einnahme oraler Kontrazeptiva.

- Beim **Diabetiker** besteht vor allem ein massiver Anstieg des VLDL und damit der Triglyceride. Auch das LDL ist infolge seiner Glykierung mit verminderter Bindungsfähigkeit an seine Rezeptoren erhöht, während die verstärkte Glykierung des HDL zu dessen verkürzter Halbwertszeit und damit Verweildauer im Serum führt. Der Diabetes mellitus verursacht also einen **ungünstigen LDL/HDL-Quotienten** und beschleunigt hierdurch erheblich die Ausbildung einer Arteriosklerose (= diabetische Makroangiopathie).
- Bei der **Hypothyreose** ist vor allem das Cholesterin betroffen, wobei hier keine Arteriosklerose entsteht, weil der niedrige systolische Blutdruck keine Gefäßwand zu schädigen vermag.
- **Alkohol** hemmt in der Leber den Abbau der Fettsäuren und regt gleichzeitig deren Neusynthese an. Seine eigene Oxidation führt über Acetaldehyd und Essigsäure zu Ketonkörpern, bei größeren Mengen zur Ketoazidose. Erhöht sind vor allem die Triglyceride des Serums, aber auch diejenigen der Leber, woraus die Fettleber des alkoholkranken Patienten entstehen kann. Gleichzeitig erhöht Alkohol jedoch den HDL-Serumspiegel, sodass unter dem Strich eher ein Gefäßschutz resultiert, solange die Dosis im Rahmen bleibt. Dies ist der Hauptgrund, warum man nach Studienergebnissen geringen Mengen Alkohol sogar eine gefäßprotektive Wirkung zuschreibt. Zusätzlich erweitert Alkohol die Gefäße und besitzt auch wegen seiner diuretischen Wirkung (Hemmung der ADH-Sekretion) einen blutdrucksenkenden Effekt. Begleitstoffe alkoholischer Getränke (z.B. Bioflavonoide im Rotwein) verstärken den Gefäßschutz mäßigen Alkoholkonsums.
- **Orale Kontrazeptiva** verursachen üblicherweise nur eine minimale Zunahme der Serum-Triglyceride, führen aber bei angeborenen Störungen im Fettstoffwechsel zu überproportionalen Steigerungen. Die „Pille" ist also in derartigen Fällen kontraindiziert.

8.4 Aufgaben der Fette

Die Fette der Nahrung wie auch des menschlichen (tierischen) Organismus bestehen im Wesentlichen aus Triglyceriden (Anteil ca. 90%), Cholesterinestern (ca. 10%) und Phospholipiden (ca. 1%). Dabei werden entweder Glycerin oder Cholesterin mit Fettsäuren verknüpft (verestert). Am Glycerin eines Phospholipids hängt zusätzlich ein Phosphat.

8.4.1 Triglyceride

Die Aufgabe der Triglyceride ist schnell beschrieben: Sie dienen im tierischen Organismus als täglicher **Energielieferant** neben Glukose sowie darüber hinaus als **Reserveenergie**, die einem normalgewichtigen Erwachsenen ein Überleben über 1–2 Monate ohne Nahrungsaufnahme ermöglicht. Sie entstammen der Nahrung sowie der Neusynthese in der Leber und werden im Fettgewebe gespeichert.

8.4.2 Cholesterin

Cholesterin dient nicht der Energiegewinnung, wird also auch nicht im Fettgewebe gespeichert. Es wird vielmehr zusätzlich zu den Phospholipiden in menschliche **Zellmembranen** eingebaut und macht diese hauchdünnen, öligen Membranen damit mechanisch stabiler. Sein Anteil schwankt in den Membranen verschiedener Gewebe etwa zwischen 10 und 50%.

Die Leber benutzt Cholesterin zur **Synthese der Gallensäuren** (Gallensalze). In den endokrinen Drüsen NNR sowie Hoden bzw. Ovar werden aus Cholesterin die **Steroidhormone** hergestellt. In der Epidermis der Haut entsteht aus Cholesterin unter Sonneneinstrahlung **Vitamin D**, das Ausgangsprodukt des Steroidhormons D-Hormon.

8.4.3 Phospholipide

Phospholipide (vor allem Lecithin) bilden den Hauptbestandteil aller menschlichen **Zellmembranen**. Zellmembranen erhalten durch ihren Aufbau aus der Doppelpalisadenschicht der Phospholipide mit eingelagertem Cholesterin eine wasserundurchlässige, nachgiebig-ölige Struktur, die aber durch das umgebende Wasser in Zytosol und Interstitium, mit dem sich das Fett nicht vermischen kann, trotzdem in sich stabil ist. Dieses Prinzip entstand bereits vor 3½ Milliarden Jahren, als mit den ersten einzelligen Lebensformen das Leben als solches entstand. An diesem Grundprinzip hat sich niemals wieder irgendetwas verändert.

Aus den ungesättigten Fettsäuren der Phospholipide ihrer Zellmembran bedient sich die jeweilige Zelle, wenn sie Substanzen wie **Prostaglandine** oder **Leukotriene** herstellen will. In der Lunge kleiden Phospholipide (Lecithin) als sog. **Surfactant** die Alveolen aus.

8.4.4 Fettsäuren

Die Fettsäuren der Triglyceride, Phospholipide und Cholesterinester besitzen üblicherweise eine Kettenlänge aus 16 oder 18, manchmal auch aus 20 C-Atomen. In manchen Nahrungsmitteln wie z.B. im Milchfett sind auch kurz- und mittelkettige Fettsäuren mit maximal 12 C-Atomen enthalten. Die Ketten können gesättigt oder ungesättigt sein (➤ Abb. 8.12):

- **Gesättigte Fettsäuren** tragen lauter Einfachbindungen. Solche Fette sind von fester Konsistenz, besitzen also einen Schmelzpunkt oberhalb der Raum-, selten oder auch der Körpertemperatur und stammen in der Regel vom (Land-)Tier.
- **Ungesättigte Fettsäuren** enthalten eine oder mehrere Doppelbindungen. Ihre Konsistenz wird dadurch flüssig – es entstehen

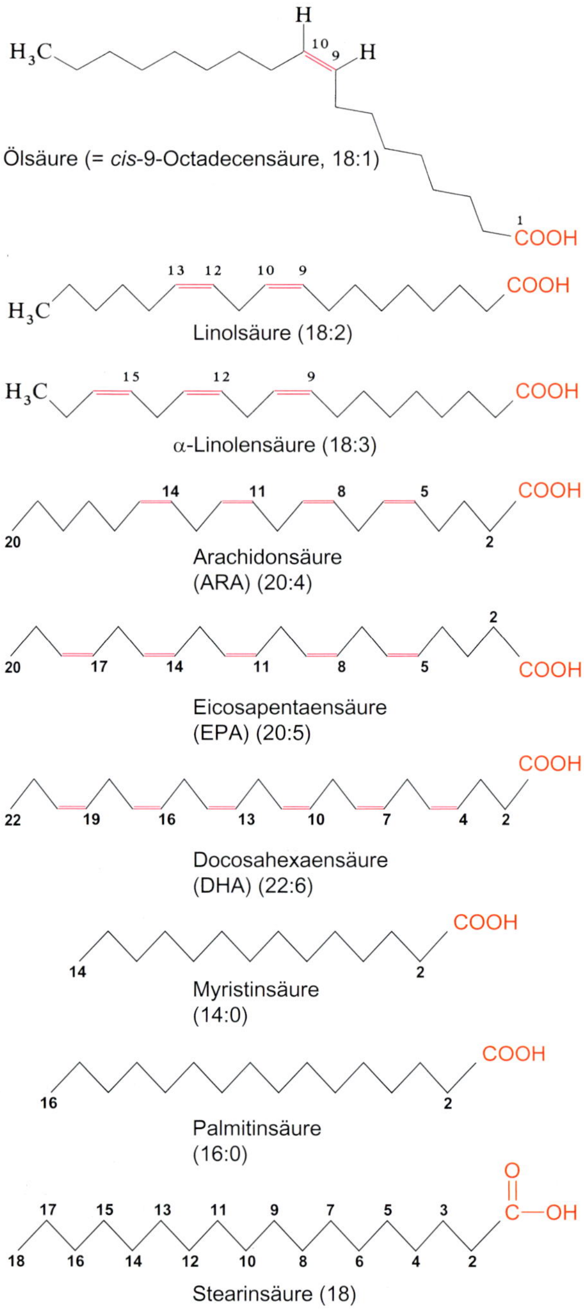

Abb. 8.12 Wesentliche gesättigte und ungesättigte Fettsäuren der Nahrung bzw. des Organismus. Als essenziell gelten Linolsäure und α-Linolensäure. [L252]

die Öle. Öle entstammen mehrheitlich pflanzlichen Quellen oder Meerestieren, vor allem Fischen und Walen.

Wenn also die Empfehlung der Deutschen Gesellschaft für Ernährung (DGE) dahin geht, dass von den 25 bis maximal 30% Anteil Fett an der täglichen Kalorienaufnahme nur ein Drittel auf gesättigte, zwei Drittel aber auf ungesättigte Fette entfallen sollten, bedeutet dies, dass der Speiseplan reichlich Meeresfrüchte und pflanzliche Kost enthalten muss.

Auf den **Nährwert** bezogen hat die Unterscheidung in gesättigte und ungesättigte Fettsäuren keine Bedeutung. Wenn feste Fette

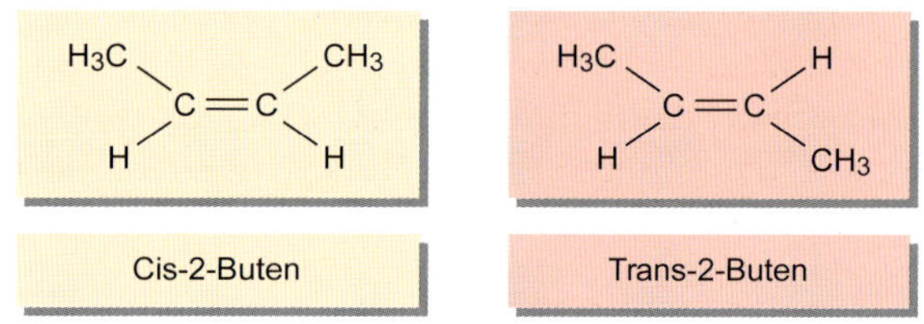

Abb. 8.13 Physiologische cis-Stellung. [L157]

oder flüssige Öle im Körper zur Energiegewinnung verbrannt werden, entspricht ihr physiologischer Brennwert (Energiegewinn im Organismus) dem physikalischen Energiegewinn (Heizwert bei der Verbrennung im Ofen), und der ist mit 9,2 kcal/g mehr als doppelt so hoch wie derjenige aus Zuckern oder Eiweiß.

EXKURS

cis- und trans-Fettsäuren

Bei den ungesättigten Fettsäuren ist es durchaus von Bedeutung, ob diese Fette in ihrer naturbelassenen Form, also als cis-Fettsäuren, oder nach industrieller Veränderung wie z.B. im Zuge der Fetthärtung, bei der sog. trans-Fettsäuren entstehen, in den Körper gelangen.

Solche **Transfette** sind besonders in Pommes, Kartoffelchips, Crackern oder billigen Margarinen enthalten. In Tierstudien führen sie zu Adipositas und Diabetes, auch wenn die Gesamtkalorienzahl gegenüber Vergleichsgruppen identisch gewählt wurde. Zusätzlich erhöhen sie den LDL-Cholesterinspiegel, senken das HDL, begünstigen damit das Entstehen der Arteriosklerose und wirken darüber hinaus möglicherweise sogar krebserregend.

Die Begriffe cis und trans beziehen sich auf Doppelbindungen. **Physiologisch** und in der Natur vorhanden ist **allein die cis-Stellung** (➤ Abb. 8.13), wo die sich an den beiden Seiten der Doppelbindung jeweils anschließenden C-Atome zur selben Seite ausgerichtet sind. Die Kette der entsprechenden Fettsäure bekommt dadurch einen Knick und beansprucht im Verbund mit weiteren Fetten, z.B. in der Zellmembran, mehr Raum, wodurch das Gesamtfett desto weniger dicht ist, je mehr Doppelbindungen die zugehörigen Fettsäuren tragen. Phospholipide besitzen üblicherweise überwiegend ungesättigte Fettsäuren. Weniger dicht gepackt bedeutet weniger fest. Dies ist der Hauptgrund dafür, dass biologische Membranen genauso wie die entsprechenden Fette der Nahrung eine flüssige = ölige Konsistenz erhalten, was u.a. in Bezug auf die Verformbarkeit menschlicher Zellen große Bedeutung hat.

8.5 Fettgewebe

Im Unterschied zu einzelnen oder kleinen Gruppen von Fettzellen im Bindegewebe ist das eigentliche **Fettgewebe** eine Ansammlung zahlreicher Fettzellen, das durch Bindegewebe in Läppchen untergliedert ist. Man unterscheidet braunes und weißes Fettgewebe.

BMI

Der **Body-Mass-Index** (BMI, Körpermassenzahl) ist eine Maßzahl, mit der sich das Körpergewicht in Relation zur Körpergröße setzen lässt. Er wird berechnet aus dem Körpergewicht (in kg) geteilt durch die Größe (in Metern) im Quadrat. Als Beispiel soll eine Person mit einem Gewicht von 75 kg und einer Größe von 180 cm dienen: 75 kg : 1,80 m² = 75 : 3,24 = BMI 23,15 kg/m² (➤ Abb. 8.14). Abgesehen von der Einteilung in Normalgewicht, Übergewicht und Adipositas (in drei Graden) erlaubt der Body-Mass-Index auch eine Aussage zur Mortalitätsrate (➤ Abb. 8.15).

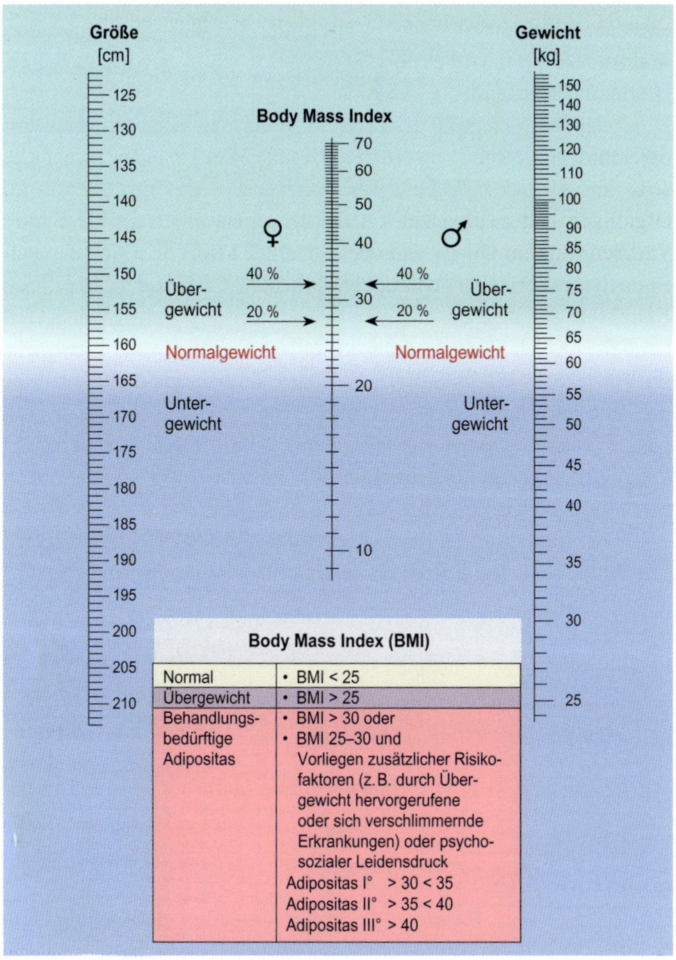

Abb. 8.14 Body-Mass-Index. [L190]

MERKE

- BMI < 18,5 kg/m²: Untergewicht
- BMI 18,5–25 kg/m²: Normalgewicht
- BMI 25–30 kg/m²: Übergewicht
- BMI > 30 kg/m²: Adipositas (= krankhaftes Übergewicht)

EXKURS

Übergewicht und Adipositas

Annähernd 60% der erwachsenen Deutschen gelten als übergewichtig (BMI > 25) oder (ca. 20%) sogar als krankhaft übergewichtig = adipös (BMI > 30). Dies gilt auch für immerhin 15% der 3- bis 17-Jährigen, also rund 2 Millionen Kinder und Jugendliche. Deutschland ist mit diesen prozentualen Zahlen trauriger Spitzenreiter in Europa. Als wesentliche Ursachen werden das unkontrollierte Außer-Haus-Essen in Schnellrestaurants mit zu fettem Essen, zu viele Süßigkeiten sowie der Ersatz körperlicher Bewegung durch reichliche „Betätigung" vor irgendwelchen Bildschirmen angesehen. Dazu kommt, dass man von fetthaltiger Nahrung größere Portionen bis zum Sättigungsgefühl zu sich nehmen kann, weil Fett eine höhere Energiedichte besitzt und im Magen-Darm-Trakt kein Wasser bindet, wodurch feste Nahrung entsprechend weniger aufquillt, also weniger Füllung und damit Sättigungsgefühl hervorruft. Andererseits bleibt fetthaltige Nahrung länger im Magen (Sekretin-Wirkung), sodass sich Ernährungswissenschaftler tatsächlich noch uneins darüber sind, ob fettes Essen für sich alleine betrachtet zur Adipositas führt oder eben nicht.

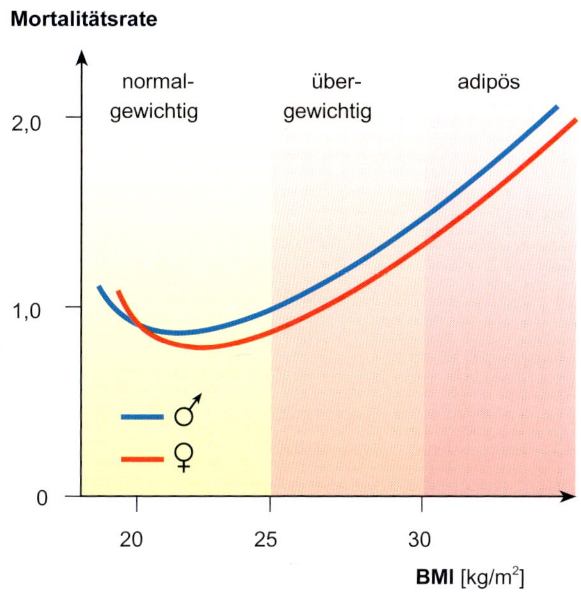

Abb. 8.15 Abhängigkeit der Sterblichkeit vom Body-Mass-Index. [L123]

8.5.1 Braunes Fettgewebe

Nur beim Säugling (im Tierreich bei Winterschläfern) gibt es sog. braunes Fettgewebe an Hals, Thorax und im Retroperitoneum, das aus vergleichsweise kleinen Zellen mit mehreren Fettvakuolen und eingelagerten Farbstoffen (Lipochromen) besteht und primär der **zitterfreien Wärmeerzeugung** dient. Die hierfür benötigten Botenstoffe sind auch beim Säugling Schilddrüsenhormone und der Sympathikus. Die Atmungskette der braunen Fettzellen wird hierbei hochgefahren, produziert jedoch fast kein ATP, sondern im Wesentlichen nur Wärme, die dann auf den Organismus verteilt wird. Dieses Fett geht bereits im 1. Lebensjahr weitgehend verloren, sodass ab diesem Zeitraum nur noch sog. weißes Fettgewebe vorhanden ist.

8.5.2 Weißes Fettgewebe

Das weiße Fettgewebe besteht aus Ansammlungen von bis zu 150 µm großen Zellen (Adipozyten), makroskopisch mittels bindegewebiger Septen zu Läppchen zusammengefasst. Das Fett ist intrazellulär in einer einzigen Vakuole gespeichert und füllt bis zu 95% des Zellvolumens. Fettgewebe ist gut durchblutet, besitzt aber nur einen sehr **geringen Grundumsatz** seiner wasserarmen Zellen, sodass der Energiebedarf adipöser Menschen gegenüber Normalgewichtigen kaum gesteigert ist!

Fettgewebe enthält einzelne **Stammzellen** (Präadipozyten), von denen aus eine **Zellneubildung** jederzeit möglich ist. Grundsätzlich kann sich also das Fettdepot des Organismus bei einem Überangebot an Glukose oder Fetten in der Nahrung vermehren, indem sich vorhandene Adipozyten durch zusätzliche Fetteinlagerung vergrößern (Hypertrophie) und/oder indem zusätzliches Fett in neu gebildete Adipozyten eingelagert wird (Hyperplasie des Fettgewebes). Die **wesentliche Zellanlage** geht jedoch in der **Kindheit** (besonders in den ersten beiden Lebensjahren) vonstatten, sodass sich adipöse Kinder im Erwachsenenalter schwerer tun, schlank zu werden bzw. schlank zu bleiben: Zusätzlich angelegte Fettzellen bleiben ein Leben lang erhalten und warten nur darauf, gefüllt zu werden! Nach neueren Untersuchungen wird allerdings auch das **Essverhalten** bereits in der frühen Kindheit geprägt und für das restliche Leben festgelegt. Es gibt also durchaus „gute und schlechte Futterverwerter", also Menschen mit niedrigerem oder höherem Grundumsatz, doch gilt immer noch, dass kein Adipöser adipös ist, weil er zu wenig gegessen hat.

Während stark hypertrophierte Riesenadipozyten resistent gegenüber Insulin sind (Down-Regulation), sind neu gebildete, noch nicht zu sehr gefüllte Adipozyten besonders **sensibel** gegenüber der **Insulinwirkung**. Daraus kann man ableiten, dass Menschen je nach ihrem Adipositasgrad sehr unterschiedlich auf Insulin reagieren können: Insulin fördert als anaboles Hormon nicht nur den Aufbau von Muskulatur, Knochen und Haut, sondern auch denjenigen des Fettgewebes. Neben der Aufnahme von Glukose ermöglicht es hier auch diejenige der Fettsäuren. Zusätzlich wird die Produktion der Lipoproteinlipase in den Endothelien der Blutgefäße des Fettgewebes stimuliert. Ein weiterer Faktor der Lipogenese (Fettneubildung) ist neben Insulin auch Prostaglandin E_1. Demgegenüber stehen mehrere Hormone und Faktoren, die am Fettgewebe eine Lipolyse bewirken. Neben dem Sympathikus (einschließlich der Hormone des NNM) sind dies vor allem Cortisol, Glukagon und STH, weniger deutlich auch die Schilddrüsenhormone.

8.5.3 Fettverteilung

Während beim Kind die Fettvorräte noch recht gleichmäßig auf das gesamte Subkutangewebe verteilt sind – in geringerem Umfang auch auf Organkapseln, eingebettet zwischen Organe und Muskeln, oder als Schutzpolster an den Fußsohlen, gibt es beim Erwachsenen eine geschlechterspezifische Verteilung: Bei der Frau sind dies Mammae, Oberschenkel und Gesäß, beim Mann bevorzugt Bauch, Lende und Nacken.

Bei der Fettverteilung des Erwachsenen ist zu beachten, dass **Fett im Subkutangewebe** von **Hüften, Gesäß, Mammae** usw. nicht dieselbe krank machende Potenz besitzt wie das, was sich stattdessen oder zusätzlich im Raum des Abdomens ansammelt und hier rund um die Organe oder im Meso des Bauchfells einschließlich des großen Netzes abgelagert wird (sog. Bauchfett). Besonders für dieses **Bauchfett** gilt, dass es sich nicht einfach nur um reines Speicherfett handelt, das bei Bedarf wieder mobilisiert wird, sondern vielmehr um ein relativ **aktives Gewebe**, in dem z.B. auch reichlich Hormone und entzündungsaktive Substanzen produziert werden. Auch adipöse Frauen – ganz besonders, wenn sie am metabolischen Syndrom mit androgyner (männlicher) Fettverteilung leiden – sind hiervon betroffen (➤ Abb. 8.16).

Gerade das Bauchfett gilt als **Motor des metabolischen Syndroms** (➤ Abb. 8.17). Die Anlage zu dieser stammbetonten bzw. abdomi-

Risiko	Männer	Frauen
Taillenumfang (cm)		
erhöht	> 94	> 80
deutlich erhöht	> 120	> 88
Taillen-/Hüftumfang (waist/hip-ratio)		
erhöht	> 1,0	> 0,85

Abb. 8.17 Erhöhung des gesundheitlichen Risikos bei abdominalem Fett. Der erhöhte Taillenumfang spielt bei der Definition des metabolischen Syndroms eine tragende Rolle. [L106]

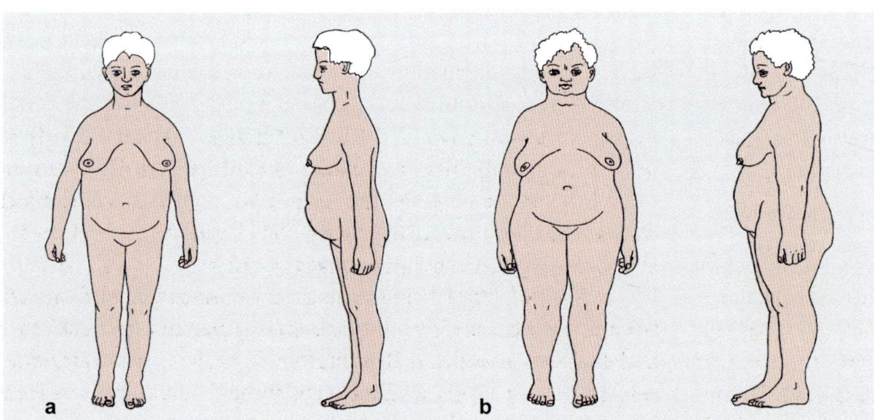

Abb. 8.16 Formen der Adipositas. **a** Männliche (androide) Adipositas. **b** Weibliche (gynäkoide) Adipositas. [L215]

nellen Fettleibigkeit wird zwar vererbt, doch macht die Anlage alleine noch keine Adipositas. Entscheidend sind ganz unverändert die Kalorienaufnahme und die körperliche Aktivität der Betroffenen. Diesen Zusammenhang erkennt man auch an der starken Zunahme des metabolischen Syndroms seit den Jahren der Nachkriegszeit.

Zur **Einschätzung des abdominalen Fettdepots** misst man am locker stehenden Patienten den **Taillenumfang** zwischen Rippenbogen und Beckenkamm. Die Werte, die ein metabolisches Syndrom charakterisieren, wurden in den letzten Jahren immer wieder nach unten korrigiert, schwanken aber auch zwischen verschiedenen Fachgesellschaften. Laut International Diabetes Federation beträgt die Grenze beim Mann 94 cm und bei der Frau 80 cm, sofern als weitere Risikofaktoren eine Hypertriglyzeridämie (> 150 mg/dl), ein (grenzwertig) erhöhter Blutdruck sowie ein Nüchternblutzucker > 100 mg/dl hinzukommen (➤ 4.3.1). Als weiterer Risikofaktor gilt ein HDL < 40 mg/dl beim Mann bzw. < 50 mg/dl bei der Frau.

8.6 Hormone des Fettgewebes

Das wesentliche Hormon des Fettgewebes ist das 1994 zunächst bei Mäusen entdeckte Leptin. Etwa 100 weitere Hormone und aktive Faktoren sind inzwischen bekannt, doch sind ihre Wirkungen und gegenseitigen Abhängigkeiten zum größten Teil noch recht hypothetisch bzw. bruchstückhaft geklärt. Ungeachtet dessen gilt das Fettgewebe inzwischen, etwas überspitzt ausgedrückt, als größtes endokrines Organ des menschlichen Körpers.

8.6.1 Leptin

Leptin ist ein Peptidhormon. Es wird ausschließlich im Fettgewebe gebildet. Aus der Höhe seines Serumspiegels kann man auf die Gesamtmasse des Körperfettes rückschließen.

Hormonwirkungen

Seine wesentliche Wirkung besteht in einer **Dämpfung des Hungergefühls** im Hypothalamus (➤ Abb. 8.18). Je größer die Fettmasse, desto höher klettert der Leptin-Serumspiegel und dämpft das Hungergefühl. Die meisten Adipösen scheinen allerdings teilweise resistent geworden zu sein – analog zur Down-Regulation des Fettgewebes gegenüber Insulin. Das Sättigungsgefühl ist gemindert, jedoch nicht aufgehoben, denn bei den (extrem seltenen) angeborenen Störungen, bei denen das Leptin fehlerhaft gebildet wird oder die Leptinrezeptoren im Hypothalamus nicht funktionieren, entsteht eine extreme Adipositas bei unstillbarem Hungergefühl.

Rückkopplungen

Leptin ist mit zahlreichen weiteren Hormonen rückgekoppelt (➤ Abb. 8.19). Beispielsweise hemmt es die Insulin- und Cortisolsekretion und erhöht über die Stimulierung der Gonadotropine die Fruchtbarkeit. Umgekehrt führen erniedrigte Leptinspiegel bei mageren Menschen zur Abnahme von Gonadotropinen und Schilddrüsenhormonen, woraus nicht nur eine Abnahme der Fertilität, sondern auch ein der Situation angepasster, erniedrigter Grundumsatz sowie eine erhöhte Infektanfälligkeit resultieren.

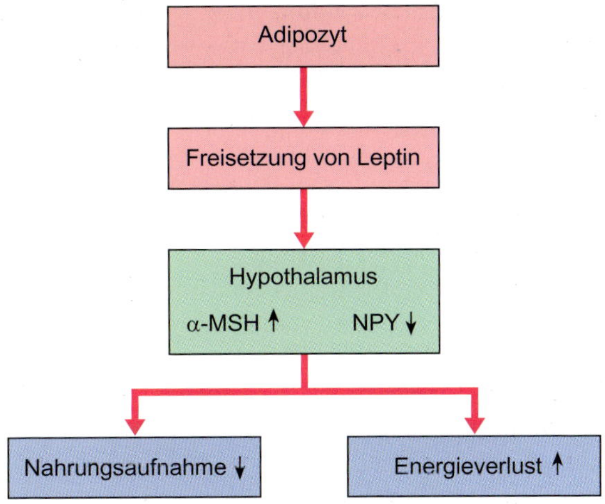

Abb. 8.18 Leptinwirkung. [L106]

Zusammenfassung

Leptin

Charakteristika
- Peptidhormon
- wird ausschließlich im Fettgewebe gebildet

Wesentliche Wirkung
- dämpft im Hypothalamus das Hungergefühl

8.6.2 Angiotensinogen

Angiotensinogen als Vorstufe des Angiotensins wird nicht nur in der Leber, sondern auch im Fettgewebe gebildet – analog zu seiner Gesamtmasse. Dies erscheint logisch, weil ja bei einer Gewichtszunahme pro 12 kg auch ein zusätzlicher Liter Blut gebildet werden muss, was durch die Hormone des RAAS (v.a. Aldosteron) erst möglich wird.

8.6.3 Adiponektin

Adiponektin wird ausschließlich von Fettzellen gebildet. Das Hormon **verbessert die Insulinwirkung** und **erhöht das HDL-Cholesterin**, beugt damit Diabetes und Arteriosklerose vor und **stimuliert darüber hinaus das Immunsystem**. Im Gegensatz zu Leptin wird es gerade **umgekehrt proportional** zur **Gesamtmenge an Körperfett** hergestellt. Bei Übergewicht ist sein Serumspiegel demnach vermindert, woraus die begünstigte Entstehung der Arteriosklerose und des Diabetes mellitus abgeleitet werden kann. Diese Verminderung tritt bei Gewichtszunahme nicht immer in demselben Umfang auf: Adiponektin scheint der ausschlaggebende Faktor dafür zu

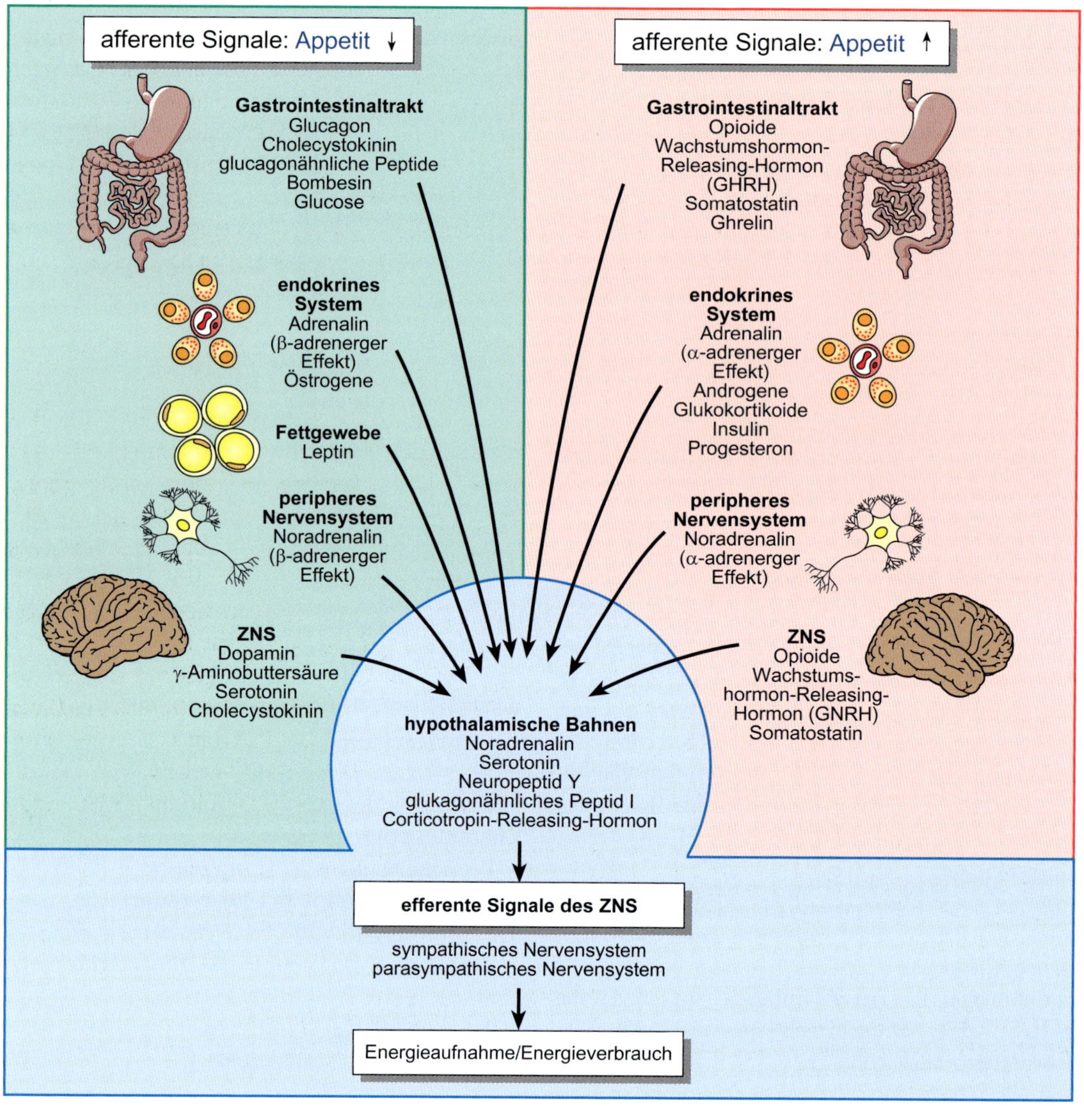

Abb. 8.19 Appetitbeeinflussende Faktoren. [L106]

sein, ob bei einem Adipösen ein Diabetes entsteht oder eben nicht – vielleicht weil es die Insulinrezeptoren sensibilisiert oder ihren Membraneinbau stimuliert.

8.6.4 Östrogene

Östrogene (vor allem Estron) werden im Fettgewebe analog zu dessen Gesamtmasse gebildet – über die Menge hinaus, die ohnehin in Ovarien und (in geringem Umfang) Nebenniere sowie Hoden entstehen. Dies hat mehrere Konsequenzen:

- **Adipöse Mädchen** kommen früher in die Pubertät. Entscheidend scheint ein Körpergewicht von etwa 48 kg zu sein. Entsprechend dauert es bei schlanken oder gar anorektischen Mädchen länger oder es entstehen sogar grundsätzliche Probleme mit Menses und Entwicklung.
- **Adipöse Frauen** jenseits der Menopause leiden oft weniger an Wechseljahresbeschwerden.
- **Adipöse Männer** neigen zur Feminisierung – mit Bauchglatze und Gynäkomastie.

8.6.5 Entzündungsmediatoren

Entzündungsmediatoren wie die Zytokine IL-6 oder TNF-α werden von den Leukozyten des Fettgewebes, anscheinend aber auch direkt von Adipozyten gebildet. Der TNF-α-Serumspiegel steigt analog zur Körperfettmasse. Dabei ist TNF-α nicht nur ein Entzündungsmediator u.a. an den Gefäßwänden; es antagonisiert zusätzlich auch die Insulinwirkung. Der evolutionäre Sinn ist möglicherweise u.a. darin zu sehen, dass TNF-α zusätzlich zu Leptin das Appetitzentrum des Hypothalamus hemmt und so zur Begrenzung einer Adipositas beitragen sollte. TNF-α wurde aus diesem Zusammenhang heraus (früher) auch noch mit dem Namen Kachektin bezeichnet.

8.6.6 Weitere Faktoren

Verschiedene Faktoren des Fettgewebes nehmen Einfluss u.a. auf die **Blutgerinnung** und hemmen die Fibrinolyse. Das **Thromboserisiko** ist dadurch bei **Adipositas gesteigert**.

EXKURS

Kalorien für schlechte Zeiten

Als weiterer Aspekt im Zusammenhang mit der Besprechung des Fettstoffwechsels stellt sich die Frage, ob der menschliche Organismus aus den aufgenommenen Fetten essenzielle Strukturen herstellen kann, oder ob lediglich „leere" Kalorien enthalten sind, die im schlimmsten Fall ihren Beitrag zu Adipositas, Diabetes mellitus oder Arteriosklerose leisten:

Gesättigte Fettsäuren und Glycerin vermag die Leber in beliebiger Menge zu produzieren und zu Triglyceriden zusammenzubinden (zu verestern), um damit dann in der Form des VLDL das Fettgewebe zu versorgen. Überschüssige Kalorien in Form von Kohlenhydraten landen also als Triglycerid mit gesättigten Fettsäuren genauso im Fettgewebe wie zu viel aufgenommenes tierisches Fett der Nahrung in Gestalt der Chylomikronen. Damit werden also lediglich die in der Evolution so wichtigen Reservekalorien für „schlechte Zeiten", in denen das Jagdglück ausblieb und die Vorräte aufgebraucht waren, beiseite gelegt. Ein normalgewichtiger Erwachsener kann dadurch 1–2 Monate ohne Nahrungsaufnahme überleben, während der Glykogenvorrat der Leber bereits nach 1–2 Tagen aufgebraucht ist.

Die „schlechten Zeiten" früherer Jahrtausende gibt es allerdings in den westlichen Überflussgesellschaften, von wenigen Ausnahmen abgesehen, schon lange nicht mehr. Was heute „zur Seite gelegt" wird, dient lediglich noch als Risikofaktor für Hypertonus, Diabetes und weitere Krankheiten oder muss mühsam wieder weggehungert werden. Dazu kommt, dass **gesättigte Fettsäuren** – enthalten vor allem in sog. rotem Fleisch (Rind, Kalb, Schwein, Schaf), Milch und Milchprodukten – das **LDL** des Serums **erhöhen** und damit zusätzlich die Entstehung der Arteriosklerose mit ihren Folgekrankheiten fördern. Tatsächlich besitzen also in der heutigen Zeit die gesättigten Fette der Nahrung oder ein Überschuss an Kohlenhydraten für den Organismus keinerlei positiven Effekte.

8.7 Ungesättigte Fettsäuren

Funktionen

Ungesättigte Fettsäuren erfüllen neben der Bereitstellung von Reserveenergie weitere Funktionen. Sie werden als Bestandteile der **Phospholipide** in die Zellmembranen sämtlicher Zellen eingebaut und halten dieselben hierdurch in einem „flüssigen", öligen Zustand. Dies ist u.a. wichtig für die eingelagerten Proteine mit vielfältigsten Funktionen (Carrier, Pumpen, Kanäle, Rezeptormoleküle usw.), die sich in diesem Öl beliebig seitwärts bewegen können. Auch die hierdurch gegebene **Verformbarkeit** der Zellen ist von Bedeutung, indem sich beispielsweise Erythrozyten und Leukozyten nur auf diese Weise durch die engen Kapillaren quetschen können. Darüber hinaus entstehen aus diesen Fettsäuren, speziell aus den Omega-3-Fettsäuren und Omega-6-Fettsäuren, im Bereich der Zellmembranen durch enzymatische Prozesse der jeweiligen Zelle **Botenstoffe** bzw. „Gewebehormone" bzw. Entzündungsmediatoren – vor allem **Prostaglandine** und **Leukotriene**.

Ungesättigte Fettsäuren sind für den Organismus also von größter Bedeutung, können jedoch nicht aus gesättigten Fettsäuren hergestellt werden. Werden aber einzelne ungesättigte Fettsäuren mit der Nahrung zugeführt, können aus ihnen durch Kettenverlängerung und Einfügung von zusätzlichen Doppelbindungen alle weiteren, vom Organismus benötigten Stoffe synthetisiert werden.

8.7.1 Omega-Fettsäuren

Die beiden für den menschlichen Körper wesentlichen ungesättigten **essenziellen Fettsäuren** sind **Linolsäure** (LA) und **α-Linolensäure** (ALA). α-Linolensäure gehört zu den sog. Omega-3-Fettsäuren, Linolsäure zu den Omega-6-Fettsäuren. Omega (ω) ist der letzte Buchstabe des griechischen Alphabets. Auf die Ketten der Fettsäuren übertragen meint man damit deren Kettenende, während die Säuregruppe -COOH den Kettenanfang beschreibt. Man bezeichnet also eine ungesättigte Fettsäure, deren (erste) Doppelbindung vom Kettenende aus gesehen am 3. C-Atom beginnt, als Omega-3-Fettsäure, während entsprechend Omega-6-Fettsäuren ihre (erste) Doppelbindung vom 6. C-Atom ausgehend besitzen (➤ Abb. 8.20). Dabei ist es unerheblich, ob auf diese ersten Doppelbindungen der jeweiligen Moleküle weitere folgen oder nicht.

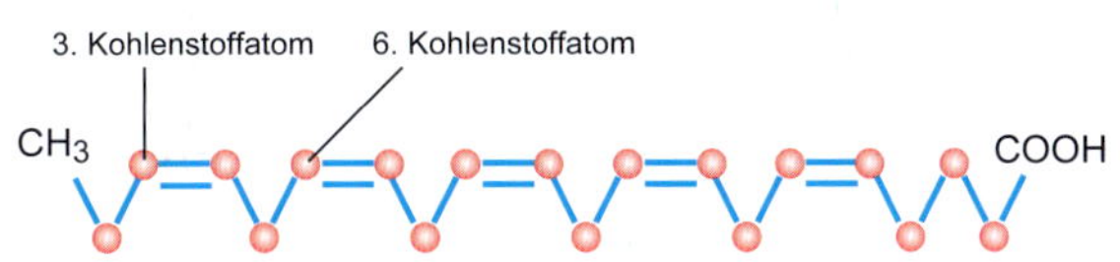

Abb. 8.20 Omega-Fettsäuren. [L157]

Folgeprodukte im Stoffwechsel

Linolsäure gehört zu den **Omega-6-Fettsäuren** und ist die Ausgangsbasis für die Produktion der **Arachidonsäure** und damit auch von Prostaglandinen und Leukotrienen, während aus der Omega-3-Fettsäure **α-Linolensäure** (ALA) Produkte wie die **E**icosa**p**entaensäure (EPS bzw. EPA, A für Acidum = Säure) oder **D**ocosa**h**exaensäure (DHS bzw. DHA) entstehen, die teilweise die Wirkung weiterer Prostaglandine und Leukotriene antagonisieren. Von Bedeutung ist, dass ALA offensichtlich keine eigenen Wirkungen besitzt, sondern im Wesentlichen als Ausgangsstoff für zunächst EPA und schließlich DHA fungiert. Die Umwandlungsrate liegt dabei lediglich bei durchschnittlich 10%.

Vorkommen

α-Linolensäure

Die (angeblich essenzielle) Omega-3-Fettsäure α-Linolensäure ist in einigen pflanzlichen Ölen enthalten – besonders reichlich in Leinöl (> 50%), in durchaus beachtlicher Menge aber auch in Raps-, Sesam- und Walnussöl (➤ Abb. 8.21). Dabei muss jedoch berück-

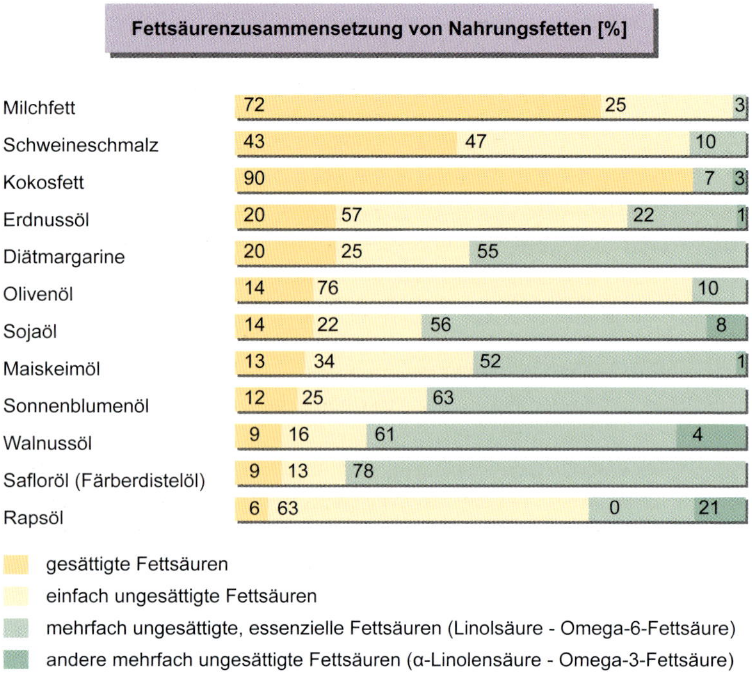

Abb. 8.21 Fettsäurenzusammensetzung von Nahrungsfetten. [L157]

sichtigt werden, dass diese Öle nicht zu sehr erhitzt werden dürfen, weil ein Teil der Doppelbindungen dabei verloren geht. Lediglich Rapsöl kann auch zum Kochen und Braten verwendet werden. Indem gerade im **Walnussöl** unter den zusätzlich vorhandenen Omega-6-Fettsäuren besonders viel **γ-Linolensäure** vorkommt (3–5% Gesamtanteil), eignet es sich auf besondere Weise für **atopische Patienten** (➤ Fach Immunologie).

α-Linolensäure ist vor allem in den o.g. pflanzlichen Ölen enthalten. Die aus ihr im Organismus entstehenden Folgeprodukte **EPA** und **DHA** sind wiederum besonders reichlich in **Fischölen** enthalten. Als geeignetste Quellen sind Thunfisch, Hering, Makrele, Lachs, Katzenhai und Sardine anzusehen, die durchaus auch aus der Dose auf den Tisch gelangen dürfen. Man sollte also in seinen Speiseplan entweder die pflanzlichen Öle oder (besser!) die aufgelisteten Fische aufnehmen. Als Mindestmenge gelten laut DGE 1 Gramm Omega-3-Fettsäuren pro Tag, enthalten beispielsweise in zwei 100-Gramm-Portionen fettreichem Seefisch pro Woche. Nach den Empfehlungen anderer Gesellschaften liegt der **Tagesbedarf** eher bei etwa **1,5 g**. Allerdings beträgt die tatsächliche Aufnahme an Omega-3-Fettsäuren in Deutschland im Durchschnitt gerade mal knapp 20% der empfohlenen Menge!

HINWEIS DES AUTORS

Was bei den Empfehlungen zur α-Linolensäure zumeist übersehen wird, ist die Tatsache, dass sich der empfohlene Bedarf von 1,0 (besser 1,5) Gramm/Tag nicht auf die α-Linolensäure, sondern auf deren Folgeprodukte EPS und DHS bezieht, die jedoch nur zu etwa 10% aus ALA hergestellt werden. Um also die empfehlenswerten **1,25 g EPS und DHS** zur Verfügung zu haben, müssen rund **12,5 g α-Linolensäure** pro Tag zugeführt werden – bevorzugt aus den o.g. pflanzlichen Ölen. Diese Vorgabe entfällt bei ausreichendem Fischverzehr, weil hier bereits EPA und DHA enthalten sind und nicht erst im Organismus mit schlechter Ausbeute synthetisiert werden müssen.

Linolsäure

Während man für die notwendige Ration α-Linolensäure seine Nahrung sehr gezielt aussuchen muss, ist dies für die Omega-6-Fettsäuren nicht erforderlich. Zum einen ist die essenzielle **Linolsäure** in praktisch **allen pflanzlichen Ölen** enthalten (besonders reichlich in Distel-, Sonnenblumen-, Walnuss-, Sesam-, Soja- und Maiskeimöl, ➤ Abb. 8.21), und zum anderen wird deren wichtigstes Folgeprodukt, die **Arachidonsäure**, zusätzlich auch mit tierischer Nahrung (Fleisch, Wurst, Eigelb usw.) reichlich zugeführt, sodass kaum jemals ein Mangel entsteht.

Gerade deswegen aber wird die **Relation** zwischen diesen Omega-Fettsäuren mit ihren antagonistischen Wirkungen besonders wichtig. Man geht heute davon aus, dass sich das Verhältnis von **Omega-6** zu **Omega-3** idealerweise bei etwa **5 : 1** einpendeln sollte. Eher üblich im Alltag sind Relationen von 10 : 1 oder noch ungünstiger.

Wirkungen

Zahlreiche Wirkungen der Omega-Fettsäuren sind bisher noch recht hypothetisch, in jedem Fall unvollständig und ursächlich kaum geklärt, weil die Forschung erst seit wenigen Jahren wirkliches Interesse an diesen Nahrungsfaktoren entwickelt. Manche vermuteten Wirkungen wurden allerdings inzwischen durch biochemische Analysen sowie durch Studien erhärtet – nur um später wiederum (scheinbar) widerlegt zu werden.

HINWEIS DES AUTORS

Eine wichtige Prämisse in Bezug auf breit akzeptierte Wirkungen z.B. von Medikamenten besteht darin, dass Studienergebnisse wiederholbar sein müssen, dass also reproduzierbare Ergebnisse erhalten werden. Dafür müsste aber gerade auch bei Naturprodukten das Studiendesign vergleichbar sein, denn oft genug sieht es in derlei Zusammenhängen aus der Sicht des staunenden Betrachters von „Studien und Gegenstudien“ und einer

Flut von manchmal ein wenig „gesiebt" anmutenden Metaanalysen und nicht ganz zweifelsfreien Geldgebern so aus, als ob das Ergebnis schon vorher feststehen könnte. Der Spruch „trau keiner Studie, die du nicht selbst gefälscht hast" scheint ab und zu an der Realität zu schnuppern.

Entzündungen

Ganz pauschal sollen Omega-6-Fettsäuren, aus denen ein Teil der Prostaglandine und Leukotriene entsteht, Entzündungen fördern, während Omega-3-Fettsäuren dieselben hemmen und deswegen auch bei entzündlichen Erkrankungen bis hin zur chronischen Polyarthritis eingesetzt werden können. Die wesentlichen Faktoren, die zur Gelenkentzündung u.a. bei Patienten mit chronischer Polyarthritis führen, sind neben Interleukinen (Zytokinen) wie IL-1 und TNF-α **Prostaglandine vom Typ 2** und **Leukotriene** vom Typ 4. Dieselben entstehen aus Arachidonsäure und damit aus Omega-6-Fettsäuren. Sie werden in ihren Wirkungen von den Folgeprodukten der ALA antagonisiert. Auch die Umwandlung der Arachidonsäure in ihre Folgeprodukte wird von EPA kompetitiv gehemmt. Entsprechend fand man in Studien mit Rheumapatienten unter Gabe von Omega-3-Fettsäuren eine Besserung der Morgensteifigkeit der Finger sowie einen mäßigen Rückgang der entzündlichen Gelenkschwellungen.

Fettgewebe

Omega-6-Fettsäuren begünstigen die Entwicklung des Fettgewebes beim Kind sowie eventuell (!) sogar schon beim Ungeborenen, während Omega-3-Fettsäuren dieselbe hemmen, sodass es sinnvoll erscheint, wenn bereits in der Schwangerschaft besonderer Wert auf Hering, Makrele, Lachs und Walnüsse gelegt wird. Die Wirkungen auf das Fettgewebe bereits während der Schwangerschaft sind laut einer aktuellen Studie (2012) nicht vorhanden, doch ist dies von untergeordneter Bedeutung. Ungleich wichtiger sind die Wirkungen auf das Nervengewebe.

Gehirn

Kinder von Müttern, die in der Schwangerschaft besonders viel Fisch gegessen hatten (> 340 g pro Woche), waren intelligenter und kommunikativer. Als Ursache wird angenommen, dass Omega-3-Fettsäuren, besonders **DHA**, für die Entwicklung und Reifung des fetalen Gehirns bis hin zur ungestörten Entwicklung des Sehvermögens unentbehrlich sind. Entsprechend entwickelt DHA zwischen der 26. und 40. SSW eine auffallende Affinität zu den zerebralen Strukturen des Feten. Dieser Einfluss auf das Zerebrum bleibt nach der Geburt erhalten. Hierzu passt, dass die Evolution an eine gezielte **Anreicherung der Muttermilch** mit EPA und DHA gedacht hat: Omega-3-Fettsäuren sind an Synthese und Freisetzung von Neurotransmittern beteiligt. Niedrige Konzentrationen gehen u.a. mit einem Mangel an Dopamin einher. Ausreichende Spiegel stabilisieren Nervenzellen, vermehren das Wachstum ihrer Dendriten und die Zahl an Synapsen. Dementsprechend fand man in aktuellen Studien eine deutliche **Besserung depressiver Erkrankungen** unter Gabe von EPA und DHA.

Gefäße

Omega-3-Fettsäuren **hemmen die Blutgerinnung** und **senken den VLDL**-Serumspiegel (und damit auch Triglyceride und LDL). Mit einer täglichen Gabe von 3–4 g EPA und DHA in der Form von Fischölkapseln wird eine Verminderung um etwa 40% erreicht (Harrison 2012). Daneben senken sie durch direkte Gefäßwirkung den Blutdruck. Wenn man die entzündungshemmende Wirkung dazu addiert, wirken sie damit gleich auf vierfache Weise der Arteriosklerose mit ihren Folgekrankheiten entgegen. Dies ist wahrscheinlich, gemeinsam mit dem reichlichen Verzehr von **Cholecalciferol** (Vitamin D_3) und **Arginin** (s. unten) in ihrem einseitigen Nahrungsangebot, die wichtigste Ursache dafür, dass die Inuit wesentlich seltener an Folgekrankheiten der Arteriosklerose wie Herzinfarkt und Schlaganfall leiden als andere Völker. Immerhin besitzen diesbezüglich auch die weiteren ungesättigten Fettsäuren wie eben auch Omega-6-Fettsäuren teilweise günstige Wirkungen, indem sie den LDL-Serumspiegel senken.

Zu beachten ist, dass selbst die einfach ungesättigte, nicht essenzielle **Ölsäure** positive Wirkungen aufweist, indem sie z.B. das LDL-Cholesterin senkt. Ölsäure ist in zahlreichen pflanzlichen Ölen, besonders reichlich in Olivenöl enthalten.

Herz

Die Omega-3-Fettsäuren der Herzmuskelzellen schützen das Herz möglicherweise vor Rhythmusstörungen. In einer großen Studie von 1999 an mehr als 11.000 Herzinfarktpatienten konnte gezeigt werden, dass 1 Gramm Fischöl pro Tag das Sterberisiko um 20% reduziert. Diese positiven Wirkungen zeigen sich auch in Bezug auf die Arteriosklerose-Entstehung, die unter der Substitution mit Omega-3-Fettsäuren verzögert abläuft – bis hin zu Studien an Bypass-Patienten, deren venöse Bypässe in größerem Umfang offen blieben. Es sei an dieser Stelle besonders darauf hingewiesen, dass die medikamentöse Einstellung von Patienten nach erlittenem Infarkt vor 15 Jahren noch nicht dieselbe Perfektion erreichte, wie dies heute üblich ist, wodurch derlei Zusatzeffekte eher zum Tragen kamen (s. unten).

Antagonisierung

Omega-3- und Omega-6-Fettsäuren besitzen mit ihren jeweiligen Folgeprodukten nicht nur antagonistische Wirkungen, sie verdrängen sich auch entsprechend ihrer aufgenommenen Menge gegenseitig aus den Zellmembranen, sodass von vornherein nur der anteiligen Menge entsprechende Folgeprodukte entstehen können. Dabei sollte bei aller Euphorie über die große Anzahl positiver Effekte der Omega-3-Fettsäuren nicht übersehen werden, dass auch die Omega-6-Fettsäuren lebensnotwendig sind. Noch **wichtiger** als die absoluten, mit der Nahrung aufgenommenen Mengen ist deshalb ein **ausgewogenes Verhältnis** (etwa 4–5 : 1) zwischen ihnen.

Omega-3-Fettsäuren antagonisieren in einem beträchtlichen Umfang die Wirkungen von Folgeprodukten der Omega-6-Fettsäuren, doch kommt es teilweise sogar zu einer Antagonisierung innerhalb ein und derselben Fettsäurenklasse. Dies gilt zumindest für die Omega-6-Fettsäuren.

Beispielhaft seien einzelne Faktoren aus der Klasse der Omega-6-Fettsäuren einander gegenübergestellt:

- Prostaglandin E_2 (Pg-E_2) wirkt erschlaffend auf die glatte Muskulatur von Gefäßen und Bronchien, während Pg-F eine Verengung bewirkt, ganz allgemein kontrahierend auf glatte Muskula-

tur wirkt. PG-E_2 verbessert dementsprechend die Atmung und wirkt blutdrucksenkend, während Pg-F die Bronchialwände zur Konstriktion bringt und den diastolischen Blutdruck erhöht.
- Das Thromboxan der Thrombozyten ist der wesentliche Faktor im Rahmen der Thrombozytenaggregation, während das Prostazyklin der Gefäßendothelien als Antagonist die Endothelien vor der Bildung und Anlagerung von Thromben schützt. Beide Substanzen werden historisch bedingt mit Eigennamen belegt, gehören jedoch zu den Prostaglandinen.

Wichtig ist, dass es hinsichtlich der Menge an gebildeten Mediatoren zumindest in Teilen **keine Feinabstimmung** mit entsprechenden Rückkopplungen zu geben scheint: Die antagonisierenden Gruppen der Prostaglandine und Leukotriene werden vielmehr offensichtlich analog zur Menge an Ausgangssubstanzen in den Zellmembranen synthetisiert, sodass je nach Grunderkrankung (z.B. cP) und Nahrungsangebot einmal mehr die entzündungsfördernde, und alternativ eben die entzündungshemmende Komponente überwiegt.

HINWEIS DES AUTORS

Aktuelle Studien, v.a. aber auch die immer beliebter werdenden Metaanalysen ergeben hinsichtlich der zahlreichen positiven Wirkungen der Omega-3-Fettsäuren inzwischen ein eher zwiespältiges Bild. So manche der eigentlich nachgewiesenen Eigenschaften werden neuerdings in Frage gestellt. Wie immer bei solchen Aufmerksamkeit erzeugenden Botschaften beteiligt sich die Laienpresse an vorderster Front, wobei dabei allerdings, ebenfalls wie üblich, eigene Missverständnisse dazu dienen, das zu verdammen, was man bis dato hochgejubelt hatte. Selbst die Süddeutsche Zeitung, seriös und respektabel wie kaum eine zweite Tageszeitung, zeichnet mit Datum vom 3. August 2013 unter dem Titel „Das Ende einer langen Karriere" ein aus Sicht des Autors verzerrtes, zumindest etwas einseitiges Bild der Situation.

Was inzwischen klar zu sein scheint ist, dass α-Linolensäure als essenziell gilt, jedoch selbst keine erwähnenswerten positiven Eigenschaften besitzt, weshalb diese Einstufung in Frage zu stellen ist. Dagegen überwiegen dieselben bei DHA und EPH immer noch, sofern sie aus Fischverzehr stammen. Fischölkapseln sollen dagegen mehr oder weniger nutzlos sein, doch gilt dies möglicherweise eher für die Studien, aus denen dies abgeleitet wird. Beispielsweise wurde im Rahmen einer Studie über wenige Jahre, durchgeführt an Patienten, die **im Anschluss an einen erlittenen Herzinfarkt** mittels eines Medikamenten-Cocktails einschließlich Statinen **optimal eingestellt** waren und zusätzlich Fischölkapseln erhielten, gegenüber einer Vergleichsgruppe mit identischer Medikation, aber ohne Substitution mit Fischöl, **keine zusätzliche Verbesserung** der Situation gesehen. Schlussfolgerung: Fischölkapseln sind bei Herz-Kreislauf-Erkrankungen wirkungslos. Von einer Substitution wird abgeraten.

Es stellt sich die Frage, was die Autoren mit dieser Studie beweisen oder widerlegen wollten. Denn welchen prophylaktischen Nutzen sollen Omega-3-Fettsäuren besitzen, wenn die Gefäße, auf die sie einwirken, bereits in einem Umfang arteriosklerotisch verändert sind, dass es für einen Infarkt gereicht hat? Wie sollen sie die Relation der Blutfette verbessern einschließlich ihrer antientzündlichen Wirkungen, wenn sich Cholesterin, Blutdruck und Gerinnungsparameter als Folge von Statinen, ACE-Hemmern, Antikoagulanzien und weiteren Medikamenten bereits am Optimum befinden? Wie sollen langfristige Wirkungen nach Zeitspannen von wenigen Jahren zu signifikanten Ergebnissen führen? Was kann aus einer derartigen Studie abgeleitet werden? Die positiven Wirkungen der Omega-3-Fettsäuren entstehen langfristig und prophylaktisch bei zunächst gesunden Personen, nicht bei Intensivpatienten. Der prophylaktische Zaun um den Brunnen verhindert, dass jemand hineinfällt. Er kann für diejenigen, die bereits unten liegen, nicht mehr hilfreich sein.

Es scheint gut möglich, dass Völker wie die Inuit, die bei ihrer früheren Lebens- und Ernährungsweise kaum von arteriosklerotischen Auswirkungen betroffen waren und eine sehr geringe Zahl an malignen Erkrankungen aufwiesen, von weiteren Faktoren profitierten. Neben den Omega-3-Fettsäuren gibt es v.a. zwei weitere Kandidaten:
- Aus dem im Fisch reichlich enthaltenen **Arginin** entsteht im Gefäßendothel **Stickstoffmonoxid** NO als wesentlicher Schutzfaktor der Gefäßwand. Arginin ist angeblich nicht essenziell, weil es in der Leber z.B. im Harnstoffzyklus gebildet wird. Die Frage dabei ist, ob u.a. die Herzkranzgefäße vom Arginin der Leber profitieren, doch müsste man hierzu übliche Serumspiegel mit den Spiegeln von Fischessern vergleichen. Gerade dies wird jedoch nicht gemacht. Zumindest kennt der Autor keine einzige „Studie oder gar Metaanalyse" zu diesem Thema. Arginin wird allerdings im Harnstoffzyklus umgesetzt, sozusagen „verbraucht", sodass davon auszugehen ist, dass die Gefäße davon nicht ausreichend profitieren können. Daraus könnte man einen „semiessenziellen" Status der Aminosäure ableiten.
- Inuit führen mit ihren Fischölen ein Vielfaches der von der DGE neuerdings empfohlenen Aufnahme von 20 µg **Vitamin D**/Tag zu – ganz entsprechend der Menge, die von den Vitamin-D-Forschern als den eigentlichen Experten seit Jahren gefordert wird. Allerdings erreicht das Gros der Deutschen einschließlich ihrer Hautsynthese noch nicht einmal eine Gesamtaufnahme von 5 µg Vitamin D/Tag, wie sie von der DGE bis Ende 2011 empfohlen wurde. Mehr als 90% aller Deutschen befinden sich auch nach offiziellen Einschätzungen in einem sehr ausgeprägten Vitamin-D-Mangelzustand, einschließlich dessen negativer Folgen u.a. auf die Gefäße und das Immunsystem.
- Inuit essen keine „essenzielle" α-Linolensäure, sondern die tatsächlich essenziellen Folgeprodukte **DHA und EPA** – und dieselben nicht in sparsamster Dosierung, wie sie für „Studien" benutzt werden, sondern in ganz anderen Größenordnungen.

In dem oben angesprochenen Bericht der SZ kam auch ein „Ernährungswissenschaftler" zu Wort, dessen Name nicht genannt werden soll. Er verweist als Beleg für seine Meinung, dass Fischkonsum möglicherweise gar keine positiven Auswirkungen hat, darauf, dass „die Inuit womöglich vor allem deswegen von dem fetten Fisch profitieren, weil sie sich körperlich viel bewegen, um ihn zu fangen". Dem ist eigentlich nichts hinzuzufügen. Man könnte höchstens nachfragen, warum die Inuit mehrheitlich übergewichtig sind, wenn sie körperlich dermaßen aktiv sind. Oder warum die nicht-jagenden Frauen auch keine Infarkte erleiden.

Biosynthese

Omega-6-Fettsäuren

Ein Teil der Prostaglandine und Leukotriene wird aus der Arachidonsäure synthetisiert, soweit sie Bestandteil der Phospholipide der Zellmembran ist. Ist sie jedoch unzureichend vorhanden, beginnt die Synthese mit der Bildung von γ-Linolensäure aus Linolsäure (Linolsäure gilt genau aus diesem Grunde als essenziell): In die Linolsäure wird eine 3. Doppelbindung eingefügt (wozu das Enzym Desaturase erforderlich ist), dann wird die Kette zur Arachidonsäure verlängert. Aus der Arachidonsäure entstehen schließlich die sog. Prostaglandine der Serie 2 sowie Leukotriene der Serie 4 (➤ Abb. 8.22). Diese Substanzen wirken überwiegend entzündungsfördernd, auch wenn einzelne Prostaglandine wie Prostazyklin schützende Wirkungen auf Gefäßendothelien besitzen.

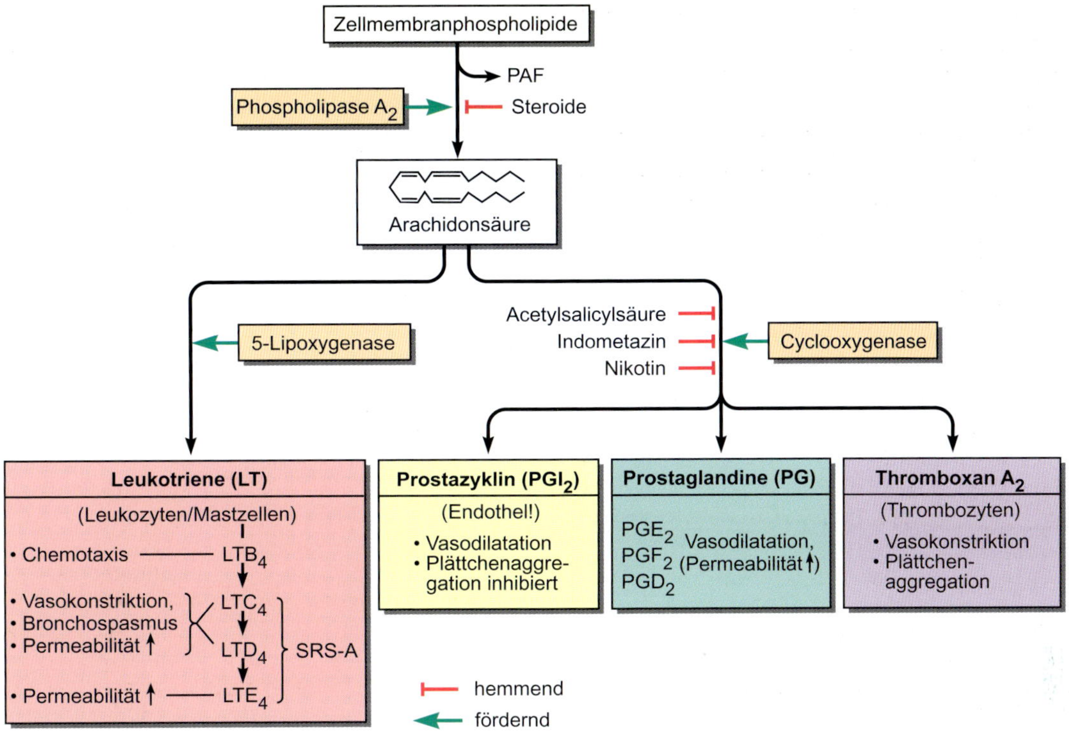

Abb. 8.22 Synthese von plättchenaktivierendem Faktor (PAF), Prostaglandinen, Thromboxan A_2 und Leukotrienen aus den Phospholipiden der Zellmembran. [L112]

EXKURS

Prostaglandine und Leukotriene sind wichtige Faktoren des Immunsystems und dienen dem Organismus als sog. Gewebehormone – also als Substanzen mit hormonartiger Wirkung, die im Wesentlichen aber nicht auf dem Blutweg verteilt werden, sondern an Ort und Stelle, im Gewebebereich der Produktion ihre Wirkung entfalten.

Omega-3-Fettsäuren

Demgegenüber entstehen aus den Omega-3-Fettsäuren der Phospholipide neben DHA die sog. Prostaglandine der Serie 3 sowie Leukotriene der Serie 5, deren Wirkungen dem entsprechen, was oben über die Omega-3-Fettsäuren zusammengetragen wurde. Sie dienen also neben ihren sonstigen Wirkungen auch als **Gegenspieler der Entzündungsmediatoren**.

8.8 Gesunde Ernährung

8.8.1 Energiebedarf und -gewinnung

Bei leichter körperlicher Tätigkeit liegt der durchschnittliche **Energiebedarf** der **Frau** bei etwa 1.500–2.000 kcal/Tag und der des **Mannes** bei rund 2.000–2.500 kcal. Bei schwerer körperlicher Arbeit kann der Tagesbedarf bis auf > 4.000 kcal steigen. 99% der täglichen Nahrungszufuhr bestehen aus Kohlenhydraten, Fetten und Eiweiß und sind im Wesentlichen nur dazu da, diesen Energiebedarf zu decken. Dabei liefert **Fett** mit rund **9,2 kcal pro Gramm** gut doppelt so viel Energie wie **Kohlenhydrate** und **Proteine** mit etwa 4,2 kcal pro Gramm. Die **Aminogruppen** der Proteine können im Organismus nicht verbrannt, sondern müssen vielmehr sogar unter Zufuhr von Energie als **Harnstoff** wieder entsorgt werden, sodass Eiweiß tatsächlich nochmals deutlich weniger Energie für den Organismus bereitstellt als Zuckerstrukturen. Der definierte Gewinn von 4,2 kcal/g ist also lediglich ein theoretischer, nicht erreichbarer Wert. Der biologische (physiologische) Energiegewinn aus Proteinen ist damit geringer als ihr physikalischer Energiegewinn (im Ofen). Bei Zuckern und Fetten gibt es dagegen neben den Endprodukten des Stoffwechsels wie auch des Ofens, H_2O und CO_2, keinerlei Reste, sodass der physiologisch im Organismus erzielte Gewinn an Energie exakt dem physikalischen entspricht.

Weil im Organismus alle Strukturen ständig neu ab- und wieder aufgebaut werden, wird ein Teil der drei Grundnahrungsmittel auch für diesen Zweck verwendet. Trotzdem gilt im Organismus des Erwachsenen, dass die drei Grundnahrungsmittel vollständig der Energiegewinnung dienen, denn ob sie direkt verbrannt werden oder Strukturen ersetzen, die ihrerseits abgebaut und verbrannt werden, kommt letztendlich auf dasselbe heraus.

8.8.2 Empfehlungen der DGE

Die DGE hat Empfehlungen für die anteilmäßige Zufuhr der drei **Grundnahrungsmittel** herausgegeben (➤ Tab. 8.1). Danach stellen die Kohlenhydrate mit 55–60% den Löwenanteil, ergänzt durch die Fette (25–30%) und Eiweiße (10–15%). Zusätzlich wird die Aufnahme von mindestens 30 g Ballaststoffen empfohlen. Hinsichtlich der Fette wird betont, dass zwei Drittel hiervon ungesättigt sein sollten.

Tab. 8.1 Empfohlene Nährstoffzufuhr (Referenzwerte) laut Deutsche Gesellschaft für Ernährung (DGE).

Nährstoff	Männer	Frauen	Bemerkung
Grundnahrungsmittel			
Protein	0,8 g/kg KG		
Fett	25–30% der Energie		
• Omega-6-Fettsäuren	2,5% der Energie		
• Omega-3-Fettsäuren	0,5% der Energie		Relation 5 : 1
Fettlösliche Vitamine			
Vitamin A	1 mg	0,8 mg	(1 mg Vitamin A = 6 mg β-Carotin)
Vitamin D	20 µg (= 800 IE)		
Vitamin E	14 mg	12 mg	(1 mg = 1,5 IE)
Vitamin K	70 µg	60 µg	
Wasserlösliche Vitamine			
Vitamin B_1 (Thiamin)	1,2 mg	1,0 mg	
Vitamin B_2 (Riboflavin)	1,4 mg	1,2 mg	
Vitamin B_6 (Pyridoxin)	1,5 mg	1,2 mg	
Vitamin B_{12} (Cobalamin)	3 µg		
Niacin	16 mg	13 mg	(1 mg Niacin = 60 mg Tryptophan)
Pantothensäure	6 mg		
Folsäure	300 µg		(Schwangerschaft: 550 µg, Stillzeit 450 µg)
Vitamin C	100 mg		
Biotin	30–60 µg		
Mineralstoffe und Spurenelemente			
Natrium	550 mg		
Kalium	2.000 mg		
Calcium	1.000 mg		(Schwangerschaft und Stillzeit laut DGE ebenfalls 1.000 mg; Osteoporose: 1.500 mg)
Magnesium	350 mg	300 mg	(Schwangerschaft: 450 mg)
Phosphat	700 mg		
Chlorid	830 mg		
Eisen	10 mg	15 mg	
Zink	10 mg	7 mg	
Kupfer	1,0–1,5 mg		
Mangan	2,0–5,0 mg		
Chrom	30–100 µg		
Molybdän	50–100 µg		
Iod	200 µg		(Schwangerschaft: 300 µg)
Selen	30–70 µg (genauer: 1 µg/kgKG) laut DGE 3–4 mg		
Fluorid			Fluorid ist eindeutig nicht essenziell!!

Hinsichtlich der Eiweiße wird versucht, die empfohlene Menge für den Alltag berechenbarer zu machen, indem ein idealer Wert von 0,8– (maximal) 1,0 g pro kg KG (Körpergewicht) und Tag angegeben wird.

Die DGE hat auch hinsichtlich der täglichen Zufuhr von **Vitaminen**, **Spurenelementen** und weiteren essenziellen Nahrungsbestandteilen Vorgaben für eine möglichst gesunde Ernährung aufgestellt, die sporadisch an neue Erkenntnisse angepasst werden (➤ Tab. 8.1).

HINWEIS DES AUTORS

Die Erkenntnisse der DGE entstammen ausschließlich der vorherrschenden Medizin, die – etwas überspitzt formuliert – alles für ausreichend hält, was noch keine erkennbaren Krankheiten oder Störungen entstehen lässt.

HINWEIS DES AUTORS

Weder Vitamine und Mineralien noch Zucker- oder Eiweiß- oder Fettstrukturen enthalten irgendeine Art von Information über ihre **Herkunft**. Die Enzyme und Hormone des Organismus interessieren sich auch gar nicht dafür. Ihre Wirkungsweise ist chemisch: Was in ihre Rinnen oder sonstigen Bindungsstellen passt, das wird genommen und verarbeitet, unabhängig davon, ob es einer natürlichen Quelle entstammt oder künstlich hergestellt wurde. Dies bedeutet nicht, dass naturbelassene Nahrung nicht ungleich wertvoller wäre. Nur im Hinblick auf das deklarierte Vitamin oder den enthaltenen Zucker ergeben sich tatsächlich keinerlei Unterschiede.

Einzelne Therapeuten sind z.B. der Ansicht, dass sich **Vitamin C** aus der Acerola-Kirsche im Organismus als *natürlich* zu erkennen gibt und voller Elan und gesundem Ehrgeiz seine Pflichten erfüllt, während Vitamin C aus der Dose irgendwie missraten ist, vielleicht sogar Arbeitsverweigerung betreibt? Solche Therapeuten geben Vitamin C auch gerne intravenös, woraufhin sich 95% des verabfolgten Vitamins innerhalb kürzester Zeit über die Niere verabschieden, also wirkungslos bleiben, während oral verabfolgte, retardierte und chemisch hergestellte Präparate das Vitamin tatsächlich im Körper des Patienten anreichern würden.

Derselbe mystische Glaube liegt auf Zuckerstrukturen, basierend u.a. auf der mehr als 100 Jahre alten Theorie von Howard Hay: Da soll **Glukose**, die aus Vollkornprodukten stammt, im Körper etwas anderes tun als Glukose, die aus Auszugsmehlen gehüpft ist. Glukose aus braunem (ungereinigtem) Rohzucker ist „gesünder" als diejenige aus weißem, aus Rohrzucker „wertvoller" denn aus Rübenzucker. Glukose ist aber immer Glukose und kann dem Organismus nicht entsprechend ihrer Herkunft einmal verkünden, sie würde gerne in Säure umgewandelt werden und im anderen Fall, man möge sie doch bitte in Glykogen einbauen oder wenigstens anders verbrennen als die ungesunde Konkurrenzglukose. Die „ungesunde" Glukose wird aus dem Darmlumen resorbiert wie jede Glukose – nämlich vollständig. Sie ist auch nicht in der Lage, mehr B-Vitamine zu verbrauchen als „gesunde" Glukose. Das Märchen vom **„Vitamin-B-Räuber"** in Bezug auf Auszugsmehle bzw. raffinierte Zucker ist wirklich nur ein Märchen. Glukose ist seit 3½ Milliarden Jahren der Hauptbrennstoff der Evolution – vom Einzeller bis zum Menschen – und man kann kaum von der Energiequelle schlechthin, die rund 50% der aufgenommenen Gesamtenergie ausmacht (die Kohlenhydrate naturbelassener Nahrung bestehen weit überwiegend aus Glukose!), als einem „Räuber" sprechen. Genau wegen dieser evolutionären Vorgaben hat die Natur reichliche Mengen an Vitamin B_1 in ihre Nahrungsquellen gemischt. Sie kannte den Zusammenhang. Dabei ist die Frage der Herkunft ohne Bedeutung: Es wird einfach für eine definierte Menge des einen (Glukose) eine definierte Menge des anderen (Vitamin B_1) benötigt.

Ausschließlich von Bedeutung für den Stoffwechsel ist demnach die Frage, in welchen Mengen ein Zucker wie Glukose in der jeweiligen Nahrung enthalten ist, ob also die Leber bei einem Überangebot daraus Fette herstellen muss. Oder die Frage, ob die Spaltung im Darmlumen mehr oder weniger Zeit beansprucht, ob also der Glyx günstig oder ungünstig ist, weil sich hieraus der akute Serumspiegel des Insulins ergibt (➤ 4.3.1). Diesbezüglich sind Vollkornprodukte gegenüber Nahrungsmitteln aus Auszugsmehlen deutlich im Vorteil; allerdings hat sogar der weiße Haushaltszucker einen günstigeren Glyx als z.B. Kartoffeln! Sobald aber nun die Glukose mithilfe des Insulins auf den Organismus verteilt ist, passiert mit ihr das immer Gleiche und noch nicht einmal der Glyx behält irgendeine Bedeutung.

Es steht außer Frage, dass der Wert naturbelassener, evtl. sogar biologisch und chemiefrei erzeugter Nahrung ungleich höher einzuschätzen ist als derjenige verbreiteter industrieller Fertigprodukte. Dies gilt z.B. für ihre bioenergetische Strahlung (Stichwort: Popp'sche Biophotonen). Erst recht gilt dies für die darin enthaltenen Ballaststoffe, Mineralien und Begleitstoffe wie u.a. Bioflavonoide, Phenole, Carotinoide oder Vitamine. Man darf eben nur nicht dem Irrtum verfallen, dass ein definiertes Molekül wie Glukose aus Vollkorngetreide oder Vitamin C aus Sanddorn oder der Acerola-Kirsche bzw. Kochsalz aus dem Himalaja sich auf irgendeine Weise von dem unterscheiden, was in raffiniertem Zucker, im Vitamin-C-Pulver oder in Salz aus dem Meer oder Salzstock enthalten ist, weil man sich genau damit ins Reich der Mystik verirrt hat.

Dasselbe gilt für denjenigen, der sich noch nicht mit dem Wesen der Homöopathie vertraut gemacht hat: Materie lässt sich nicht durch eine Schwingung ersetzen. Vitamine und Ionen werden materiell benötigt. Weil sie abgebaut (Vitamine) bzw. ausgeschieden werden (Ionen), gibt es einen definierten Tagesbedarf. Die durchschnittlich 1,2 kg an Calcium, die weit überwiegend im Knochen gebunden sind, lassen sich nicht durch „1,2 kg Schwingung" ersetzen. Materiell verlorene Anteile (Niere, Schweiß) müssen durch materielle Nahrungszufuhr ersetzt werden. Die homöopathische Schwingung eines Apfels macht niemanden satt, der Apfel schon. Dagegen ist richtig verstandene Homöopathie in der Lage, Heilungen zu bewirken, wie sie aus Sicht des Autors auf andere Weise nicht erreichbar wären.

8.8.3 Ernährungspyramide

In den USA hat bereits vor einigen Jahren ein Umdenken hinsichtlich einer optimalen Nährstoffzufuhr eingesetzt. Einige Wissenschaftler haben die bis dahin gültige Ernährungspyramide des amerikanischen Landwirtschaftsministeriums infrage gestellt und neu aufgebaut. Die hiernach geltenden Empfehlungen können mit leichten Abwandlungen auch für Europa übernommen werden.

An der Basis der Pyramide stehen Lebensmittel, die als uneingeschränkt gesund eingestuft werden. Sie sollten den Hauptanteil des Speisezettels bilden. Zur Spitze hin folgen zunehmend problematische Lebensmittel, deren Anteil an der Nahrungsmenge deswegen auch zunehmend niedriger angesetzt wird (➤ Abb. 8.23). Übereinstimmend geht aus den Nahrungspyramiden, die für die USA oder für Deutschland gelten, hervor, dass nichts gesünder sein kann als Vollkornprodukte und regelmäßige körperliche Bewegung, während das rote Fleisch (Kalb, Rind, Schwein, Schaf) die Spitze der Pyramiden und damit auch die „Spitze des Ungesunden" markiert.

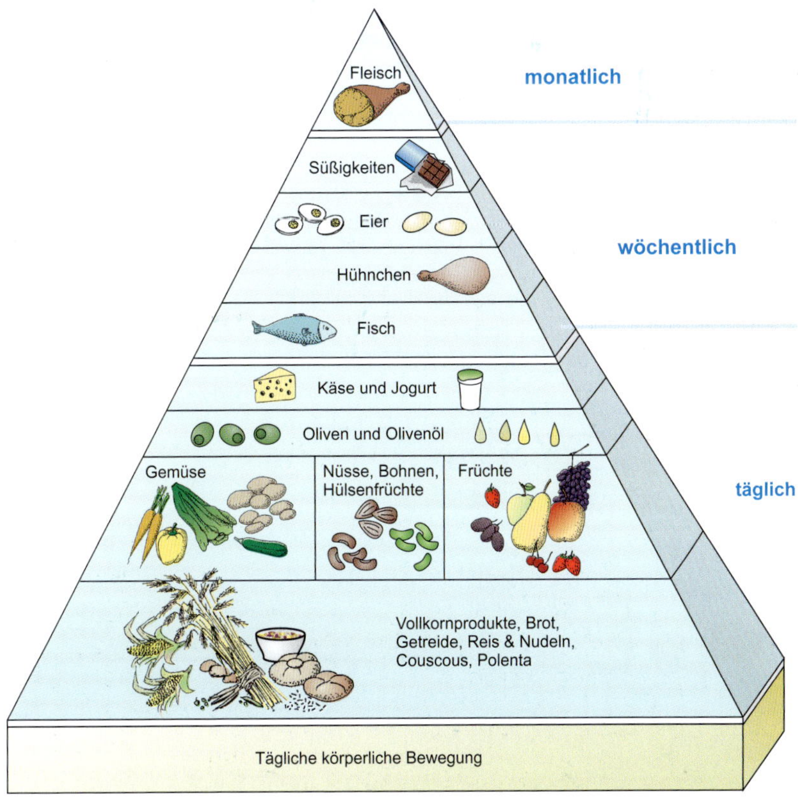

Abb. 8.23 Für Deutschland empfohlene Nahrungspyramide. [L190]

Nahrungsfette

Bei der Beurteilung eines sinnvollen prozentualen Anteils der Nahrungsfette gibt es abweichende Meinungen. Allgemein anerkannt ist zunächst, dass gerade das sog. **rote Fleisch** mitsamt den entsprechenden Wurstsorten vor allem auch deswegen nur in geringen Mengen zugeführt werden sollte, weil die reichlich enthaltenen Fette in Form von Cholesterin sowie gesättigten Fettsäuren sich ungünstig auf den LDL-Serumspiegel auswirken. Diese Empfehlung ist nachvollziehbar; man könnte sich höchstens überlegen, ob es sinnvoll sein kann, mäßige Mengen an Butter durch industriell hergestellte Margarine (evtl. sogar mit Transfetten) zu ersetzen. Immerhin sind ja auch Eier in geringen Mengen erlaubt.

Kontrovers diskutiert wird andererseits der sinnvolle Anteil an **ungesättigten Nahrungsfetten**, wie sie in pflanzlichen Ölen und Fisch enthalten sind. Einzelnen Studien zufolge tragen sie zur Adipositas bei, „Gegenstudien" zufolge haben sie diverse Schutzwirkungen (s.o.).

Im internationalen Vergleich (➤ Abb. 8.24) erkennt man, dass Japaner, die traditionell wenig Fett verzehren (nur 10% Anteil an der Nahrung!), auch deutlich weniger an **Herz-Kreislauf-Erkrankungen** leiden als beispielsweise Finnen, von denen reichlich gesättigte Fette verzehrt werden. Den weltweit geringsten Anteil an solchen Erkrankungen sieht man aber andererseits bei den Bewohnern Kretas oder den Inuit, wo der Fettanteil stolze 40% beträgt – allerdings eben hauptsächlich in der Form von Oliven- und weiteren pflanzlichen Ölen (Kreta) sowie Fisch. Insofern scheint die derzeit gültige Empfehlung der DGE wohlfundiert zu sein und beiden Lagern gerecht zu werden. Einzig die empfohlene Aufnahme von gerade mal 3% Omega-Fettsäuren als Anteil an der aufgenommen Gesamtenergiemenge ist sicherlich zu niedrig angesetzt. Immerhin entspricht wenigstens die Relation von 5 : 1 den neuesten Erkenntnissen.

Nüsse und Hülsenfrüchte

Positiv an der Nahrungspyramide kann auch – neben der Bevorzugung von Obst, Gemüse und Salat – die reichlich empfohlene Zufuhr von Nüssen und Hülsenfrüchten bewertet werden. Nüsse enthalten neben wertvollen ungesättigten Fettsäuren auch reichliche Mengen an essenziellen Spurenelementen wie Zink oder Kupfer. Hülsenfrüchte sind hinsichtlich ihres Gehalts an Eiweiß und Ballaststoffen kaum zu toppen, auch wenn aus ihren Ballaststoffen im Dickdarm besonders viele Gase gebildet werden. Dies liegt u.a. daran, dass diese Ballaststoffe nicht nur wie üblich aus Zuckerstrukturen wie Cellulose bestehen, sondern in großem Umfang aus Proteinen.

Kartoffeln und Milchprodukte

Uneins sind sich bei der aktualisierten Ernährungspyramide amerikanische Wissenschaftler und die DGE hauptsächlich in ihrer Bewertung von Milchprodukten und komplexen Kohlenhydraten wie Kartoffeln:

Kartoffeln besitzen einen ungünstigen glykämischen Index (Glyx, s.a Therapie des Diabetes mellitus, ➤ 4.3.1). Die reichlich enthaltene pflanzliche Stärke wird von der Pankreasamylase zügig gespalten, die freiwerdende Glukose in einem Zug resorbiert. Im Gegenzug schüttet die Bauchspeicheldrüse relativ viel Insulin aus und der Serumspiegel der Glukose sinkt so schnell ab wie er angestiegen ist. Kurze Zeit nach Nahrungsaufnahme entsteht somit ein erneutes Hungergefühl, wodurch zusätzliche Nahrungsaufnahme und Adipositas begünstigt werden. Entsprechendes gilt für weitere **ballaststoffarme Kohlenhydratlieferanten** wie ungeschälten Reis, Nudeln und Weißbrot.

Im Gegensatz hierzu werden **ballaststoffreiche komplexe Kohlenhydrate** wie Vollkornnudeln und -brot oder ungeschälter Reis

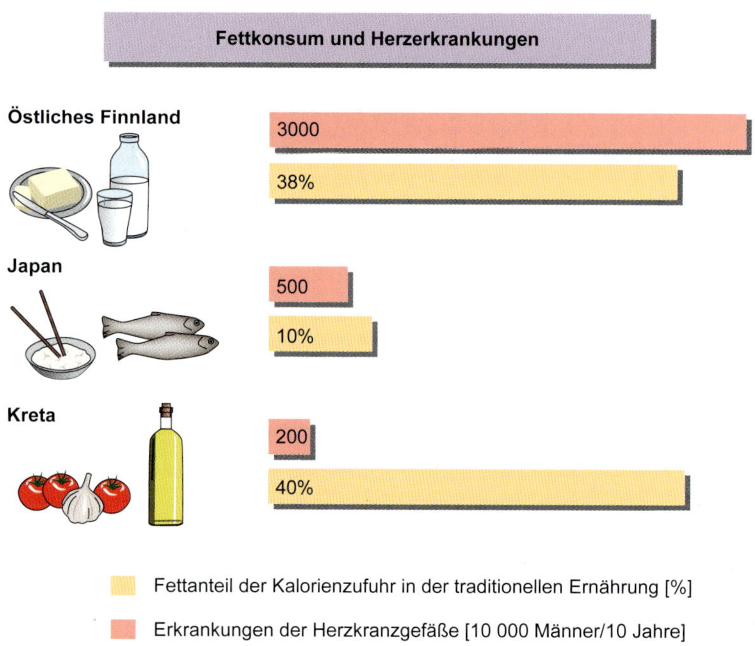

Abb. 8.24 Fettkonsum und Herzerkrankungen. [L157]

im Dünndarm wesentlich langsamer gespalten. Die aus der Stärke entstehende Glukose flutet langsamer an, sodass Serumspitzen hinsichtlich Glukose und Insulin vermieden werden. Zusätzlich bewirken die enthaltenen Ballaststoffe eine Senkung des LDL-Serumspiegels – wahrscheinlich durch Bindung des Cholesterins von Nahrung und Gallenflüssigkeit im Darmlumen.

Kartoffeln besitzen tatsächlich einen ungünstigen Glyx. Andererseits enthalten sie beachtliche Mengen an Kalium und Magnesium und sind neben Vollkornprodukten durchaus als sinnvoller Bestandteil der täglichen prozentualen Kohlenhydrataufnahme von gut 50% anzusehen. Dem glykämischen Index scheint nämlich bei **normalgewichtigen** Menschen **keinerlei Bedeutung zuzukommen**! Lediglich bei adipösen Menschen mit latentem und erst recht manifestem Diabetes mellitus lassen sich ungünstige Effekte nachweisen, sodass hier der Verzehr von Kartoffeln eingeschränkt werden sollte.

Die Beschränkung der Zufuhr von **Milch** und **Milchprodukten** ist von der DGE ebenfalls nicht akzeptiert. Die notwendige Aufnahme von 1.000 mg Calcium pro Tag, u.a. zur Osteoporoseprophylaxe, lässt sich anders kaum erreichen. Höchstens mit calciumreichen Mineralwässern bzw. „hartem" Trinkwasser oder medikamentöser Substitution könnte ein Ausgleich erzielt werden. Auch die breite Palette von Vitaminen und Spurenelementen, die zusätzlich in der Milch enthalten sind, spricht gegen einen Verzicht, soweit keine Laktoseintoleranz besteht. Allerdings sollten fettarme Sorten bevorzugt werden, weil es sich beim Milchfett eben überwiegend um gesättigtes Fett handelt und weil 1 Liter Vollmilch mehr als 600 kcal an Energie liefert.

Überarbeitete Ernährungspyramide

Die überarbeitete Ernährungspyramide ist also in weiten Anteilen sinnvoll und muss im Wesentlichen nur hinsichtlich **Kartoffeln und Milch** den deutschen Empfehlungen angepasst werden. Dies gilt eingeschränkt auch für die Zufuhr von **ungesättigten Fetten**, die nicht in beliebigen Mengen verzehrt werden sollten, weil sie eine Gewichtszunahme begünstigen – wenn auch nicht im selben Umfang wie gesättigte Fette oder gar Transfette. Die für Deutschland empfohlenen 25–30% Anteil an der aufgenommenen Energiemenge stellen demnach unverändert eine sinnvolle Empfehlung dar – erst recht im Hinblick darauf, dass ja zwei Drittel hiervon ungesättigt sein sollten.

Man könnte höchstens bezüglich der **Proteine** aus Getreideprodukten, Hülsenfrüchten oder weißem Fleisch (Geflügel, Fisch) den empfohlenen Anteil von 10–15% in Zweifel ziehen. Es spricht genau genommen gar nichts dagegen, diesen Anteil auf Kosten der Kohlenhydrate zu erhöhen, solange die Leber in der Lage ist, ihren Harnstoffzyklus ordnungsgemäß durchzuführen. Immerhin besitzen ja Proteine den **geringsten Energiegehalt** unter den Nahrungsmitteln.

Der Adipöse, der nach Gewichtsreduktion trachtet, sollte zusätzlich auf Folgendes achten: **Jede Magenfüllung** trägt zum **Sättigungsgefühl** bei. Wer also vor der eigentlichen Mahlzeit Mineralwasser, kalorienarme Suppe oder Salat zu sich nimmt, wird vom Hauptgericht weniger essen. Wer dann auch noch langsamer isst, indem er gründlich kaut anstatt alles hastig hinunterzuschlingen, gaukelt dem Hypothalamus eine umfangreichere Mahlzeit vor und ist bereits nach kleineren Portionen satt.

Den Empfehlungen der DGE hinsichtlich der Zufuhr von **Selen** und manchen **Vitaminen** (vor allem C, D, E und den Carotinoiden) mag man vertrauen – zumindest bis zur Heilpraktikerprüfung. Dagegen erscheinen die Empfehlungen bei den B-Vitaminen oder Spurenelementen wie Zink oder Kupfer als angemessen und vollkommen ausreichend, sodass von einer zusätzlichen Supplementierung z.B. mit Multivitaminpräparaten keine vorteilhaften Wirkungen zu erwarten sind. Präparate, die alles sozusagen in Personalunion enthalten, von sämtlichen Vitaminen bis hin zu ausnahmslos allen Mineralien, sind sogar eher kontraproduktiv, weil sich zahlreiche Inhaltsstoffe gegenseitig in ihrer Resorption behindern (z.B. Calcium, Zink, Eisen und Kupfer) oder anderweitig unwirksam machen (z.B. Selen als Natriumselenit und Vitamin C). Auch die wohl aus marketingtaktischen Gründen zunehmende **Retardierung** sämtlicher Präparate ist **kontraproduktiv** (➤ Fach Pharmakologie) – abgesehen vom Vitamin C.

HINWEIS DES AUTORS

Vitamine und Spurenelemente

Es gibt zahlreiche und gut abgesicherte Studien zum Zusatznutzen höherer Dosen an einzelnen Spurenelementen und einigen wenigen Vitaminen, auch und gerade hinsichtlich der Prophylaxe der Arteriosklerose und mancher malignen Erkrankungen sowie der positiven Wirkungen auf das Immunsystem, weshalb Zweifel an den Empfehlungen angebracht sind (➤ 11, ➤ 12).

Merkwürdig erscheint vor diesem Hintergrund die Diskrepanz, wonach einerseits gebetsmühlenartig wiederholt wird, dass man mit einer ausgewogenen Ernährung sämtliche essenziellen Nahrungsbestandteile in vollkommen ausreichender Menge zuführe, eine Substitution also völlig überflüssig sei, während in den Reihen derselben Wissenschaftler Statistiken erarbeitet werden, nach denen vom Durchschnitt der Bevölkerung u.a. viel zu wenig Iod, Selen, Folsäure, D-Vitamin, Omega-3-Fettsäuren und weitere Stoffe aufgenommen werden. Zur Begründung wird nicht etwa ein „falsches Essverhalten" angeführt, sondern vom Großteil dieser Bevölkerung nicht beeinflussbare Tatsachen wie die Verarmung der Böden an Iod und Selen, die unzureichende Iodierung des Speisesalzes, die Licht- und Hitzeempfindlichkeit der Folsäure oder die Monokulturen und Überdüngung in der Landwirtschaft.

Große Studien wie die 2001 europaweit an 20.000 Erwachsenen in der 2. Lebenshälfte durchgeführte, nach der das Risiko für Herz-Kreislauf-Erkrankungen kontinuierlich und sehr ausgeprägt mit zunehmender Vitamin-C-Versorgung sank, werden zwar unter wissenschaftlich anerkannten Kautelen erarbeitet, anschließend aber einfach wieder aus der Erinnerung verdrängt – vielleicht weil die Ergebnisse einfach nicht zu dem passen, was man bis dato verkündet hat. Dafür wird dann das ganz eindeutig **nicht essenzielle** Fluorid mit 3–4 mg/Tag in die Empfehlungen aufgenommen. Aus Sicht des Autors ist Fluorid in niedriger Dosierung ausschließlich für Säuglinge und Kleinkinder akzeptabel – zur in dieser Altersgruppe tatsächlich gegebenen Kariesprophylaxe. Ältere Kinder und Erwachsene sollten sich mit fluoridierter Zahnpasta begnügen.

In Abhängigkeit von abweichenden Ernährungsgewohnheiten einzelner Bevölkerungsgruppen muss auch bedacht werden, dass hierbei sehr schnell Vorteile in der Aufnahme essenzieller Nahrungsfaktoren mit einem Mangel an weiteren Faktoren erkauft wird. So sind Vegetarier überwiegend gut mit Folsäure oder Vitamin K, eventuell sogar ausreichend mit Selen versorgt und leiden andererseits fast regelhaft an einem Mangel

hinsichtlich Eisen, Calcium, Vitamin D und B_{12} oder Iod, sofern sie auch auf Meeresfrüchte verzichten.
Auf dieser Basis kann die in der Ernährungspyramide von den US-Wissenschaftlern empfohlene und von deutschen Ernährungswissenschaftlern mehrheitlich abgelehnte Supplementierung mit Vitamin- und Spurenelementpräparaten durchaus akzeptiert werden, soweit sie an eigene Bedürfnisse angepasst und nicht nach dem Gießkannenprinzip durchgeführt wird. Dies gilt auch für mäßigen Alkoholkonsum, denn Alkohol senkt den Blutdruck und erhöht das HDL.

8.9 Ernährung bei Krebserkrankungen

Einführung

Maligne Erkrankungen gefährden das Leben der Betroffenen unmittelbar. Das gilt heute längst nicht mehr so uneingeschränkt wie noch vor wenigen Jahrzehnten, doch ist der beeindruckende, in mancherlei Hinsicht sogar faszinierende medizinische Fortschritt gerade auch in der Therapie der Krebserkrankungen noch nicht im Bewusstsein der Menschen angekommen. Überwiegend wird die Diagnose Krebs noch immer mit einer gewissen Hoffnungslosigkeit aufgenommen, gepaart mit dem Misstrauen gegenüber „Stahl, Strahl und Chemotherapie" und dem Glauben an „biologische Krebstherapien", und so kann es kaum verwundern, dass man auch jenseits medizinischen Verständnisses nach dem Strohhalm sucht, an den man sich klammern könnte.
Das Internet ist angefüllt mit Hilfestellungen oder auch Heilsversprechen für jede Lebenslage, im eigentlichen Sinn tatsächlich in aller Regel jenseits medizinischen Verständnisses. Der Hilfe suchende Krebskranke braucht sich eigentlich nur zu entscheiden, ob er das neueste Wundermittel, das man bei einem unsterblichen Stamm südamerikanischer Ureinwohner entdeckt hat, zur sicheren Heilung nutzt oder die afrikanische Überlebenswurzel – ganz zu schweigen von der altchinesischen Kräutermischung, deren verschollenes Rezept man endlich und gerade noch rechtzeitig wiederentdeckt hat in alten Schriften. Andererseits ist es auch problemlos möglich, den Krebs mit der richtigen Ernährung zu besiegen, denn die falsche Ernährung war ja schließlich die einzige Ursache seiner Entstehung. Letztendlich aber bedarf es des ganzen Aufwandes möglicherweise gar nicht, weil man mit einem 3-monatigen Saftfasten und noch dazu sehr preiswert das gleiche erreichen kann, sofern die richtigen Säfte gewählt werden. Denn mit ihrer Hilfe stirbt vor allem der Krebs, während sein Träger auf wundersame Weise zu überleben weiß. Menschen mit Stil und finanziellen Reserven dagegen, die sich nicht ganz so arg kasteien möchten, bevorzugen eventuell eher die Privatklinik in der Schweiz, die in eingeweihten Kreisen als sicherer Hafen in der Not gehandelt wird.
Es ist heute unzweifelhaft, dass eine ausgewogene Ernährung, naturbelassen, mit reichlichem Anteil an Obst und Gemüse und Salaten, an Fisch und weißem Fleisch, unter weitgehendem Verzicht auf rotes Fleisch und tierische Fette, auf Rauchen und weitere Genussgifte sowie ein gewisses Maß an Harmonie in Beruf und Familie einen durchaus erwähnenswerten prophylaktischen Schutzfaktor darstellen – nach Möglichkeit ergänzt durch regelmäßige körperliche Aktivitäten wie v.a. Ausdauersport und ein normales Körpergewicht. Das Problem dabei ist, dass all diese Faktoren nicht mehr helfen werden, wenn die maligne Erkrankung erst einmal manifest geworden ist. Sie können nicht heilen und oft genug sind sie noch nicht einmal in der Lage, die Krankheit auch tatsächlich prophylaktisch abzuwenden. Mindestens 45% aller Deutschen erkranken im Verlauf ihres Lebens an Krebs. Dies sind aktuell (2013) etwa 490.000 Neuerkrankungen/Jahr. Er betrifft prozentual weit mehr Raucher als Nichtraucher, aber tatsächlich kommt er auch zu Nichtrauchern, Abstinenzlern, Vegetariern und Menschen, die grundsätzlich „alles richtig machen".

HINWEIS DES AUTORS

In Tausenden von Doppelblindtestungen über einen Zeitraum von rund 20 Jahren hat der Autor nicht ein einziges Mal eine maligne oder sonstige schwere Grunderkrankung bei einem geopathisch unbelasteten Patienten angetroffen, abgesehen von traumatischen oder angeborenen Ereignissen. Es drängt sich der Verdacht auf, dass (nächtliche) Belastungen durch Wasserader oder Benkerstreifen eine noch gewichtigere Bedeutung besitzen als Faktoren der Ernährung oder all das, was aus der Sichtweise der Medizin im Vordergrund steht oder zu stehen scheint (➤ Fach Pharmakologie).

8.9.1 Stoffwechselwege der Energiegewinnung

Grundsätzlich existieren drei Arten von Brennstoff und zwei Möglichkeiten, wie die Zellen daraus Energie gewinnen können.

Brennstoffarten

Der **Hauptbrennstoff** der Evolution wie auch des menschlichen Körpers ist **Glukose** (Traubenzucker). Man muss beinahe „mit der Lupe suchen", um eine Lebensform zu finden, die sich nicht primär und überwiegend von Glukose ernährt. Ein solches Beispiel bieten Legionellen, die sich auf die Verbrennung von Aminosäuren spezialisiert haben. Da dieselben in der Natur kaum anzutreffen sind, benötigen Legionellen i.d.R. eine Wirtszelle für ihre Vermehrung, in der Natur meist Amöben.

Der **zweite Hauptbrennstoff** tierischer Lebensformen besteht in **freien Fettsäuren**. Fettsäuren werden im menschlichen Organismus überwiegend als Triglyceride im Fettgewebe gespeichert und in der Form der Lipolyse freigesetzt und ans Blut abgegeben, wo sie sich für ihren Transport zu den Organen und Geweben an Albumin

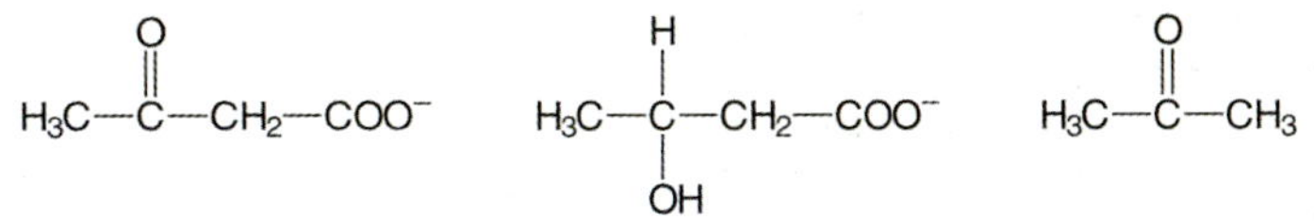

Abb. 8.25 3 Ketonkörper. [L253]

binden. Zahlreichen Geweben wie beispielsweise der Skelett- oder Herzmuskulatur oder auch der Leber ist es vollkommen gleichgültig, ob sie Glukose oder Fettsäuren verbrennen; das, was gerade in ausreichenden Mengen vorhanden ist, wird gewählt. Eine Ausnahme von dieser alternativen Möglichkeit stellt lediglich das **Nervengewebe** dar, das unter normalen Bedingungen **ausschließlich Glukose** zur Energiegewinnung nutzt. Erythrozyten als degenerierte Zellen ohne Zellorganellen sind aus diesem Grund ebenfalls auf Glukose angewiesen.

Die **dritte Art** eines Brennstoffs besteht beim Menschen in kurzkettigen, oxidierten Fettsäuren, den sog. **Ketosäuren bzw. Ketonkörpern** (➤ Abb. 8.25). Dies sind v.a. **β-Hydroxybuttersäure** und **Acetessigsäure**. Sie werden von der Leber aus den langkettigen freien Fettsäuren der Nahrung bzw. des Fettgewebes hergestellt und ans Blut abgegeben. Alternativ können auch die meisten Aminosäuren für ihre Synthese genutzt werden. Das als Nebenprodukt dieser Syntheseschritte ebenfalls entstehende **Aceton** wird nicht zur Energieversorgung genutzt, sondern von der Lunge abgeatmet sowie über die Niere ausgeschieden. Bei einem hohen Serumspiegel an Ketonkörpern gehen auch Acetessigsäure und β-Hydroxybuttersäure in den Urin über und können dort mit üblichen Teststreifen nachgewiesen werden.

Die Besonderheit der Ketonkörper besteht darin, dass sie nicht nur von sämtlichen Geweben alternativ zu Glukose oder den langkettigen Fettsäuren genutzt werden können, sondern dass sogar die **Nervenzellen** diese Form der Energiegewinnung als **einzige Alternative** zur Glukose akzeptieren. Besondere Bedeutung besitzt dies in Zeiten des Hungers, einer Situation, die in der langen Menschheitsgeschichte eher die Regel als die Ausnahme darstellte. In diesen Zeiten werden die aus den Reserven des Fettgewebes gewonnenen Fettsäuren von der Leber in Ketonkörper umgewandelt und dienen in der Folge dem gesamten Organismus so lange als Hauptbrennstoff, bis die Nahrungssuche erfolgreich verläuft und wieder auf Glukose umgeschwenkt werden kann. Die einzige Besonderheit dieses höchst physiologischen Vorgangs besteht darin, dass die **Nervenzellen** einschließlich des Zerebrums **einige Tage der Umgewöhnung** benötigen, um von ihrer Lieblingsspeise namens Glukose weitgehend vollständig auf die Verbrennung der Ketosäuren umzuschalten. Am Beginn einer jeden Hungerperiode, mit abgefallenen Glukose-Serumspiegeln, kann es deshalb passieren, dass für wenige Tage Symptome wie Schwindel, Schwäche, Übelkeit oder Kopfschmerzen entstehen.

Orte der Energieerzeugung

Die **Mitochondrien** beherbergen als eigentliche Energielieferanten sowohl die **Atmungskette** als auch den **Zitratzyklus** (Fach Biochemie). Zusätzlich findet dort der oxidative **Abbau der Glukose** wie auch der **Fettsäuren** in der Form der β-Oxidation statt, sodass sowohl die Verbrennung als auch der resultierende Energiegewinn in Form von ATP und Körperwärme an die Mitochondrien gebunden sind. Schließlich gehen auch die **Ketonkörper** in den Zitratzyklus ein und werden entsprechend den langkettigen Fettsäuren zu CO_2, in der Atmungskette abschließend zu H_2O verbrannt.

Verbrennung bedeutet Oxidation und erfordert Sauerstoff. Nun gibt es einerseits Zellen wie die Erythrozyten, die keine Mitochondrien mehr besitzen, als auch den Zustand, dass z.B. aufgrund einer Herz- oder Lungenerkrankung Sauerstoff nicht oder nicht ausreichend zur Verfügung steht. Es bedurfte deshalb evolutionärer Einrichtungen, die in der Lage sind, dieses Manko zu kompensieren. Erythrozyten behelfen sich damit, dass sie aus Glukose über einige wenige Zwischenschritte Milchsäure erzeugen. Dies geschieht im Zytosol der Zellen und ist demnach unabhängig von den Mitochondrien. Während dies für Erythrozyten mangels Mitochondrien die einzige Form der Energiegewinnung darstellt, weichen auch die übrigen Gewebe auf diese Ersatzlösung aus, sobald der Sauerstoff für eine vollständige Verbrennung in den Mitochondrien zu CO_2 und H_2O nicht mehr zur Verfügung steht. Während die vollständige Verbrennung mit Sauerstoff als **aerobe Glykolyse** bezeichnet wird, nennt man die ersatzweise Energiegewinnung über den Weg zur Milchsäure (Laktat) **anaerobe Glykolyse**, also Glukoseabbau (Glykolyse) ohne (an) Sauerstoff bzw. Luft (Aer). Dass die ersatzweise Energiegewinnung über die anaerobe Glykolyse für mitochondrienhaltige Zellen lediglich eine Notlösung darstellt, ersieht man aus dem minimalen Energiegewinn von 2 ATP pro Molekül Glukose, während die aerobe Glykolyse nicht weniger als 38 ATP erzeugt. Dies bedeutet gleichzeitig, dass Zellen unter Sauerstoffmangel einen ungleich größeren Bedarf an Glukose haben müssen, um ihre Funktionen erfüllen zu können. Zusätzlich wird das Endprodukt Milchsäure ans Serum abgegeben und verursacht hier in größeren Mengen eine Azidose **(Laktatazidose)**.

Während aus Glukose bei **fehlendem Sauerstoff** oder nicht vorhandenen Mitochondrien ein immerhin minimaler Energiegewinn möglich ist, können **Fettsäuren** und **Ketonkörper nicht verwertet werden**. Sie sind unter diesen Bedingungen für das Überleben von Zellen ungeeignet.

MERKE

Der **oxidative Abbau** von Glukose, Fettsäuren und Ketonkörpern zu CO_2 und H_2O ist sowohl an die **Mitochondrien** als auch an ausreichende Mengen **Sauerstoff** gebunden. Dagegen findet der **anaerobe Abbau** von Glukose zu Milchsäure im **Zytosol** der Zelle statt.

Energiestoffwechsel maligner Zellen

HINWEIS PRÜFUNG

Die grundlegenden Eigenschaften maligner Tumore werden im ➤ Fach Allgemeine Pathologie besprochen. An dieser Stelle geht es ausschließlich um die (nicht prüfungsrelevanten!) Besonderheiten von Krebszellen in Bezug auf ihre Energieversorgung und -gewinnung.

Maligne Zellen kann man als „reduzierte Lebensformen" betrachten, die weder am allgemeinen Stoffwechsel des Wirtes teilnehmen noch überhaupt mit ihrer Umgebung kommunizieren. Ihr einziges „Ziel" besteht in ihrer eigenen, ungestörten und möglichst raschen Vermehrung. Aufgaben für den Wirtsorganismus werden nicht mehr übernommen. Falls im Einzelfall biologisch aktive Moleküle wie z.B. Hormone produziert werden, geschieht dies rein zufällig auf der Basis mutierter Gene und ohne physiologische Rückkopplung. Sie ähneln damit einzelligen Lebensformen wie z.B. Bakterien, die eher zufällig in größeren Haufen beieinanderliegen, oder subzellulären Partikeln wie Viren, deren einzige „Lebensäußerung" darin besteht, sich von ihren Wirtszellen vermehren zu lassen.

Die weit im Vordergrund stehende **Energiegewinnung entarteter Zellen** besteht in der **anaeroben Glykolyse**. Da dieser Stoffwechselweg mit dem Gewinn von gerade mal 2 ATP energetisch ineffizient ist, verbrauchen sie riesige Mengen an Glukose (bis zu 30-mal so viel wie gesunde Zellen) und geben, damit verbunden, große Mengen an Milchsäure an ihre Umgebung ab. Die lokale Laktatazidose vermag im Einzelfall das umgebende gesunde Gewebe, eventuell sogar die einwandernden Leukozyten zu schädigen, nicht jedoch die Tumorzellen.

EXKURS

Die extrem gesteigerte Glukoseaufnahme maligner Tumoren kann mittels der Positronenemissionstomographie **(PET)** diagnostisch genutzt werden. Dabei injiziert der Radiologie eine kleine Menge radioaktiv markierter Glukose und weist deren Verteilung im Körper einschließlich ihrer umschriebenen Anreicherung in Primärtumor und Metastasen anschließend mit entsprechenden Strahlungsdetektoren nach. Um die Anreicherungen präzise bestimmten Körperstrukturen zuordnen zu können, wird parallel ein CT oder MRT angefertigt (**PET-CT** bzw. **PET-MRT**) und vom Computer den Herden zugeordnet.

Für die Umpolung des Zellstoffwechsels maligner Zellen vom physiologischen, hocheffektiven oxidativen Energiegewinn auf die ineffektive anaerobe Glykolyse gibt es mehrere Ursachen:

- Die oxidative Verbrennung von Glukose, Fettsäuren oder Ketonkörpern findet in den Mitochondrien in Zitratzyklus und Atmungskette statt. Sämtliche Substrate müssen dafür zunächst in aktiven Prozessen in die Mitochondrien transportiert werden. Die zahlreichen chemischen Umsetzungen in Zitratzyklus und Atmungskette benötigen Zeit. Zusätzlich werden in diversen Schritten anfallende Zwischenprodukte zwischen dem Matrixraum der Mitochondrien, deren Intermembranraum und dem Zytosol hin- und hertransportiert. In der Summe wird ungeachtet der vielfachen Energieausbeute mehr Zeit benötigt als für den im Zytosol stattfindenden, sehr einfach zu bewerkstelligenden Abbau der Glukose zu Milchsäure. Tatsächlich erfolgt auch die physiologische Milchsäurebildung in einem beanspruchten Muskel nicht nur wegen des knapper werdenden Sauerstoffangebots, sondern auch deswegen, weil damit Zeit gewonnen wird.
- Ein grundlegendes Merkmal entarteter Zellen besteht in den zahlreichen Mutationen ihrer DNA. Diese genetischen Veränderungen betreffen in einem hohen Prozentsatz auch die Stoffwechselwege der Mitochondrien und hier zuvorderst deren Atmungskette, wodurch diese Zellorganellen zumindest teilweise „unbrauchbar" werden und für den oxidativen Abbau von Glukose, Fettsäuren und Ketonkörpern nicht mehr zur Verfügung stehen. Die einzige Alternative besteht im menschlichen Organismus aus der **anaeroben Glykolyse**, dem Abbau von Glukose zu Milchsäure bzw. Laktat. Das stellt nicht nur für Zellen ohne Mitochondrien (Erythrozyten) oder für Gewebe im Sauerstoffmangel (belasteter Skelettmuskel, im Schock) die einzige physiologische Möglichkeit der Energiegewinnung dar, es gilt weit überwiegend auch für schnell wachsende maligne Tumoren.
- Die oxidative Energiegewinnung mit den Endprodukten CO_2 und H_2O ist unabdingbar mit der Entstehung von **Radikalen** und deren oxidierenden Eigenschaften verknüpft. Um die negativen Auswirkungen auf die Zelle klein zu halten, existieren nicht nur mit der Nahrung zugeführte Antioxidantien und Radikalenfänger, die von gesunden Zellen genutzt werden, sondern auch eine Reihe von Enzymen. Die Schutzfaktoren gegenüber oxidativem Stress sind allerdings in entarteten Zellen sehr viel geringer ausgeprägt, was nicht nur an mutierten Genen liegt, sondern auch an einer mangelnden Fähigkeit, antioxidative Substanzen anzureichern. Im Ergebnis wird die anaerobe Glykolyse also auch deshalb bevorzugt, weil dadurch oxidative Schäden vermieden werden können.
- Im gesunden Organismus existieren einzelne Zellarten wie z.B. die Keimzellen oder auch ein Teil der Nervenzellen, die zur Vermeidung von Radikalenbildung bzw. oxidativem Stress und ungeachtet ihrer Versorgung mit Sauerstoff und Ausstattung mit Mitochondrien ebenfalls die anaerobe Glykolyse bevorzugen.
- Maligne Tumoren sind häufig einem **Sauerstoffmangel** ausgesetzt, weil die von ihnen angestoßene Neubildung von Blutgefäßen (Angioneogenese) nicht mit ihrem schnellen Wachstum Schritt halten kann. Von daher haben große Tumoranteile von vornherein gar keine andere Möglichkeit, als anaerob Energie zu gewinnen.
- Maligne Zellen benötigen für ihren auf Zellteilung ausgerichteten Stoffwechsel neben ATP in großen Mengen v.a. diejenigen Zellbestandteile, die vor jeder Zellteilung verdoppelt werden müssen, also neben **Ribose** die **Basen von DNA und RNA**. Sowohl Ribose und Desoxyribose als auch die Purinnukleotide entstehen sozusagen als Nebenprodukte der anaeroben Glykolyse. Dies ist ein weiterer Grund, warum diese Form der Energiegewinnung bevorzugt wird.

Maligne Tumoren produzieren und sezernieren Substanzen, die an gesunden Zellen eine **Insulinresistenz** erzeugen. Damit beanspruchen sie den Glukosevorrat des Serums gewissermaßen für sich selbst. Der im gesunden Restorganismus entstehende Mangel an Glukose trägt zur Gewichtsabnahme der Patienten bis hin zur Kachexie und Symptomen wie Müdigkeit und Kraftlosigkeit bei, weil neben dem funktionellen Mangel an Brennstoff auch noch die Muskulatur im Dienste der Glukoneogenese abgebaut wird. Zusätzlich führt der funktionelle Mangel an dem anabol wirkenden Insulin zu einer katabolen Stoffwechselsituation.

8.9.2 Ketogene Ernährung

Es existiert keine Ernährung, die eine manifeste maligne Erkrankung heilen könnte. Ein Aushungern des Krebses ist nicht möglich, denn noch vor der Geschwulst stirbt deren Träger. Es gibt jedoch wenigstens mit der ketogenen Ernährung eine Ernährungsform, die medizinisch sinnvoll zur Unterstützung der eigentlichen Therapie dienen kann und damit die Chancen für den Patienten eher vergrößert, anstatt sie durch Saftfasten oder vergleichbare Missverständnisse zu konterkarieren. Sie wird aus diesem Grund seit wenigen Jahren von einer immer noch kleinen, jedoch immerhin zunehmenden Zahl an Kliniken favorisiert, zumindest im Zusammenhang mit kontrollierten Studien. Allgemein anerkannt oder wenigstens bekannt ist sie aktuell (2013) noch nicht.

Das Prinzip besteht darin, die Ernährung auf sehr viel größere prozentuale Anteile an Fett und Eiweiß umzustellen und den Kohlenhydratanteil bis auf einen Rest von 50 g/Tag oder darunter zu reduzieren. Damit entsteht automatisch der physiologische Stoffwechsel des Hungers mit großen Mengen im Serum zirkulierender Ketonkörper und abgefallenen, niedrig-normalen Glukose-Serumspiegeln aus der verbliebenen Zufuhr und der Glukoneogenese. Dadurch, dass die laut Empfehlung der DGE zugeführte Menge von etwa 70 g Eiweiß/Tag nun verdoppelt wird, steht für die Glukoneogenese ausreichend Substrat zur Verfügung, sodass Strukturen wie Muskulatur, Knochen oder Haut nicht angegriffen zu werden brauchen. Dasselbe gilt für das Fettgewebe, weil die Ketonkörper problemlos aus den zusätzlichen Mengen zugeführter Fette hergestellt werden können.

Die reichlichen Mengen an freien Fettsäuren und Ketonkörpern im Serum dienen sämtlichen physiologischen Geweben und Organen zur ausschließlichen, dem Zerebrum immerhin zur weitgehenden Energieversorgung, während Tumor und etwaige Metastasen damit nichts anfangen können. Gleichzeitig erzeugt die deutlich reduzierte Zufuhr an Kohlenhydraten nun einen gewissen Brennstoffmangel im Tumorgewebe. Ohne Glukoneogenese, die den Glukose-Serumspiegel auch ohne jegliche Kohlenhydratzufuhr auf niedrigem Niveau konstant hält, könnte man unter diesen Vorzeichen tatsächlich darauf hoffen, den Krebs durch „Verhungern" auszumerzen. Möglicherweise gelingt es in absehbarer Zukunft, die Glukoneogenese der Leber medikamentös ein wenig einzubremsen und den Tumor damit noch stärker zumindest am Wachstum zu hindern. Ein gewisser Glukosespiegel ist andererseits unabdingbar, weil das Zerebrum sehr weitgehend, aber nicht vollständig auf Ketonkörper umzustellen ist. Man geht von einem Anteil von 80–90% aus, doch gilt dies eventuell nur, weil ein vollständiger Abfall des Glukosespiegels in seinen Auswirkungen noch nicht im Tiermodell geprüft wurde. Zumindest theoretisch wäre es durchaus möglich, dass die übrig gebliebenen Gehirnanteile, die sich noch aus der Glukoneogenese bedienen, bei weiter abfallenden Spiegeln ebenfalls umschwenken könnten. Ein weiterer möglicher Therapieansatz bestünde darin, den Glukosestoffwechsel der Tumoren durch Hemmung beteiligter Carrier oder Enzyme so zu behindern, dass der Tumor im Idealfall am Brennstoffmangel zugrunde geht.

Der Mangel an energieliefferndem Substrat für die malignen Zellen, wie er bereits durch die ketogene Diät erzeugt wird, besitzt einen möglicherweise noch gewichtigeren Vorteil als die messbare Wachstumsverlangsamung: Er macht die Tumoren empfindlicher gegenüber den Wirkungen einer Chemotherapie wie auch gegenüber einer Bestrahlung. Hierin dürfte zum jetzigen Zeitpunkt die wesentliche Option dieser Diätform liegen. Zusätzlich nimmt nach den bisherigen Erfahrungen die Lebensqualität der Patienten zu, die Ausprägung der Nebenwirkungen geht zurück und die Ausbildung der häufigen Tumorkachexie wird gehemmt.

Voraussetzungen der ketogenen Diät

Für die Synthese von Ketonkörpern bedarf es einer funktionierenden Leber. Dasselbe gilt mit Bezug auf die vermehrte Eiweißzufuhr, denn eine jede Umwandlung einer Aminosäure in der Glukoneogenese oder zur Herstellung von Ketonkörpern setzt Ammoniak frei, der von der Leber zu Harnstoff aufgebaut und anschließend über die Niere entsorgt werden muss. Für eine gesunde Leber ist dies vollkommen unproblematisch, für eine im Extremfall zirrhotische Leber ist es unmöglich.

Als weitere Voraussetzung für diese Ernährungsform kann eine einigermaßen funktionierende Niere gelten, weil sie die vermehrt anfallenden Mengen an Harnstoff wie auch an Ketosäuren auszuscheiden hat, um eine übermäßige Azidose des Serums zu verhindern. Zusätzlich trägt die Niere zur Glukoneogenese bei. Im Zusammenhang damit steht, dass die Flüssigkeitszufuhr im Hunger oder eben auch im Rahmen dieser Ernährungsform 2–3 l/Tag betragen sollte. Diese großen Flüssigkeitsmengen müssen über die Niere ausgeschieden werden und setzen zusätzlich eine ausreichende kardiale Funktion voraus.

Sofern man einmal von seltenen, z.B. angeborenen Stoffwechselstörungen oder einer Malabsorption in Bezug auf die Nahrungsfette absieht, brauchen weitere Besonderheiten auch deswegen nicht beachtet zu werden, weil die **ketogene Ernährung** vom Prinzip her nichts anderes ist als die **höchst physiologische, evolutionär vorgesehene Zeit einer Mangelernährung**. Denn letztendlich ist es in Bezug auf das Ergebnis ohne Bedeutung, ob das in Ketonkörper umgewandelte Fett aus den eigenen Depots oder aus zusätzlich über die Nahrung aufgenommenen Fettsäuren stammt. Von Vorteil ist dagegen, dass mit der vermehrten Zufuhr von Fett und Eiweiß über die Nahrung der Abbau körpereigener Triglyceride und Muskelstrukturen vermieden werden kann.

HINWEIS DES AUTORS

Es muss angesichts der scheinbaren Exklusivität bzw. möglicherweise sogar angstbesetzten Besonderheit dieser Ernährung betont werden, dass es immer schon Volksstämme wie u.a. die Inuit gegeben hat, die sich extrem kohlenhydratarm, mithin also ketogen ernährten bzw. teilweise immer noch ernähren. Das bei den Inuit weitgehend fehlende Erkrankungsrisiko für Bluthochdruck und alle Arten von Herz-Kreislauf-Erkrankungen ist bekannt. Was weniger bekannt zu sein scheint, ist das weitgehend fehlende Sterberisiko an malignen Tumoren. Dies galt zumindest bis etwa zur Mitte des 20. Jahrhunderts. Zu diesem Zeitpunkt kam der Segen der Zivilisation mitsamt westlicher Ernährung auch zu den Inuit und in deren Gepäck die malignen Erkrankungen. Der weiße Mann war immer schon und auch hier als Glücksfall für die Menschheit zu begreifen.

Zusammensetzung der Nahrung

- **Fette:** Ihr Anteil an der Nahrung sollte von den laut DGE empfohlenen 25–30% auf deutlich **mehr als 50% Anteil** gesteigert werden. Soll eine stabile Ketose erreicht werden, sind eher **70%** anzustreben. Dabei ist zweierlei zu beachten. Zum einen sollte das positive, u.a. entzündungs- und tumorhemmende Potenzial der ω3-Fettsäuren durch eine gezielte Auswahl der Nahrungsfette genutzt werden. Zum anderen spricht bei dieser Ernährungsform nichts gegen gesättigte Fette, wie sie z.B. in Butter, Eiern oder Schmalz enthalten sind. Dagegen sind Transfette, wie sie in Margarine oder weiteren, industriell gehärteten Fetten bzw. in den damit angereicherten Nahrungsmitteln enthalten sein können, als ungünstig einzustufen.
- Als wertvolle Öle, die zum Kochen bzw. Braten verwendet werden können, gelten Raps- und Olivenöl, bei kachektischen Patienten wegen der enthaltenen mittelkettigen Fettsäuren auch Kokos- und Palmkernfett. Öle, die besonders reich an ω3-Fettsäuren sind, jedoch nicht erhitzt werden sollten, sind Lein- und Hanföl. Walnussöl eignet sich wegen seines zusätzlichen Gehaltes an γ-Linolensäure besonders für atopische Patienten, wobei Borretschöl noch sinnvoller wäre, aber auch teurer ist. Wegen ihres hohen Anteils an ω6-Fettsäuren **ungünstig** sind Distelöl, Sonnenblumen- und Maiskeimöl.
- **Eiweiß:** Der Proteinanteil der Nahrung sollte gegenüber den Empfehlungen der DGE auf etwa 1,6 g/kg Körpergewicht und Tag **verdoppelt** werden. Dies sind etwa **20–25%** der täglichen Gesamtenergiemenge. Bevorzugte Eiweißquellen stellen z.B. sämtliche **Geflügelsorten** („weißes Fleisch") und alle **Fische** samt Schalentieren dar, wobei Seefisch wegen seines Gehaltes an ω3-Fettsäuren zu bevorzugen ist. Fisch aus Fischfarmen wird allerdings häufig mit Getreide gefüttert, sodass er nennenswerte Anteile an Kohlenhydraten enthalten kann. Rotes Fleisch, z.B. Rind, Schwein, Lamm oder Wild wäre zwar als Bestandteil einer ketogenen Ernährung beliebig erlaubt, sollte jedoch des ungeachtet wegen seiner ungünstigen Eigenschaften in Bezug auf die Entstehung oder Förderung von Krebserkrankungen grundsätzlich gemieden oder zumindest eingeschränkt werden. Eier, Vollmilch und ungesüßte Milchprodukte (Buttermilch, Kefir, Naturjoghurt, Käse, Butter, Quark) sind erlaubt bzw. werden sogar empfohlen. Selbst gegen Sahne spricht gar nichts, zumindest nicht bei Normalgewichtigen.
- **Kohlenhydrate:** Der Verzicht auf kohlenhydratreiche Lebensmittel stellt wohl das größte Problem der ketogenen Ernährung dar, weil zahlreiche Grundnahrungsmittel davon betroffen sind. Dazu gehören Kartoffeln und Reis, Getreideprodukte wie Brot, Nudeln, Müsli und sonstige Backwaren einschließlich Kuchen und Pizza. Obst, v.a. natürlich süße Obstsorten wie Weintrauben, Bananen, Birnen oder süß schmeckende Äpfel enthalten grundsätzlich reichliche Mengen an Zucker. Hülsenfrüchte wie Linsen, Erbsen und Bohnen gelten ebenfalls als ungünstig, sollten jedoch wegen ihrer sonstigen positiven Eigenschaften nur dann gemieden werden, wenn die Gesamtmenge an zugeführten Kohlenhydraten andernfalls nicht ausreichend abgesenkt werden kann. Verarbeitete, gesüßte Milchprodukte müssen vom Speiseplan verschwinden, doch stellt dies im Gegensatz zu Hülsenfrüchten keinen Verlust dar. Dasselbe gilt für Marmelade und Honig, Süßigkeiten aller Art, gesüßte Getränke oder Fertigprodukte, die mit Zucker haltbar gemacht wurden. Bei der Gruppe der Nüsse sollten kohlenhydratreiche Sorten wie Pinien, Pistazien oder Cashewnüsse durch Mandeln, Erd-, Hasel- und Walnüsse ersetzt werden. Grundsätzlich ist gerade hinsichtlich der **Kohlenhydrataufnahme** eine umfangreiche und genaue **Nährwerttabelle unverzichtbar**, um die empfohlenen 30 bis **maximal 40–50 g/Tag** zu erreichen. Die **Kontrolle des Diäterfolgs** ist einfach, weil man hierfür lediglich Urinteststreifen benötigt: Verfärbt sich das entsprechende Testfeld zuverlässig bei den abendlichen Kontrollen, ist alles perfekt. Morgendliche Kontrollen sind zumindest bei langen Pausen zwischen Abendessen und morgendlichem Aufstehen nicht geeignet, weil sich in dieser Zeit selbst bei einer üblichen Ernährung Ketonkörper gebildet haben können.
- Zu beachten ist bei der Restriktion der Kohlenhydrate, dass die **Ballaststoffe** davon **nicht betroffen** sind, weil sie nicht resorbiert werden, sondern lediglich der physiologischen Darmflora zu deren Ernährung dienen. Auch **Süßstoffe** wie z.B. Aspartam sind unbedenklich, weil sie von vornherein keine Kohlenhydrate enthalten.
- **Zusatzstoffe:** Sie sind kein definierter Bestandteil der ketogenen Ernährung und sollen an dieser Stelle lediglich wegen ihrer grundsätzlichen Bedeutung angeführt werden. Es gibt Vitamine wie Folsäure oder Vitamin B_{12}, die für eine Zellteilung grundsätzlich benötigt werden und die bei einer übermäßigen Substitution auch das Wachstum maligner Tumoren fördern können. Dies gilt auch für Thiamin (Vitamin B_1) in Bezug auf den Stoffwechsel der Glukose. Dagegen besitzen Vitamine wie die Vitamine E, D und C oder die Gruppe der Carotinoide Eigenschaften, die für die Krebszellen selbst unbedeutend, gleichzeitig aber wegen ihrer immunstimulierenden, antioxidativen Wirkungen sogar protektiv wirksam sind. Dies gilt auch für Mineralien wie Zink, Kupfer, Selen oder Magnesium. Da diese Faktoren zusätzlich die Verträglichkeit einer Chemotherapie zu verbessern scheinen, spricht nichts gegen eine Substitution, die über die

Empfehlungen der DGE hinausgeht. Während eine derartige Substitution bei Faktoren wie den Vitaminen C (mindestens 1 g/Tag), D (mindestens 40–60 µg/Tag) und E (50–100 mg/Tag) oder auch Zink (10–15 mg/Tag), Iodid und Selen (100–200 µg/Tag) als Folge der in Europa gegebenen Ernährungssituation unverzichtbar scheint, sollten u.a. bei den Carotinoiden (β-Carotin, Lycopin, Lutein, Zeaxanthin und andere) die natürlichen Quellen genutzt werden – auch wegen der ungezählten weiteren Inhaltsstoffe mit protektiven Wirkungen. Gelber Ingwer (Curcuma longa) mit dem Inhaltsstoff Curcumin scheint direkt krebshemmende Wirkungen zu besitzen und wird derzeit in Studien untersucht. Allerdings ist es z.B. in Kapselform längst über das Internet erhältlich. Wer dieses Präparat sinnvoll nutzen möchte, sollte auf die richtigen Zutaten achten (z.B. Pfeffer und Fett), weil das Curcumin andernfalls kaum resorptionsfähig ist.

- Selbstverständlich in diesem Zusammenhang ist auch, dass Salate und kohlenhydratarme Gemüse in beliebigen Mengen zugeführt werden können und auch sollten. Dies gilt entsprechend für Kräuter und Gewürze. Beim Kochsalz muss wie üblich der Blutdruck berücksichtigt werden, aber auch die häufig unter einer Chemotherapie – u.a. wegen der meist begleitenden Glukokortikoide – zu beobachtenden Wassereinlagerungen. Zusätzliches Augenmerk ist auf den Kalium-Serumspiegel zu richten, denn einerseits entfallen bei der ketogenen Ernährung kaliumreiche Nahrungsmittel wie z.B. Kartoffeln, Bananen, süße Äpfel oder auch Trockenobst, und andererseits schwemmt das in der Klinik bevorzugte Furosemid Kalium aus.
- Ein weiterer „Zusatzstoff" großer Bedeutung ist eine möglichst regelmäßig durchgeführte körperliche Aktivität, mit Beginn bereits während der Phasen der Chemotherapie bzw. Bestrahlung, sofern dies für den Patienten durchführbar ist. Ideal geeignet sind in Phasen körperlicher Schwäche z.B. Spaziergänge, bei ausreichender körperlicher Belastbarkeit dann z.B. Fahrradfahren, Schwimmen, Walken oder vergleichbare Ausdauersportarten für etwa 30 Minuten/Tag. Die Verträglichkeit der Therapie nimmt darunter zu, die körperliche und geistige Schwäche geht zurück und die Krankheitsprognose bessert sich.

Die Tiermodelle und Studien, die seit etwa 4–5 Jahren z.B. an den Universitäten Würzburg und Frankfurt durchgeführt werden, vereinzelt auch in den USA, zeigen sehr positive Zwischenergebnisse, sind jedoch noch nicht abgeschlossen. Vorreiter der ketogenen Ernährung sind im deutschsprachigen Raum v.a. E. Holm und U. Kämmerer – für diejenigen, die sich genauer informieren wollen, einschließlich gezielter Ernährungshinweise und zahlreicher wertvoller Tipps.

Einen raschen Durchbruch dieser Ernährungsform sollte allerdings niemand erwarten, denn woher sollten die finanziellen Mittel kommen, die für groß angelegte Forschungen und Studien nun einmal benötigt werden? Von der Industrie wohl eher nicht, denn an einer Diätform wird nichts verdient, weil man übliche Nahrung (noch) nicht patentieren kann. Otto Warburg, der die Zusammenhänge bereits vor annähernd 90 Jahren erforschte und in ihren Grundzügen beschrieb (und dafür später den Nobelpreis erhielt), wollte den Anstoß für weitere Forschungen geben. Seither ist praktisch nichts mehr passiert.

MERKE

Purinreiche Nahrungsmittel

- Fleisch (Innereien > Muskelfleisch), auch Fleischbrühe
- Fisch, Garnelen, Scampi
- zellreiche Gemüse bzw. Hülsenfrüchte (z.B. Spinat, Erbsen, Linsen)
- Pilze

Der größere Teil des Harnsäurespiegels rekrutiert sich nicht aus den mit der Nahrung aufgenommenen Purinen, sondern entstammt der **körpereigenen Purinsynthese** bzw. dessen Abbau: Aus jedem Molekül Adenin und Guanin entsteht, soweit sie nicht erneut zum Aufbau von Kernsubstanz oder ATP (+ cAMP) bzw. GTP verwendet werden, ein Molekül Harnsäure. Weil die Menge an ATP, die täglich umgesetzt wird, in etwa dem Körpergewicht des betreffenden Menschen entspricht (und zu einem sehr geringen Teil abgebaut wird), kann man den Harnsäurespiegel lediglich in den Normbereich unter 7 mg/dl, aber nicht auf Null senken, wenn man auf zugeführte Purine verzichtet.

Ausgeschieden wird die Harnsäure überwiegend über die Niere (75–80%) und nur zu einem geringen Anteil über Galle und Schweiß. In der Niere wird sie abwechselnd sezerniert und wieder reabsorbiert: Einer vollständigen Filtration im Glomerulus (➤ Fach Urologie) folgt die Reabsorption und, noch im proximalen Tubulus die erneute, diesmal aktive Sekretion. Ein geringer Anteil des Moleküls wird abschließend erneut aus dem Tubulussystem ins Serum reabsorbiert, sodass im ausgeschiedenen Harn lediglich etwa 75% der anfangs in den Primärharn filtrierten Menge erscheinen.

Krankheitsentstehung

Ursachen der Hyperurikämie

Bei der Gicht handelt es sich um eine typische **Wohlstandskrankheit**, die in Notzeiten, ähnlich wie der **Diabetes mellitus** bzw. das **metabolische Syndrom**, selten ist. Trotzdem ist die **Ernährung** in den allermeisten Fällen nicht die eigentliche Ursache der zugrunde liegenden Hyperurikämie, sondern lediglich das verstärkende Element, welches „das Fass zum Überlaufen bringt".

Die wesentlichen Ursachen der Hyperurikämie sind **familiäre Formen** durch angeborene Enzymdefekte, bei denen entweder zu viel Harnsäure entsteht (selten) oder durch die Niere zu wenig ausgeschieden wird (99% der Fälle).

MERKE

Nahezu bei jedem Gicht-Patienten besteht eine ungenügende Ausscheidungsrate der Harnsäure durch die Niere.

Einzelne Formen dieser Enzymdefekte werden X-chromosomal rezessiv vererbt, was eine der Ursachen dafür sein mag, dass **bevorzugt Männer** von der Gicht betroffen sind. Zusätzlich erhalten Frauen durch Blutverluste wie durch geringeren Fleischverzehr einen gewissen Schutz, sodass sie erst nach der Menopause ebenfalls in geringem Umfang von der Gicht betroffen sind. Möglicherweise tragen auch die Östrogene zu dem niedrigeren Serumspiegel bei.

Neben familiären Formen und Ernährungsfehlern gibt es weitere Faktoren, die zur Hyperurikämie beitragen können:

- **Metabolische Azidose:** Harnsäure ist eine schwache Säure und konkurriert in der Niere, vor allem bei der erneuten tubulären Sekretion, mit anderen Säuren um ihre Ausscheidung. Aus einem azidotischen Serum wird sie also wesentlich schlechter eliminiert, sodass der Serumspiegel ansteigt. Besonders hart ist die „Konkurrenz für die Harnsäure" bei der **Ketoazidose** des Diabetikers oder des hungernden Menschen, bei der **Laktatazidose** (z.B. aus dem Muskel), unter Einnahme mancher **Diuretika** oder bei Anwesenheit von **Salicylsäure** (aus ASS) oder übermäßig hohen Mengen an **Ascorbinsäure** (Vitamin C). Auch die übermäßige Zufuhr von **Fett** (= Fett*säuren*) oder Gemüse wie Rhabarber oder Spargel (**Oxalsäure**, Asparaginsäure) vermag über die Ansäuerung des Serums die Harnsäureausscheidung zu behindern, wodurch der Serumspiegel ansteigt.
- **Alkoholkonsum:** Alkohol wird von der Leber zu Ketosäuren (Ketonkörpern), teilweise auch unter ATP-Verbrauch zu Milchsäure und zu Fettsäuren aufgebaut, sodass zum einen der ATP-Umsatz erhöht ist, woraus wiederum Harnsäure entsteht, und zum anderen eine gewisse Menge an Säuren gebildet werden, die in der Niere wiederum in Konkurrenz zur Harnsäure treten, soweit sie nicht durch Herz oder Leber eliminiert werden. Darüber hinaus scheint Alkohol auch durch direkte Einwirkung auf die Gelenke einen Gichtanfall auslösen zu können, sofern die Voraussetzungen (s.u.) hierfür vorhanden sind.
- Da die im Stoffwechsel entstehende Harnsäure harnpflichtig ist, also über eine funktionierende Niere ausgeschieden werden muss, wird eine Hyperurikämie auch bei niereninsuffizienten Patienten entstehen. Da **Niereninsuffizienzen** aber kaum 20 oder mehr Jahre überlebt werden, wird sich hieraus kaum jemals eine Gicht entwickeln.
- Es kann auch einmal eine rezidivierende **hämolytische Anämie**, ein **maligner Tumor**, **Polycythämia vera** oder eine **Leukose** durch einen umfangreichen **Zellzerfall** mit entsprechend anfallenden Mengen an Purinen und damit Harnsäure eine Hyperurikämie verursachen. Man sollte also bei Patienten mit geringem Fleischverzehr und gleichzeitiger Hyperurikämie vorsichtshalber „auf die Suche gehen". Allerdings fallen auch unter einer erfolgreichen Chemotherapie erhebliche Mengen an Harnsäure an.

MERKE

Faktoren, die den Harnsäurespiegel erhöhen

- angeborene Enzymdefekte
- purinreiche Ernährung
- fettreiche Ernährung
- Alkohol
- jede Azidose des Serums:
  - Laktatazidose
  - Ketoazidose (Diabetes, strenges Fasten, Alkohol)
- Medikamente (ASS, manche Diuretika), hohe Dosen von Ascorbinsäure (Vitamin C)

- erhöhter Fettsäurespiegel (Nahrung, Lipolyse), Oxalsäure (Rhabarber)
- Niereninsuffizienz
- vermehrter Zellzerfall:
  - maligne Erkrankungen (z.B. Leukämien)
  - zytostatische Therapie

Folgen der Hyperurikämie

Harnsäure ist nicht besonders gut wasserlöslich. In der im Körper vorherrschenden Form des Natrium-Urats (Natriumsalz der Harnsäure) **kristallisiert** sie ab einer Konzentration von knapp 7 mg/dl zu feinen Nadeln. Dies ist das sog. Löslichkeitsprodukt der Harnsäure bzw. ihrer Urate. Ausgefällt wird sie besonders in Flüssigkeiten, die sich sehr langsam bewegen oder stillstehen – bezogen auf den Körper also in den sog. **bradytrophen Geweben** wie z.B. der Synovialflüssigkeit der Gelenke, in Sehnenscheiden und Bursen, in den Knorpeln, selten auch Knochen des Körpers sowie in der Niere. Im Serum bleibt sie, wegen der Flüssigkeitsbewegung und der Serumproteine, auch in höheren Konzentrationen löslich, sodass hier grundsätzlich keine Ausfällungen entstehen.

Ist der Serumgehalt der Harnsäure über Jahre und Jahrzehnte höher als 7 mg/dl (= medizinische **Norm-Obergrenze**), kristallisiert sie in Gelenken und anderen bradytrophen Geweben zu feinen **Nadeln**, die zunächst allerdings noch keine Symptome verursachen. Erst bei weiterer Zunahme oder bei der zusätzlichen Überlastung eines Gelenks, bei lokaler Unterkühlung oder nach einem Alkoholexzess kommt es in einem oder, sehr selten auch mehreren Gelenken zum akuten **Gichtanfall** als erstem Hinweis auf die sich entwickelnde Gicht. Mit ausgelöst wird ein solcher Anfall durch Granulozyten und Makrophagen, welche die Kristalle phagozytieren und dabei, bzw. auch nach dem darauf folgenden eigenen Zerfall, Substanzen freisetzen, welche die akute Entzündung und Knorpelschädigung hervorrufen.

Symptomatik

Bis aus einer Hyperurikämie die ersten Gichtanfälle entstehen, vergehen im Mittel 20–30 Jahre. Da sich im Wachstumsalter noch keine wesentliche Hyperurikämie entwickelt, liegt das bevorzugte Alter des ersten Gichtanfalls bei etwa 40–50 Jahren. Eher selten kann auch einmal bei einem 30-Jährigen ein Gichtanfall beobachtet werden. Dabei ist die Entstehung von Symptomen nicht nur von der Zeitdauer der Hyperurikämie, sondern auch von deren Höhe abhängig und es bekommt auch längst nicht jeder Patient mit einer Hyperurikämie jemals Symptome. Die Wahrscheinlichkeit liegt sogar lediglich bei maximal 1%, sofern der Serumspiegel der Harnsäure weniger als 9 mg/dl beträgt.

EXKURS

Neben **reichlicher Nahrungszufuhr** und einem **Alkoholexzess** gilt auch **strenges Fasten** als möglicher **Verursacher eines Gichtanfalls**. Dies ist häufig so zu lesen und muss auch in der Prüfung angegeben werden. Allerdings besteht der gemeinsame Nenner lediglich in einer Erhöhung des Harnsäure-Serumspiegels, der erst nach einem Bestand von 20 Jahren oder darüber hinaus die Voraussetzungen für den ersten Anfall schafft. Abendliche Gelage dauern jedoch ebenso wie strenge Fastenkuren gemeinhin keine 20 Jahre. Es muss also im Rahmen eines derartigen Zusammenhangs eine langjährige Hyperurikämie vorausgegangen sein, sodass der Anfall sozusagen bereits „vor der Tür stand", also auch ohne Exzess gekommen wäre. Als Ausnahme kann ausgiebiger Alkoholgenuss gelten, weil er offensichtlich direkte Wirkungen auf langjährig vorbelastete Gelenke besitzt. Kulinarische Schlemmereien oder Fastenkuren können demnach nicht als ursächlich für einen Gichtanfall angesehen werden; sie stellen als Einmalereignisse lediglich den einen Tropfen dar, der das längst gefüllte Fass zum Überlaufen bringt.

Gichtanfall

Besonders häufig entwickelt sich der erste Gichtanfall mit starker Rötung, Schwellung (➤ Abb. 9.3) und **heftigsten Schmerzen** im **Großzehengrundgelenk (Podagra)**, seltener auch in Knie oder anderen Gelenken, in Schleimbeuteln (Bursitis) oder Sehnenscheiden (Tendovaginitis). Die Arthritis erreicht nach 1–2 Tagen ihr Maximum und klingt unbehandelt nach etwa 1–2 Wochen wieder ab. Leichtes Fieber, eine Leukozytose und BSG-Beschleunigung sind zumindest beim Befall größerer Gelenke häufig.

Zu diesem Zeitpunkt gibt es kaum noch ein Gelenk ohne reichlich enthaltene Harnsäurekristalle, sodass lokale Unterkühlung,

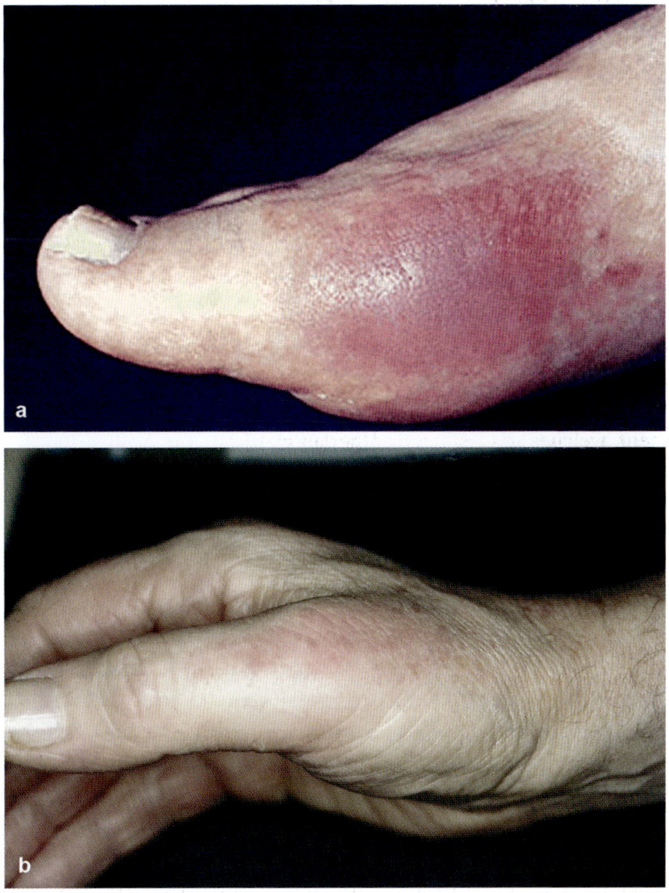

Abb. 9.3 Podagra (**a**) und Gichtanfall am Dauemengrundgelenk (**b**). [R168; R246]

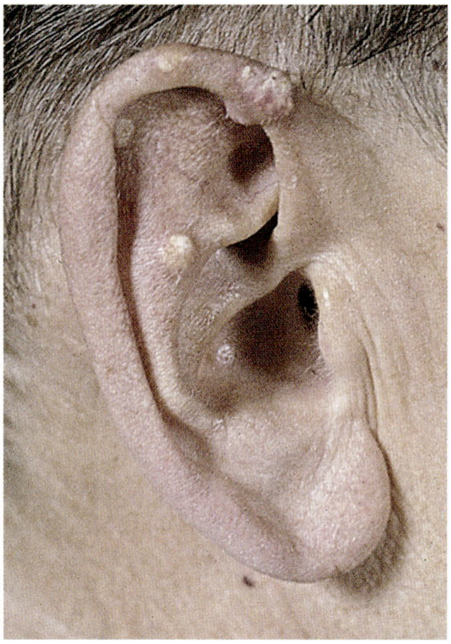

Abb. 9.4 Gichttophi. [R168]

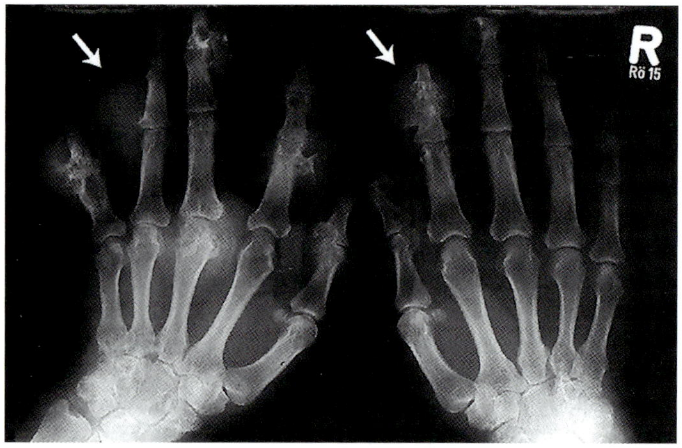

Abb. 9.5 Usuren, Gelenkdestruktionen und Weichteilschwellungen im Röntgenbild. [M779]

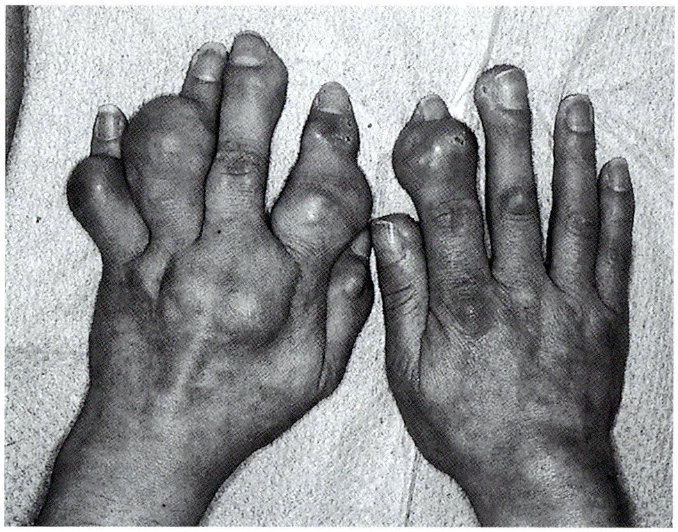

Abb. 9.6 Vollbild der Gicht. [M779]

Überlastungen oder ein Alkoholexzess an unterschiedlichsten Gelenken einen Gichtanfall auslösen können. Die Bevorzugung des Großzehengrundgelenks kann damit erklärt werden, dass es besonderen Belastungen ausgesetzt und auch etwas kühler ist als proximalere Gelenke. Häufig beginnt ein Gichtanfall nachts oder in den frühen Morgenstunden, bevorzugt im Anschluss an ein reichliches Abendessen mit begleitendem Alkoholgenuss.

Bei Gichtanfällen, die nicht im Großzehengrundgelenk, eventuell sogar als Bursitis oder Tendovaginitis auftreten, führt vor allem der **hochakut** einsetzende **heftige Schmerz** zu einer ersten Verdachtsdiagnose.

Nierenschädigung

Bei der chronischen, unbehandelten Hyperurikämie lagern sich die Harnsäurenadeln zum Teil auch in das Nierengewebe ein oder sie bilden dort regelrechte Nierensteine. Diese Steine können dem ersten Gichtanfall vorausgehen oder ihm nachfolgen. Mögliche Spätfolge ist eine Niereninsuffizienz (Minderung oder Aufhebung der Nierenfunktion).

Gichttophi

In knorpeligen Geweben wie den Ohrmuscheln findet man bei der chronischen Gicht kleine Knötchen aus Harnsäurekristallen, die sog. Gichttophi (➤ Abb. 9.4). Sie entstehen im Allgemeinen frühestens nach dem Auftreten des ersten Gichtanfalls. Auch in weiteren bradytrophen Geweben können Gichttophi entstehen.

Vollbild der Gicht

Eine unbehandelte Hyperurikämie über Jahrzehnte führt eventuell irgendwann zu Gichtanfällen in immer kürzeren Abständen und schließlich zum Vollbild der Gicht mit Destruktionen und Ankylosen der unterschiedlichsten Gelenke einschließlich der Finger (➤ Abb. 9.5, ➤ Abb. 9.6). Man spricht also dann von der Gicht, wenn **wiederholte Gichtanfälle** in unterschiedlichsten Gelenken zu deren **Zerstörung** geführt haben. Während Gichtanfälle im medizinischen Alltag unverändert häufig sind, wird das Bild der eigentlichen Gicht aufgrund der durchgeführten Therapien nicht mehr gesehen.

Diagnostik

Die Diagnose wird gestellt aus der typischen Lokalisation des ersten Gichtanfalls, sofern es sich hierbei um das Großzehengrundgelenk handelt, und der Hyperurikämie des Blutes. Aus Gelenkpunktaten kann man die Harnsäurekristalle isolieren. Der Nachweis der Kristalle im Polarisationsmikroskop kann im Einzelfall differenzialdiagnostisch wertvoll sein, weil sporadisch auch Ausfällungen von Calciumsalzen (z.B. als Calciumphosphat) zu einer akuten Arthritis führen können.

KAPITEL

11 Spurenelemente

11.1 Einleitung

Definition

Spurenelemente sind chemische Elemente, die **zwei Bedingungen** erfüllen müssen: Ihr Anteil an der Gesamtkörpermasse muss **weniger als 0,01%** betragen und sie müssen **essenziell** sein, also unentbehrlich für den Stoffwechsel. Nach dieser Definition gehören die folgenden Elemente dazu:

- Chrom (Cr)
- Mangan (Mn)
- Eisen (Fe)
- Kobalt (Co)
- Kupfer (Cu)
- Zink (Zn)
- Selen (Se)
- Molybdän (Mo)
- Iod (I)

Es gibt weitere „Kandidaten" wie Silicium (Si) oder Lithium (Li), deren Bedeutung für den Stoffwechsel aber bisher nicht erwiesen, bei Lithium mit einiger Sicherheit auch nicht vorhanden ist. Fluor (F) wird von der vorherrschenden Medizin ebenfalls zu den Spurenelementen gerechnet, weil es angeblich für die Zähne essenziell sein soll. Tatsächlich diffundiert das Fluorid der Zahnpasta in den Zahnschmelz, wenn es dafür ausreichend Zeit bekommt, und baut dort durch Bildung von Calciumfluorid eine gewisse Schutzwirkung auf. Da der Zahnschmelz jedoch nicht durchblutet ist und aus „toter" = anorganischer Substanz besteht, scheint es kaum möglich, dass das Ion aus dem systemischen Kreislauf dorthin gelangen kann. Es reichert sich vielmehr auf unphysiologische Weise im Knochen an und scheint auf die Makrophagen des Immunsystems eine hemmende Wirkung auszuüben. Von der Verwendung von Iodsalz, das zusätzlich zu Iodat nun auch noch mit Fluorid angereichert ist, sollte man deshalb eher absehen.

Im **Kindesalter** könnte, bis zum Durchbruch der bleibenden Zähne, eventuell eine niedrig dosierte orale Prophylaxe mit Fluorid erwogen werden.

Bedeutung

Spurenelemente beziehen ihre Bedeutung überwiegend daraus, dass sie, gebunden an Enzyme, deren katalytische Wirkung ermöglichen. Sie sind also **Cofaktoren dieser Enzyme** mit derselben Bedeutung wie zahlreiche Vitamine, welche als sog. Coenzyme ebenfalls unabdingbar für die jeweilige Enzymwirkung sind. Bedeutung als Cofaktor für Enzymwirkungen besitzt auch Magnesium, das lediglich aufgrund seiner im Organismus vorhandenen Menge von > 0,01% nicht zu den Spurenelementen gerechnet wird. Einzelne Spurenelemente besitzen **weitere Wirkungen**. So ist Eisen als Cofaktor des Hämoglobins oder Myoglobins das Transportvehikel des Sauerstoffs. Iod ist nicht an Enzyme gebunden, sondern an das Hormon der Schilddrüse, wodurch die Hormonwirkung überhaupt erst zustande kommt.

Mangelzustände an Spurenelementen führen durch die verminderten Enzymwirkungen und weitere Mechanismen zu Erkrankungen. Ein **Überangebot** an Spurenelementen, das der Organismus nicht mehr auszuscheiden vermag, kann ebenfalls zu Erkrankungen führen, wobei hier die Ursache z.B. in einer Ablagerung dieser Stoffe in verschiedenen Organen besteht. Diese Ablagerungen führen in der Folge zu Störungen der betroffenen Organe. Ganz besonders gilt dieser Mechanismus für Eisen und Kupfer – betrifft allerdings ausschließlich Patienten mit angeborenen chromosomalen Defekten. Bei Menschen ohne kongenitale Störungen oder Einschränkung der Nierenfunktion sind pathologische Anreicherungen von Spurenelementen nicht vorstellbar, weil Aufnahme und/oder Ausscheidung der Ionen sehr fein einreguliert werden. Als wesentliche Ausnahme kann Selen gelten, das ab einer täglichen Zufuhr von mehr als 200–400 µg toxisch wirkt. Iod kann bei 10-facher Überdosierung (2 mg/Tag) im Einzelfall zu Störungen der Schilddrüsenfunktion führen.

Biochemische Zusammenhänge

Mineralien in wässriger Lösung

Mineralien wie Natrium, Kalium, Calcium, Magnesium, Chlorid oder die in geringeren Mengen im Körper befindlichen Spurenelemente liegen in wässriger Lösung in der Form von Ionen vor (Na^+, K^+, Ca^{2+}, Cl^- usw.). Dies gilt also für die Kompartimente des Körpers (Blut, Interstitium, Zytosol) ebenso wie für die Nahrung, sobald dieselbe mit Wasser in Berührung kommt. Beispielsweise zerfällt (dissoziiert) festes Kochsalz (NaCl) im Speichel der Mundhöhle, spätestens aber im Magensaft, in seine Ionen Na^+ und Cl^-, soweit es nicht ohnehin bereits als Bestandteil von Suppen, Soßen usw. in der Form von Ionen enthalten war.

HINWEIS DES AUTORS

Dabei besitzen weder Na^+ noch Cl^- irgendeine Art von Gedächtnis – sie wissen nicht, ob sie der Nordsee, dem Pazifik, einem Bergwerk oder dem Himalaja entstammen. Sie könnten auch ungeachtet irgendwelcher Abstammungen niemals etwas anderes sein als einfach nur Na^+ und Cl^-. Es gibt demnach kein wertvolleres Kochsalz. Es gibt einfach nur NaCl.

Unveränderbarkeit von Ionen

Mehrwertige Ionen wie Ca^{2+} und Mg^{2+} besitzen im Organismus eine gewisse Affinität zu negativ geladenen Molekülanteilen wie COO^- als Bestandteil von Proteinen. Selen bindet gerne an den negativ geladenen Schwefel der Aminosäuren Cystein oder Methionin. Dies gilt teilweise auch für Zink. Derartige Bindungen sind **reversibel**. Mehrwertige Ionen sind also mal gebunden und mal frei. Verändern können sie sich hierbei nicht – ebenso wenig wie einwertige Ionen, die stets ungebunden sind. Ionen sind unveränderbar. Sie brauchen im Dünndarm nicht auf ihre Resorption vorbereitet zu werden wie die drei Grundnahrungsmittel. Sie werden einfach so, wie sie sind, resorbiert – teilweise im Cotransport mit Glukose oder Aminosäuren (Na^+), teilweise hormonstimuliert über eigene Rezeptoren (Ca^{2+}, Mg^{2+}) oder rückgekoppelt mit dem aktuellen Vorrat des Organismus (Eisen). Und so, wie sie nach ihrer Verteilung im Organismus auch mal zu Niere, Darmwand oder Schweißdrüsen gelangen, werden sie völlig unverändert wieder ausgeschieden, um irgendwann wiederum über das Wasser des Bodens, aus fließenden oder stehenden Gewässern von irgendeinem Lebewesen aufgenommen und für seine Lebensvorgänge genutzt zu werden.

HINWEIS DES AUTORS

Ionen sind kleine geladene Teilchen, die in dieser Form im Organismus benötigt werden. Sie lassen sich nicht durch eine homöopathische Schwingung ersetzen. Beispielsweise sorgen die Ionen der Intrazellulärflüssigkeit (K^+) für das notwendige Membranpotenzial, diejenigen des Serums (Na^+ und Cl^-) u.a. für die benötigte Osmolarität dieser Flüssigkeit. Membranpotenzial und Osmolarität lassen sich nicht durch destilliertes Wasser mit „eingeschwungenen Ionen" erzeugen. Es kann deshalb nicht sinnvoll sein, bei Mangelzuständen an Mineralien beispielsweise homöopathische **Schüßler-Salze** in der D6 oder sogar D12 zu substituieren in der Vorstellung, man könne mit der Gabe von 0,001 mg z.B. den Tagesbedarf an Calcium von 1.000 mg decken. Auf ein paar Nullen vor oder hinter dem Komma kommt es scheinbar nicht an – schließlich handelt es sich ja um Homöopathie. Ca^{2+} wirkt aber als Ion u.a. in direkter (materieller) Bindung an Phosphat (im Knochen) bzw. Aktin/Myosin (in der Muskelzelle). Auf eine Schwingung, die da verkündet, sie wäre gerne Calcium geworden, reagieren weder Knochen noch Muskel. Auch die Darmmukosa kann weder homöopathisches Calcium vervielfältigen noch seine Schwingungen in stoffliche Ionen verwandeln: Was nicht da ist, wird halt nicht resorbiert. Und was nicht resorbiert wurde, kann nicht wirken. Auch die häufig vertretene Ansicht, die homöopathische Schwingung eines Ions könnte die Darmwand dazu veranlassen, dieses Ion nun auch materiell besser aus der Nahrung zu resorbieren, führt in die Irre: Für eine ausreichende Resorption von Ca^{2+} oder Mg^{2+} aus einer Nahrung, die diese Ionen tatsächlich materiell enthält, benötigt man keine Schüßler-Schwingung, sondern D-Hormon! Man sollte also Schüßler-Salze als das begreifen, was sie sind – homöopathische Präparate, die wie ungezählte andere auch über ihre Schwingungen positive Wirkungen entfalten können, wenn sie im Einzelfall indiziert sind.

Zusammenfassung

Spurenelemente

Definition

- Anteil an der Gesamtkörpermasse < 0,01%
- unentbehrlich für den Stoffwechsel = essenziell
- Spurenelemente
  - Chrom (Cr)
  - Mangan (Mn)
  - Eisen (Fe)
  - Kobalt (Co)
  - Kupfer (Cu)
  - Zink (Zn)
  - Selen (Se)
  - Molybdän (Mo)
  - Iod (I)
- sind u.a. unverzichtbare Cofaktoren zahlreicher Enzyme, unentbehrlich für den Sauerstofftransport, die Funktion von Atmungskette und Immunsystem; einzelne Spurenelemente sind Bestandteil von Hormonen, andere dienen deren Synthese
- können wie alle Ionen in Organismus oder Umwelt nicht mehr verändert werden; der Tagesbedarf entsteht ausschließlich aus den Verlusten über Niere, Darm, Schweiß sowie abschilfernden Zellen einschließlich dem Gehalt in Haaren und Nägeln
- häufige Mangelzustände bei einseitiger Ernährung
- ein Überangebot ist unter physiologischen Bedingungen kaum möglich, weil entweder die Aufnahme aus dem Darm oder die Ausscheidung über die Niere sehr fein einreguliert wird (wichtigste Ausnahme: Selen)

11.2 Eisen

Der **Eisenbestand** des Organismus liegt bei rund **4 g**. Hiervon entfallen etwa zwei Drittel (2,5–3 g) auf das Hämoglobin, bis zu 1 g auf die Eisenspeicher Ferritin und Hämosiderin sowie ungefähr 0,5 g auf Myoglobin, eisenhaltige Enzyme und Transferrin (➤ Abb. 11.1).

Funktionen im Organismus

Die wesentliche Bedeutung des Eisens für den Organismus besteht in seiner Beteiligung an dem komplexen Molekül des Häm (in Hämoglobin, Myoglobin oder dem Cytochrom der Atmungskette, ➤ Abb. 11.2), wo es entweder als Sauerstoff-bindendes oder als Elektronen-transportierendes Element dient. Die Funktion der **Sauerstoffbindung** erfüllt es im Hämoglobin der Erythrozyten und im Myoglobin des Muskels; **Elektronen transportiert** es in der Form des Cytochroms in der Atmungskette der inneren Mitochondrienmembran. Aus diesem Elektronentransport mit letztendlicher Übertragung auf den eingeatmeten Sauerstoff resultiert der weitaus größte Teil der Energiegewinnung des Körpers – vor allem in der Form von Körperwärme und der Bereitstellung von ATP. Daneben gibt es **Enzyme** wie Katalase oder Peroxidase, welche Eisen zu ihrer Funktion benötigen. Auch hier finden Elektronenübertragungen statt.

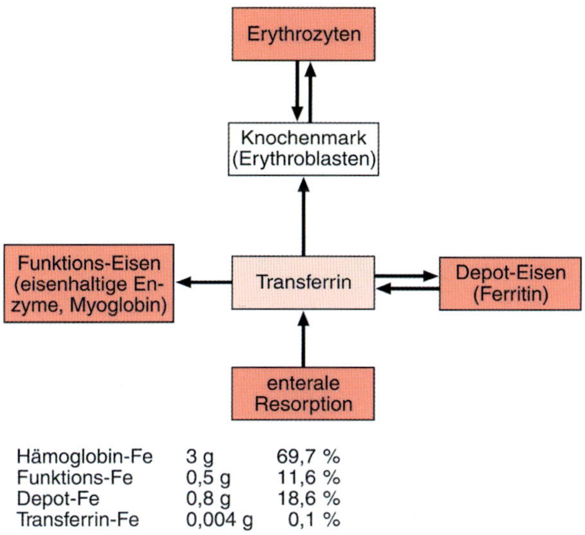

Abb. 11.1 Eisenbestand. [L253]

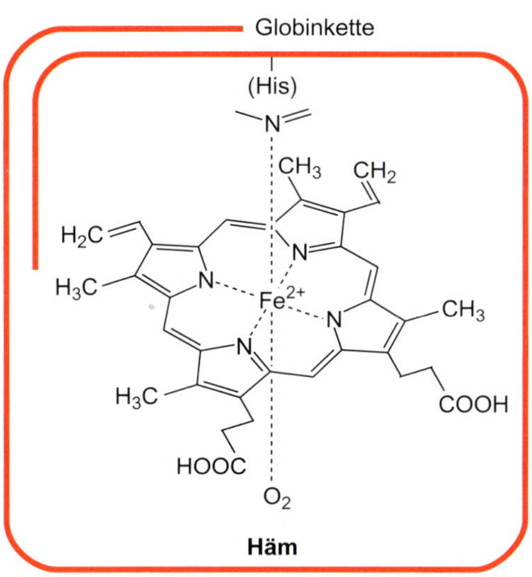

Abb. 11.2 Zentral im Häm gebundenes Eisen (Fe^{2+}). [L253]

Eisenstoffwechsel

Eisenresorption

Eisen ist in der **Nahrung** überwiegend in 3-wertiger Form als Fe^{3+} enthalten, das schlecht resorbiert wird. Dies gilt besonders für Eisen aus **pflanzlicher** Nahrung, in der u.a. mit Phosphat unlösliche Komplexe entstehen. Die Resorptionsquote ist bei Fe^{2+} deutlich höher.

Im Durchschnitt werden etwa 10% des in der Nahrung enthaltenen Eisens resorbiert, wobei die Rate bei Fleischverzehr höher liegt, weil das hier enthaltene Häm (überwiegend Myoglobin und Cytochrom) in wesentlich größerem Umfang resorbiert wird als anorganisches oder gar an pflanzliche Begleitstoffe gebundenes Eisen (aus Vollkorn, Bohnen, Nüssen oder dunkelgrünen Gemüsen). Durchschnittlich wird Eisen aus tierischen Quellen mehr als 10-mal so gut resorbiert wie aus pflanzlichen: Strenge Vegetarier leiden neben einem Mangel an Vitamin B_{12} besonders häufig auch an einem Eisenmangel.

Der im Durchschnitt in der Nahrung enthaltenen Eisenmenge von 10–20 mg entspricht eine Resorption von 1–2 mg/Tag (➤ Abb. 11.3). Dies entspricht gerade noch dem deklarierten Tagesbedarf, sofern keinerlei zusätzliche Eisenverluste beispielsweise über verstärkte Monatsblutungen zu verzeichnen sind.

MERKE

Der durchschnittliche **Tagesbedarf** des Mannes liegt bei 1 mg, derjenige der Frau (ohne Schwangerschaft oder Hypermenorrhö) bei 2 mg (s.a. ➤ Tab. 11.1). Um diesen Tagesbedarf zu decken, müssen in der Nahrung laut DGE durchschnittlich etwa 10 bzw. 15 mg Eisen enthalten sein.

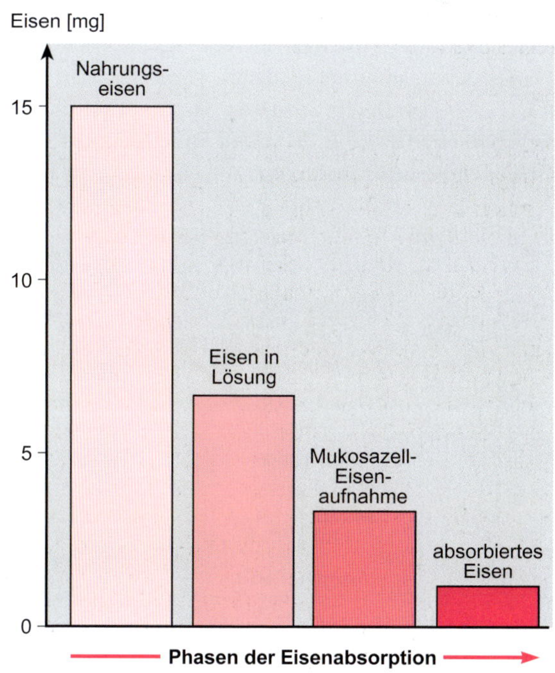

Abb. 11.3 Eisenabsorption. [L106]

Beeinflussung der Resorption

Begünstigt wird die Resorption aus jeglicher Nahrung durch gleichzeitig aufgenommenes Vitamin C (Ascorbinsäure), in geringerem Umfang auch durch Zitronensäure und weitere Fruchtsäuren, weil es hierdurch in eine lösliche Form überführt wird. Die logische Schlussfolgerung wäre, dass zumindest sich vegetarisch ernährende Frauen oder einseitig ernährte Kinder saure, Vitamin-C-reiche Fruchtsäfte zum Essen trinken sollten. Auch die Salzsäure des Magens trägt zu einer ausreichenden Resorption bei, weil sie sogar die Löslichkeit 3-wertigen Eisens verbessert. Bei der **Achylie (Achlorhydrie)**, bei der die Salzsäure weitgehend oder vollständig fehlt, entstehen regelmäßig Eisenmangelzustände (und wegen des fehlenden Intrinsic-Faktors zusätzlich ein B_{12}-Mangel).

In Gemüsen wie Spinat liegt Eisen in einer unlöslichen Verbindung mit Oxalsäure vor, wodurch eine Resorption weitgehend **verhindert** wird. Auch Tannin und weitere Gerbstoffe, wie sie z.B. in **Schwarztee, Kaffee** und **Cola** enthalten sind, verhindern eine ausreichende Resorption!

Eisen wird überwiegend in Duodenum und proximalem Jejunum durch aktive Transportvorgänge resorbiert. Die **Resorptionsquote** ist hierbei direkt abhängig von einem aktuellen Mangel oder einer Eisenüberladung des Organismus und wird dementsprechend reguliert: Bei einem ausgeprägten Eisenmangel wird sie von den üblichen 10% bis auf 50% gesteigert, sofern die Form der Nahrung dies zulässt. Nur bei einem solchen Mangelzustand erfolgt auch noch bis ins terminale Ileum hinein eine nennenswerte Resorption.

Bindung an Proteine

Eisen in seiner anorganischen Form als Ion (Fe^{2+}, Fe^{3+}) ist für den Organismus toxisch, wie dies für alle Schwermetallionen gilt. Es wird deshalb nach seiner Resorption durch die Saumzellen des Dünndarms entweder an ein Protein namens **Ferritin** gebunden und **gespeichert** oder es wird an ein Serumprotein namens **Transferrin** gebunden und in dieser Form ins Blut gebracht (➤ Abb. 11.4). Transferrin wird von der Leber produziert und stellt die **Transportform** für Eisen dar. Durchschnittlich ist etwa **ein Drittel des Serumtransferrins** mit Eisen besetzt. Die restlichen zwei Drittel werden als **freie Eisenbindungskapazität** bezeichnet.

Das in die Mukosazellen resorbierte Eisen wird zunächst als Fe^{2+} an Ferritin gebunden und gespeichert. Das **Coeruloplasmin** des Serums hat neben seiner Funktion als Kupfer-Transportprotein (➤ 11.3) eine weitere wichtige Funktion: Es oxidiert das gespeicherte Fe^{2+} zu Fe^{3+} (➤ Abb. 11.5). Erst in dieser Form wird es dann an das Transferrin weitergegeben und über das Pfortaderblut transportiert. Ein **Mangel an Coeruloplasmin** führt zu einer Anhäufung zweiwertigen, von Transferrin nicht aufnehmbaren Eisens in der Darmmukosa und dementsprechend zum **Eisenmangel**.

Transferrin

Transferrin fungiert als Eisenlieferant für sämtliche Körpergewebe, wobei alle Zellen in ihren Membranen über spezifische Rezeptoren für Transferrin verfügen, deren Zahl abhängig von der Menge des jeweils benötigten Eisens ist. Besonders zahlreiche Rezeptoren

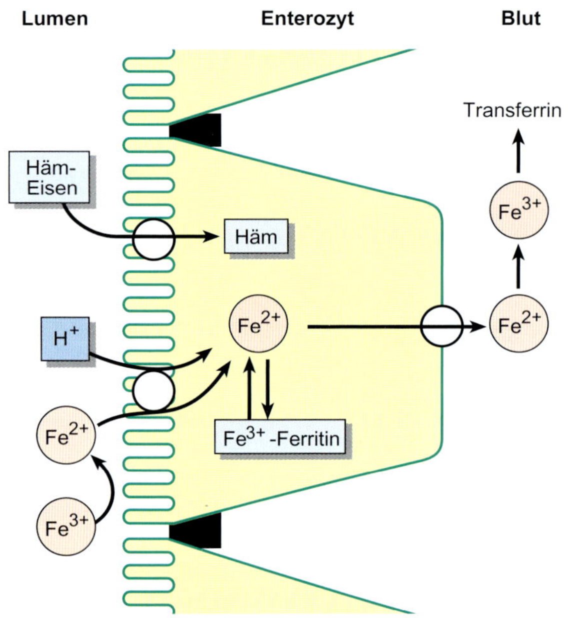

Abb. 11.4 Eisenresorption und Transport im Blut durch Transferrin. [L123]

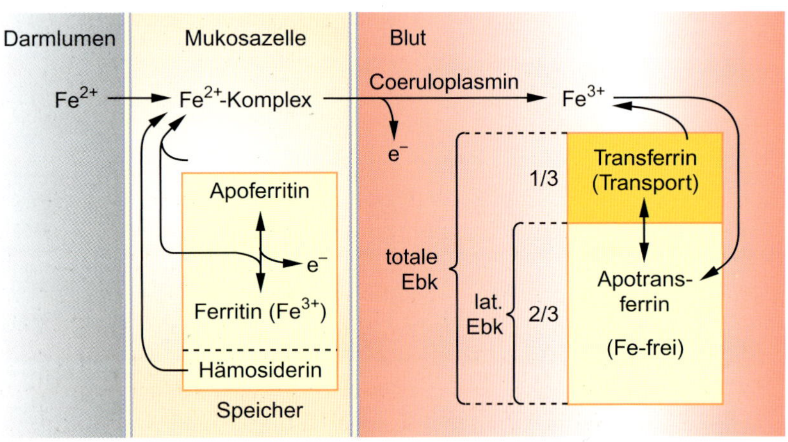

Abb. 11.5 Funktion des Coeruloplasmins bei der Eisenresorption; Ebk = Eisenbindungskapazität. [L253]

besitzen demnach die Zellen des Knochenmarks, aus denen die Erythrozyten entstehen.

Bei einer ausgeglichenen Eisenbilanz gehen **80–90%** des im Darm resorbierten Eisens in die **Erythropoese** des Knochenmarks. Der Rest verteilt sich auf die übrigen Körpergewebe.

Ferritin

Überschüssiges Eisen wird im Körper als Ferritin oder Hämosiderin gespeichert. Beim Ferritin handelt es sich um ein lösliches Protein (= Apoferritin, in der Leber gebildet), das sich neben den Saumzellen des Dünndarms vor allem in den eisenspeichernden Geweben des Körpers in hoher Konzentration findet. Die Bildung des Apoferritins wird durch resorbiertes Eisen stimuliert. In Darmmukosa, Leber, Milz und Knochenmark werden in der Folge dem resorbierten Eisen adäquate Mengen an Ferritin gespeichert. Ein geringer, dem Gesamtferritin und damit auch dem Eisenbestand des Körpers entsprechender Anteil des Ferritins findet sich auch im Serum. Die im **Serum** messbare Ferritinmenge ist deshalb ein recht exakter Parameter für die im Körper vorhandene **Gesamtmenge des Reserve-Eisens**. Dabei entsprechen jeweils 100 ng Ferritin/100 ml Serum einer in den Körpergeweben gespeicherten Eisenmenge von 10 mg.

Ferritin ist also im Blut vorhanden, wird adäquat hierzu in den eisenspeichernden Geweben Knochenmark, Leber und Milz (vor allem in den Makrophagen bzw. dem RES dieser Gewebe) gelagert und bei Bedarf wieder von dort entnommen. Bei längerer **Lagerung** wandelt es sich teilweise durch Abbauvorgänge des Proteins in **Hämosiderin** um. Während das im Ferritin gebundene Eisen jederzeit nach den Bedürfnissen des Organismus an Transferrin abgegeben und dadurch den Körpergeweben zur Verfügung gestellt werden kann, erfolgt die Abgabe aus Hämosiderin nur langsam und eher unkontrolliert.

Eisenmangel

Krankheitsentstehung

Die Ausscheidung von Eisen aus dem Organismus kann im Gegensatz zu den meisten anderen Spurenelementen nicht geregelt werden, weil keinerlei beeinflussbare Ausscheidungsmechanismen, z.B. über die Niere existieren. **Reguliert** und an die jeweilige Situation angepasst wird allein die **Aufnahme aus dem Darm**.

Eisenverluste

Beim **Mann** liegen die täglichen Eisenverluste bei 1 mg und werden überwiegend von den abgeschilferten Saumzellen des Darms und den Verlusten über das Keratin der Haut bestimmt. Diesen Verlusten entspricht der definierte Tagesbedarf. Bei der **Frau** addieren sich hierzu die Eisenverluste anlässlich Menses und Schwangerschaft:

- Der normale Blutverlust bei der Menstruation beträgt etwa 40–80 ml, entsprechend 20–40 mg Eisen. Es gehen also pro **2 ml Blut 1 mg Eisen** verloren. Wenn man den durchschnittlichen Verlust von 30 mg Eisen/Monat (60 ml Blut) auf die einzelnen Tage umrechnet, ergibt sich aus diesem Zusammenhang für die geschlechtsreife Frau ein Tagesbedarf von 2 mg. Dies entspricht bei einer durchschnittlichen Resorptionsrate von 10% einer **Zufuhr** von **10 mg beim Mann** und **20 mg** (laut DGE 15 mg) bei der **Frau.**
- Bei der Hypermenorrhö oder einem Uterus myomatosus kann der Blutverlust im Einzelfall bis auf 1.000 ml ansteigen, was einem Verlust von bis zu 500 mg Eisen entspricht. Umgerechnet auf den Zyklus müssten also bei diesen Erkrankungen 20 mg Eisen pro Tag resorbiert bzw. bis zu 200 mg zugeführt werden, was über die Ernährung selbst dann nicht möglich ist, wenn sehr viel Fleisch gegessen wird.
- Ähnliche Eisen-„Verluste" lassen sich für die Schwangerschaft errechnen, in deren zweiter Hälfte durch das starke Wachstum des Feten annähernd 700 mg Eisen zusätzlich in den Körper gelangen müssen, um kein Defizit entstehen zu lassen. Dazu addieren sich die Blutverluste unter der Geburt sowie an die Plazenta, sodass für eine normale Schwangerschaft insgesamt etwa 900–1.000 mg Eisen veranschlagt werden müssen.

HINWEIS DES AUTORS

Die **Referenzwerte der DGE** für die tägliche Eisenzufuhr betragen beim **Mann 10 mg** und bei der **Frau 15 mg**. Für **Schwangere** werden **30 mg** empfohlen. Aus Sicht des Autors entsprechen die Empfehlungen für Frauen innerhalb und außerhalb der Schwangerschaft ein weiteres Mal nicht den tatsächlichen Erfordernissen: Wenn mit einer normalen Menses durchschnittlich 60 ml (40–80 ml) Blut verloren gehen, entspricht dies einem Eisenverlust von 30 mg, entsprechend 1 mg/Tag. Damit ist der Bedarf der Frau in etwa doppelt so hoch wie derjenige des Mannes mit 1 mg/Tag. Die von der DGE unterstellten 15 mg notwendiger Zufuhr pro Tag wären nur dann ausreichend, wenn die Monatsblutung ausgesprochen schwach ausfiele, beispielsweise unter der Einnahme hormoneller Kontrazeptiva. Unter Berücksichtigung der prozentual sehr viel häufigeren Hypermenorrhö führt die Einhaltung der DGE-Vorgaben unweigerlich zum Eisenmangel – ganz dementsprechend, was man im medizinischen Alltag eben auch mit großer Regelmäßigkeit beobachten muss.

In einer normalen Schwangerschaft entsteht ein zusätzlicher Bedarf von annähernd 1.000 mg Eisen. Auf die Dauer der Schwangerschaft umgerechnet sind dies etwa 4 mg/Tag, die von den Schwangeren zusätzlich zum Grundbedarf resorbiert werden müssen, um nicht in ein Defizit zu gelangen. Von diesem wünschenswerten Ziel ist man allerdings bei einer Gesamtzufuhr von 30 mg/Tag sehr, sehr weit entfernt, wenn man die angestrebte Ernährung mit reichlichen Mengen an Gemüse und Salaten zugrunde legt. Bezeichnenderweise empfiehlt die DGE während der Stillzeit, und zwar auch den nicht stillenden Frauen, 20 statt 15 mg Eisen/Tag „zum Ausgleich der Verluste während der Schwangerschaft". Dazu sollte man sich seine eigenen Gedanken machen.

Erhöht ist der Eisenbedarf auch bei **Kindern**. Dies gilt ganz besonders für Phasen starken Wachstums, in denen die Ernährung entsprechend angepasst werden sollte oder, falls dies wie häufig nicht erreicht werden kann, Eisen medikamentös substituiert werden muss. Kinder, die sich überwiegend von Eis, Cola und Pommes ernähren, leiden regelhaft an Eisen- oder auch Zinkmangel. Auch Mangelzustände hinsichtlich der weiteren essenziellen Nahrungsbestandteile, von Calcium bis zu den Vitaminen, sind häufig.

MERKE

Ein Mangel an Eisen entsteht überwiegend dann, wenn die Nahrung unausgewogen ist (Kinder, alte Menschen, Mangelernährung in den Entwicklungsländern) oder wenn es dem Körper über das übliche Maß hinaus verloren geht und die Nahrung dem entstehenden Mehrbedarf nicht ausreichend angepasst wird. Hierfür gibt es zwei wesentliche Ursachen: pathologische Blutungen einschließlich Hypermenorrhö und die Schwangerschaft.

Pathologische Blutungen

Blutverluste entstehen aus einer Hypermenorrhö oder aus sichtbaren oder okkulten Blutungen des Urogenitaltrakts bzw. vor allem des Magen-Darm-Trakts.

Sichtbare Blutungen aus dem Verdauungsschlauch müssen entweder in seinem distalen Anteil, also im Dickdarm oder zumindest Ileum entstanden sein, oder sie treten so massiv auf, dass während der Darmpassage nicht alles von der bakteriellen Darmflora umgesetzt werden kann.

Eine Blutung aus dem oberen Anteil des Verdauungsapparats muss eine Menge von etwa 60 ml erreichen oder überschreiten, um eine **Schwarzfärbung des Stuhls (Meläna)** zu verursachen. Stammt das Blut aus einer Quelle in Magen, Duodenum oder Speiseröhre, wo es Kontakt zur Salzsäure des Magens erhält, wird der Stuhl durch das gebildete Hämatin über die Schwarzfärbung hinaus auch noch teerartig-klebrig. Früher wurde nur diese Veränderung als Meläna (Teerstuhl) bezeichnet, nicht aber die reine Dunkel- bis Schwarzfärbung. In der Praxis, also beispielsweise im Rahmen der Anamnese, ist eine solche Unterscheidung allerdings kaum zu treffen und hat heute auch keine Bedeutung mehr.

Man kann also zusammenfassend davon ausgehen, dass eine **sichtbare Schwarzfärbung des Stuhls** von einer Blutung verursacht wurde, die einer Blutmenge von zumindest 60 ml entspricht und irgendwo zwischen Mundhöhle und etwa Colon ascendens entstanden sein muss, wo sie entweder Kontakt zur Salzsäure des Magens bekam und/oder zumindest 8 h lang von der bakteriellen Darmflora zersetzt werden konnte. Diese im Sinne der Darmflora erforderliche Zeitspanne wird im Anfangsteil des Dickdarms (Coecum und Colon ascendens) nahezu ausnahmslos erreicht, weil der Stuhl hier bis zu 24 h gespeichert wird.

Die **häufigste Blutungsquelle** stellt das peptische Ulkus des Magens oder Duodenums dar, gefolgt von der erosiven Gastritis und blutenden Ösophagusvarizen. Weitere Blutungsquellen sind im oberen Verdauungstrakt, also zwischen Rachen und der Flexura duodenojejunalis (Übergang des Duodenums ins Jejunum), Karzinome von Speiseröhre und Magen, die Ösophagitis, die Hiatushernie, ein Mallory-Weiss-Syndrom (Einrisse im Bereich der Kardia) oder Polypen. Die Blutung aus solchen Quellen ist häufig so gering, dass sie nicht zu einer Dunkelfärbung des Stuhles führt, sodass bei nur geringen oder sogar fehlenden Beschwerden nicht so selten die Anämie mit ihren Symptomen das erste erkennbare Symptom bildet, das den Patienten zum Therapeuten führt. Erkennbar werden solche Mikroblutungen anlässlich einer Stuhluntersuchung auf okkultes Blut, die bei einer Vorsorgeuntersuchung obligat ist.

Massive Blutungen aus dem oberen Anteil des Verdauungstrakts erscheinen im Stuhl dann als frisches Blut, wenn die „Kapazität" der Magensäure bzw. der Darmbakterien überfordert wird. Dies gilt auch für eine sehr schnelle Darmpassage z.B. bei Durchfällen, weil die Kontaktzeit des Blutes zur Darmflora eben mindestens 8 h betragen muss, um eine Schwarzfärbung hervorzurufen. Blut ab dem distalen Colon wird deshalb mit roter Farbe im Stuhl erscheinen – entweder mit dem Stuhl durchmischt, wenn es zwischen Querkolon und Sigma gebildet wird, oder aber dem Stuhl aufgelagert, wenn es einem Rektumkarzinom, Hämorrhoiden oder einer Analfissur entstammt.

Die seltenen Karzinome oder Polypen des Colon ascendens können, sofern sie bluten, als frisches Blut in Erscheinung treten, eine Schwarzfärbung verursachen oder lediglich als okkultes Blut nachweisbar werden.

Blutungsquellen im Bereich des Jejunums oder Ileums sind sehr selten, wenn man einmal von einem Morbus Crohn oder einer Polyposis absieht.

Als mögliche „Blutungsquelle" kommen auch **Würmer** in Dünn- oder Dickdarm infrage, deren Eisenbedarf eine Anämie verursachen kann. Die einheimische **Sprue** (Zöliakie) kann genauso zur Anämie führen wie eine **Teilentfernung des Magens** nach Billroth II, bei der nicht nur ein Mangel an Salzsäure auftritt, sondern auch Duodenum und proximales Jejunum als Hauptort der Eisenresorption ausfallen. Bei diesen Anämieursachen kommt es selbstverständlich nicht zu Stuhlverfärbungen.

Symptomatik

Die Symptome des entstehenden Eisenmangels bestehen zunächst aus den **Symptomen des Sauerstoffmangels**. Besonders häufig entstehen Müdigkeit und fehlende Belastbarkeit bis hin zu Belastungsdyspnoe, Tachykardien, Konzentrationsstörungen und Kopfschmerzen. Der Mangel an Hämoglobin, also an „rotem Farbstoff", lässt sich bei jeder Anämie an der Blässe von Haut und vor allem Schleimhäuten ablesen. Letztere sind für eine erste Verdachtsdiagnose besser geeignet, weil manche Menschen an der Oberhaut eine idiopathische „vornehme Blässe" aufweisen.

Weitere Symptome beruhen nicht auf der Anämie, sondern auf dem **Eisenmangel**. Sie zeigen sich an den Geweben, die eine besonders ausgeprägte Proliferation aufweisen. Dies sind nach dem Knochenmark besonders der Verdauungsschlauch und die Haut. Ursache hierfür ist, dass für Zellneubildungen neben den B-Vitaminen B_{12} und Folsäure auch Eisen benötigt wird.

- An der **Zunge** bildet sich eine Schwellung und besondere Empfindlichkeit aus. Durch Rückbildung der Papillen und unzureichende Verhornung erscheint sie rot, glatt und glänzend (sog. **Lackzunge**). **Zungenbrennen** und **Parästhesien** gehören zum Bild dieser Hunter'schen Glossitis (➤ Abb. 11.6), die allerdings u.a. auch bei einer perniziösen Anämie (und ausreichendem Eisenspiegel) zu beobachten ist.
- An den **Mundwinkeln** kommt es zu Rhagaden; die Schleimhaut des gesamten Verdauungsapparats ist in ihrer Widerstandskraft vermindert, sodass leichter Blutungen oder Atrophien entstehen können.
- Im Bereich der **Oberhaut** sieht man besonders häufig Haarausfall oder schlecht wachsende und wenig widerstandsfähige Fingernägel, teilweise mit muldenförmiger Eindellung der Nagelplatten (sog. Löffelnägel = Koilonychie, ➤ Abb. 11.7).

KAPITEL

9 Gicht

Die Gicht ist eine Stoffwechselerkrankung, bei der in die Gelenke eingelagerte Harnsäurekristalle (als ca. 10 µm lange Nadeln aus Natriumurat) Entzündungen verursachen und den Gelenkknorpel bei wiederholten Rezidiven zerstören können. Der Zerstörung des Knorpels folgt die Zerstörung des Gelenks. Ursache der Ablagerung ist die Hyperurikämie, also die Erhöhung des Harnsäurespiegels im Serum.

Harnsäurestoffwechsel

Jede Zelle der Nahrung enthält **Purine** (➤ Abb. 9.1), aus deren Abbau **Harnsäure** entsteht. Dies sollte nicht mit Harn*stoff* verwechselt werden; Harnstoff entsteht aus dem Abbau der Aminosäuren/Proteine. Purine sind in der Form des **Adenins** und **Guanins** (➤ Abb. 9.1) Hauptbestandteil der Chromosomen des Zellkerns, sind aber u.a. auch im **ATP** (Adenosintriphosphat), dem Energieträger der Zellen enthalten.

Je **zellreicher** die **Nahrung** (Fleisch – vor allem Innereien, aber auch Fisch, Hülsenfrüchte, Pilze usw.), desto mehr Harnsäure wird gebildet. Das Koffein (➤ Abb. 9.1) des Kaffees oder Schwarztees ist ebenfalls ein Purin, doch spielt dies keine Rolle, weil Koffein offensichtlich nicht zu Harnsäure abgebaut wird.

Alkohol ist zellfrei und enthält keine Purine. Es entsteht also auch keine Harnsäure. Lediglich im **Bier** sind aufgrund der Hefereste mäßige Mengen an Purinen enthalten. Alkohol kann allerdings durch direkte Einwirkung auf die Gelenke des harnsäurebelasteten Patienten einen akuten Gichtanfall auslösen sowie durch weitere Mechanismen (s.u.) den Harnsäurespiegel des Blutes erhöhen (➤ Abb. 9.2).

Eiweiß enthält keine Purine. Sofern man es demnach ohne begleitende Zellsubstanz zuführt, wird der Harnsäurespiegel nicht beeinflusst. Beispiele sind Getreide, Milch- und Milchprodukte oder Hühnerei.

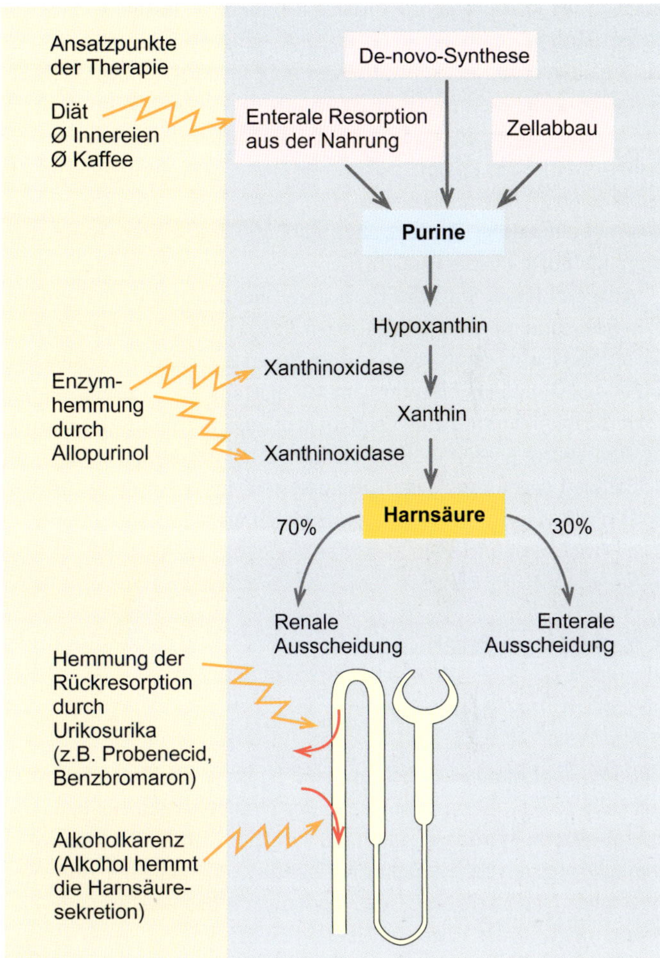

Abb. 9.2 Harnsäurestoffwechsel und die Möglichkeiten seiner Beeinflussung. [L157]

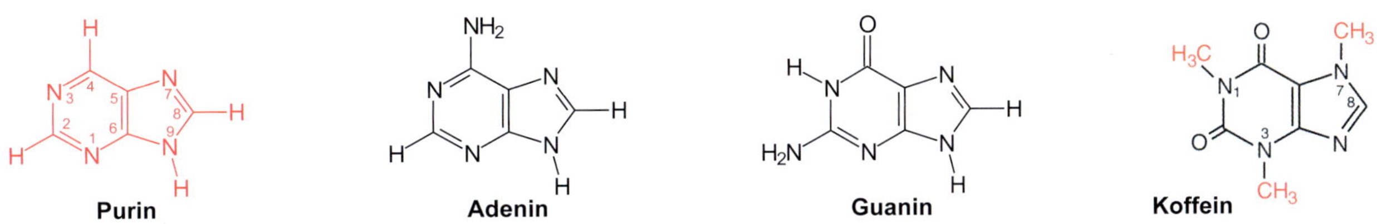

Abb. 9.1 Strukturformel von Purin, Adenin, Guanin und Koffein. [L253]

Symptome
- Blässe von Haut und Schleimhäuten
- Müdigkeit, Konzentrationsstörungen
- Kopfschmerzen
- Kälteempfindlichkeit
- Haarausfall, Nagelwachstumsstörungen bis hin zur Koilonychie
- Tachykardie, Palpitationen
- Erhöhung des systolischen Blutdrucks, evtl. mit funktionellem Herzgeräusch
- Hunter-Glossitis, Mundwinkelrhagaden

Diagnostik
- Hämoglobin ↓, MCH ↓ und MCV ↓
- Ferritin ↓
- bei grenzwertigem oder zweifelhaftem Befund ergänzend Transferrin ↑
- hypochrome, mikrozytäre Erythrozyten

Therapie
- Abklärung der Ursache vor jeglicher Therapie
- nach Möglichkeit Ausschaltung der Blutverluste
- gezielte Ernährung (vor allem bei Kindern und sich vegetarisch ernährenden Frauen)
- orale Substitution von Eisen (Fe^{2+}), bevorzugt morgens nüchtern (mindestens 30 min vor dem Frühstück) und gemeinsam mit Fruchtsäften oder Wasser und Vitamin C

Hämochromatose

Hämochromatose bezeichnet die Eisenüberladung des Körpers. Eine solche Überladung ist unter physiologischen Bedingungen nicht möglich, weil die Resorptionsrate im proximalen Dünndarm entsprechend vermindert wäre und dies verhindern würde. Für eine Eisenüberladung ist also entweder eine Umgehung des Verdauungstrakts durch parenterale Applikation (z.B. **wiederholte Transfusionen** bei hämolytischer Anämie, Leukämie oder Zytostatika-Therapie) erforderlich oder aber ein **Defekt der intestinalen Eisenresorption**.

Die wesentliche Form der Hämochromatose wird **autosomal-rezessiv** vererbt. Der Chromosomendefekt betrifft das Chromosom 6 und liegt hier in unmittelbarer Nachbarschaft zu den Genen, die für die HLA-Ausprägung zuständig sind. Annähernd **10% der Europäer** tragen den Chromosomendefekt auf einem ihrer Chromosomen 6; bei etwa 0,3% sind beide Chromosomen betroffen, sodass die Krankheit entstehen kann. Mit einem Vorkommen von **3/1.000** Menschen ist die Hämochromatose, zumindest was den zugrunde liegenden Defekt angeht, weit häufiger als beispielsweise die zystische Fibrose mit einem Vorkommen von 1/2.000. Dass Letztere dennoch als häufigste Stoffwechselerkrankung angesehen wird, liegt wohl darin begründet, dass die Symptome hier bereits in frühester Kindheit manifest und erkennbar werden, während die eigentliche Manifestation der Hämochromatose das höhere Lebensalter etwa zwischen 50 und 60 Jahren betrifft. Es erkranken fast ausschließlich **Männer**, weil Frauen durch ihre jahrzehntelangen Eisenverluste geschützt sind.

Krankheitsentstehung

Die Eisenresorption in Duodenum und oberem Jejunum beträgt durchschnittlich 1–2 mg/Tag. Bei der Hämochromatose findet keine Rückkopplung mit den Eisenvorräten mehr statt, sodass die Eisenresorption auf Dauer gesteigert ist, üblicherweise auf zumindest 4 mg/Tag. Dies bedeutet, dass die **Eisenvorräte des Organismus allmählich zunehmen** – von den üblichen 3–5 g auf **20 g** und mehr. Gelagert werden diese Vorräte definitionsgemäß in der Form des Ferritins und Hämosiderins in den Makrophagen und Parenchymzellen von Knochenmark, Leber und Milz, aber bei der Eisenüberladung der Hämochromatose auch zunehmend in weiteren Organen und Strukturen wie Pankreas, Herz, Hypophyse, Haut und Gelenken. Dabei sind die Folgeschäden aber nur dann zu verstehen, wenn man davon ausgeht, dass ein Teil des Eisens in **freier**, nicht an Ferritin gebundener und deswegen **toxischer Form** abgelagert wird. Die Folge besteht in einer Schädigung dieser Gewebe mit reaktiver **Organfibrosierung**.

Symptomatik

- Es kommt zur Hepatosplenomegalie und in späteren Stadien zur **Leberzirrhose**, die wie jede Zirrhose in ein Leberkarzinom münden kann.
- Im **Pankreas** führt die Zellschädigung weniger zur Insuffizienz der exokrinen Funktion, sondern häufiger zum **Diabetes mellitus**.
- Die Schädigung der **Hypophyse** zeigt verschiedene Auswirkungen vom Ausfall von FSH/LH und damit der Sexualhormone mit Gonadenatrophie (Hoden bzw. Ovarien), Libidoverlust, Impotenz oder Amenorrhö bis hin zur bronzeartigen Pigmentation der gesamten Oberhaut, weil sich die Farbe des hier abgelagerten Eisens mit dem reaktiv vermehrten Melanin (MSH aus dem Zwischenlappen bzw. als Zwischenprodukt aus der Adenohypophyse) vermischt. Wegen der Kombination aus Diabetes und Bronzehaut spricht man auch vom **Bronzediabetes**.
- **Kardial** entstehen Rhythmusstörungen und Insuffizienzen bis hin zum Herzversagen.
- Verlust der Körperhaare und Gynäkomastie (beim Mann) können aus der Leberzirrhose abgeleitet werden.
- Gelenkveränderungen (> Abb. 11.8), allgemeine Schwäche und Gewichtsverlust sind weitere Symptome der Hämochromatose.

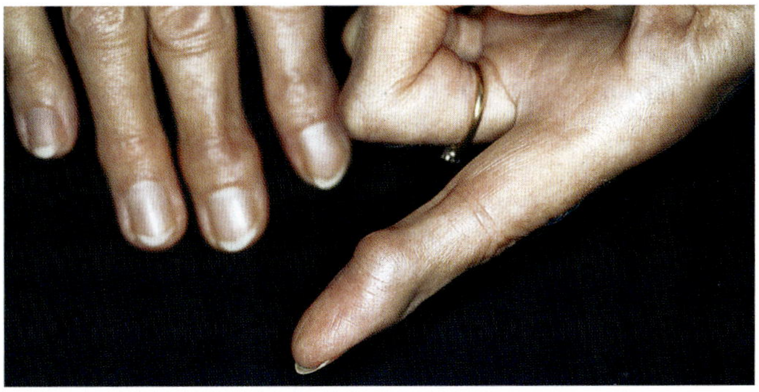

Abb. 11.8 Fingerknoten. [R168]

Die wesentlichen **Todesursachen** bei unbehandelten Patienten sind mit etwa 50% die **Folgekrankheiten der Leber** (Zirrhose und Karzinom) und in etwa 30% der Fälle ein **Herzversagen**.

Diagnostik

Die Diagnose wird **wahrscheinlich** bei einer **Kombination** aus Hepatomegalie (eventuell Hepatosplenomegalie), Diabetes mellitus und Hyperpigmentation (Bronzediabetes), Arthritiden und kardialen Störungen. Der **sichere** Nachweis gelingt aus der Konstellation von überhöhtem Ferritin und übersättigtem, eher erniedrigtem Transferrin sowie aus einer Leberpunktion. Auch aus dem CT oder einer Magnetresonanztomographie der Leber kann die Diagnose gestellt werden.

Therapie

Die Therapie der Hämochromatose besteht aus wiederholten Aderlässen (z.B. wöchentlich 500 ml Blut = 250 mg Fe) und eventuell zusätzlich durch chemische „Eisenfänger" wie Deferoxamin:

- Die beim **Aderlass** entnommene Blutmenge sollte etwa 500 ml (maximal 800 ml) betragen, weil hierdurch eine ausreichende Menge Eisen aus dem Körper entfernt wird, andererseits aber noch keine wesentlichen Störungen von Seiten des Kreislaufs zu erwarten sind. Spätestens ab 1.500 ml wäre bereits mit einem hypovolämischen Schock zu rechnen!
- Bei **Deferoxamin** ist zu beachten, dass auch weitere Ionen wie Zink oder Kupfer vermehrt aus dem Körper ausgeschieden werden und substituiert werden müssen.

Die **Nahrung** ist entsprechend umzustellen (eisenarm, kein Fleisch, kein Vitamin C während des Essens usw.). Ein frühzeitiger Therapiebeginn kann alle beginnenden Krankheitssymptome zur Rückbildung bringen.

Zusammenfassung

Hämochromatose

Eisenüberladung des Körpers

Ursachen

- fehlende Rückkopplung der intestinalen Eisenresorption mit dem Eisenbestand des Körpers durch angeborenen Defekt auf Chromosom 6, rezessiver Erbgang
- parenterale Eisenzufuhr, z.B. wiederholte Bluttransfusionen

Symptome

- Hepatosplenomegalie, Leberzirrhose
- Diabetes mellitus – sog. Bronzediabetes aufgrund zusätzlicher Hautpigmentation
- Libidoverlust, Amenorrhö
- Herzrhythmusstörungen und Insuffizienz bis hin zum Herzversagen
- Gelenkveränderungen
- allgemeine Schwäche

Diagnostik

- Ferritin ↑, übersättigtes Transferrin
- Leberdiagnostik: Punktion, CT, MRT

Therapie

- wiederholte Aderlässe
- evtl. Deferoxamin
- Nahrungsumstellung (eisenarm)

11.3 Kupfer

Der Kupfergehalt im Organismus eines gesunden Erwachsenen beträgt ungefähr 60–100 mg. Die empfohlene **Tagesdosis** liegt bei 1–2 mg (➤ Tab. 11.1).

Funktionen im Organismus

Kupfer ist Bestandteil zahlreicher Enzyme und Proteine. Unter anderem ist es (gemeinsam mit Eisen!) wesentlich für das Cytochrom der Atmungskette, für die Superoxid-Dismutase, die beim Unschädlichmachen von Radikalen eine Rolle spielt, sowie für den Eisenstoffwechsel.

Das **Coeruloplasmin** als **Transportform des Kupfers** spielt eine essenzielle Rolle auch für die Resorption des Eisens im Dünndarm (➤ 11.2). Mangel an Kupfer bedeutet auch Mangel an Coeruloplasmin. In diesem Fall staut sich das Ferritin in der Mukosa und kann nicht resorbiert bzw. an Transferrin weitergegeben werden. Die Folge ist eine Eisenmangelanämie. Vor allem bei Menschen mit intestinalen Resorptionsstörungen einschließlich zystische Fibrose oder Zöliakie muss bei hypochromen Anämien an diesen Zusammenhang gedacht werden. Unter normalen Bedingungen ist ein derart ausgeprägter Kupfermangel allerdings nur beim Säugling unter überwiegender Kuhmilchernährung möglich (sog. Kuhmilchanämie).

Tab. 11.1 Daten wichtiger Spurenelemente.

Spurenelement	Gehalt im Organismus	Tagesdosis	Wichtige Funktionen
Eisen	3–5 g	1 mg (♂) bzw. 2 mg (♀), entspricht einer Zufuhr von 10 bzw. 15 mg	• Sauerstoffbindung im Hämoglobin der Erys • Elektronenbindung im Cytochrom der Atmungskette
Kupfer	60–100 mg	1–2 mg	• Elektronenbindung im Cytochrom der Atmungskette • Funktion im Eisenstoffwechsel
Zink	1,5–2,5 g	10 mg	• Cofaktor von rund 300 Enzymen, u.a. der Carboanhydrase, Alkoholdehydrogenase und LDH • besitzt als Cofaktor der DNA- und RNA-Polymerase große Bedeutung für die Zellteilung
Selen	20 mg	1 µg/kgKG	• Glutathionperoxidase • T_4-Deiodase

Kupferstoffwechsel

Kupfer wird im Dünndarm sowohl über einen aktiven Transport als auch über passive Diffusion resorbiert. **Nahrungsmittel** mit reichlichem Kupfergehalt sind Gemüse und Früchte, Nüsse, Samen und Krabbenfleisch. **Gestört** wird die Kupferresorption durch Ionen wie Calcium, Zink und Eisen sowie durch hohe Dosen von Vitamin C.

Die **Leber** spielt im Kupferstoffwechsel eine zentrale Rolle. Der Kupfergehalt der Leber spiegelt mit einem Anteil von ca. 15% weitgehend genau den Kupfergehalt des restlichen Körpers. Die Leber entnimmt Kupfer aus dem Blut und speichert es in Bindung an das sog. Metallothionein. Die Abgabe ans Blut erfolgt gebunden an Coeruloplasmin, das zuvor in der Leber in adäquater Menge synthetisiert worden war. Die Zielzellen verfügen über Bindungsstellen für Coeruloplasmin. Aus dieser Bindung heraus wird Kupfer dann in die Zellen aufgenommen. Man findet beim Kupferstoffwechsel also eine Parallele zu demjenigen des Eisens, bei dem Speicherung und Transport ebenfalls in Bindung an spezifische Proteine (Ferritin und Transferrin) erfolgen und die Zielzellen in Abhängigkeit von ihrem Bedarf eine variable Zahl an Transferrinrezeptoren in ihre Membranen einbauen.

Ähnlich wie Zink wird auch Kupfer im Wesentlichen über die **Galle ausgeschieden**, sodass über einen enterohepatischen Kreislauf eine Reabsorption möglich ist und wahrscheinlich je nach den Erfordernissen des Organismus auch stattfindet.

Morbus Wilson

Die Wilson-Krankheit wird auch als hepatolentikuläre Degeneration (von Hepar = Leber und Lens = Linse) bezeichnet. Die Krankheit wird durch eine autosomal-rezessiv vererbte Mutation auf Chromosom 13 verursacht. Mit einer Häufigkeit von 1/30.000 handelt es sich um eine seltene Erkrankung. In einem Teil der Fälle tritt sie bereits im späteren Kindesalter in Erscheinung, andernfalls erst im jungen Erwachsenenalter.

Krankheitsentstehung

Die chromosomale Mutation führt zu einer Coeruloplasmin-Synthesestörung mit erniedrigten Serumspiegeln, wodurch die Kupferionen nun in freier und damit **toxischer Form** in unterschiedlichsten Geweben abgelagert werden. Verstärkt wird dieser Mechanismus, der schließlich zu einer regelrechten Überflutung des Organismus mit Kupfer führt, durch eine Ausscheidungsstörung der Leberzelle in die Galleflüssigkeit.

Symptomatik

- Die Ablagerungen in der **Leber** führen in jedem zweiten Krankheitsfall zur akuten Hepatitis, chronisch aktiven Hepatitis sowie sehr häufig zur finalen **Leberzirrhose**. Die akute Hepatitis klingt zumeist wieder von alleine ab, kann aber auch einmal letal enden. Entsprechend den viralen Hepatitiden B oder C kann sich die chronische Hepatitis aus der akuten Form entwickeln oder primär chronisch entstehen. Aus den Leberzellnekrosen freigesetztes Kupfer kann im Blut durch Bindung an Membranstrukturen der Erythrozyten eine **hämolytische Anämie** verursachen (➤ Abb. 11.9).
- An der **Niere** entstehen in aller Regel nur geringe Schäden.
- Im **Gehirn** wird das Kupfer recht gleichmäßig verteilt und führt in zahlreichen Nervenzellen zu Nekrosen. Die ersten Zeichen bestehen häufig in Bewegungsstörungen. Später kommt es zu Tremor, Spastik, Rigor, Chorea, Dysphagie, Dysarthrie (Sprechstörung) und vermehrtem Speichelfluss. Der Babinski-Reflex kann positiv werden. Psychiatrische Manifestationen bestehen in Schizophrenie, manisch-depressiven Psychosen oder Neurosen. Die zentralen Manifestationen können zum Tode führen.
- Am **Auge** wird die Kupferablagerung als grün-brauner Ring an der Cornea (am Übergang zur Sklera) erkennbar (sog. **Kayser-Fleischer-Ring**, ➤ Abb. 11.10). Diese Ringe entwickeln sich mit großer Gesetzmäßigkeit. Sie haben auf das Sehvermögen keinen Einfluss, stellen aber ein sehr **wichtiges diagnostisches Kriterium** dar: Wenn bei Schädigungen von Seiten der Leber und/oder des Gehirns auch in der Spaltlampenuntersuchung kein Ring erkennbar wird, kann ein Morbus Wilson als Ursache ausgeschlossen werden.

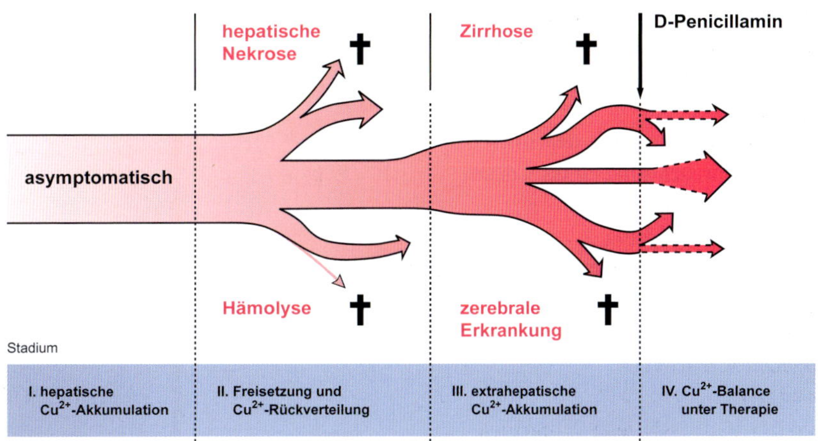

Abb. 11.9 Verlauf des Morbus Wilson. [L106]

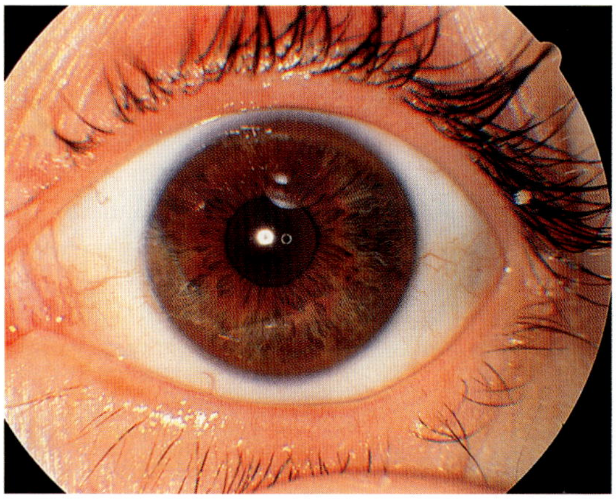

Abb. 11.10 Kayser-Fleischer-Ring. [E273]

Diagnostik

Die Diagnose des Morbus Wilson erfolgt aus dem Kayser-Fleischer-Ring und dem erniedrigten Serum-Coeruloplasmin. Die Kupferausscheidung über die Niere ist gesteigert. In der Leberbiopsie finden sich typische Veränderungen. Wichtig ist, dass man bei Erkrankungen von Leber oder Gehirn überhaupt an die Möglichkeit einer Wilson-Krankheit denkt!

Therapie

Die Therapie muss lebenslang durchgeführt werden, weil sich die Ausscheidungsstörung nicht beeinflussen lässt. Sie besteht aus **Penicillamin**, einem Komplexbildner, der Kupfer (und andere Ionen!) bindet und zur Ausscheidung bringt (➤ Abb. 11.9). Unter Penicillamin kommt es also auch zu Mangelerscheinungen anderer Ionen wie u.a. Zink, die substituiert werden sollten.

Zusammenfassung

Morbus Wilson

Kupferanreicherung in verschiedenen Geweben als Folge einer Synthesestörung für Coeruloplasmin

Ursache
- Mutation auf Chromosom 13, rezessiver Erbgang

Symptome
- Hepatitis, Leberzirrhose
- Bewegungsstörungen, Tremor, Spastik
- Schizophrenie, manisch-depressive Psychosen
- Kayser-Fleischer-Ring an der Cornea

Diagnostik
- Kayser-Fleischer-Ring
- erniedrigtes Coeruloplasmin
- Leberbiopsie

Therapie
- Penicillamin

11.4 Zink

Der Organismus des Erwachsenen enthält durchschnittlich 1,5–2,5 g Zink. Im Gegensatz zu anderen Spurenelementen existieren offensichtlich keine Speicher, aus denen es bei Mangelzuständen entnommen werden könnte. Der **Tagesbedarf** liegt beim Erwachsenen in einer Größenordnung von **10 mg**, ist also deutlich höher als bei anderen Spurenelementen. Annähernd 99% des im Körper vorhandenen Zinks befinden sich intrazellulär (➤ Tab. 11.1).

Funktionen im Organismus

Zink bezieht seine wesentliche Bedeutung daraus, dass es als Kofaktor zahlreicher Enzyme benötigt wird. Bekannt sind bis heute annähernd 300, die ohne Zink ihre Wirksamkeit verlieren. Bekanntes Beispiel ist die **Carboanhydrase**, welche die Gleichgewichtseinstellung

$$CO_2 + H_2O \leftrightarrow H_2CO_3 \leftrightarrow H^+ + HCO_3^-$$

so stark beschleunigt, dass die Homöostase des Körpers vor allem im Hinblick auf die Erhaltung des pH-Wertes erst möglich wird. Dieses Enzym hat in nahezu allen Geweben des Körpers eine überragende Bedeutung, sorgt u.a. auch in der Niere für die Ausscheidung von Säuren oder an den Belegzellen des Magens für die Produktion von HCl.

Besonders wichtig ist Zink auch für Enzyme, die zur Strukturerhaltung oder bei Teilungsvorgängen von Zellen Bedeutung haben, indem es als **Cofaktor der DNA- und RNA-Polymerase** oder auch Enzymen, die für die Transkription zuständig sind, benötigt wird. Bei Zinkmangel kommt es demzufolge zuerst in Geweben, die eine hohe Umsatzrate haben, zu Störungen. Betroffen sind also vor allem die Haut mitsamt ihren Anhangsgebilden, der Magen-Darm-Trakt, die Zellbildung im Knochenmark und das Immunsystem.

Als Bestandteil der **Alkoholdehydrogenase** ist es für den Metabolismus des Ethanols zuständig; als Bestandteil der **Laktatdehydrogenase** LDH hat es zentrale Bedeutung im Abbau von Glukose (Glykolyse) und Milchsäure.

Zink ist wichtig für die Funktionsfähigkeit des **Geschmackssinns** sowie für die Funktionsfähigkeit verschiedener **Hormone** (Testosteron, Cortisol, Insulin, Somatotropin), sodass ein Zinkmangel sich auch auf einen Diabetes, eine Wachstumsstörung usw. auswirken bzw. z.B. einer männlichen Infertilität ursächlich zugrunde liegen könnte.

EXKURS

Inzwischen hat man einen interessanten Aspekt im Stoffwechsel von Pneumokokken (Streptococcus pneumoniae) entdeckt: Zink blockiert an der Bakterienmembran reversibel den Mangan-Transporter. Mangan ist für die Bakterien essenziell. Die Blockade des Transporters verursacht einen entsprechenden Mangel im Bakterienstoffwechsel, wodurch die Vermehrungsfähigkeit der Streptokokken eingeschränkt ist. Aus diesem Zusammenhang heraus wird nun verständlich, warum Menschen mit guter Zinkversorgung deutlich seltener unter Pneumokokkenerkrankungen leiden – über die positiven Wirkungen auf das menschliche Immunsystem hinaus. Pneumokokken stellen weltweit die häufigste Ursache einer Lobärpneumonie oder Meningitis beim Erwachsenen dar. Man rechnet pro Jahr mit etwa 1 Million Todesfällen, v.a. bei Immuninsuffizienz bzw. im höheren Lebensalter.

– in absteigender Reihenfolge – enthalten Schilddrüse, Niere, Leber, Hoden, Milz, Herz und Prostata.

Funktionen im Organismus

Selen ist im Organismus an Proteine gebunden, die als **Selenoproteine** bezeichnet werden und ohne Selen ihre Funktion nicht erfüllen könnten. Man kennt bisher gut 20 derartige Proteine. Ihre Gesamtzahl wird jedoch auf über 50 geschätzt. Von den bisher bekannten Selenoproteinen dienen einige als **Strukturproteine;** andere besitzen **Enzymfunktion**. Bisher bekannte Selenoproteine mit Enzymfunktion sind die Glutathionperoxidase, die T_4-Deiodase und das Selenoprotein P, bei denen Selen jeweils an Cysteinreste gebunden ist.

Glutathionperoxidase

Die Glutathionperoxidase findet sich im Zytosol, in den Mitochondrien, im Blutplasma und in Zellmembranen. Ihre Aufgabe besteht in der Reduktion und damit im Unschädlichmachen von Peroxiden und freien Radikalen. Die Glutathionperoxidase überträgt deren oxidierende Elektronen auf Glutathion und macht sie damit unschädlich. Glutathion findet sich in allen Geweben, ist in besonders hoher Konzentration aber in den Erythrozyten enthalten, wo es die Membran vor Oxidationen schützt und Methämoglobin zu physiologischem Hämoglobin reduziert. Unter einem ausgeprägten Selenmangel kann es daher auch zu erhöhten Methämoglobinspiegeln oder hämolytischen Anämien kommen.

EXKURS

Freie Radikale

Freie Radikale sind Moleküle mit einer fehlerhaften (ungeraden) Zahl an Außenelektronen, wodurch sie außerordentlich reaktionsfreudig sind und Strukturen in Zellmembranen, Zellkernen oder auch beispielsweise in Lipoproteinen schädigen können. Sie **entstehen** einerseits **physiologisch aus Stoffwechselprozessen** (Oxidationen) oder aus den Lysosomen der Phagozyten, zum anderen aber auch aus Zigarettenrauch, UV-Strahlung, Röntgenstrahlung, Ozon, Medikamenten oder Alkohol und weiteren **Umweltfaktoren**.
Selen gehört als essenzieller Bestandteil der Glutathionperoxidase und gemeinsam mit den Vitaminen A (als Carotin), E und C zu den sog. **Radikalenfängern** bzw. **Antioxidanzien**, welche die physiologischerweise oder auch pathologisch entstehenden Radikale abfangen und damit eine Zerstörung von gesunden Strukturen verhindern. Dies gilt auch im Zusammenhang mit entzündlichen Prozessen, bei denen aus den beteiligten Phagozyten Peroxide entstehen. Entzündliche Prozesse wie u.a. bei der chronischen Polyarthritis oder einer Colitis laufen deshalb unter einem Selenmangel überschießend ab und können durch Selensubstitution abgemildert werden.
Weitere Spurenelemente, die u.a. der Radikalenbekämpfung dienen, sind Zink und Kupfer.

T_4-Deiodase

Die Funktion des Enzyms T_4-Deiodase besteht in Schilddrüse, Serum und peripheren Geweben in der Abspaltung eines Iodatoms vom Thyroxin, wodurch Triiodthyronin (T_3) entsteht. T_3 ist die wirksame Form der Schilddrüsenhormone, während T_4 überwiegend nur eine Speicherfunktion erfüllt (➤ 2.2). Ein ausgeprägter Selenmangel könnte sich als T_3-Mangel und damit als Hypothyreose zeigen, wobei sich das Iod in derartigen Fällen im Normbereich befinden kann.

Selenstoffwechsel

Selen ist sowohl in **pflanzlicher** als auch in **tierischer Nahrung** enthalten, zumeist gebunden an die Nahrungsproteine bzw. deren schwefelhaltige Aminosäuren als **Selenomethionin** oder **Selenocystein**. In dieser Form wird es wahrscheinlich unspezifisch, gebunden an die jeweilige Aminosäure und durch deren Carrier aus dem Dünndarm resorbiert.

Selen geht mit Schwermetallen wie Quecksilber, Cadmium oder Blei schwer lösliche Verbindungen ein. Auf diese Weise wird eine Resorption von Schwermetallen aus der Nahrung bei gleichzeitiger Anwesenheit von Selen verhindert. Bereits im Körper befindliche Schwermetalle können durch eine Selensubstitution gebunden und so in ihren schädlichen Wirkungen behindert werden. Der Selenbedarf steigt hierdurch an, denn was sich an Metalle gebunden hat, steht den diversen Selenoproteinen nicht mehr zur Verfügung.

HINWEIS DES AUTORS

An Selen gebundene Schwermetalle entziehen sich einer Ausleitung. Es ist deshalb sinnvoll, zunächst alles mobilisierbare Schwermetall mit einer geeigneten Therapie aus dem Organismus zu entfernen, und erst abschließend Selen zu substituieren, um etwa noch vorhandene Reste unschädlich zu machen (➤ Fach Pharmakologie). Andererseits existiert in der Niere ein selenabhängiges Protein, welches die Quecksilber-Ausscheidung in den Harn bewerkstelligt, sodass auf ausreichende Selen-Serumspiegel während einer Amalgamsanierung zu achten ist.

Selenmangel

Krankheitsentstehung

Die durchschnittliche Selenaufnahme mit der Nahrung liegt in Deutschland lediglich bei 30 µg (Frauen) bzw. 40 µg (Männer), sodass generell eine Unterversorgung besteht. Zahlreiche Gebiete auf der Erde gehören zu den Selen-Mangelgebieten, u.a. auch Europa. Als wesentliche Ursache hierfür gelten zwei Faktoren: Dies ist zum einen die sehr einseitige und sehr intensive landwirtschaftliche Nutzung der Böden mit Überdüngung und Bindung des Selens, wodurch unlösliche Komplexe entstehen, die Tier und Pflanze nicht mehr zur Verfügung stehen. Zum anderen geht man davon aus, dass vor allem die Spurenelemente Selen und Iodid während und nach den Eiszeiten aus den Böden ausgewaschen worden sind, sodass sie von vornherein nur unzureichend vorhanden waren.

Symptomatik

In China kam es in früheren Jahren zu zwei Erkrankungen, die als Keshan-Krankheit (nach der Region Keshan) sowie als Kaschin-Beck-Krankheit bezeichnet wurden. Sie sind nach nunmehr ausreichender Selensubstitution der Menschen in diesen extrem selenarmen Gebieten nahezu verschwunden. Die Keshan-Krankheit besteht in einer **Kardiomyopathie**, von der vor allem Kinder betroffen waren. Die Kaschin-Beck-Krankheit äußert sich in einer **degenerativen Veränderung** von Knochen und Gelenken.

Das **Immunsystem** scheint unter einem Selenmangel gleich in mehrfacher Hinsicht geschädigt zu werden: Anzahl und Funktion der Leukozyten sind vermindert, Antikörper werden in geringerem Umfang gebildet und die Fähigkeit der Killerzellen, entartete oder virusbefallene Zellen zu zerstören, ist abgeschwächt.

In diesem Zusammenhang seien Studien erwähnt, die eine Reduktion der Krebssterblichkeit um etwa 50% in der Folge einer Selensubstitution nachweisen. Im Einzelnen gilt dies für die Karzinome von Kolon, Prostata und Lunge. Einige weitere Präventionsstudien sind noch nicht beendet.

Bildung und Funktion der männlichen **Spermien** scheint, entsprechend dem Zink, auch vom Selen abhängig zu sein, was man auch an dem besonders hohen Selengehalt in Hoden und Prostata erkennen kann. Im Drüsenepithel der Prostata wurde ein Selenoprotein entdeckt, das möglicherweise auch mit dem krebspräventiven Schutz von Selen in Verbindung steht.

Bei fortgeschrittener **Arteriosklerose** und hiervon abhängigen Herzerkrankungen findet man auffallend häufig erniedrigte Selenspiegel.

Diagnostik

Stellvertretend für die Gewebe des Körpers kann man den Selengehalt des Vollblutes bestimmen. Der optimale Wert scheint hier bei 120–160 µg/l zu liegen.

Therapie

Die Substitution kann durch selenhaltige **Hefetabletten** oder in der Form des anorganischen Selenits erfolgen. **Selenhaltige Hefe ist vorzuziehen**, weil sie in sämtlichen Apotheken und Drogeriemärkten preiswert zu beziehen ist und problemlos resorbiert wird. Dagegen ist anorganisches Selenit nicht nur verschreibungspflichtig, zumindest in höheren Dosen, und vergleichsweise teuer, sondern wird auch noch durch begleitendes Vitamin C unwirksam gemacht. Dieser Zusammenhang ist noch nicht bis zu allen Herstellern solcher Präparate vorgedrungen.

Im Allgemeinen sollten bei einer vorübergehenden Substitution über Wochen eine **Dosis** von maximal 400 µg/Tag nicht überschritten werden. Bei einer andauernden Zufuhr sind bereits **200 µg als Obergrenze** anzusehen, wobei die WHO aber auch hier 400 µg/Tag als Obergrenze gelten lässt. Man kann auch nach dem Vollblut-Spiegel dosieren (120–160 µg/Liter Blut).

HINWEIS DES AUTORS

Homöopathisches Selen muss ohne Wirkung bleiben, weil das Spurenelement nicht als Schwingung, sondern substanziell benötigt wird. Wie oben ausgeführt, gilt dies für alle Mineralien, Spurenelemente, Vitamine oder sonstigen essenziellen Nahrungsfaktoren.

Nebenwirkungen

Selen gehört zu den **toxischen** Spurenelementen, wodurch es bei Überdosierungen zu Vergiftungserscheinungen kommen kann. Typische Hinweise einer Selenintoxikation sind Übelkeit und Erbrechen, brüchige und vermehrt ausfallende Haare, Flecke und Streifen der Fingernägel, periphere Neuropathien, Reizbarkeit, Müdigkeit sowie ein intensiver Geruch der Ausatemluft nach Knoblauch. Derartige Intoxikationen sind allerdings erst bei einem weit überhöhten Blutspiegel von 1.000 µg/Liter Blut zu erwarten. Sie klingen nach Beendigung der Seleneinnahme von alleine wieder ab.

KAPITEL

12 Vitamine

12.1 Einleitung

Der Begriff des Vitamins leitet sich von Vita = Leben und Amin = NH_2 ab. Es handelt sich also um lebensnotwendige (essenzielle) Stoffe, die in ihrem chemischen Gerüst ein Stickstoffatom tragen, wie man früher angenommen hatte.

Bedeutung

Die Hauptfunktion der meisten Vitamine besteht darin, dass sie als sog. **Coenzyme** an die Vorstufen von Enzymen (= Apoenzyme) gebunden werden und dass die Wirkung des Enzyms (= Holoenzyms) erst durch diese Bindung zustande kommt (➤ Abb. 12.1). Teilweise müssen, um die Enzymwirkung zu erreichen, noch Ionen wie Magnesium oder Zink zusätzlich gebunden sein. Einzelne Vitamine besitzen darüber hinaus, teilweise auch ausschließlich, weitere Wirkungen, die sie für den Stoffwechsel unentbehrlich machen.

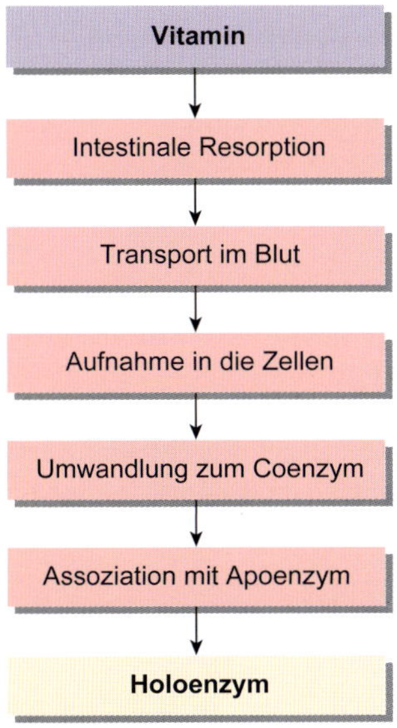

Abb. 12.1 Vitamine und Enzyme. [L157]

Grundsätzlich dienen Vitamine, ähnlich den Hormonen und Enzymen zur Steuerung des Stoffwechsels bzw. vor allem als „**Bio-Katalysatoren**". Die Mehrzahl dieser Katalysatoren wird in ihrer Funktion nicht verbraucht, steht also auch noch für nachfolgende Reaktionen zur Verfügung. Aus diesem Grunde müssen nur die geringen Mengen, die abgebaut und ausgeschieden werden, über die Nahrung ersetzt werden. Die diesbezügliche Größenordnung der täglichen Zufuhr liegt im Bereich weniger Milligramm, bei manchen Vitaminen (B_{12}, Folsäure, D und K) sogar im Bereich von Mikrogramm (= 1-millionster Teil eines Gramms). Andererseits ist die regelmäßige Zufuhr, wie gering die benötigten Mengen auch immer sein mögen, unabdingbar, weil andernfalls Krankheiten entstehen. Ein vollständiges Fehlen eines einzigen Vitamins ist durch die gegenseitige Abhängigkeit des Stoffwechsels mit dem Leben nicht vereinbar.

Regelmäßige Zufuhr

Die meisten Vitamine müssen regelmäßig zugeführt werden, weil sie im Körper nicht bzw. nicht ausreichend gespeichert werden. Andere wie die Vitamine A und B_{12} werden auf Jahre hinaus (in der Leber) gespeichert, sodass Engpässe in der Nahrungszufuhr lange kompensiert werden können. Die Menge der benötigten Vitamine ist abhängig von Alter, Geschlecht, Körpergewicht und besonderen Umständen wie Rauchen, Alkoholabusus, Stress, Schwangerschaft usw. Die von der Deutschen Gesellschaft für Ernährung (DGE) veröffentlichten Zahlen sind deshalb Durchschnittswerte, die im Einzelfall angepasst werden müssen. Diese Zahlen verändern sich allerdings auch von Zeit zu Zeit je nach den aktuellen medizinischen Erkenntnissen.

HINWEIS DES AUTORS

Ganz pauschal ist zu den angegeben Werten zu sagen, dass sie eher an der Untergrenze einer wünschenswerten Zufuhr liegen – gerade ausreichend, um keinen erkennbaren Mangel entstehen zu lassen. So wurde die Empfehlung für Vitamin C vor einigen Jahren von 75 mg auf 100 mg/Tag angehoben. Wer aber die aktuellen Studien zu diesem Vitamin oder auch die Eigensynthese im Tierreich kennt und an die von der Evolution geschaffene Transportkapazität für Vitamin C allein im terminalen Ileum denkt (5 g/Tag!), der wird seine Empfehlung in Gramm und nicht in Milligramm ausdrücken.

Einteilung und Namensgebung

Die Namensgebung der Vitamine ist historisch bedingt. Während sie allesamt Eigennamen tragen, wird der größere Teil von ihnen zusätzlich mit Buchstaben belegt. Teilweise ist die Benennung mit Buchstaben („Vitamin X") geläufiger, manchmal wird der Eigenname bevorzugt. Die B-Vitamine wurden in der Reihenfolge ihrer Entdeckung durchnummeriert. So wurde das zuerst isolierte Thiamin zum Vitamin B_1.

Manchmal werden einzelne Vitamine, Nahrungsfaktoren ohne Vitaminzugehörigkeit oder sogar im Stoffwechsel selbst entstehende Faktoren mit Namen bedacht, die wie beim Vitamin B_{15} historisch korrekt sein mochten, aber längst nicht mehr im Gebrauch sind, oder zwar noch verwendet werden, aber eher Phantasiebezeichnungen darstellen. Das B-Vitamin Biotin wird hier manchmal als „Vitamin H" bezeichnet, das Coenzym Q (Ubichinon) ohne Vitaminzugehörigkeit als „Vitamin Q", essenzielle Fettsäuren als „Vitamin F", Bioflavonoide als „Vitamin P". Die folgende Auflistung sollte auch aus diesem Grunde zur Kenntnis genommen werden.

MERKE

Auflistung der Vitamine

- Vitamin A (Retinol)
- Provitamin A (Carotin)
- B-Vitamine
- Thiamin (Vitamin B_1)
- Riboflavin (Vitamin B_2)
- Pyridoxin (Vitamin B_6)
- Cobalamin (Vitamin B_{12})
- Folsäure
- Nicotinamid bzw. Niacin
- Pantothensäure
- Biotin
- Vitamin C (Ascorbinsäure)
- Vitamin D (Cholecalciferol, Colecalciferol)
- Vitamin E (Tocopherol)
- Vitamin K (Phyllochinon, Menadion)

Man kann die Vitamine ganz grob in die beiden Gruppen der **fettlöslichen** und der **wasserlöslichen Vitamine** einteilen (➤ Tab. 12.1, ➤ Tab. 12.2). Fettlösliche Vitamine stellen mangels einer ausreichenden Zahl an polaren Gruppen Fette dar. Zu ihrer Absorption im Dünndarm bedarf es wie bei den Nahrungsfetten (Triglyceride und Cholesterin) der Gallensäuren. Sie sollten daher zum Essen substituiert werden, weil die Gallenflüssigkeit im Wesentlichen nur während einer Nahrungsaufnahme ausreichend in den Darm ausgeschieden wird. Wasserlösliche Vitamine werden dagegen durch eigene Carriersysteme und ohne Bedarf an Galle resorbiert, sodass die Substitution beliebig erfolgen kann.

Tab. 12.1 Einteilung der Vitamine.

Fettlösliche Vitamine	Wasserlösliche Vitamine
• Vitamin E • Vitamin D • Vitamin K • Vitamin A (+ Carotin)	• Vitamin C • sämtliche Vitamine der B-Reihe

MERKE

Für die Gruppe der fettlöslichen Vitamine (E, D, K und A) eignet sich als Merkhilfe der Begriff „Edeka". Alle anderen sind wasserlöslich.

Vitamin D wird beim Calcium-Stoffwechsel (➤ 7) besprochen, die Vitamine Folsäure, B_{12} und K im ➤ Fach Hämatologie, B_6 im ➤ Fach Chemie/Biochemie.

HINWEIS PRÜFUNG

Auf eine Besprechung der Vitamine Pantothensäure, Riboflavin, Niacin, Biotin usw. wird trotz deren Bedeutung für den Stoffwechsel verzichtet, weil sie nicht prüfungsrelevant sind und weil dies zu einer weiteren Überfrachtung des Lernenden führen würde. Außerdem gibt es hier kaum jemals Mangelsituationen und eine zusätzliche Substitution bietet in der Regel keine erkennbaren Vorteile. Die fehlende Prüfungsrelevanz gilt allerdings auch für die nachfolgend besprochenen Vitamine C und E, doch besteht hier gerade in naturheilkundlich ausgerichteten Therapieformen ein großer Bedarf an Wissen um ihre Einsatzmöglichkeiten.

Zusammenfassung

Vitamine

- Definition: essenzielle Substanzen, die im Organismus vielfältige Funktionen übernehmen
- Einteilung in fett- („EDEKA") und wasserlösliche Vitamine (BC)
- dienen der Steuerung des Stoffwechsels und als Bio-Katalysatoren
- Hypovitaminosen sind grundsätzlich möglich, Hypervitaminosen nur in Einzelfällen (vor allem bei Vitamin A)

12.2 Vitamin B_1

Grundlagen

Tagesbedarf

Die tägliche Zufuhr sollte beim Mann etwa 1,2 mg, und bei der Frau 1,0 mg betragen (➤ Tab. 12.2).

Nahrungsquellen

Vitamin B_1 (➤ Abb. 12.2) ist reichlich in Vollkornprodukten, Hülsenfrüchten, Fleisch, Hefe, Kartoffeln und Nüssen enthalten. In **geschältem** Reis fehlt das Vitamin, sodass es bei Menschen, die sich hauptsächlich hiervon ernähren, zu Mangelerscheinungen kommen kann. Dabei entstehen Mangelsituationen relativ schnell in-

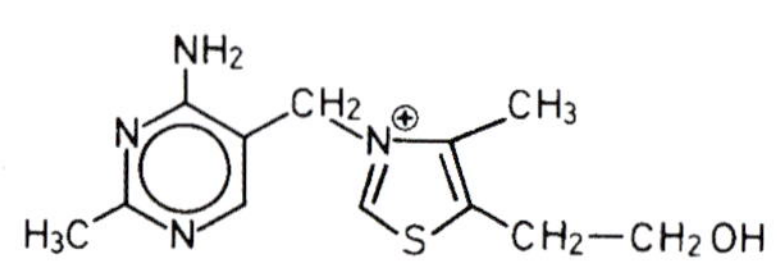

Abb. 12.2 Strukturformel des Vitamin B_1. [L253]

Tab. 12.2 Daten wichtiger Vitamine.

Vitamin	Tagesdosis	Wichtige Funktionen	Typische Mangelerkrankung
Fettlösliche Vitamine			
Vitamin E	10–20 mg	• antioxidativer Faktor	
Vitamin D	20 µg	• Regulierung des Calcium-, Magnesium- und Phosphathaushalts • stimuliert das Immunsystem • besitzt eine Vielzahl weiterer Wirkungen	• Rachitis • Osteomalazie
Vitamin A	1 mg	• Mitwirkung beim Sehvorgang • Wachstumsförderung • zahlreiche weitere Wirkungen, u.a. auf das Immunsystem	• Blendempfindlichkeit, Nachtblindheit • Xerophthalmie • Wachstumsstörungen • kindliche Fehlbildungen
Wasserlösliche Vitamine			
Vitamin B_1	1,2 mg (♂) bzw. 1,0 mg (♀)	• oxidativer Abbau • Abbau/Umwandlung von Kohlenhydraten	• Beriberi • Wernicke-Enzephalopathie
Vitamin B_6	2 mg	• Abbau/Umwandlung von Aminosäuren	• Anämie
Vitamin C	100 mg	• antioxidativer Faktor • Cofaktor bei der Kollagenbildung • Schutz vor Arteriosklerose und Krebs	• Skorbut

nerhalb weniger Wochen, weil das Vitamin im Organismus kaum gespeichert wird.

Vitaminwirkungen

Thiamin ist wesentlich für Decarboxylierungen, letztendlich also für den **oxidativen Abbau**, aus dem der tierische Organismus seine Energie bezieht. Eine weitere wesentliche Rolle spielt Thiamin im **Kohlenhydratstoffwechsel**, also beim Abbau und bei Umwandlungen der einzelnen Zuckermoleküle. Eine erhöhte Aufnahme von Kohlenhydraten erfordert deswegen auch eine gesteigerte Thiaminzufuhr. Schließlich scheint dem Vitamin auch eine noch nicht identifizierte Bedeutung bei der peripheren **Nervenleitung** zuzukommen.

Vitaminmangel

Regelrechte Mangelzustände an B-Vitaminen wie Thiamin u.a. sind in den westlichen Ländern selten – abgesehen von alkoholkranken Menschen. Durch die erhöhten Umsatzraten ist der Bedarf auch bei malignen Erkrankungen erhöht.

Krankheitsentstehung

Bei **Alkoholikern** bestehen häufig Mangelzustände vor allem hinsichtlich der Vitamine C, B_1, B_6, B_{12} und Folsäure. Hierfür gibt es mehrere Gründe: Zum einen nehmen die Betroffenen einen Großteil der erforderlichen Energie in Form von Alkohol anstatt vitaminhaltiger Nahrungsmittel zu sich. Zusätzlich werden für die oxidative Metabolisierung des Ethanols in der Leber etliche Vitamine und Spurenelemente benötigt, sodass der Bedarf erhöht ist. Schließlich ist aber gerade auch beim Thiamin bekannt, dass Alkohol sowohl die Resorption im Dünndarm hemmt als auch die Umwandlung des Thiamins in seine aktive Form Thiamindiphosphat.

Symptomatik

Die wesentlichen Folgen des Thiaminmangels bestehen in den beiden Erkrankungen Beriberi und der Wernicke-Enzephalopathie. Bei einer milden Unterversorgung kommt es zu Symptomen wie Müdigkeit und Kopfschmerzen, Reizbarkeit und Appetitlosigkeit.

Beriberi
Die Erkrankung ist durch Herzinsuffizienz mit Tachykardie, Ödeme, Schmerzen, Parästhesien und Nervenlähmungen mit Areflexie gekennzeichnet. An der Muskulatur kommt es zu Atrophien. Daneben bestehen Übelkeit und allgemeine Müdigkeit. Eine lebensbedrohliche Herzinsuffizienz entsteht vor allem auch bei einem Mangel im Säuglingsalter.

Wernicke-Enzephalopathie
Bei der Wernicke-Enzephalopathie kommt es zu punktförmigen zerebralen Einblutungen und Wucherungen der Gefäßendothelien ohne begleitende Entzündung. Die Folgen bestehen in Augenmuskellähmungen, Übelkeit, Kleinhirnschädigungen mit zerebellarer Ataxie, Areflexie und Gedächtnisverlust oder Bewusstseinsstörungen. Manchmal kommt es zur Hyperthermie.

MERKE
Während Beriberi grundsätzlich bei lang anhaltendem Thiaminmangel auftritt, entsteht die Wernicke-Enzephalopathie fast ausschließlich beim Alkoholabusus.

Therapie

Die Therapie ist mit den üblichen Vitaminpräparaten möglich und sollte bei alkoholkranken Menschen grundsätzlich durchgeführt werden. Eine Hypervitaminose bei hoher pharmazeutischer Substitution ist nicht bekannt. Bei einer Malabsorption – u.a. bei der Zöliakie – kann das Vitamin parenteral appliziert werden, wobei allerdings die intravenöse Gabe ein geringes Risiko für einen anaphylaktischen Schock beinhaltet.

12.3 Vitamin A

Grundlagen

Das eigentliche Vitamin A ist (chemisch) das **Retinol**, ein Alkohol, doch sind auch seine Oxidationsprodukte **Retinal** (Aldehyd) oder **Retinsäure** biologisch aktiv, sodass die Gruppe meist zusammengefasst wird. Vitamin A ist ein „halbes Carotinoid", welches im tierischen Körper (vor allem in Dünndarmmukosa und Leber) durch Spaltung seiner Vorläufermoleküle (Carotinoide) entsteht (➤ Abb. 12.3), soweit es nicht bereits aus tierischen Quellen oder pharmazeutisch als fertiges Vitamin in den Körper gelangt. Vitamin A gelangt über die Lymphe, in Chylomikronen integriert, ins Blut, und mit den Chylomikronen-Remnants zur Leber. Dies gilt prinzipiell auch für die Carotinoide. In der Leber werden etwa 90% des eigentlichen Vitamins gespeichert und, ganz nach Bedarf, auch wieder aus diesem Speicher freigesetzt und hauptsächlich als Retinol ans Blut abgegeben. Der Transport zu den verschiedenen Geweben erfolgt in Bindung an spezifische, von der Leber synthetisierte Proteine. Überwiegend in dieser Bindung wird es spezifisch von den Zielzellen aufgenommen. Außerdem verhindert der Vitamin-Protein-Komplex die Filtration in den Primärharn und damit den Verlust des Vitamins über die Niere.

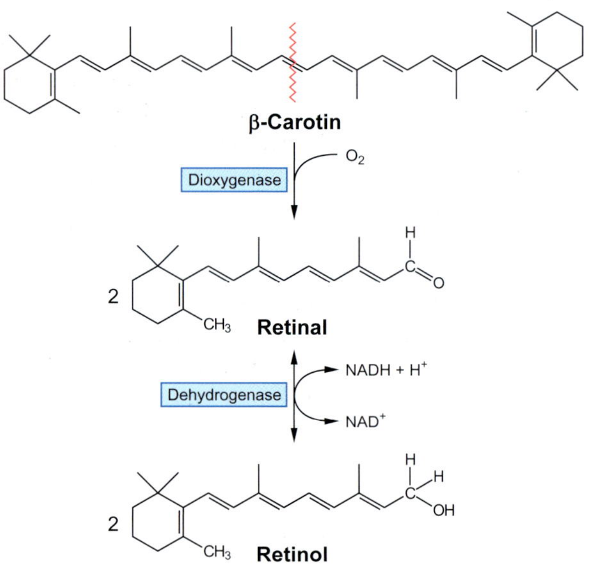

Abb. 12.3 β-Carotin und seine Spaltung und Umwandlung in Vitamin A (Retinol). [L253]

Tagesbedarf

Der empfohlene Tagesbedarf (Vitamin A) liegt bei 1 mg (➤ Tab. 12.2). Der Gesamtgehalt des Körpers (bevorzugt der Leber) beträgt bei einer ausgewogenen Ernährungssituation 300–700 mg. Dies bedeutet, dass im Rahmen von Fehlernährungen Mangelerscheinungen frühestens nach 1 Jahr zu erwarten sind. Zur Überprüfung einer ausreichenden Versorgung wird üblicherweise der Serumspiegel von **Retinol** herangezogen. Als ausreichend werden 30–100 µg/dl angesehen.

Nahrungsquellen

Vitamin A gibt es in seinen verschiedenen Molekülabwandlungen nur bei **Tieren** einschließlich des Menschen, während seine **Vorstufen** (Provitamine) β-Carotin und nahe verwandte Stoffe (Carotinoide) ausschließlich in **Pflanzen** enthalten sind.

Tierische Quellen sind vor allem Leber und Fisch, in geringerem Umfang auch Milch, Butter oder Eigelb. Den höchsten Gehalt weisen die Lebern von Fischen, Robben oder Eisbären auf.

Carotinoide, von denen inzwischen nicht weniger als 650 (!) bekannt sind, finden sich in (dunkelgrünen) Gemüsen, Früchten, Wurzeln und Blättern, wobei sie infolge minimaler Molekülabweichungen unterschiedlichste Farben verursachen: Tomaten werden rot gefärbt, Zucchini grün, Karotten gelb und der Kürbis orange. Nur etwa 50 der 650 bekannten Carotinoide sind im eigentlichen Sinn Provitamine und können in Vitamin A umgewandelt werden. Dabei besitzt **β-Carotin** die höchste Umwandlungsrate. Andere wie Lutein, Zeaxanthin oder Lycopin stellen dagegen keine Provitamine dar, sondern besitzen eigene, von der definierten Vitamin-A-Funktion abweichende Eigenschaften.

Wichtig ist, dass die Carotinoide aus rohem Gemüse deutlich schlechter resorbiert werden als aus gegartem. Ölige Zusätze verbessern die Aufnahme zusätzlich, weil sich die Provitamine darin lösen und so besser in die Mizellen integriert werden. **Zinkmangel** behindert die Mobilisierung von Vitamin A aus seinem Leberdepot. **Alkoholabusus** hat ungünstige Auswirkungen auf den Sehvorgang, weil Ethanol für seine Oxidation zu Acetaldehyd dasselbe Enzym (Alkoholdehydrogenase) benötigt wie Retinol bei seiner Oxidation zu Retinal und so u.a. am Auge in Konkurrenz zur Vitaminbildung tritt. Da dieses Enzym zinkabhängig ist, wirkt sich ein Zinkmangel auch hierbei ungünstig aus.

Vitaminwirkungen

Die wohl wichtigsten Carotinoide tragen Eigennamen und sind hinsichtlich ihrer Wirkungen inzwischen gut definiert:

- Das **β-Carotin** (in Karotten, Mangos, Papayas, Aprikosen, Spinat und gelbem Paprika) ist nicht nur die wichtigste Vorstufe des eigentlichen Vitamin A, sondern besitzt zusätzliche antioxidative Eigenschaften („Radikalenfänger"). In die Haut eingelagert besitzt es eine Schutzwirkung, indem es über sein mesomeres System aus Doppelbindungen die UV-Strahlung der Sonne absorbiert und damit unschädlich macht.
- **Lycopin** (Tomate, rosa Grapefruits, Aprikose, Papaya, Melone) mindert – abgesehen von seinen antioxidativen Eigenschaften – auch das Risiko von Krebserkrankungen. Dies wurde u.a. in einer großen Studie für den Prostatakrebs nachgewiesen.
- **Lutein** und **Zeaxanthin** (grünes Gemüse wie Spinat, Sellerie, Brokkoli und Grünkohl) stellen Schutzsubstanzen für die Augen dar. Durch Pigmentation der Macula filtern sie schädigende Sonnenstrahlen und schützen vor einer Makuladegeneration. Sie vermögen Kontrastempfindlichkeit und Sehschärfe zu erhöhen. Für den eigentlichen Sehvorgang sind sie dagegen ohne Bedeutung, da sie nicht in Vitamin A umgewandelt werden.

Man kann davon ausgehen, dass die Carotinoide in ihrer Gesamtheit unverzichtbare Nahrungsbestandteile darstellen, sodass ausreichend Gemüse und Früchte in den Speiseplan integriert werden sollten. Dabei ist zu beachten, dass das Lutein des grünen Gemüses relativ hitzeempfindlich ist, weshalb z.B. Kohl oder Spinat möglichst kurz gegart werden sollten. Lycopin und β-Carotin sind dagegen vergleichsweise resistent gegenüber Hitze.

Wesentlich ist, dass sich der Organismus aus der Quelle der **Carotinoide** ganz nach seinen aktuellen Bedürfnissen bedienen kann. Was er nicht benötigt, das wird auch nicht gespalten, während aufgenommenes Vitamin A nicht in seine Vorstufe zurückverwandelt wird und hierdurch auch toxisch werden kann, wenn seine Zufuhr eine gewisse Menge überschreitet. Dies ist bei den Carotinoiden nicht möglich: Was aktuell nicht gebraucht wird, das wird u.a. in der Haut gespeichert, verleiht ihr eine gelb-bräunliche Färbung und schützt sie vor Oxidation und pathologischen Veränderungen von Strukturen in der Folge der UV-Strahlen der Sonne. Die Carotinoide können also sowohl einem Sonnenbrand als auch der polymorphen Lichtdermatose („Sonnenallergie") als auch der Entstehung von Hautkrebs (Malignes Melanom, Basaliom, Spinaliom) vorbeugen. Dies gilt in erster Linie für **β-Carotin**, das in hohen Dosen sogar erfolgreich bei der Xeroderma pigmentosum eingesetzt wird.

Die antioxidative Wirkung einschließlich des Schutzes der Haut ist vor allem eine Eigenschaft der Carotinoide, während das **Vitamin A** eine ganze Reihe anders gearteter Wirkungen im Organismus entfaltet. Ganz zuvorderst steht hierbei seine Mitwirkung beim Sehvorgang, daneben aber auch seine wachstumsfördernden und epithelregulierenden Eigenschaften. Dabei werden seine verschiedenen Wirkungen überwiegend von unterschiedlich oxidierten Vitamin-Molekülen wahrgenommen. Beim **Sehvorgang** besitzt Vitamin A als Retinal vor allem Bedeutung für das Dämmerungssehen, also für die Anpassung an geringe Lichtstärken und veränderte Wellenlängen, indem es als Bestandteil der Stäbchen der Netzhaut die nun vorherrschenden Lichtstrahlen aufnimmt (➤ Abb. 12.4). Hierbei wird es in seiner chemischen Struktur verändert (Rhodopsin ↔ Opsin). Die Regeneration erfolgt enzymatisch bei vollständiger Dunkelheit, bevorzugt also im Schlaf (➤ Fach Sinnesorgane).

Dagegen besitzt Vitamin A in der Form der **Retinsäure** essenzielle Wirkungen bei der **Zellteilung**, Reifung und Differenzierung der Gewebe und spielt als **Retinol** eine Rolle bei der **Fortpflanzung** (u.a. bei der Spermatogenese und Testosteronproduktion). Zusätzlich stimulieren die Vitamine bedeutende Anteile des **Immunsystems**, u.a. die Phagozytoseaktivität, die Killerzellen und die Funktion der T-Zellen.

Vitaminmangel

Krankheitsentstehung

Ursachen eines ausgeprägten Mangels an Vitamin A sind in den westlichen Ländern hauptsächlich zu sehen in **Störungen der Fettresorption**, wie sie bei Gallenwegsverschlüssen, Morbus Crohn, Sprue/Zöliakie, Pankreasinsuffizienz, Kurzdarmsyndrom oder Leberzirrhose auftreten können. Auch ein ausgeprägter Mangel an Carotinoiden in der Nahrung kann zum Vitamin-A-Mangel führen. Dies ist in einem Teil der Entwicklungsländer immer noch regelmäßig zu beobachten und trägt dort zur hohen Sterblichkeit bei. Insgesamt gilt der Mangel an Vitamin A als weltweit **häufigster Vitaminmangelzustand**.

Symptomatik

- Ein Vitamin-A-Mangel macht sich zunächst in einer erhöhten **Blendempfindlichkeit** der Augen und einer Störung des Sehens in der Dämmerung bis hin zur **Nachtblindheit** bemerkbar, bevor bei länger bestehendem Mangel weitere Symptome erscheinen. In unterernährten Regionen der Welt erleiden etwa 10% der Schwangeren eine Nachtblindheit in der 2. Schwangerschaftshälfte, verbunden mit allgemein erhöhter Sterblichkeit.
- An Haut und Schleimhäuten findet man Verhornungsstörungen. An der Hornhaut des Auges entstehen Erweichungen **(Keratomalazie)**, die über Narbenbildungen im Endstadium bis zur Erblindung führen können. Weltweit sind mehr als 250.000 Kinder pro Jahr davon betroffen. Die Oberhaut wird trocken und in-

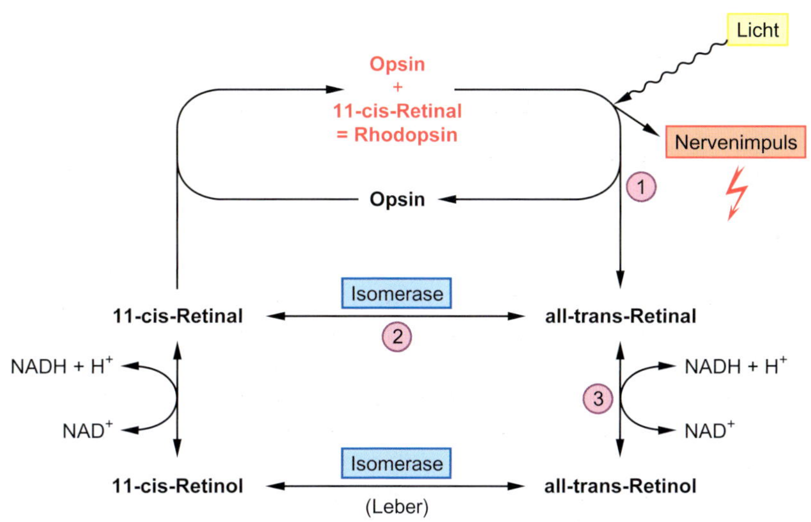

Abb. 12.4 Vitamin A beim Sehvorgang. [L253]

fektionsanfällig, am Darm entsteht eine Neigung zu Durchfallerkrankungen, an den Atemwegen zu rezidivierenden Infekten. Selbst die Sterblichkeit an Infektionskrankheiten wie Masern oder Malaria ist deutlich erhöht, was möglicherweise gerade in der 3. Welt zur hohen Sterblichkeit im Kindesalter beiträgt. Zumindest wurde die Kindersterblichkeit in den Regionen, in denen eine Supplementierung mit dem Vitamin erfolgte, um bis zu einem Drittel gesenkt.
- Vitamin A ist an der Ausbildung von Rezeptoren beteiligt, an denen Hormone wie LH, Somatotropin oder der sog. epidermale Wachstumsfaktor andocken, bevor sie ihre Wirkungen entfalten können. Ein Mangel an Vitamin A führt demzufolge bei Kindern und Jugendlichen zu **Störungen des Wachstums**, vor allem zu denjenigen der Knochen.
- Im Erwachsenenalter kann es bei beiden Geschlechtern zur **Infertilität** kommen.
- Mangel in der Schwangerschaft kann zu **Missbildungen** des Kindes führen.
- Im Vergleich mit den gut definierten Auswirkungen eines Vitamin-A-Mangels sind für die Carotinoide keine spezifischen Mangelsymptome bekannt. In epidemiologischen Studien wurde lediglich allgemein eine erhöhte Inzidenz an Krebserkrankungen gefunden. Lycopin soll spezifisch in der Prävention des Prostatakarzinoms eine Bedeutung besitzen, Lutein und Zeaxanthin als Schutzfaktoren vor der Makuladegeneration.

Therapie

Abgesehen von den in den westlichen Ländern seltenen Mangelzuständen erfolgt eine Therapie mit Vitamin A oder seinen Abkömmlingen Retinsäure bzw. Tretinoin hauptsächlich bei Erkrankungen der **Haut**. Hierzu zählen die Acne vulgaris, die Rosazea und teilweise auch die Psoriasis. Wie bereits erwähnt werden sie teilweise auch bei malignen Erkrankungen eingesetzt.

Nebenwirkungen

Vitamin A (nicht die Carotinoide) gehört zu den wenigen Vitaminen, bei denen es zu Hypervitaminosen und damit zu akuten oder chronischen pathologischen Symptomen kommen kann. Als akut toxisch gelten beim Erwachsenen die Aufnahme von 150 mg und beim Kind 100 mg. Die chronische Toxizität wird beim Erwachsenen ab einer Zufuhr von 15 mg/Tag angenommen, beim Kind mit etwa 6 mg.
- **Akute** Symptome bestehen in starken Kopfschmerzen, Übelkeit und Erbrechen, also Zeichen eines gesteigerten **Hirndrucks** – bei Säuglingen bis zur Vorwölbung der Fontanellen
- **Chronische** Vergiftungserscheinungen zeigen als wesentliche Symptome Schlaflosigkeit, trockene Haut mit Pruritus, Haarausfall, Osteomalazie und Knochenschmerzen sowie Störungen von Leber (bis hin zur Zirrhose) und Augen.
- In der Schwangerschaft kann die Hypervitaminose genauso wie ein Vitamin-A-Mangel zu **Fehlbildungen** des Kindes führen!
- Vergiftungserscheinungen treten, eventuell in abgeschwächter Form, auch bei den Vitaminabkömmlingen auf, die zur Therapie bei Hautkrankheiten eingesetzt werden (Retinsäure als Tretinoin bzw. Isotretinoin). Bei betroffenen Frauen ist deshalb für die Zeit der Behandlung und bis zu 1 Jahr danach ein absoluter **Kontrazeptionsschutz** anzuraten. Dabei sind die Wirkungen der Retinsäure auf die Haut und die Missbildungsrate beim Embryo als Einheit anzusehen: In hoher Dosierung verkehrt sich die essenzielle Wirkung der Retinsäure auf Zellteilung und -reifung ins Gegenteil. Die Hemmung der Zellteilungsrate an der Haut unter Minderung der Talgdrüsenproduktion entspricht dem erwünschten therapeutischen Effekt bei der Acne vulgaris. Die Substanzen werden aufgrund ihrer Beeinflussung der Teilung und Differenzierung von Zellen sogar bei malignen Erkrankungen erfolgreich eingesetzt, u.a. bei Formen der Leukämie.

Nebenwirkungen können aus der erhöhten Zufuhr von Carotinoiden nicht entstehen. Hieraus folgt, dass man eine therapeutische Zufuhr immer in der Form des Carotins und nicht in derjenigen des Vitamin A durchführen sollte. Inzwischen existiert allerdings eine Studie, nach der bei täglichen Dosen von mehr als 20 mg Carotin bei Rauchern das **Risiko für das Bronchialkarzinom** gesteigert sein soll. Dies widerspricht zwar einer ganzen Reihe weiterer Studien, wird jedoch längst als unumstößliche Tatsache angesehen. Interessanterweise gilt der Zusammenhang aus Sicht der „Experten“ nur für die pharmakologische Substitution, nicht für eine erhöhte Zufuhr aus Lebensmitteln.

12.4 Vitamin C

Grundlagen

Die meisten Tiere können Vitamin C (Ascorbinsäure, ➤ Abb. 12.5) aus Glukose selbst synthetisieren, wodurch es hier nicht den Status eines Vitamins besitzt. Im Wesentlichen sind neben dem Menschen nur Affen und Meerschweinchen nicht mehr dazu in der Lage, weshalb bei ihnen eine Zufuhr über die Nahrung unumgänglich ist. Der Mensch hat also im Verlauf der Evolution eines der Enzyme für die Vitaminsynthese verloren. Entsprechendes gilt auch in Bezug auf die Purine, die von den meisten Tieren in kleinste Einheiten zerlegt werden können. Indem der Mensch das ursprüngliche Zwischenprodukt Harnsäure durch Enzymverlust nicht mehr weiter zerlegen kann, wird die Harnsäure nun zum Endprodukt, das ausgeschieden werden muss und mangels Löslichkeit evtl. Probleme bereitet.

Der **Gesamtbestand** des menschlichen Organismus wird auf 3–4 g geschätzt, wobei es hier keine bevorzugten Speicherorgane zu geben scheint. Erste Mangelerscheinungen treten frühestens nach 1 Monat Vitamin-C-freier Ernährung auf.

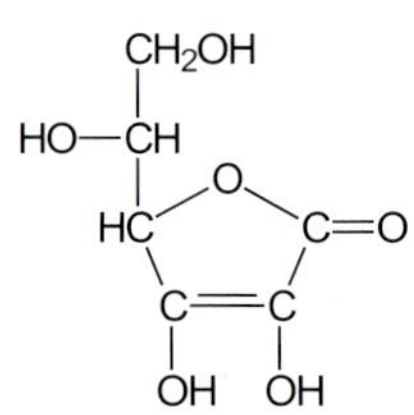

Abb. 12.5 Strukturformel des Vitamin C. [L253]

Tagesbedarf

Ascorbinsäure besitzt eine besonders herausragende Bedeutung für den Stoffwechsel. Dies zeigt sich alleine schon in dem Umstand, dass die aktive und spezifische Resorption im terminalen Ileum (entsprechend B_{12}) für eine Kapazität von 5 g/Tag ausgelegt ist, womit die Reserven für sämtliche weiteren Vitamine weit überschritten werden. Auch im proximalen Dünndarm ist eine aktive Resorption möglich, die allerdings nicht die Kapazität des Ileums erreicht. Im Vergleich zu diesen Resorptionskapazitäten ist die empfohlene **Tagesdosis** mit 100 mg (Schwangere, Neugeborene und Raucher bis zu 200 mg) relativ niedrig (➤ Tab. 12.2).

HINWEIS DES AUTORS

Im krassen Gegensatz zu den Vorkehrungen der Evolution liegt die schulmedizinisch empfohlene Tagesdosis bei gerade mal 100 mg. Die Eigensynthese im Tierreich geht weit darüber hinaus, wie man an deren Serumspiegeln erkennen kann.

Nahrungsquellen

Enthalten ist Vitamin C ganz allgemein in pflanzlicher Nahrung, wobei manche Früchte und Gemüse einen besonders hohen Gehalt aufweisen (Sanddorn, Acerola-Kirsche, Paprika, Zitronen usw.). Der Gehalt in tierischer Nahrung ist weit geringer, wobei hinzukommt, dass das Vitamin, entsprechend der Folsäure, besonders hitzeempfindlich ist und beim Kochen oder Braten teilweise zerstört wird.

HINWEIS DES AUTORS

Es ist im Übrigen ein (weit verbreiteter) Irrtum, zu glauben, Vitamin C oder irgendein anderes Vitamin sei in seiner natürlichen Form „gesünder" oder „wertvoller" als in der Form einer medikamentösen Substitution. Die Vitamine selbst sind vollkommen identisch und können vom Körper keinesfalls als „natürlich" oder „künstlich" auseinander gehalten werden. Was an einer natürlichen Kost tatsächlich wertvoller ist, das sind die zusätzlichen Begleitstoffe, die in Tabletten, je nach ihrer Zusammensetzung, fehlen.

Vitaminwirkungen

Vitamin C gehört zu den wasserlöslichen Vitaminen. Während Vitamin E seine antioxidative Wirkung in Bindung an Membranlipide oder an Lipide des Plasmas (z.B. LDL-Cholesterin) entfaltet (➤ 12.5), ist die Ascorbinsäure der wesentliche **antioxidative Faktor** der wässrigen Phasen des Organismus. Sie vermag einzelne Elektronen, z.B. aus Radikalen, aufzunehmen und unschädlich zu machen. Diese Schutzwirkung entfaltet das Vitamin auch in Nahrungsmitteln, sodass die häufig zu beobachtende Vitaminisierung von Lebensmitteln durchaus einen Sinn hat. Die Bedeutung beim Unschädlichmachen von Radikalen und weiteren Oxidantien ist jedoch eher unspezifisch. Die Vitaminwirkung geht aber weit darüber hinaus:

- Vitamin C ist wesentlicher **Cofaktor** bei der Bildung des Kollagens (Oxidation von Prolin zu Hydroxyprolin), in der Atmungskette, bei der Aktivierung der Folsäure, bei der Biosynthese der Steroidhormone und des Noradrenalins, beim Abbau von Medikamenten, Alkohol und einzelnen Aminosäuren. Im proximalen Dünndarm fördert es die Resorption von Eisen.
- Ascorbinsäure schützt vor der Bildung (krebserzeugender) **Nitrosamine**. Darüber hinaus scheint ganz pauschal die Entstehung von Karzinomen umso wahrscheinlicher, je niedriger die Ascorbinsäurespiegel liegen, und umso unwahrscheinlicher, je höher sie sich befinden. Nachgewiesen wurde dies u.a. für die Karzinome des Kolons und der Cervix uteri.
- Eine besondere Bedeutung besitzt das Vitamin für verschiedene Zellen und Vorgänge des Immunsystems sowie hinsichtlich eines **Schutzes der Arterienwände** und weiterer Gewebe.

MERKE

Vitamin C verringert das Arteriosklerose- und Krebsrisiko.

HINWEIS DES AUTORS

Hinsichtlich des **Immunsystems** scheint in den vergangenen Jahren ein allmähliches Umdenken in der Medizin stattgefunden zu haben. Studien, die belegen, dass hohe Ascorbinsäuredosen eine Erkältungskrankheit abzukürzen vermögen bzw. sogar vor Erkältungskrankheiten schützen, wenn die Einnahme rechtzeitig erfolgte, werden inzwischen von Teilen der Medizin zur Kenntnis genommen. Gemeinsam mit Vitamin E aktiviert Ascorbinsäure die Aktivität der Phagozyten und erhöht die Spiegel der Immunglobuline G und der Interleukine IL-1 und TNF-α. Die entsprechenden Studien wurden mit einem Kombinationspräparat der beiden Vitamine (Evina®) durchgeführt.

Vitaminmangel

Symptomatik

Bei den Gefäßen muss zwischen einem absoluten und einem relativen Vitaminmangel unterschieden werden:

- Ein **relativer Mangel** macht die Gefäßwände (und weitere Gewebe) empfindlicher gegenüber der zerstörerischen Wirkung von Radikalen (beispielsweise aus dem Zigarettenrauch). Ganz besonders gilt dies, wenn gleichzeitig auch noch ein relativer Mangel an Vitamin E zu verzeichnen ist.
- Der **absolute Mangel** führt über einen zunehmenden Kollagenmangel mit entsprechender Brüchigkeit der Gefäßwände zu Einblutungen in Haut, Gelenke und weitere Gewebe. Es entsteht der **Skorbut**. Skorbut als Erkrankung der Seefahrer früherer Jahrhunderte wird auch heute noch in städtischen Armenvierteln oder sporadisch bei massiver Fehlernährung gesehen. Neben den Einblutungen kommt es zu Wundheilungsstörungen, Zahnfleischentzündungen mit Zahnverlust, Haarausfall und Depressionen, im Terminalstadium auch zu Fieber und Ödemen. Die Anämie aufgrund der Blutverluste kann normochrom, aber auch hyperchrom infolge der unzureichenden Folsäureaktivierung, für die Vitamin C benötigt wird, in Erscheinung treten. Die Krankheit kann tödlich verlaufen.

Therapie

Hohe Dosen des Vitamins, die auf einmal verabreicht werden, gehen zum Großteil über die Niere verloren. Aus diesem Grunde sind Ascorbinsäure-Infusionen sinnlos! Es empfiehlt sich von daher bei therapeutischen Substitutionen, die Gesamtdosis oral über den Tag zu verteilen oder auf Retardpräparate auszuweichen.

Vitamin C ist in der Form von Pulver oder Brausetabletten in Apotheken und Drogeriemärkten außerordentlich preiswert zu erhalten. Da dieses Vitamin hier in vollkommen reiner Form enthalten ist, lohnt sich eine Substitution mit den ebenfalls erhältlichen, teuren Nahrungsergänzungsmitteln (Acerolakirsche u.a.) keineswegs.

Nebenwirkungen
Die Kapazität des aktiven Transports im terminalen Ileum, zum Teil bereits im proximalen Dünndarm, liegt bei 5 g/Tag. Orale Dosen, die über diese 5 g hinausgehen, werden demnach nicht resorbiert und sorgen im schlimmsten Fall für eine **osmotische Diarrhö**.

Da das Vitamin eine Säure darstellt und in der Niere mit anderen Säuren um die Ausscheidung konkurriert, kann sich bei prädisponierten, an Enzymdefekten leidenden Personen eine Anhäufung solcher Säuren ergeben, woraus sehr selten auch einmal **Oxalatsteine in der Niere** entstehen können. Zusätzlich werden geringe Mengen des Vitamins direkt in Oxalsäure umgewandelt. Eine bestehende Hyperurikämie kann durch sehr hohe Dosen verstärkt werden.

HINWEIS DES AUTORS
Ascorbinsäure ist vollkommen frei von Nebenwirkungen, auch wenn die vorherrschende Medizin nicht müde wird, dem Laien das Gegenteil weiszumachen. In der Literatur erscheint als Einzelfall ein Greis, der nach 80 g (!) Ascorbinsäure intravenös (!) an Nierenversagen verstorben ist.

12.5 Vitamin E

Grundlagen

Entsprechend dem Vitamin A existieren auch von Vitamin E (Tocopherol, ➤ Abb. 12.6) mehrere chemische Abwandlungen. Die wirksamste stellt das α-Tocopherol dar.

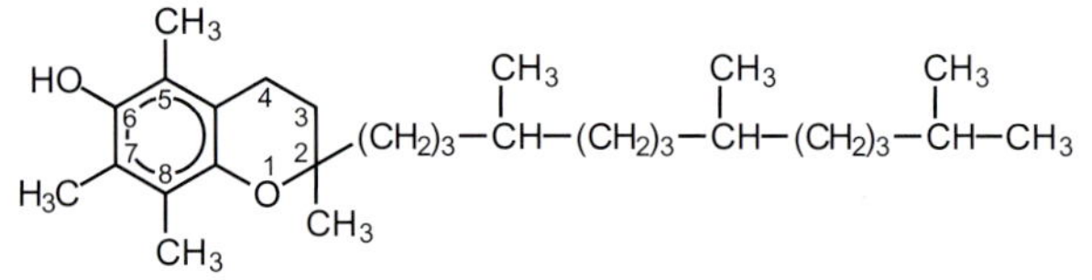

Abb. 12.6 Strukturformel des Vitamin E. [L253]

Tagesbedarf

Die empfohlene Tagesdosis liegt bei 10–20 mg (➤ Tab. 12.2). Der Gesamtbestand des Organismus wird auf 2–4 g geschätzt. Die Angabe erfolgt häufig noch in Internationalen Einheiten (IE). Dabei entsprechen 10 mg des Vitamins 15 IE.

Nahrungsquellen und Resorption

Gebildet werden die E-Vitamine ausschließlich von Pflanzen. Besonders hoch konzentriert ist es in pflanzlichen Ölen und in Weizenkeimlingen.

Für die Resorption des fettlöslichen Vitamins sind Gallensäuren notwendig. Es wird in die Chylomikronen eingebunden und über die Lymphe direkt ins Blut abgegeben. Hier bindet es u.a. an die Lipoproteine und wird über den Blutweg auf alle Gewebe des Körpers verteilt und auch überall gespeichert, besonders reichlich allerdings im Fettgewebe und in der Leber. Die Speicherung ist dabei so effektiv, dass Mangelzustände erst nach Monaten eines Nahrungsmangels eintreten können.

Vitaminwirkungen

Tocopherol gehört zu den wenigen Vitaminen, die wahrscheinlich keine Coenzymfunktion besitzen und von daher für den eigentlichen Stoffwechsel keine wesentliche Bedeutung haben. Seine Hauptfunktion besteht in der **antioxidativen Wirkung**, mit der es z.B. Radikale abfängt und dadurch zelluläre Bestandteile und Strukturen schützt. Diese Schutzwirkung erstreckt sich auch auf Enzyme der Atmungskette, auf Hormone und andere Vitamine. Bekannt ist vor allem die **Interaktion mit Vitamin C** – die beiden Vitamine scheinen sich gegenseitig zu schützen und zu regenerieren. Zumindest ist der Vitamin-E-Bedarf bei Anwesenheit hoher Vitamin-C-Spiegel deutlich verringert. Wichtig in diesem Zusammenhang ist auch ihre gegenseitige Ergänzung: Während sich das wasserlösliche Vitamin C in den wässrigen Phasen aufhält und hier seine Funktionen ausübt, wird Vitamin E in Membranen eingebunden und verhindert deren Oxidation.

PATHOLOGIE
Die Einbindung des Vitamins in die lipophilen Anteile des Organismus betrifft auch die Lipoproteine. Man geht heute davon aus, dass vor allem die Oxidation der Lipoproteine (LDL) die Entstehung der Arteriosklerose begünstigt. Im Umkehrschluss könnte man annehmen, dass eine Arteriosklerose desto sicherer verhindert oder hinausgezögert werden kann, je höher der Gehalt der Lipoproteine an Vitamin E ist.
Tatsächlich gibt es Studien, die diesen Schutz belegen. Hierbei werden dann allerdings nicht die schulmedizinisch als ausreichend angesehenen Tagesdosen (s.o.), sondern vielmehr zumindest 400 mg täglich zugeführt. Die schützende Wirkung lässt sich durch Kombination mit Vitamin C (mindestens 1.000 mg/Tag) nochmals deutlich steigern. So sinkt durch diese Kombination die Letalität bei KHK-Patienten um mehr als 50%.
Die Kombination aus Lipidavit® (enthält Vitamin E, Lecithin und Knoblauch), Vitamin C und Magnesium, ergänzt durch einzelne weitere Faktoren wie Selen und Omega-3-Fettsäuren, ist nicht nur frei von Nebenwirkungen, sondern erscheint im Hinblick auf die Verhütung oder sogar Behandlung einer vorbestehenden Arteriosklerose als ideale Ergänzung der schulmedizinischen Therapie, in leichteren Fällen auch als vollwertiger Ersatz.

Weitere Wirkungen des Vitamins sind:

- Senkung der Cholesterinspiegel im Serum (in hoher Dosierung): Dies gilt besonders für eine Kombination aus Vitamin E, Knoblauch und Lecithin, während die Einzelkomponenten keine deutliche Wirkung zeigten. Die Abnahme der LDL-Spiegel war, dieser Studie zufolge, besonders ausgeprägt bei Patienten mit zuvor besonders hohen Cholesterinspiegeln (bis zu 15% Rückgang).
- Minderung der Nebenwirkungen bei zytostatischer Therapie oder Strahlentherapie
- verminderte Bildung von Nitrosaminen und weiteren Oxidationsprodukten (in Kombination mit Vitamin C)
- wesentliche Wirkungen auf das Immunsystem (in Kombination mit Vitamin C, ➤ 12.4)

Vitaminmangel

Symptomatik

Regelrechte Mangelerscheinungen an Vitamin E sind nur bei Patienten zu erwarten, deren Fettverdauung gestört ist. In diesen Fällen kommt es durch nervale Rückenmarkschädigungen zu Gangstörungen, Paresen und Areflexie. Die Lebensdauer der Erythrozyten ist vermindert. Beim Mann kann eine Infertilität entstehen.

Therapie

Hier gilt das, was zur Substitution mit Vitamin C gesagt wurde (➤ 12.4): Die Präparate sind in Apotheken und vor allem Drogeriemärkten außerordentlich preiswert zu erhalten.

Nebenwirkungen

Nebenwirkungen nach **akuter Überdosierung** von Vitamin E können in Kopfschmerzen oder Übelkeit bestehen.

HINWEIS DES AUTORS

Weitere Nebenwirkungen, bei langfristiger hoher Dosierung, scheint es nicht zu geben, auch wenn 2005 eine Metaanalyse publiziert wurde, die etwas anderes weismachen möchte. Extremdosen sollten trotzdem vorsichtshalber vermieden werden.

Bei Marcumar-Patienten sind allerdings Wechselwirkungen zu beachten, indem Vitamin E bei langfristiger, hoher Dosierung die Marcumar-Wirkung verstärkt, demnach also Blutungen begünstigen könnte. Andererseits wird die Blutgerinnung marcumarisierter Patienten ohnehin engmaschig kontrolliert (Quickwert bzw. INR, ➤ Fach Hämatologie), sodass die Dosierung angepasst werden kann. Zusätzlich kann Vitamin E einen Teil der Gefäßwandschäden, die durch den funktionellen Vitamin-K-Mangel entstehen, verhindern.

Abbildungsnachweis

Der Verweis auf die jeweilige Abbildungsquelle befindet sich bei allen Abbildungen im Werk am Ende des Legendentextes in eckigen Klammern.

[E288] Forbes C. D., Jackson W. F.: Colour Atlas and Text Book of Clinical Medicine. Elsevier/Mosby, 3. Aufl. 2003
[E273] Mir M. A.: Atlas of Clinical Diagnosis. Elsevier/Saunders, 2. Aufl. 2003
[E402] Drake R. L. et al.: Gray's Anatomy for Students. Elsevier/Churchill-Livingstone 2005
[E460] Drake R. L. et al.: Gray's Atlas of Anatomy. Elsevier/Churchill-Livingstone 2008
[E482] Gartner L. P., Hiatt J. L.: Color Textbook of Histology. Elsevier/Saunders, 3. Aufl. 2006
[L106] Henriette Rintelen, Velbert
[L107] Michael Budowick
[L112] Mary Anna Barrat-Dimes
[L123] Jonathan Dimes
[L141] Stefan Elsberger, Planegg
[L157] Susanne Adler, Lübeck
[L190] Gerda Raichle, Ulm
[L215] Sabine Weinert-Spieß, Neu-Ulm
[L234] Helmut Holtermann, Dannenberg
[L252] Formelsatz im Auftrag von Elsevier/Urban & Fischer
[L253] Dr. Wolfgang Zettlmeier, Barbing
[M375] Prof. Ulrich Welsch, München
[M478] Prof. Wolfgang Weber, Freiburg
[M779] Prof. Meinhard Classen, München
[R168] Gruber G., Hansch A.: Interaktiver Atlas der Blickdiagnostik. CD-ROM, Elsevier/Urban & Fischer, 2. Aufl. 2005
[R246] Gruber G., Hansch A.: Kompaktatlas Blickdiagnosen in der Inneren Medizin. Elsevier/Urban & Fischer, 2. Aufl. 2009
[S007-22] Sobotta: Atlas der Anatomie. Elsevier/Urban & Fischer, 22. Aufl. 2007

Register